U0370344

编 者（以姓氏笔画为序）

王小江 (江汉大学附属医院)　　余卫中 (江汉大学附属医院)

王子鸣 (江汉大学附属医院)　　汪嘉祺 (江汉大学附属医院)

王传海 (江汉大学附属医院)　　陈　英 (江汉大学附属医院)

甘洪颖 (武汉市中心医院)　　陈　实 (江汉大学附属医院)

石　奕 (江汉大学附属医院)　　陈　想 (江汉大学附属医院)

朱紫阳 (江汉大学附属医院)　　陈颖洁 (江汉大学附属医院)

刘　双 (江汉大学附属医院)　　胡冰竹 (江汉大学附属医院)

刘　敏 (江汉大学附属医院)　　钟金男 (江汉大学附属医院)

刘建华 (江汉大学附属医院)　　徐　迪 (江汉大学附属医院)

江　城 (江汉大学附属医院)　　徐清秀 (江汉大学附属医院)

李发久 (江汉大学附属医院)　　高小燕 (江汉大学附属医院)

李志明 (江汉大学附属医院)　　黄　洁 (上海市徐汇区中心医院)

李承红 (江汉大学附属医院)　　章　聪 (江汉大学附属医院)

吴娟娟 (江汉大学附属医院)　　覃　伟 (江汉大学附属医院)

余　伟 (江汉大学附属医院)　　童　慧 (江汉大学附属医院)

编写秘书　　陈　英 (江汉大学附属医院)

湖北省公益学术著作出版专项资金资助项目

4D呼吸介入
诊疗策略

名誉主编

李承红

主　编

李发久　刘建华　王小江

副主编

陈　实　朱紫阳　江　城　甘洪颖

华中科技大学出版社
http://press.hust.edu.cn
中国·武汉

内容简介

本书分为六篇,共二十七章,主要内容包括呼吸介入诊疗技术发展概述、经肺血管介入诊疗技术、经气道介入诊疗技术、经皮介入诊疗技术、经食管介入诊疗技术、联合模式诊疗技术。

本书适合广大有志于投身呼吸介入诊疗领域的年轻医生阅读,也可用作临床一线的呼吸介入医生全面提升自己专业水平的参考书。

声 明

未经主编和出版社书面授权,不得以任何方式复制本书内容。

图书在版编目(CIP)数据

4D呼吸介入诊疗策略/李发久,刘建华,王小江主编.—武汉:华中科技大学出版社,2023.6
ISBN 978-7-5680-9539-6

Ⅰ.①4… Ⅱ.①李… ②刘… ③王… Ⅲ.①呼吸系统疾病-介入性治疗 Ⅳ.①R560.5

中国国家版本馆 CIP 数据核字(2023)第 110218 号

4D呼吸介入诊疗策略 　　　　　　　　　　　李发久　刘建华　王小江　主编
4D Huxi Jieru Zhenliao Celüe

策划编辑:居　颖
责任编辑:毛晶晶
封面设计:金　金
责任校对:李　弋
责任监印:周治超
出版发行:华中科技大学出版社(中国·武汉)　　电话:(027)81321913
　　　　　武汉市东湖新技术开发区华工科技园　　邮编:430223
录　　排:华中科技大学惠友文印中心
印　　刷:湖北新华印务有限公司
开　　本:889mm×1194mm　1/16
印　　张:18.25
字　　数:510千字
版　　次:2023年6月第1版第1次印刷
定　　价:198.00元

前　　言

　　介入呼吸病学是将介入诊疗理念和技术应用于呼吸系统疾病诊疗的一门亚专科,在国外亦称为"介入肺脏病学"。目前,介入呼吸病学已成为现代呼吸病学进展较为迅速、较为重要的亚专科之一。介入诊疗技术的应用将呼吸系统疾病的诊断和治疗水平向前推进了一大步,因此掌握和应用介入诊疗技术是呼吸与危重症医学科的医生应当做和必须做的事情。呼吸系统疾病的介入诊疗技术包含经肺血管、经气道、经皮、经食管等途径,而且上述 4 个维度(4D)介入途径的诊疗相辅相成。4D 呼吸介入诊疗技术在国内呼吸界得到了越来越广泛的应用。然而 4D 呼吸介入诊疗技术难度较高,其应用有一定风险,需要规范操作。

　　本书内容涵盖呼吸介入的各个方面,包含目前其他书籍未涉及或极少讲述的经食管介入相关内容。本书是一部有鲜明特色的关于呼吸介入诊疗的专著,总结了呼吸介入诊疗的基本策略和进展,反映了交叉学科领域的最新探索、颠覆性技术发现,以指导呼吸系统相关介入诊疗操作,为医药卫生事业的发展起到推动作用,具有较高的学术价值。

　　本书由介入呼吸病学专家担任主编,他们既有很高的专业理论知识水平,也具有丰富的实践经验。本书凝聚了编者们的集体智慧,以期为呼吸学科专业人士提供理论和实践指导,满足专业所需。

　　由于编者水平有限,书中难免有疏漏或不尽如人意之处,诚恳地希望各位读者提出宝贵意见,以便再版时修订完善。

编　者

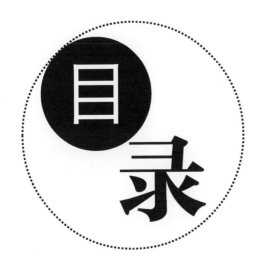

目录

第三篇　经气道介入诊疗技术

第一篇

呼吸介入诊疗技术发展概述

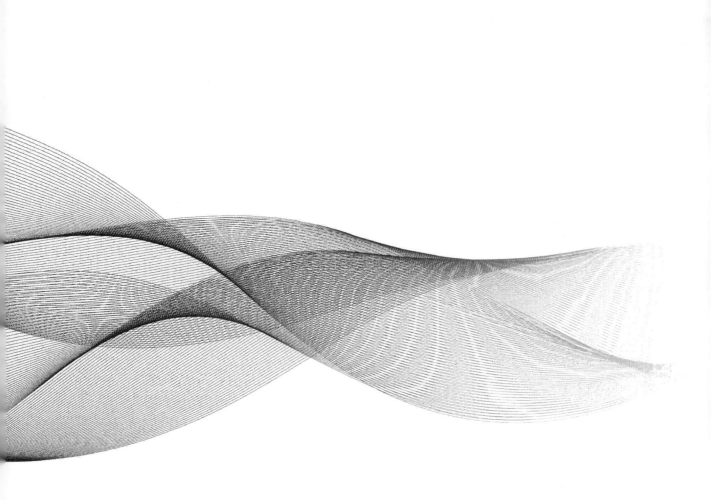

第一章
呼吸内镜介入诊疗技术的历史与进展

一、支气管镜发展历程

1897年,有"支气管镜之父"之称的德国科学家古斯塔夫·基利安(Gustav Killian),首先报道了用长25 cm、直径8 mm的食管镜为一名青年男性从气道内取出骨性异物,从而开创了硬质内窥镜插入气管和对支气管进行内窥镜操作的历史先河。从1897年至今,支气管镜的发展经历了传统硬质支气管镜阶段、纤维支气管镜阶段和现代电子支气管镜-纤维支气管镜-电视硬质支气管镜共用阶段。

(一)传统硬质支气管镜(rigid bronchoscope,RB)阶段

继基利安之后,美国医生薛瓦利埃·杰克逊对传统硬质支气管镜的发展做出了非凡的贡献,被誉为美国的"气管食管学之父"。1899年,杰克逊改良了食管镜,安装了独立的目镜,并在食管镜的末端设置了一个小灯,发明了用以照亮远端气道的辅助管道照明系统以及用以吸引气道分泌物的吸引管。杰克逊为支气管镜技术制定了规范化的操作程序,并利用改进后的支气管镜挽救了无数气道异物患者的生命。他还特别注重培养学生,在他和学生们的不懈努力下,自1912年以后,人们开始逐渐接受用支气管镜检查气管和主支气管,但当时支气管镜的应用几乎完全局限在取气道异物上。1934年W. B. Saunders公司出版了杰克逊的关于气管镜、食管镜和胃镜的专著。20世纪中叶,布罗伊尔斯(Broyles)等进一步改进了光学长焦距镜头,使其既能观察前方,又能旋转角度观察其他方向,从而能够检查双肺的上、下肺叶支气管,并对操作器械进行了改进,使支气管镜能用于治疗气管支气管疾病和肺结核,还能用于诊断肺癌,硬质支气管镜检查成为胸外科的主要诊疗手段之一。安德森(Anderson)等在1965年运用硬质支气管镜获取了一例疑似肺结核的弥漫性肺病患者的肺组织标本,后该患者被确诊为转移性腺癌,这是历史上第一次经支气管镜行肺活检。但传统硬质支气管镜操作过程烦琐,对麻醉要求高,患者很痛苦,而且传统硬质支气管镜对支气管的可视范围有限,大大限制了其在临床上的使用和发展,特别是后来纤维支气管镜的问世,使传统硬质支气管镜遭到淘汰。

(二)纤维支气管镜阶段

1968年日本国立癌症研究中心气管食管镜室主任池田茂人,在约翰斯·霍普金斯大学医学院向世人介绍了纤维支气管镜,这被誉为支气管镜发展史上的里程碑。池田在1964年还是胸外科医生时就认识到传统硬质支气管镜的局限性,并着手研制以能传导光线的玻璃纤维束为光传导源的可曲式支气管镜。他和Asahi Pentax公司的Haruhiko Machida紧密合作,终于在1967年第七次试验中取得了成功,制成了历史上第一台纤维支气管镜。1970年池田将由Olympus公司制造的纤维支气管镜介绍给安德森等人,并由他们在美国首先试用了3个月。随后纤维支气管镜技术在全球迅速普及,直到今天仍然是胸外科医生、呼吸内科医生、麻醉科医生、急诊科医生、耳鼻喉科医生等在临床工作中不可缺少的工具。

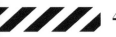

纤维支气管镜的问世使人们第一次完整地观察到了支气管树的腔内结构,池田等为包括亚段在内的各级气管、支气管、肺组织重新进行了命名。纤维支气管镜在肺癌的诊断中起到了划时代的作用。池田等很快发现纤维支气管镜在中央型肺癌的诊断中可以起到决定性作用,他们与病理学家们一起将经纤维支气管镜病灶活检和刷片细胞学检查作为诊断肺癌的常规手段,纤维支气管镜检查成为肺癌分期的重要依据。纤维支气管镜在早期肺癌的发现中起重要作用,可使早期肺癌患者手术后 5 年生存率上升至 83%。除了用于常规检查外,纤维支气管镜还被用于肺组织活检、肺泡灌洗、纵隔内支气管旁淋巴结针吸活检、肺部疾病的介入治疗、气管插管引导、机械通气的气道管理等。但纤维支气管镜的管腔狭小,吸引管道口径小、易堵塞,使其对很多气道疾病(如大咯血及气道异物)的治疗受到限制。由于光导纤维等光学器件传导的图像清晰度欠佳,纤维支气管镜对气管、支气管黏膜的早期细微病变无法识别,这些即是纤维支气管镜的劣势所在。

(三)现代电子支气管镜-纤维支气管镜-电视硬质支气管镜共用阶段

随着电子技术和光学技术的不断发展,1983 年美国 Welch Allyn 公司成功研制出电子摄像式内镜。该镜前端装有高敏感度微型摄像机,可将所记录下的图像以电信号方式传至电视信息处理系统,然后把信号转变为电视显示屏上可看到的图像。之后不久,日本 Asahi Pentax 公司即推出电子支气管镜。电子支气管镜的图像清晰度高、影像逼真,能显示支气管黏膜细微的病变,配以高清晰度电视监视系统和图像处理系统,极大地方便了诊断、教学和病案管理。自荧光支气管镜(AFB)是利用细胞自发性荧光和计算机图像分析技术开发的一种新型纤维支气管镜,可使支气管镜对原位癌及癌前病变早期诊断的敏感性显著提高。由 Olympus 公司生产的超声支气管镜(EBUS)是在电子支气管镜前端安装超声探头的设备,其可在气道内利用超声设备观察气道壁、纵隔周围淋巴结以及肺结构,主要用于观察病变部位、大小,肺血管结构鉴别,引导经支气管针吸活检,并且使一些气管内操作更为简单,如正确评估肿瘤大小以便进行支气管镜下光动力治疗和放射治疗,进一步干涉气道重建。EBUS 的临床应用在一定程度上会减少胸腔镜和纵隔镜的操作。虽然电子支气管镜优势明显,操作简便,但电子支气管镜价格昂贵、不便于携带,仍无法完全取代纤维支气管镜。例如,电子支气管镜不便于床旁操作,其在辅助气管插管、判定气管插管位置及床旁镜下吸引、活检等方面均不能替代纤维支气管镜。因此目前大多数单位的电子支气管镜仅限于在支气管镜室内进行诊断性操作,而纤维支气管镜在床旁辅助治疗上仍发挥着重要作用。

近 10 年来,随着全身麻醉技术安全性的提高和肺脏介入技术的飞速发展,硬质支气管镜又重新受到医学界的重视。硬质支气管镜操作孔径大、气道控制好、吸引好,如操作过程中患者发生大出血,可通过大孔径吸引管、激光、电刀、氩气刀等进行有效控制。另外,硬质支气管镜孔径大,可插入大活检钳对气道肿瘤进行直接钳取;也可用硬质支气管镜尖端斜面对肿瘤进行直接剥离,还可以插入可弯曲支气管镜和其他各种介入器械进行镜下治疗,同时可通过侧孔进行高频机械通气,适用于复杂气道病变,安全性相对较高,具有纤维支气管镜和电子支气管镜无法比拟的优势。气道异物、复杂气道狭窄、大咯血等仍是硬质支气管镜很好的治疗指征。近年来硬质支气管镜亦得到发展,许多厂家对其进行了改造,使用电荷耦合器件(CCD)作为其图像采集元件,辅以电视影像系统,为经气道介入治疗提供了很好的操作平台。国内外多家医院将硬质支气管镜和可弯曲支气管镜相结合创造了多种联合介入治疗方法。以上均表明电子支气管镜、纤维支气管镜和电视硬质支气管镜各具特色,可以在诊断、治疗上优势互补并发挥各自的作用,在目前的医疗活动中缺一不可。

二、支气管镜介入技术的发展

支气管镜介入技术大体上可分为诊断技术和治疗技术,具有简单安全、疗效确切的特点。

得益于目前科学技术的高速进展,诊断技术发展极快,这一趋势也与临床上肺部疾病早发现、早治疗的需求相适应。

诊断技术是呼吸内窥镜技术的基础。随着影像学技术、材料及器械的发展,内窥镜功能从早期的单纯"窥视"发展至"介入",助力内窥镜诊断技术飞速进步。而近年来临床上外周病变诊断需求的增加,也为介入诊断提供了较大的发展空间。借助现代化的条件,即使是一个微小的病变,也能在医学影像设备的引导下,利用穿刺针和导管等器材获取病理学、细胞学、生理生化学、细菌学和影像学资料,使诊断水平大大提高。

(一)支气管镜介入诊断相关技术进展

1. 细支气管镜(thin bronchoscope, TB)检查及超细支气管镜(ultrathin bronchoscope, UTB)检查技术　传统支气管镜的外径为 4.5～6.3 mm,只能访问 4～5 级支气管。近年来为适应外周病变诊断的需求,发展了外径为 4 mm 的细支气管镜,以及外径不大于 3 mm 的超细支气管镜等,同时配套设计了与细支气管镜和超细支气管镜相适应的活检及超声附件,可以直视 8 级以上的支气管。有报道称其最远可直视至 12 级支气管,并可对上叶尖段、后段,下叶背段的病灶进行检查。其工作通道直径为1.2～1.7 mm,允许 1.5 mm 规格的活检钳、1.4 mm 规格的超声探头、1.0 mm 规格的毛刷通过,上偏角度180°,下偏角度130°,视野范围角度为90°～120°,可视距离为2～50 mm,可用于部分无法经传统软体支气管镜探及的肺外周病变。超细支气管镜比带超声探头的细支气管镜能到达更远端支气管,对外周 1/3 肺野的病灶有更高的诊断率,可以到达接近胸膜下的病灶,在直视下进行活检及其他操作。外径为 4.0 mm 的细支气管镜工作通道直径为 2.0 mm,这和我们以往用的外径为 4.9 mm 支气管镜的工作通道直径是一样的。加之现在超声探头体积越来越小,可以通过超细支气管镜进入人体内进行超声诊断和引导。其中,外径为 3.0 mm 的超细支气管镜较外径为 4.0 mm 的细支气管镜诊断率明显提升。尽管细支气管镜和超细支气管镜的操作仍运用常规技术和传统方法,但在现代模拟导航技术的帮助下,超细支气管镜技术可以保持较高的诊断水平。另外,超细支气管镜技术与现代模拟导航技术结合可以缩短诊断时间,提高肺部活检的诊断率,同时还可避免患者不适,提高患者耐受性。

2. 导航内窥镜技术　导航内窥镜技术是利用引导内窥镜及相关器械在肺外周进行诊断、活检和治疗的技术。近年来,该技术在国内外非常热门。导航内窥镜技术分为两类,一类是目前还在研究的实时导航,现行的气道内超声技术的效果已较接近实时导航,用于引导穿刺活检。另一类是间接导航,分为虚拟导航和磁导航。虚拟导航利用 CT 数据对气道进行内部描绘,生成到达目标病灶的"虚拟路线图",通过计算机引导进行诊断和治疗。磁导航是一种类似于"肺部 GPS"的新技术,可引导特定器材到达病变部位进行诊断和治疗。毫无疑问,导航内窥镜技术有助于提高肺外周病变的诊断准确率(图 1-1、图 1-2)。

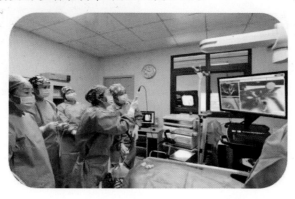

图 1-1　磁导航引导支气管镜下肺活检

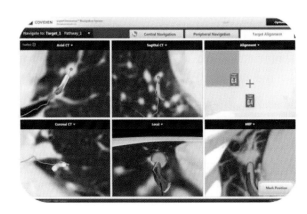

图 1-2　虚拟导航路径

　　用于诊断时,导航内窥镜技术要求如下:高质量的 CT 图像(64 排 CT、0.625 mm 层厚),病变位置在充分吸气末及平静呼气末的平均移动范围约 17.6 mm,位于下叶的结节比上叶的移动更明显。虽然操作难度高,但在进行一些特定的操作(如超细支气管镜进入肺外周)时,超细支气管镜易于迷航,此时导航内窥镜技术便可发挥作用。另外,虚拟导航和磁导航可作为定位工具放置标志物,对放射治疗和微创外科治疗也有一定的帮助。因此对治疗而言,导航内窥镜技术可以发挥很好的作用。相关研究显示,病灶内出现支气管征时诊断准确率提高 13.9%,但基于实际操作的研究分析显示,31% 的患者没有支气管征。整合并分析持续多年的多中心临床研究核心团队的研究数据,结果显示,联用导航内窥镜技术时,诊断准确率可达 70%。

　　3. 气道内超声技术　气道内超声技术使用两种超声探头,一种为凸阵探头,外径 6.9 mm,频率为 5~12 MHz,主要用于引导纵隔淋巴结穿刺活检,近年亦有其在探测大气道管壁结构完整性中的应用研究。另一种为径向探头,也称作小探头,外径一般为 1.8 mm,最小的探头外径仅 1.4 mm,频率为 20 MHz,可以深入外周气道进行超声探测及引导活检穿刺,是近 10 年来发展较为完善的临床辅助介入设备,功能强大(图 1-3、图 1-4)。凸阵探头的应用使纵隔淋巴结的活检成功率从原有的 20%~30% 提高到 88% 以上。而应用小探头检查肺外周病变,通过超声成像鉴别良恶性病变的准确率可达 86%。利用小探头进行肺外周病变活检,阳性率最高达 84%;肺外周病变直径小于 20 mm 时,阳性率达到 78%。超声技术的应用,使临床诊断水平明显提高,为临床医生诊断疾病提供了极大帮助。医学界还在探索超声技术在其他方面的延展应用,如利用凸阵探头检测肺栓塞病变、利用小探头对气道管壁进行检测等也在研究中,未来气道内超声技术将会有更大的应用前景。

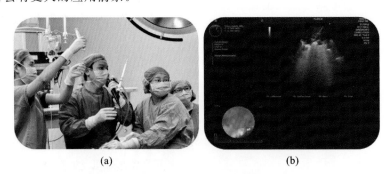

(a)　　　　　　　　　　　　　　(b)

图 1-3　超声支气管镜引导下针吸肺活检

　　4. 光学相干断层成像(optical coherence tomography,OCT)技术　OCT 技术是一种成像方式类似于超声成像的光学成像方法。与超声成像不同的是,OCT 利用近红外光获取组织横断面的图像,分辨率更高,可以更详细地评估气道病变的深度。利用 OCT 技术,检查者可以通过

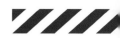

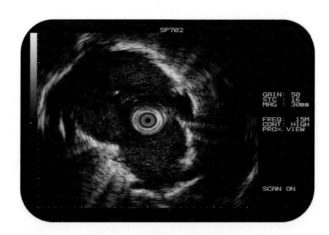

图 1-4　肺部病灶超声成像

分辨基底膜及黏膜下层的细胞的改变来判断不典型增生情况,观察上皮层的不同阶段,即正常—增生—不典型增生—新生物—原位癌,具体表现为上皮层次增多、基底膜改变、正常超微结构破坏等。目前,相关研究聚焦于对气道病变的检测。OCT 技术的分辨率较高,可以精确检测气道壁的细微改变,对气道重塑的观察有一定的临床价值,同时也能对气道壁的其他病变进行检测,但该技术目前仍处于探索阶段,需要进行进一步的临床研究。总而言之,OCT 技术是较有潜力的光学成像技术,既可应用于间质性肺疾病和肺移植(分辨感染和排斥),亦可用于实时测定气道的三维结构和鉴别气道重塑与否。

5. 激光共聚焦显微内镜检查(confocal laser endomicroscopy,CLE)技术　激光共聚焦显微内镜检查技术又名荧光共聚焦肺泡镜技术,该技术利用 488 nm 的波长激发组织的荧光特性,对支气管黏膜结构进行扫描,即"光学活检",其探测范围可达支气管壁下 50 μm,图像直径约为 600 μm。这种新型的光学技术在导航设备的协助下,可以检测到呼吸性细支气管以及肺泡水平,可实现对气道和肺泡的体内显微观察。目前有研究显示,可以利用该技术分辨吸烟者小气道和肺泡结构的异常、肺气肿患者肺泡与正常肺泡的不同,还可以探测出支气管壁发生癌前病变时基底膜网状纤维斑块结构的变化,协助肺部病变的早期诊断。

6. 机器人支气管镜检查(robotic bronchoscopy)技术　备受关注的机器人支气管镜检查技术日渐成熟,目前投入应用的主要有 Auris Health 公司研发的 Monarch 系统以及 Intuitive Surgical 公司研发的 Ion 系统。Ion 系统搭载了形状感知系统,通过每秒数百次的气道结构测量,为操作者提供实时的位置及形状信息。其前端配置 3.5 mm 探头,工作通道为 2.0 mm。多项研究证实,相较于传统的 CT 引导下的经皮肺穿刺活检,Ion 系统具有近似的诊断效能,且在安全性方面有明显优势。

7. 冷冻活检技术　冷冻活检技术是介入呼吸病学中重要的活检方法,目前已经应用在支气管腔内、肺实质以及胸膜疾病的诊断中。通过冷冻活检所获取的标本明显大于临床上常用活检方式(如活检钳活检、针吸活检)所获取的标本,且组织结构相对完整,更有利于病理分析与诊断。随着径向超声支气管镜(R-EBUS)、C 臂和导航内窥镜技术的发展,活检部位定位的准确度明显提升,经支气管冷冻肺活检(TBCB)在临床中应用逐步增多。超声引导下经支气管针吸活检样本因存在组织碎片、组织间有空隙、样本量较少、样本不完整等,对纵隔罕见肿瘤和良性病变的诊断率低。最近冷冻活检在诊断纵隔病变的应用中有了重大突破,在支气管内超声实时引导下进行经支气管纵隔冷冻活检,可大大提升纵隔病变的诊断率。支气管内超声实时引导下经支气管纵隔冷冻活检是一种安全、诊断率高的诊断方法,尤其是对于罕见肿瘤和良性病变,诊断率优于传统超声引导下经支气管针吸活检。

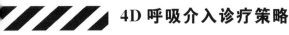

(二)支气管镜介入治疗相关技术进展

随着介入治疗技术在我国的迅速发展和广泛应用,选择适当的支气管镜介入治疗技术可使气道狭窄得到明显改善。气道病变性质不同,采用的治疗方法亦不同。

1. 良性中央型气道狭窄　目前经支气管镜介入治疗良性中央型气道狭窄的方法主要是经支气管镜球囊扩张术、冷冻治疗以及热消融治疗等。气道狭窄的处理原则:在对气道损伤尽可能小的情况下迅速解除气道狭窄,防止因治疗造成局部肉芽组织增生,使气道狭窄进一步加重,形成恶性循环,最终导致治疗失败。

(1)经支气管镜球囊扩张术:经支气管镜球囊扩张术是借助导丝将球囊放置于气道狭窄处,通过高压枪泵向球囊内注水使球囊扩张并保持高压状态,气管产生向外的张力,进而使管腔扩大的方法。这种方法造成的气道壁纵向细小裂口被纤维组织填充,使管腔持续扩张而达到治疗目的。该方法主要用于良性纤维性气道狭窄,如支气管结核导致的瘢痕狭窄、医源性气道狭窄、长期支气管异物刺激所致的增生性狭窄、支气管挫伤后修复性狭窄等。

经支气管镜球囊扩张术是治疗瘢痕性气道狭窄的主要技术,其优势如下:治疗后无明显的狭窄段延长;狭窄复发时再狭窄的程度比热消融治疗后轻;有利于维持气道通畅。对于形成时间较长、韧性很强的瘢痕,可先用针形电刀进行切割以松解瘢痕,再行球囊扩张治疗,同时结合冷冻冻融,延缓伤口愈合,减少瘢痕形成。研究表明,经支气管镜球囊扩张术治疗良性中央型气道狭窄的效果较好,并发症较少,可单独使用或联用其他治疗方法。

(2)冷冻治疗:冷冻技术应用于治疗气道病变已有40余年的历史,可分为冻融和冻切这两种。将冷冻探头的金属部分放在病灶表面或内部持续冷冻1~3 min,然后解除冷冻,使组织自然解冻。该方法称为冻融,主要用于气道瘢痕或肉芽肿性狭窄的治疗。冻切则为在冷冻组织完全溶解前迅速回拉探头,"撕脱"切除肿物的方法。此方法适用于气管、支气管阻塞性病变,包括气道内良性肿瘤、异物、凝血块、坏死组织等。

(3)热消融治疗:热消融治疗主要包括氩等离子体凝固(APC)治疗、微波治疗、激光治疗、高频电刀治疗等。在良性中央型气道狭窄中,热消融治疗主要用于良性肿物的切除,常使用电圈套器。由于热消融可刺激局部支气管黏膜肉芽组织增生,因此,对气道纤维性狭窄以及肉芽组织增生等病变,不建议使用会造成较大范围黏膜损伤的治疗(如 APC 治疗等)。但可使用针形电刀、激光等切割瘢痕。

(4)气管内支架置入:气管内支架置入是一种快速有效缓解良性中央型气道狭窄的治疗方法。根据支架制作材料不同,气管内支架可分为金属支架(覆膜或不覆膜)、硅酮支架。气管内支架主要应用于良性、复杂性气道狭窄患者。另外,部分气管软化患者需放置气管支架。对良性气道狭窄患者,推荐放置可回收支架,金属裸支架仅在紧急抢救、无其他治疗方法可选择时暂时使用,且应尽快取出。笔者系统观察了气管内支架置入后不同时期发生的并发症,如分泌物潴留、炎症反应、肉芽组织增生等,并制定了量化判断标准,强调要及时处理这些并发症,并认为气管内支架置入不是一劳永逸的,如发生严重并发症或支架任务完成后,应及时将支架取出;同时要严格掌握气管内支架置入适应证,特别是对良性中央型气道狭窄患者,严禁放置金属裸支架。狭窄处的病灶只要恢复到正常管径的 70% 以上,即可维持正常生活,不必复原到正常水平。对瘢痕狭窄单纯用球囊扩张难以达到治愈效果者,需多次治疗。对于比较厚的瘢痕,可采用硬质支气管镜扩张加旋切的方法,或利用电切针将瘢痕切除,若仍无效,则放置硅酮支架,此方法被认为是治疗良性中央型气道狭窄最好的选择。

综上所述,支气管镜介入治疗在气管切开或气管插管后再狭窄病变的治疗中可发挥重要作用,经支气管镜球囊扩张术和冷冻治疗是两种重要的治疗方法。

2. 恶性中央型气道狭窄　经支气管镜介入治疗恶性中央型气道狭窄的方法主要是热消融治疗(激光治疗、电刀治疗、APC 等)、冷冻治疗(冻融或冻切)、机械性切除(硬质支气管镜铲除

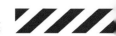

术)和气道扩张(气管内支架置入或硬质支气管镜扩张)等。这些操作的目的是快速通畅气道、改善通气和防止窒息。针对肿瘤基底部,可经支气管镜进行局部抗肿瘤治疗,抑制肿瘤生长,对部分位于气道近端、窄基底的低度恶性肿瘤可达到根治效果。对于气道狭窄程度大于50%,有呼吸困难、咯血等症状者需积极行支气管镜检查及进一步介入治疗。对于腔内型病变,可通过支气管镜行削瘤术;伴有(或仅有)外压型狭窄者必要时可行气管内支架置入术;对管壁型及混合型病变可行削瘤术或气管内支架置入术。针对肿瘤基底部的支气管镜介入治疗方法如下:局部药物注射治疗、腔内放射治疗粒子置入术、经气道穿刺入^{125}I放射性粒子等。

光动力治疗(photo dynamic therapy,PDT):光动力治疗是利用光敏剂在激光照射后发生化学反应,通过产生氧自由基(Ⅰ型反应)和单线态氧(Ⅱ型反应)而引起肿瘤细胞死亡的一种方法,是能真正达到细胞水平的精准治疗。光动力治疗适应证:①早期病变的治疗:包括早期中央型肺癌和原发性气管恶性肿瘤。需满足如下条件:需经过CT、气道内超声或OCT、窄带成像支气管镜或自荧光支气管镜(AFB)确认。病理证实为恶性肿瘤,且病变累及黏膜、黏膜下层,未累及软骨,病变厚度及长度均小于1 cm,无淋巴结及远处转移,患者无法耐受手术或不接受手术治疗。此类患者经光动力治疗后,有望达到治愈目的。②姑息性治疗:原发性或转移性气管恶性肿瘤,管腔堵塞程度小于50%;原发性或转移性支气管恶性肿瘤;原发性中央型肺癌;肺癌手术后残端局部复发;中央型肺癌放射治疗后局部复发。目前已开发生产出多款国产光动力治疗仪和光敏剂,可满足临床需求。

支架置入:对恶性气道狭窄患者,常用支架来重建气道,以缓解患者呼吸困难等症状。金属支架和硅酮支架均可用。金属支架又分为镍钛合金支架和不锈钢支架。根据需要,支架可制成直筒形支架,L形、Y形分叉支架和特制支架。对管内型、管壁型肿瘤,尽量采用削瘤的方法,以缓解气道梗阻。若削瘤后气道狭窄程度仍超过70%,可放置支架。对管外压迫型肿瘤,可采用管内放置支架与管外瘤体消融或放射性粒子置入的方法处理。继发性气道壁瘘是临床上非常棘手的一种疾病,可分为气道-消化道瘘及气道-纵隔瘘等。当气道与消化道间存在异常通道时,消化道内和气道内的气、液体相互流通,患者不能正常进食、咳嗽剧烈,常常存在难以控制的肺部感染,生活质量差,一般情况迅速恶化。若不积极治疗,患者多在数天甚至数月内死亡,其中90%以上死于肺部感染。经支气管镜、胃镜等引导下的介入治疗是不适合手术的继发性气道-消化道瘘患者的主要治疗手段,可很大程度减轻患者症状,改善生活质量。介入治疗目前常用的为气道和(或)消化道支架置入,以及镜下药物注射、烧灼等。选择合适的支架对于成功封堵瘘口非常重要,需根据瘘口的性质、部位、大小选择不同材质和不同型号的支架,特别强调要根据中央气道的八分区法选择支架的形状。瘘口距离隆突较近(如Ⅱ、Ⅲ、Ⅳ、Ⅴ、Ⅶ区)时可选用分叉支架(Y形或L形);瘘口处病变管腔上下无足够的固定位点时,应选用分叉支架。对接近Ⅴ区、Ⅵ区或Ⅷ区的瘘口,也可定制小Y形支架。局部注射间充质干细胞可促使良性瘘口完全愈合。

(三)慢性气道疾病的介入治疗

以往慢性气道疾病(如慢性阻塞性肺疾病、哮喘等)以药物治疗为主,近年来,人们尝试利用一些新的介入治疗技术对此类慢性气道疾病进行治疗,取得了一定的效果。这些介入治疗技术主要包括支气管热成形术(bronchial thermoplasty,BT)、支气管镜下肺减容(bronchoscopic lung volume reduction,BLVR)术、靶向肺去神经(targeted lung denervation,TLD)技术、经支气管镜气管支气管成形术(TBP)等。

1. 支气管热成形术(BT) 支气管热成形术的工作原理是通过减少气道平滑肌数量及降低平滑肌收缩功能来减少哮喘发作。自2005年第一次临床试验开始,支气管热成形术已经历了10余年的发展,其有效性得到多个临床试验证实。支气管热成形术可以减少患者与哮喘相关的住院、急诊就诊次数,并使患者持续受益5~10年;尽管呼吸系统不良事件有所增加,但其主要发生在术后 7 天内,并且后续观察表明支气管热成形术的安全性良好。但由于与传统药物治疗方法相比,支气管热成形术是一种不可逆的外科治疗方式,因此很多临床医生依然对其保持审慎态度。目前有随访时间在 10 年以上关于支气管热成形术有效性和安全性的国际性、多中心研究,结果显示,没有任何迹象表明死亡与手术或哮喘相关,也没有迹象表明支气管热成形术会导致任何肺功能损害。事实上,与预期的与年龄相关的肺功能恶化相比,支气管热成形术在一段时间内保留了患者的肺功能,并且没有任何证据显示支气管热成形术引起支气管狭窄,CT 也未显示间质性异常。然而,少数患者(7%)出现了支气管扩张的影像学证据,但大部分表现为轻度支气管扩张,并且未出现咳嗽、咳痰或反复感染等临床症状。此外,支气管扩张是否由支气管热成形术导致,还是作为患者哮喘自然病程的一部分,抑或是肺部高分辨率 CT 应用增加的结果,目前尚不清楚。研究者认为,支气管热成形术的疗效能够持续 10 年或更长时间,安全性是可接受的。国内有研究发现,对于哮喘合并慢性阻塞性肺疾病的患者,支气管热成形术同样有效。

尽管多数患者可以从支气管热成形术中获益,但有关支气管热成形术应答的相关因素尚不十分明确。激活次数、年龄、基线疾病严重程度可能均与支气管热成形术疗效有关。还有研究发现,患者对支气管热成形术的治疗反应与血清 IgE 和嗜酸性粒细胞水平呈正相关,但与气道平滑肌的质量无关,这表明基于气道平滑肌相关分析来筛选支气管热成形术的患者也许是无效的。这些发现对支气管热成形术治疗哮喘的基本原理提出了挑战,也许随着研究的进一步进行,应该对之前的研究结果重新进行分析。

2. 支气管镜下肺减容(BLVR)术 BLVR 术以微创方式实现肺容积减少,是治疗肺气肿的一种新方法。目前实现 BLVR 的方法主要有单向活瓣置入、应用肺减容线圈、应用封闭剂、蒸汽肺减容以及气道旁路术。这些疗法在过去几年不断发展,但疗效仍有待进一步验证。

单向活瓣允许气体和黏液从治疗气道排出,但不允许它们进入,从而引起过度通气的区域肺不张。目前有两种活瓣:一种是支气管内鸭嘴形活瓣;另一种是支气管内螺旋活瓣,为伞形。肺减容线圈通过挤压肺实质,导致肺容积减小,使肺弹性回缩力增加;同时,肺减容线圈可以减少目标肺段的气流,进而使气流重新分布到阻塞相对较轻的区域。近期的研究显示,肺减容线圈可增加患者肺容量和运动能力,减少呼吸困难,提高生活质量,并且基于其作用原理,肺减容线圈与是否存在侧支循环通气关系不大。蒸汽肺减容通过蒸汽消融诱导肺气肿患者肺容积减少,易于实施,并且效果是渐进式的,具有一定优势,但与单向活瓣和肺减容线圈可以取出不同,蒸汽肺减容造成的损伤是不可逆的,因此也存在先天劣势。现阶段尚无确切证据证明不同 BLVR 术对肺气肿患者的疗效存在明显区别,在 BLVR 术成为肺气肿患者的标准治疗方法之前,还需要进一步的大型研究对疗效进行评估。此外需要注意的是,各种 BLVR 术均会导致肺叶结构产生变化,引起医源性并发症。荟萃分析显示各种 BLVR 术的并发症发生率均高于普通医疗护理操作,常见的是慢性阻塞性肺疾病急性加重、气胸和肺炎。因此,优化患者选择,并对呼吸介入医生进行充分培训以规范流程,预防和处理并发症,对 BLVR 术最终的治疗效果至关重要,可能也是未来研究的主要方向。

3. 靶向肺去神经(TLD)技术 TLD 技术是近年来出现的治疗慢性阻塞性肺疾病的新技术。其原理是将射频导管放置在主支气管内进行激发,产生狭窄的消融带,破坏肺部的副交感神经,阻断乙酰胆碱与支气管树胆碱能受体的结合,从而抑制气道平滑肌收缩。2014 年,有研究者在动物(绵羊)中进行了 TLD 测试。2015 年,有研究团队首次发表了 TLD 的临床试验结果,验证了 TLD 治疗中重度慢性阻塞性肺疾病患者的安全性和可行性。

TLD 设备由美国 Holaira 公司生产。第一代射频导管只能在硬质支气管镜下放置,并且电极较短,每侧支气管内需进行 8 个部位的激发,才能实现完整的圆周治疗。随着研究的进行,人们对设备进行了升级,目前第二代射频导管已经可以通过软质支气管镜操作孔道,而且电极更

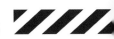

长,每侧支气管内仅需进行 4 个部位的激发,即可实现完整的圆周治疗。近期动物实验的研究结果显示,TLD 治疗引起的传出神经轴突去神经支配作用是持久的,术后 365 天和 640 天,消融部位远端传出神经轴突染色减少仍大于 70%,这可能是靶向肺去神经支配作用的一种机制。此外,从大体和组织学角度评估,长期去神经支配不会改变细支气管或肺的解剖结构。

4. 经支气管镜气管支气管成形术(TBP) 过度动态气道塌陷(excessive dynamic airway collapse,EDAC)是由于支气管后壁的纵向弹性纤维萎缩或变少,支撑力减弱,进而导致气管或主支气管后壁在呼气时过度向管腔内凹陷。患者表现为反复咳嗽、气促、喘鸣和下呼吸道感染。以往由于临床医生对这一疾病的认识不足,且 EDAC 的临床表现与其他阻塞性肺疾病相似,临床上易被漏诊、误诊。但随着临床发现一些有明确诊断的慢性气道疾病患者在针对性治疗后仍然不能完全康复,临床医生开始关注中央气道的病理生理改变,进而使 EDAC 得到临床的重视。TBP 是一种常用于治疗 EDAC 的手术方式,其适应证为塌陷面积大于 90% 且严重影响日常生活的患者或需机械通气的继发性呼吸衰竭患者。

对于拟行 TBP 的患者,首先进行气道内 Y 形支架置入试验,症状改善的患者方可行 TBP。短期气道内支架置入试验有助于确定手术获益。支架置入后症状恶化或改善效果不明显的患者应移除支架。而对于试验后呼吸困难缓解的受试者,建议进行手术治疗。不适合手术的受试者可以通过长期支架置入来缓解症状,但需考虑黏液堵塞、肉芽组织形成和支架移位等并发症的发生。

TBP 的目的是将聚丙烯网缝合到气管后壁和双侧支气管,以稳定气道,通过调整缝合线的紧张程度以矫正病变的气道形态,置入的网状物最终纤维化,气道后壁硬化,从而重建正常气道结构。但手术并发症(如肺炎、房性心律失常、肺栓塞、肾衰竭、心肌梗死等)较常见,死亡率为 5.7%。研究表明,在 TBP 后,第 1 秒用力呼气容积、用力肺活量(FVC)、临床表现、6 min 步行距离有所改善。

▶▶ 参考文献

[1] 白冲.2021 年支气管镜介入诊断的技术更新和领域拓展[J].中华医学杂志,2022,102(24):1782-1785.

[2] 钟长镐,李红佳,李时悦.经气道介入消融治疗周围型肺癌的现状与挑战[J].国际呼吸杂志,2023,43(3):288-294.

[3] 李强.气管、支气管瘘的临床诊治现状与展望[J].中华医学杂志,2022,102(44):3487-3491.

[4] 李强.气管及支气管支架的临床应用[J].中华结核和呼吸杂志,2003,26(7):393-395.

[5] 王洪武,周云芝,李冬妹,等.电视硬质气管镜下治疗中央型气道内恶性肿瘤[J].中华结核和呼吸杂志,2011,34(3):230-232.

第二章
经肺血管介入诊疗技术的
历史与进展

　　介入放射学(interventional radiology,IVR 或 IR)是以影像学诊断为基础,在医学影像学设备的引导下,利用穿刺针、导管及其他介入器材,对疾病进行治疗或采集组织学、细菌学等资料进行诊断的学科。本书将从介入放射学的方法入手,着重阐述每种方法的具体操作要点、适应证、并发症,目的在于使读者不拘泥于每种疾病的治疗,并理解和实际应用各种技术,以达到治疗不同疾病的目的。本书还专门介绍了多种方法联用的介入放射学的具体实例,以期指导临床中疾病的治疗,为更多的患者解除病痛。

一、介入放射学发展简史

　　介入放射学同其他学科一样,也是在不断探索、创新和完善中发展起来的。1928 年 Santos 等完成第 1 例经皮直接穿刺主动脉造影,1931 年 Dos Stantos 首先用针穿刺腹主动脉完成了动脉造影,1940 年古巴放射学家 Farinas 采用股动脉切开的方法将导管送入主动脉,但是此方法由于操作复杂并未被推广。20 世纪 40 年代,人们根据 Cournand & Richards 的经验开展了右心房、右心室及肺动脉的导管介入技术。20 世纪 40 年代后期,瑞典学者 Jonsson 首先采用同轴针经皮穿刺颈总动脉,将细针芯抽出后,通过外套管送入细银线,再利用细银线作为引导将外套管针向下送至主动脉弓行血管造影。综上所述,在 20 世纪上半叶,科学家们冒着很大的风险,进行了艰难的探索和尝试,为介入放射学的发展奠定了良好、坚实的基础,但这一时期的发展步伐较为缓慢,直至 Seldinger 技术的出现,血管造影术这一介入放射学的基本操作技术才真正迅速发展起来。

　　1953 年,瑞典医生 Sven-Ivar Seldinger 首创了采用套管针、导丝和导管经皮股动脉插管行血管造影的技术,大大提高了介入放射操作的安全性,奠定了当代介入放射学的操作基础。20 世纪 50 年代中期至 60 年代,Seldinger 技术开始应用于许多领域,如经皮肝胆管造影,经皮肾盂、输尿管造影等。在 Seldinger 技术的应用初期,由于一些临床医生对其可行性持怀疑态度,故其发展缓慢。1956 年 Oedman、Morino 与 Tillander 等分别提出用导管行选择性插管术,使血管造影术逐渐成熟。二十世纪七八十年代,随着自然科学、生物技术的发展以及新材料的出现,介入相关器材得到了极大的改善和迅速发展,从而大大促进了经皮穿刺技术的应用和发展。尤其是近年来得益于高分辨率影像增强器和数字减影血管造影(digital subtraction angiography,DSA)技术的普及,全身各部位的血管造影以及血管腔内介入疗法,因侵袭程度小、治疗效果显著,而在世界各国广泛迅速地开展起来。

　　1964 年美国放射学家 Dotter 开发了使用同轴导管系统的血管成形术,虽然现在来看当时的技术创伤性较大,且疗效欠佳,但仍是介入放射学中成形术理论和实践的基石。在此基础上才出现了球囊导管扩张术和金属支架置入术。1967 年 Margulis 在美国放射学杂志(*AJR*)上最早提出"Interventional diagnostic radiology—a new subspecialty"。1976 年,Wallace 在 *Gancer* 上以"interventional radiology"为题系统阐述了介入放射学的概念,并于 1979 年欧洲放射学会

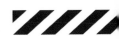

第一次介入放射学学术会议上做了专题介绍,介入放射学的命名才逐步在国际学术界达成共识。可见一种观点和定义的形成需要较长的时间。

在介入放射学的发展过程中,许多技术来自外科手术,以后被放射学家采用并逐步改良以适应介入放射学的应用,并将一些原仅用于诊断的手段发展为介入治疗方法,包括经皮管腔成形术、血管栓塞术、经动脉灌注术等。

设备的改良在介入放射学的发展中也发挥了重要的作用。1932 年 Moniz 与 Caldas 第一次使用人工快速换片机,该换片机能连续进行动脉相、毛细血管相及静脉相摄片。1943 年 Sanchez-Perez 开始使用自动换片机。20 世纪 80 年代后,介入放射学的发展更为迅速,此时出现了影像增强器、自动注射器、电视影像增强透视、电影摄影和电视录像等。Johnson 等利用杠杆原理发明了不锈钢高压注射器,其后不久,瑞典人 Ake Gilund 发明了第一个高压注射器与双向卷片换片器。DSA 的出现,是介入放射学发展历程上的一个里程碑,它能够使用浓度较低的对比剂,并且得到清晰的减影后的血管造影图像,使介入放射学相关操作更易于开展。

在影像监视手段上,超声应用到临床之前,人们一般利用普通 X 线通过骨性解剖标志进行穿刺,这存在着危险性大、准确性小的问题。超声实时监视穿刺和 CT 引导下穿刺方法的出现,降低了血管损伤等并发症的发生率,穿刺成功率明显提高。随后又出现了 MR 引导下的介入操作,使介入诊断与治疗更加精确,并且减少了操作者的放射性损伤。

对比剂也由不良反应较多且易引起过敏反应的离子型对比剂,改良为非离子型对比剂。由于对比剂的不良反应轻微,不至于掩盖与疾病本身相关或手术相关的症状,术者能够准确判断出现某种症状的原因,从而进行有针对性的处理,使并发症大为减少,有利于介入操作的开展。

在影像监视手段不断完善的同时,介入放射学所使用的器材也得到快速的发展,如穿刺针、导管等经皮导入的介入器材整体由外径较粗、内径较小、对患者损伤较大、不便于介入操作逐渐发展到外径较细,内径较大,为介入操作提供了便利。在球囊导管外径越来越小的同时,球囊的可达直径越来越大,所能承受的内压也越来越大。在保证生物相容性的基础上,置入器的直径越来越小,而支架的直径越来越大,并且更加能够适应生理弯曲,使得管腔成形术蓬勃发展起来。

除了一些传统的可直接应用于介入操作的器材外,一些在其他领域得到广泛应用的激光、微波等热源亦被应用于通过穿刺途径进行肿瘤治疗。另外,还有将旋切技术与导管技术相结合发明出来的旋切导管应用于血栓治疗等。更多新的技术和器材不断出现并应用于介入操作中。

我国在 1984 年开始利用支气管动脉抗癌药物灌注治疗肺癌,1985 年开展了食管球囊扩张,1986 年开展了肾动脉扩张。《介入放射学》虽然是译著,但是为我国当时缺乏理论和实践依据的介入放射学提供了发展基础。早期介入操作开展的形式多种多样,有的是与内、外科治疗联合应用,有的则单独进行。虽然早期工作环境简陋、设备陈旧,但丝毫没有动摇我国学者开展介入工作的决心,我国的介入放射学就是在这种艰苦条件下开始成长并迅速发展起来的。我国介入放射学事业的早期工作,大多是从肿瘤化疗栓塞术及经皮穿刺术开始的,主要与国内此类患者较多有关,部分医院还开展了血管成形术。我国的介入放射学研究工作同国际上相比较,基础研究较少,在一定程度上阻碍了介入医学的进一步发展,我国学者已认识到了这一点,正致力于开展和加强基础研究。

二、经肺血管介入诊疗技术概述

1. 经支气管动脉介入诊疗技术　经支气管动脉介入诊疗技术是一种长效、微创的止血方法,主要用于治疗大咯血或顽固性咯血。系统性地建立和开展术前支气管动脉及变异体循环供血靶动脉(胸廓内动脉、甲状颈干等)造影重建术、不同入路动脉穿刺术、路图导航技术、常规及超选择性支气管动脉栓塞术,以及熟练应用聚乙烯醇(PVA)微球颗粒、弹簧圈、Onyx 胶等不同

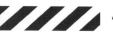

材料栓塞,可高效救治大咯血患者。在气道内紧急放置球囊或封堵器止血可为患者赢得抢救时间。对于全身不良反应显著的化疗后患者,利用经支气管动脉介入诊疗技术可以进行支气管动脉灌注化疗,以减少全身不良反应。

2. 经肺动脉介入诊疗技术 目前肺动脉压大部分由超声测量获得,但并不准确。为准确获得肺动脉高压诊断,应采用右心漂浮导管技术,利用急性血管反应试验来预测钙通道阻滞剂(CCB)的疗效。应用肺动脉造影技术有助于精准地诊断肺动脉炎、肺栓塞、肺血管瘤等疾病。慢性血栓栓塞性肺动脉高压(CTEPH)是由慢性血栓机化引起的肺动脉高压,治疗困难。经皮腔内肺动脉成形术(PTPA)通过经皮腔内球囊扩张,能够有效地改善肺血管阻力、心指数及平均肺动脉压。

3. 经上腔静脉介入治疗技术 肺部恶性肿瘤引起的恶性上腔静脉阻塞综合征非常常见,患者可出现颅内高压,颜面部、上肢及胸部肿胀。如果通过治疗原发疾病不能缓解,可以采用经上腔静脉介入治疗技术,以改善患者生活质量。

4. 右心导管检查 1929年一位德国医生施行了世界上首例右心导管检查(RHC)。直到1970年,漂浮导管在临床中的应用才极大地推动了这项技术的发展。不同于心脏彩超,RHC被认为是测定肺动脉压的"金标准"。肺动脉高压患者的准确分类是管理患者的关键,通过RHC获得血流动力学数据是确诊和评价不同病因肺动脉高压的标准方法,并有助于患者预后评估以及随访过程中治疗方案的调整,同时也为肺移植或心肺联合移植的术前评估提供重要参考。对于部分肺动脉高压患者,进行急性血管反应试验有助于筛选出口服高剂量钙通道阻滞剂有效的患者。RHC是开展肺动脉高压相关介入诊疗的入门技术,整个操作过程并不难,但操作规范很重要,只有操作规范标准,才能保证采集的数据准确可靠。

5. 肺动脉造影 1938年Robb和Steinberg首次进行了肺动脉造影;20世纪50年代有文献报道了叶肺动脉和段肺动脉选择性造影;20世纪70年代猪尾导管应用于临床后,肺动脉造影的安全性大大提高。近年来,随着造影技术的不断发展,3D肺动脉造影技术逐渐在临床中得到应用。目前,肺动脉造影一般在利用RHC获得血流动力学数据后进行,最常用的导管是猪尾导管。对于晚期右心力衰竭患者,可能需要降低对比剂流速和减少对比剂容量,以确保造影安全。为了减少对比剂的容量,必要时可以行减影血管造影。常规获取两个投射体位的造影图像,在肺动脉干造影时选择后前位,左、右肺动脉造影时则选择侧位或者斜位。操作者需遵循相关标准,同时要有适当的经验。即使是严重肺动脉高压和右心衰竭的患者,肺动脉造影也可以相对安全地进行。肺动脉造影不仅有助于诊断肺动脉炎、肺栓塞、肺血管畸形及纤维素性纵隔炎等疾病,还可以充分评估后续各种介入治疗的可行性。尽管CT肺动脉造影(CTPA)已成为急性肺栓塞的主要诊断手段,但对慢性血栓栓塞性肺动脉高压(CTEPH)的诊断,肺动脉造影仍不可或缺。通过肺动脉造影可详细了解栓塞部位、性质和严重程度,以便选择合适的治疗手段。此外,肺动脉造影也可为先天性心血管疾病提供诊断依据,经验较丰富的操作者可在肺动脉造影后完成血管内病变的活检。

经皮导管介入治疗急性肺栓塞:肺血栓栓塞症(PTE)为急性肺栓塞最常见的类型,目前主要治疗方法包括抗凝和溶栓,必要时可行经皮导管介入治疗和外科手术治疗。根据《肺血栓栓塞症诊治与预防指南》,有大面积急性肺栓塞、溶栓治疗禁忌证,或溶栓治疗失败、血流动力学不稳定的肺血栓栓塞症患者,推荐采用经皮导管介入治疗。通过经皮导管介入治疗,阻塞的肺动脉可被迅速开通,患者的血流动力学恢复或改善,出血风险降低。目前经皮导管介入治疗常用的方法有经皮导管直接溶栓、超声辅助导管溶栓、导管血栓捣碎术、血栓抽吸术及肺动脉球囊扩张术等。各种经皮导管介入治疗方法在有效性和安全性方面均有一定的循证医学证据支持。其中,超声辅助导管溶栓是近年来研究的热点,目前也是得到美国食品药品监督管理局批准的导管溶栓技术。但迄今为止,指南上对经皮导管介入治疗的推荐,仅限于高危患者有溶栓禁忌

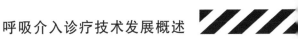

证或溶栓失败的情况,经皮导管介入治疗并未得到大力推广。究其原因,主要是导管技术的使用尚未普及和同质化,现有的相关对照研究数量及样本量有限。未来还需要更多优化的研究方案进一步证实经皮导管介入治疗的有效性和安全性。

CTEPH 按照临床分类属于第四类肺动脉高压。主要的治疗方法包括肺动脉内膜切除术(PEA)、经皮球囊肺动脉成形术(BPA)和靶向药物治疗。PEA 是目前主要的治疗方法。对于不适合 PEA 或在术后出现复发性或持续性肺动脉高压的患者来说,BPA 是一种有效的治疗手段。目前,多项荟萃分析结果也证实了 BPA 治疗 CTEPH 的有效性及安全性,在 CTEPH 的应用中已显现出良好的前景。同样,对于肺血管炎、纤维素性纵隔炎及恶性肿瘤等引起的肺血管狭窄或闭塞,在疾病的特定阶段,可尝试球囊扩张+支架置入的治疗方式,目前已有研究证明了该治疗方式的治疗价值。血管内超声(IVUS)及光学相干断层成像(OCT)等作为血管影像诊断方法,在介入治疗过程中,可以充分评价血管的整体结构,进一步优化介入治疗策略。近年来,各种导丝设计的改良及导管技术的进步,各种功能球囊的发展,以及支架设计技术的不断创新,为肺血管狭窄或闭塞的治疗提供了更多的可能性。除了以上介绍的临床常用血管介入技术外,目前,肺动脉去神经术(PADN)及改良的房间隔造口术等在国内外也有相应的临床研究。总的来说,经肺血管介入诊疗技术在呼吸系统疾病中的应用呈现蓬勃发展之势,越来越多致力于这一领域的团队的加入和不断努力,必将促进经肺血管介入诊疗技术的推广和革新。

▶▶ 参考文献

[1]　张辉,胡海波,罗勤.肺血管疾病介入治疗的现状与进展[J].中国医药,2020,15(2):307-310.

[2]　Inami T,Kataoka M,Shimura N,et al. Pressure-wire-guided percutaneous transluminal pulmonary angioplasty:a breakthrough in catheter-interventional therapy for chronic thromboembolic pulmonary hypertension[J].JACC Cardiovasc Interv,2014,7(11):1297-1306.

[3]　Luo Q,Zhang H L,Liu Z H,et al. Percutaneous transluminal angioplasty and stenting for pulmonary stenosis due to Takayasu's arteritis:clinical outcome and four-year follow-up[J]. Clin Cardiol,2009,32(11):639-643.

[4]　于世勇,陈剑飞,黄岚.2014 年肺血管疾病进展回顾[J].中华心血管病杂志,2015,43(9):755-759.

[5]　中华医学会呼吸病学分会肺栓塞与肺血管病学组,中国医师协会呼吸医师分会肺栓塞与肺血管病工作委员会,全国肺栓塞与肺血管病防治协作组.肺血栓栓塞症诊治与预防指南[J].中华医学杂志,2018,98(14):1060-1087.

第二篇

经肺血管介入诊疗技术

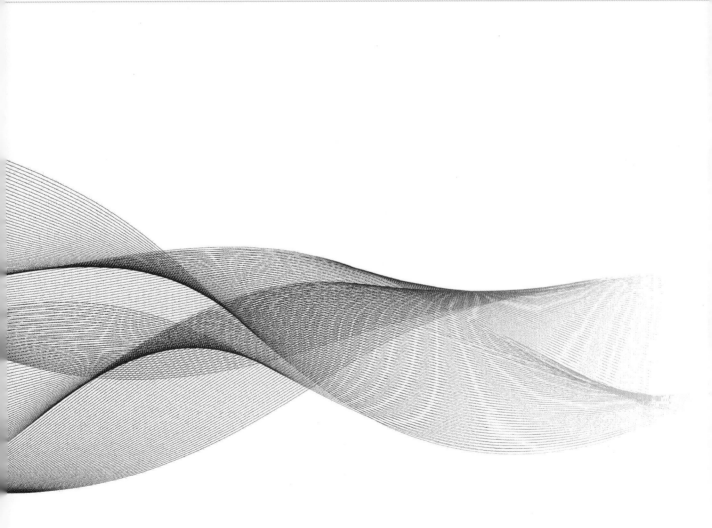

第三章
经支气管动脉系统
介入诊疗

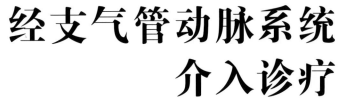

第一节　体动脉应用解剖

一、支气管动脉及相关动脉解剖

肺有两套独立的血液循环系统:一是组成肺循环的肺动脉和肺静脉,肺动脉输送静脉血到达肺泡毛细血管床,主要功能是进行气体交换,肺99%的血液供应来自肺动脉;二是组成体循环的支气管动脉和支气管静脉,属于肺的营养血管,输送新鲜的动脉血,供应肺的实质和间质组织,主要功能是为肺间质、肺实质、食管、淋巴结和脏层胸膜等提供营养支持,这部分血液占左心输出量的1%。两者在支气管和肺小叶水平发生动脉吻合。

支气管动脉(bronchial artery,BA)的起源、分支数目及走行变异很大,给经支气管动脉进行的介入手术带来很大的困难。研究支气管动脉的解剖情况,可为经支气管动脉的介入诊疗提供有价值的信息,有助于对支气管动脉的起点和数目做出准确的判断,在减少遗漏靶血管、减少并发症、降低患者和介入医生的辐射剂量等方面都有重要价值。

此外,支气管动脉始终参与各类肺部疾病的发生、发展,并发生相应的功能、形态变化。在大多数肺部疾病中,支气管动脉是病变的供血动脉,支气管循环的生理平衡被打破,导致解剖学重塑,进而导致血流动力学改变,支气管动脉形态、分布和血流发生变化,支气管动脉血流增加、管腔扩张、分支增多,乃至演化为病理血管。例如,在肺动脉阻塞或血流缺失的情况下,支气管动脉将发生代偿性改变,血流增加、血管增多,支气管动脉和非动脉间吻合支开放,形成侧支循环。

支气管动脉的解剖:支气管动脉是支气管等组织的营养血管,支气管动脉系统来自体循环,从主动脉或其分支发出,经肺门入肺,其分支沿支气管分布到肺内,也可沿淋巴管、食管、气管分布,并与肺动脉末梢毛细血管吻合。

在胚胎发育的第4周,第4主动脉弓发出支气管周围血管网状组织和肺血管网状组织,前者供应气管和支气管,后者供应肺实质。随后,第6主动脉弓的腹根从主动脉球向下生长,与由肺血管网状组织向背侧生长的血管网融合,形成肺动脉。自此,肺血管网状组织转变为新形成的肺动脉,背侧主动脉血管退化,形成支气管动脉。胚胎早期,肺芽上不同来源的动脉连于共同的毛细血管网,这些毛细血管网后来分化成肺内外不同的动脉(组成肺循环和体循环),彼此间可能仍保持联系,即肺动脉与支气管动脉等体循环血管间存在吻合支,这些吻合支位于支气管壁、肺动脉壁和肺胸膜内。在胚胎发育过程中,肺循环必须通过其与体循环的吻合支进行血气交换。但出生后,体循环中只有支气管动脉向肺内支气管供血。在毛细血管和毛细血管前水

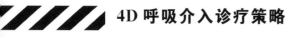

平,支气管动脉与肺血管之间也有许多交通支,这些交通支在出生后完全闭塞。两种循环通过这些吻合支相互影响,既可造成解剖学上的发育异常(如血管畸形等),也可导致解剖学重塑,从而导致血流动力学改变。

支气管动脉与支气管伴行,发出的分支形成毛细血管网,为肺内支气管提供营养。2/3 的支气管动脉血液经支气管静脉回流入肺静脉,其余则流入奇静脉和半奇静脉。支气管动脉和肺动脉之间存在的吻合支,在肺部存在病变的情况下可形成代偿性扩张。正常支气管动脉不仅供应支气管,还供应其他多处结构,包括脊髓、食管、横膈、纵隔脏层胸膜、主动脉和肺动脉的血管滋养层及心包等。

支气管动脉比较纤细,主干内径 1.5~2 mm。其起点、走行、数目也存在较大个体差异。支气管动脉可左、右共干,也可分别发出。每侧肺通常有 1~3 支支气管动脉,约 2/3 的人右侧只有 1 支支气管动脉。文献报道 90% 以上的支气管动脉属以下 3 型:左 2 支,右 1 支;左、右各 1 支;左、右共干。

支气管动脉常起始于胸主动脉,相当于第 2~8 胸椎(T2~T8)水平。其中约 64% 开口位置集中于 T5~T6 水平。起源于主动脉 T5~T6 水平以外或其他的体循环动脉(如肋间动脉等),则视为异位起源。约 20% 异位起源于锁骨下动脉、头臂干、胸廓内动脉、腹主动脉、心包膈动脉、甲状颈干及冠状动脉等,少数起源于次级甲状腺动脉。

右支气管动脉起源变异甚多,可源自肋间后动脉、胸主动脉、主动脉弓、锁骨下动脉或胸廓内动脉等,其中 60%~70% 与右侧肋间后动脉共干,特别是与第 3 肋间后动脉共干,称为肋间-支气管动脉(ICBA)。另外,约 1/3 的人除上述肋间-支气管动脉外,还有 1 支右支气管动脉或左、右共干。少数可与脊髓动脉共干。

约 2/3 的人有 2 支左支气管动脉,1/3 的人有 1 支。另外,少数人左、右侧共有 4~5 支支气管动脉。左支气管动脉的起点相对恒定,绝大多数起自胸主动脉的不同高度和主动脉弓,多单独起源于胸主动脉,呈锐角开口于胸主动脉右前壁、前壁或左前壁,相当于左主支气管与胸主动脉交叉上方。左侧开口略低于右侧。

右支气管动脉常呈直角开口于胸主动脉右侧壁或右前壁。右支气管动脉出现的概率高于左侧,其管径也较左侧粗。右支气管动脉直径约 2.0 mm,而左支气管动脉直径约 1.5 mm。左、右支气管动脉共干起源于主动脉者也不少见。支气管动脉发出后沿支气管呈蛇形走行,穿过纵隔进入肺内,一直延伸至呼吸性细支气管。沿途发出分支到达支气管、食管、脏层胸膜、淋巴结,并在这些组织间隙中形成毛细血管网。支气管动脉与肺动脉间存在吻合支,正常情况下吻合支并不开放。左支气管动脉开始多走行于左主支气管上缘,小部分走行于左主支气管下缘及后缘。右支气管动脉开始多走行于右主支气管后缘及下缘,部分走行于右主支气管上缘。支气管动脉沿支气管分布途中,多在主支气管或叶支气管处发出侧支。右支气管动脉主要发自右侧第 3、4 肋间后动脉或直接发自胸主动脉右侧壁,起点位于奇静脉末端的后方,随即绕过奇静脉的左缘向前或前下达右主支气管后壁,随右主支气管走向肺门。少数右支气管动脉起于主动脉弓下缘,斜越气管杈前壁至气管杈的下缘,继续沿右主支气管下缘进入肺门。偶见起于胸主动脉左前壁的右支气管动脉,横越食管的前面至右主支气管下缘,走向肺门。左支气管动脉多数为 2 支,第 1 支起于主动脉弓下缘,沿左主支气管上缘进入肺门;第 2 支在左主支气管后方或稍下方的高度起于胸主动脉前壁,向前外或外上折向左主支气管,沿其下缘或后下缘进入肺门。该动脉在近起点处,偶有分支分布到食管和心包。

二、支气管动脉的解剖变异及相关动脉解剖

支气管动脉的解剖变异相当复杂,主要表现为支气管动脉异位起源,这种变异并不属于病

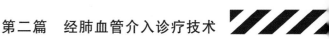

理情况,与病灶是否存在及病灶位置无关。支气管循环在个体间具有较大的可变性。支气管动脉的起源通常认为有两种情况,其一是原位起源时,位于胸主动脉的 T5~T6 水平;其二是异位起源时,支气管动脉常起源于锁骨下动脉、头臂干、胸廓内动脉及冠状动脉等。有的学者称其为迷走支气管动脉。常有多支支气管动脉和体循环其他动脉供应不同肺叶、肺段支气管和肺等组织。

支气管动脉的数目、起源、分布及走行等解剖变异较大。一方面,正常支气管动脉不仅供应支气管,还供应胸部其他多处结构,包括食管中段、横膈、纵隔脏层胸膜、主动脉和肺动脉的血管滋养层及心包等;另一方面,右支气管动脉常与肋间后动脉共干,即肋间-支气管动脉,后者往往与脊髓动脉有吻合支。经支气管动脉行介入诊疗时,可能存在对非靶组织的毒性作用或异位栓塞,引起脊髓损伤、食管或气管溃疡甚至瘘等并发症。

早期有报道显示,解剖 100 例成人尸体,支气管动脉起自右肋间动脉的占比为 22.9%,起自右锁骨下动脉的占比为 5.7%,起自左锁骨下动脉的占比为 0.5%,起自主动脉弓的占比为 12.6%,起自主动脉降部的占比为 58.2%。支气管动脉以左 2 支、右 1 支最为多见(40.0%)。

肺韧带动脉直接发自胸主动脉,途中发出食管动脉丛分支、远端分支,经下肺韧带分布于下肺纵隔脏层胸膜。正常情况下,肺韧带动脉与肺内血管交通并不明显,但在某些病理情况下如肺慢性炎症病变累及后基底段时,即使无纵隔脏层胸膜受累,肺韧带动脉与肺内血管交通仍可建立。肺韧带动脉有时酷似低位起源的支气管动脉,依其走行可进行鉴别,支气管动脉沿主支气管树走行,而肺韧带动脉常于纵隔内迂曲、横行通过肺韧带,再穿过纵隔脏层胸膜进入肺实质,并常与支气管动脉交通。此外,异常肺韧带动脉供应病变的左下肺还应与一种先天性肺血管畸形——异常体动脉(anomalous systemic artery,ASA)供应正常左下肺基底段鉴别。后者为起源于胸主动脉的异常体动脉供应部分或全部左下肺基底段,而受累肺组织的支气管树和肺实质正常,相应的肺动脉可缺如也可存在。

左支气管动脉可异位起源于左冠状动脉,通常起源于左冠状动脉回旋支,有时亦起源于右窦房结支。在胚胎发育中支气管动脉与冠状动脉之间容易形成异常吻合。支气管动脉异位起源于主动脉弓上缘是一种极少见的变异,有研究利用多排螺旋 CT 进行三维血管造影,发现支气管动脉异位起源于主动脉弓的发生率为 3%~5%。而胸廓内动脉多供应邻近前胸壁和纵隔旁。膈下动脉供应邻近侧胸壁和肺底区,锁骨下动脉、侧胸动脉、甲状颈干主要分布于两侧上肺,肋间动脉供应附近胸壁。

肋间后动脉自主动脉发出后行至肋骨小头下缘分成前支及背侧支,前支构成肋间动脉环,背侧支向后在肋横突韧带和椎体之间穿过,并发出脊支(根髓动脉)经椎间孔进入椎管,供应脊膜和脊髓等组织,并与脊髓的动脉及其对侧的相应动脉吻合,同时还发出分支供应椎旁肌群。肋间动脉除本身发出根髓动脉或根软膜动脉之外,共干的肋间动脉还可与另一支发出根髓动脉或根软膜动脉的肋间动脉吻合。选择性肋间-支气管动脉造影及栓塞治疗过程中近端脊髓损伤的风险较大,必须使用微导管避开肋间后动脉进行超选择性插管。

此外,部分肺部疾病会导致支气管循环的生理平衡被打破,造成支气管动脉形态、分布及血流发生变化。同时支气管动脉的改变是许多肺部疾病的病理生理改变的重要组成部分。认清肺部疾病中支气管动脉的各种改变对于疾病的深入研究有重要的实际意义。

三、支气管动脉的 CTA 表现

支气管动脉(BA)是肺的营养血管,不同个体 BA 的起始部位、数目及其在纵隔的走行有较大的差异。BA 的研究手段包括尸体解剖、有创的数字减影血管造影(DSA)和无创的计算机体层血管造影(CTA)。BA 的 CTA 显示技术早已广泛应用于肺癌、支气管扩张等肺部疾病,有着

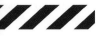

安全、无损伤、简便有效的优势。近年来,随着多层螺旋 CT(MSCT)的发展,BA 的显示更为清晰、细致,从而使 BA 的 CTA 研究也从二维水平进一步发展为更为直观的三维水平,对于疾病的诊断和临床治疗有重大的指导意义。

三维重组 CTA 主要通过应用容积再现(VR)、多平面重组(MPR)、最大密度投影(MIP)等技术综合显示 BA。三维重组 CTA 可以从三维空间任意角度充分展示 BA 的起源、类型、数目、走行,直观地阐述其空间解剖关系。

1. BA 的起源　于红等应用 16 层螺旋 CT 三维重组技术研究 BA 的起源,将胸主动脉轴面按照身体矢状线和冠状线偏离 45°四等分,划分为前、后、左、右 4 个象限。研究起源于胸主动脉的 BA 起始点。结果显示右 BA 主要来自右肋间动脉(48.85%,213/436)和胸主动脉(47.48%,207/436),左 BA 主要来自胸主动脉(97.84%,363/371),同时还有相当数量的 BA 共干(97 支)。右 BA 起源点以胸主动脉右壁最多见(45.89%),其次是前壁(42.51%);左 BA 起源点以胸主动脉前壁最多见(74.93%),BA 共干也以胸主动脉前壁最多见(74.03%)。Morita 等的研究则更为细致。首先,他们根据左、右 BA 起源动脉将 BA 的起源方式分为 4 类:Ⅰ型,BA 单独起源于胸主动脉;Ⅱ型,包括起源于胸主动脉的右肋间动脉和右支气管动脉共干、左肋间动脉和左支气管动脉共干;Ⅲ型,起源于两侧 BA 共干(CTB);Ⅳ型,BA 起源于锁骨下动脉。其次,他们研究了 BA 的位置和起始点。正常情况下,BA 或其共干应起源于胸主动脉,在 T5～T6 水平;如起源于其他位置,则应认为是异位起源,如主动脉弓、胸主动脉 T6 水平以下或锁骨下动脉。其次,他们将轴位 CT 图像上的胸主动脉划分(按照 Remy-Jardin 等的分类方法)为前、前内、内、后内、后、后外、外、前外共 8 个象限来研究 BA 的起始点。右 BA 主要来自右肋间动脉(51.69%,61/118)、胸主动脉(12.71%,15/118)、双侧 BA 共干(32.20%,38/118)、右锁骨下动脉(3.39%,4/118)。右 BA 正常起源于肋间动脉的占比为 93.44%(57/61),正常起源于胸主动脉的占比 73.33%(11/15),正常起源于 BA 共干的占比为 78.95%(30/38),其余为异位起源。胸主动脉上起源点:所有 61 支肋间动脉中的 60% 和 BA 共干,均起源于胸主动脉的内壁至前内侧壁;40%(6/15)直接起源于胸主动脉的 BA、73.68%(28/38)的 BA 共干由胸主动脉的外壁至前壁发出。左 BA 主要来自胸主动脉(60%,63/105)、BA 共干(36.19%,38/105)、左肋间动脉(3.81%,4/105),左 BA 不来自锁骨下动脉。左 BA 起源位置:正常起源于胸主动脉者约占 79.37%(50/63),其余 20.63%(13/63)为异位起源,所有 4 支左肋间动脉均为正常起源。起源于 BA 共干者占 78.95%(30/38)。26.32%(10/38)的共干起源于胸主动脉的内侧至前内侧壁。

2. BA 的类型和支数　于红等以左、右 BA 各自分支的数目作为分类依据(如 RnLn)。对于共干动脉,按其分出左、右 BA 且至少明确分布于左、右支气管壁为依据进行记录,共发现 11 种分布类型。R1L1 最多见,占 53.48%;其次为 R2L1,占 17.55%。

3. BA 的走行　于红等按左、右 BA 走行于主支气管的前壁、后壁、上壁、下壁为标准,在分出叶支气管之前的支气管轴面上观察 BA 在主支气管壁的位置。左 BA 多走行于左主支气管上缘(60.11%,223/371),小部分走行于左主支气管下缘(25.61%,95/371)及后缘(14.29%,53/371)。右 BA 多走行于右主支气管后缘(49.31%,215/436)及下缘(35.55%,155/436),部分走行于右主支气管上缘(14.68%,64/436),2 支走行于前缘。BA 沿支气管分布途中,多在主支气管或叶支气管处发出 1～2 支侧支,其主干继续前行,均表现为紧贴支气管管壁及肺动脉壁,缠绕肺动脉或支气管走行。

Morita 等研究发现,起源于右肋间动脉的 61 支右 BA 均沿食管右侧走行,位于气管至主支气管的背侧。相比之下,15 支起源于胸主动脉的右 BA 则有三种可能的走行方式:①沿食管右侧走行,位于气管至主支气管背侧(3/15);②沿食管左侧走行,位于主支气管背侧(5/15);③沿食管左侧走行,位于气管至主支气管腹侧(7/15)。38 支 BA 共干有两种走行方式:沿食管左侧

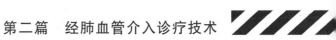

走行,位于气管至主支气管背侧(17/38);沿食管左侧走行,位于气管至主支气管腹侧(21/38)。左 BA 路径:所有的左 BA 均沿食管左侧走行,位于气管至主支气管的背侧。

4. BA 的内径　选取 MPR 或轴面图像上左、右主支气管自隆突分叉后约 10 mm 以内肺门根附近的 BA 横径进行测量。应用 16 层 MSCT,以 1 mm 层厚、0.5 S/R 扫描方式显示平均直径为 2 mm 的 BA 支数,每例达 2 支,稍低于尸体解剖数据。

四、支气管动脉的异常影像学表现

支气管动脉是支气管等组织的营养血管。

支气管动脉的异常影像学表现主要包括以下几种:①主干型,支气管动脉的主干明显扩张迂曲,周围分支稀少、细小;②网状型,支气管动脉主干及分支均扩张增粗,可由双支或多支支气管动脉向同一病灶供血而构成血管网;③多种动脉交通吻合型,肺外体循环参与病变区供血并与肺内支气管动脉交通,包括锁骨下动脉、胸廓内动脉、膈动脉及肝动脉等。

生理情况下支气管动脉造影观察不到对比剂进入肺循环或其他体循环血管。当肺支气管及肺血管等发生病变(如肺癌、支气管扩张等)时,支气管动脉扩张;支气管动脉因供血增加而增粗、扭曲,肺外体循环也可以发生相应变化,与肺循环间发生交通引起反复咯血或大咯血。良、恶性病变时支气管动脉的变化不尽一致,支气管扩张或慢性炎症时,支气管动脉主要表现为扩张及迂曲,内径可达 3～5 mm,严重者达 6～8 mm。病灶区血管丛形成广泛的血管网络,可累及整个肺叶。同时支气管动脉可呈瘤样、串珠状扩张,扩张的瘤体不一定是血管终端,其后仍是迂曲的血管。肺癌时支气管动脉主要表现为增粗、迂曲,管径粗细不均,肿瘤区内有增生的血管网;血管粗细不等,排列杂乱无章。目前,经支气管动脉开展的介入诊疗主要有两大热点:肺部肿瘤的经支气管动脉灌注化疗术,咯血的支气管动脉栓塞术。

1. 肺部肿瘤　肺部肿瘤包括肺部原发性肿瘤和转移性肿瘤。肿瘤生长时侵蚀、压迫肺动脉并继发纤维增生,引起肺动脉闭塞与阻塞,而支气管动脉往往形成直小血管,并由边缘区域向肿瘤中心增殖,逐渐演变为缠绕肿瘤的血管团。但长期以来,各国相关领域对肺部肿瘤供血的问题一直存在争议,对肺动脉是否参与供血也有不同意见。一般来说,无论是原发性还是转移性肺部肿瘤,一般由支气管动脉供血,当肿瘤细胞侵犯胸膜、胸壁或纵隔时,邻近小动脉将为其供血,只有少数报道认为肺循环动脉参与肺部肿瘤供血。理论上,随着肿瘤细胞的不断增加,需要更多的营养物质,肺部肿瘤所需的血流量就会相应增加,所以支气管动脉管径扩张和(或)走行迂曲,有时病灶内支气管动脉可表现为血管湖或血管团。支气管动脉的显示率与其血流量、内径及自身分支类型相关。

支气管动脉和肺动脉之间存在吻合支,在肿瘤侵蚀和压迫阻断肺动脉时,支气管动脉血液可以通过吻合支供应肺组织。无论是直接为肿瘤供血,还是通过侧支吻合补充肺循环血液来为肿瘤间接供血,在肺部肿瘤发生时支气管动脉都有可能出现血流量增加、管径扩张及走行迂曲,在 DSA 上表现为具有高特异性的异常结构血管,其进入肿瘤瘤体前称为瘤前血管,通常增粗、迂曲;而当支气管动脉进入肿瘤内形成肿瘤血管时,则呈蚓状、斑点状、网状等,为鉴别肺部病变的良恶性提供了依据。正常支气管动脉开口处内径为 1～2 mm,但由于血供长期增加,支气管动脉可明显增粗,内径可达 5 mm 以上,但多支供血时,并非每支支气管动脉均增粗,供血支越多,可能会越细小,这样就给介入治疗过程中寻找支气管动脉增加了许多困难。

依据新生肿瘤血管及肿瘤染色情况,支气管动脉血供类型可划分为以下几种。

①富血型:供血的支气管动脉增粗、扭曲,新生肿瘤血管丰富,粗细不均,呈网状分布,紊乱,僵硬,不规则狭窄,甚至可见支气管动脉与肺循环分流,肿瘤染色深。肿瘤转移至肺门或纵隔淋巴结时,该区域亦可见肿瘤血管及肿瘤染色。

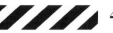
②乏血型:支气管动脉分支少或无,亦见不到明显的新生肿瘤血管,肿瘤染色很淡或看不到。

③较多血型:支气管动脉的血管造影表现介于上述两者之间。在中央型肺癌患者中,患侧支气管动脉的起源及走行多能清晰显示,明显增粗和扭曲。与肿瘤本身生长有着密切的关系,肿瘤越大,肿瘤供血动脉也会越粗大。与中央型肺癌比较,周围型肺癌患者的支气管动脉明显更细,这也提示中央型肺癌主要由支气管动脉供血,而周围型肺癌则有更多的体循环侧支及肺动脉参与供血。部分学者认为,肺部肿瘤由支气管动脉和肺动脉双重供血,并提出周围型肺癌及肿瘤较大时有更多的肺动脉参与供血。位于肺野中内带的转移瘤可完全由支气管动脉供血。肺动脉 DSA 可显示单发或多发的肿瘤血管和肿瘤染色。一些有支气管动脉参与供血的肿瘤,支气管动脉 DSA 可见血管增多、血管不规则狭窄和肿瘤染色等。此外,肺部恶性肿瘤在引起咯血的病因中约占 30%,接近 30% 的肺部恶性肿瘤患者会发生咯血,10% 会发生大咯血。

大量的临床应用研究已证实,经支气管动脉灌注(bronchial arterial infusion,BAI)化疗是当前诊治中、晚期肺部恶性肿瘤的成熟技术,应用 BAI 可以获得比全身化疗更高的缓解率(即近期疗效),经导管向某一支气管动脉中注入栓塞剂,栓塞剂能直接到达肿瘤内部,大大增加了肿瘤组织内的药物浓度,效果明显,可以反复使用,副作用较轻,对人体的伤害较小,还可使肿瘤的供血动脉锐减,甚至阻塞,提高了肺部恶性肿瘤的治疗效果。多层螺旋 CT(MSCT)支气管动脉造影可以快速扫描整个胸腔,并在不损失信息的情况下进行多平面重建,获取各种三维图像,利用碘对比剂可同时分析肺部恶性肿瘤、支气管动脉、非支气管动脉系统等,再利用 MIP+MPR 组合后处理技术就可以清楚显影中、晚期中央型肺癌所有供血动脉的起源、走行和主要分支的全貌,避免遗漏靶动脉,缩短患者和操作者不必要的辐射暴露时间,减少并发症(如永久性神经功能缺损等);也减少由于识别不好而栓塞脊髓前动脉导致截瘫的可能性,改善受检者的体验,为介入放射科医生和胸外科医生提供支气管动脉系统的详细路线图。

2. 咯血 咯血是一种呼吸系统危重症。随着介入放射学的发展,临床上大咯血患者越来越多地选择施行支气管动脉栓塞术,但由于支气管动脉变异大,DSA 下寻找支气管动脉的实际操作存在一定的困难,若介入治疗过程中不能确定支气管动脉的走行及病变部位的造影表现,将延长介入治疗时间,增加患者和操作者的辐射暴露,降低治疗效果。特别是危重患者,如果延误治疗时间,可影响介入治疗效果,甚至会危及患者生命。因此,在对肺部疾病患者实施介入治疗的过程中,熟悉引起咯血的各种病因的动脉造影表现是介入治疗的关键。

引起咯血的原因很多,包括肺部疾病、血管疾病等,咯血来源血管主要包括支气管动脉、非支气管动脉的体循环动脉和肺动脉等,其中支气管动脉是咯血的重要来源血管。在解剖学上,脏层胸膜由支气管动脉供血,而壁层胸膜由邻近的体循环动脉供血。肺部长期慢性炎症可刺激脏层胸膜,进而导致脏层胸膜和壁层胸膜粘连,新生的毛细血管可通过粘连的胸膜沟通支气管动脉和分布于胸壁不同部位的其他体循环动脉,如锁骨下动脉、腋动脉、肋间动脉、肋下动脉、胸廓内动脉等,使后者成为潜在的出血来源。

(1)DSA 能清楚显示咯血的直接和间接征象。

①直接出血征象:如肺实质内高密度斑片状和点状对比剂溢出,支气管管腔内对比剂涂抹,对比剂渗出进入扩张支气管管腔内,以及以支气管动脉主干为轴心呈扫帚状增生紊乱的血管束伴点状出血等。动态观察更为明显,为最可靠的定位指标,但阳性率不高,为 2%~24%。

②间接出血征象:如病变动脉增粗迂曲,支气管动脉及外周分支异常增粗扩张,病灶区域血管分支增多、紊乱,呈网状或丛状分布,病变动脉和肺循环分流,支气管动脉小动脉瘤,密度较低的斑片状肺组织染色等。

间接出血征象较常见,各病例均或多或少存在;直接出血征象较少见。直接出血征象敏感

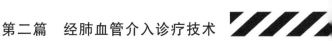

性低但特异性强,而间接出血征象特异性较差但敏感性甚高。两者对出血血管的判断均可靠。

（2）支气管动脉相关异常血管影像。

根据不同原因咯血患者支气管动脉相关异常血管影像学表现进行归纳,可分为以下3型。

①主干型:支气管动脉主干及分支均扩张增粗,周围分支稀少、细小。

②网状型:支气管动脉主干及分支均扩张增粗,可达肺周边部,可有双支或多支支气管动脉向同一病灶供血,构成血管网。

③多种动脉交通吻合型:肺外体循环参与病变区供血并与肺内支气管动脉交通,包括锁骨下动脉、胸廓内动脉、膈动脉及肝动脉等。支气管动脉造影无明显出血征象者,应进一步寻找上述相关动脉有无异常。

（3）支气管扩张。

支气管扩张是支气管树不可逆扩张的疾病。扩张的支气管周围肺纤维组织增生,支气管动脉充血扩张,支气管动脉代偿性供血增多,血管增粗扩张,患者易发生咯血。支气管扩张患者行选择性动脉造影时,影像学表现为供血动脉增粗和细小血管杂乱呈网状。支气管扩张患者常有反复感染,存在反复的血管增生。新生的血管大多为不成熟的血管,缺乏完整的血管壁,血管壁的通透性高,容易出血。在大多数支气管扩张患者的血管造影表现中,可见供血动脉和肺动脉分流,这可能与感染导致肺组织被破坏,支气管动脉的分支与肺动脉直接交通有关。供血动脉增粗,压力增大,支气管动脉与肺动脉之间的潜在吻合支开放也可能是供血动脉和肺动脉分流的原因。原发性支气管扩张患者以主干型多见,血流量长期增加是造成支气管动脉内径增加的直接原因,陈旧性肺结核后支气管扩张咯血者以多种动脉交通吻合型常见。

（4）支气管动脉与肺动、静脉异常交通。

支气管动脉与肺动、静脉异常交通是引发和加重肺源性大咯血的重要病因。由于慢性炎症的长期刺激,支气管动脉增粗,走行迂曲,并向炎症组织发出新生血管供血,从而形成新生血管及异常吻合支。然而新生血管管壁薄,且质地较脆,动脉内压力增高时,支气管动脉扩张,有时会并发支气管动脉与肺动、静脉异常交通或假性动脉瘤。当血管压力增高至超过其负荷时,以上病变血管即破裂,发生咯血。同样,在肺栓塞、肺部肿瘤、迁延性肺部感染、肺组织坏死、手术创伤及先天性心肺疾病的情况下,肺动脉血流量减少或需求量增加,支气管动脉代偿性增生,通过吻合支扩张或直接交通增加血流量,从而引起支气管动脉-肺动脉瘘。DSA可清晰显示增粗的、迂曲走行的支气管动脉,异常吻合支及支气管动脉瘤。

支气管动脉与肺动、静脉异常交通在动脉造影过程中显示支气管动脉或肋间血流异常快。DSA可显示血液分流部位、类型和血流方向,根据DSA表现,支气管动脉与肺动、静脉异常交通可分为4种类型。

①支气管动脉-肺动脉瘘:支气管动脉主干和发生分流的分支增粗、迂曲,瘘口处管壁不光整,表现为对比剂经支气管动脉呈喷射状进入肺动脉分支,分流量较大者可显示支气管动脉有多支或一簇细小分支通过瘘管与肺动脉分支交通,分流多发生在支气管动脉和肺动脉的末梢级血管,病灶区有较丰富的侧支,有时也可与主干交通,使肺动脉在支气管动脉早期显影,较支气管动脉分支粗,走行不一致,分支较多,部分可见肺实质染色。支气管动脉远侧分支因直流"短路"而变稀少、变细,与近段不成比例。

②支气管动脉-肺静脉瘘:对比剂经增粗的支气管动脉呈喷射状进入肺静脉分支,肺静脉分支血液向心回流,越靠近近心端越粗,呈水平走行,肺实质无染色,分流量大者可见左心房显影,其他支气管动脉变细,分支稀疏。

③支气管动静脉瘘:血流经支气管动脉直接进入与支气管动脉分支伴行的支气管静脉分支内。支气管静脉较肺动、静脉细,对比剂流向腔静脉方向,相应支气管动脉远侧分支变细小,支

气管镜下可观察到黏膜下迂曲扩张的引流静脉,引流静脉区别于肺动、静脉的特点是与支气管动脉走行一致,两者并行。

④肋间动脉-肺循环瘘:常见于病灶范围较广并同时累及胸膜的病例,支气管动脉异常和肋间动脉-肺动脉-肺静脉瘘合并存在。也可仅有肋间动脉-肺动脉-肺静脉瘘,而支气管动脉正常。肋间动脉向肺血管分流时,其明显比相邻无肋间动脉-肺循环瘘的肋间动脉粗,血液向肺内分流,分流处远侧肋间动脉明显变细,与近段有明显分界。

其中,支气管动脉-肺动脉瘘根据 DSA 表现又可分为 4 型。

①肺动脉主干型:表现为增粗的支气管动脉发出分支,由其毛细血管与肺动脉主干交通,肺动脉显示清晰,大面积肺实质染色。

②肺动脉毛细血管型:表现为增粗的支气管动脉发出分支,由其毛细血管与肺动脉多支毛细血管交通,形成多个瘘口,罕见"瀑布"状。

③枯枝型:表现为支气管动脉增粗不明显,肺动脉显影不局限。

④膈动脉型:表现为异常增粗的膈动脉分支毛细血管与肺底毛细血管交通,延迟期可见肺动脉干或左心房显影。

3. 肺栓塞　肺栓塞(pulmonary embolism,PE)指掉落的血栓或其他物质堵塞肺动脉或其分支的病理过程。最常见的肺栓塞疾病是肺血栓栓塞症(pulmonary thromboembolism,PTE),以肺循环和呼吸功能障碍为特征,一般所说的急性肺栓塞即肺血栓栓塞症。CT 肺动脉造影(CTPA)已作为疑似肺血栓栓塞症患者的首选筛查方式,可以对血栓进行直观显影,也可用于鉴别其他具有相似临床症状的疾病。肺血栓栓塞症患者可能合并咯血,其发生率为 11% ~ 30%。在慢性血栓栓塞性疾病患者中,由于周围支气管吻合动脉的血液供应受肺动脉灌注不足的影响,支气管动脉血流量显著增加,导致肺循环血流动力学发生变化,血管结构重塑,肺动脉和支气管动脉之间出现侧支循环,支气管动脉血流量显著增加,管径增粗、扩张,从而造成肺栓塞后咯血。支气管动脉-肺动脉瘘是慢性血栓栓塞性疾病中最多见的支气管动脉与肺动、静脉异常交通的类型,还是顽固性咯血发生的诱因之一,支气管动脉栓塞术是该类型咯血的有效治疗手段。有文献报道,支气管动脉增粗多发生于慢性血栓栓塞性疾病患者,而急性肺栓塞时支气管动脉扩张不明显,因此可以通过判断支气管动脉管径是否在正常范围内来鉴别急性或慢性肺栓塞。慢性血栓栓塞性疾病患者可行肺血栓切除术,可操作性取决于血栓的位置。对于位于肺动脉主干和肺叶主干中心的血栓,血栓切除术在技术上是可行的。在过去的几年中,CT 增强了我们对支气管循环在慢性血栓栓塞性疾病中作用的认识,支气管动脉扩张、弯曲的 CT 表现符合慢性血栓栓塞性肺动脉高压,支气管动脉是否扩张是判断肺血栓切除术后患者是否存活的重要预测因素。

4. 其他　原发性支气管动脉异常除支气管动静脉瘘外,还有支气管动脉瘤。支气管动脉瘤在肺部良恶性疾病中均有发生,一般并发于其他疾病,如支气管扩张、硅沉着病、肺结核、慢性肺部感染、肺恶性肿瘤或囊性肺纤维化。根据部位不同,其分为纵隔内支气管动脉瘤和肺内支气管动脉瘤。与病灶无关的肺内支气管动脉瘤通常没有临床症状,常因咯血而被发现,若支气管动脉瘤位于病灶内(如瘤内、纵隔淋巴结内、支气管扩张段支气管动脉内等),其发生破裂的可能性很大,支气管动脉瘤破裂引起的大咯血通常会威胁患者生命。支气管动脉瘤的直径从几毫米到数厘米不等,可与肺动脉相交通,为动脉瘤供血的支气管动脉通常会扩张,是咯血的另一重要原因。

支气管动脉和肺动脉之间存在血管吻合,正常情况下处于关闭状态。肺栓塞时,随着时间的延长,栓塞远端出现支气管动脉和肺动脉之间的侧支循环,支气管循环血量增加,可发生支气管动脉扩张,主要见于慢性肺栓塞或复发性肺栓塞患者,而急性肺栓塞时支气管动脉扩张少见。

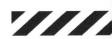

第二节　材料与方法

一、穿刺针

支气管动脉归属体动脉系统,支气管动脉迂曲、扩张是导致咯血的重要原因。支气管动脉系统介入最常选择股动脉入路,偶尔选择桡动脉或肱动脉入路,所用穿刺针即改良 Seldinger 血管穿刺针。常用 18G 或 21G 穿刺针,带或不带芯、穿刺套管(图 3-1)。

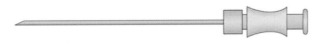

图 3-1　带芯穿刺套管

穿刺针是介入治疗医生手中的利器,但临床上穿刺针单位不统一,容易造成理解上的偏差。欧美国家穿刺针的单位为"G",我国使用的穿刺针以"mm"为单位,有较大的区别。国产穿刺针以号数表示外径(GB 制),外径 0.7 mm 的为 7 号,外径 1.2 mm 的为 12 号;国际上以 G (Gauge)表示外径,16G 的外径为 1.6 mm,粗针每增加一个单位,外径减少 0.2 mm,外径和内径相差接近 0.2 mm。

粗针的外径计算有一个经验公式:外径=(24-数字)/5。

例如,16G 的穿刺针,外径=(24-16)/5=1.6(mm);18G 的穿刺针,外径=(24-18)/5=1.2(mm)。

这个经验公式不适用于细针,细针外径的计算公式:外径=(36-数字)/20。例如,20G 的穿刺针,外径=(36-20)/20=0.8(mm);22G 的穿刺针,外径=(36-22)/20=0.7(mm)。

还有一个长度单位需要熟悉,即英寸(in),1 in=25.4 mm。例如,穿刺针的规格是 22G1″,表示针的粗细是 22G,即外径是 0.7 mm,针的长短是 1 in(即 25.4 mm)。

二、导丝

经支气管动脉系统介入主要围绕支气管动脉来开展,因此常用直径 0.035 in、长度 150 cm 普通硬度的亲水超滑导丝。当目标血管为扭曲的非支气管动脉性体动脉(如锁骨下动脉、胸廓外动脉、胸廓内动脉、腹主动脉等)时,造影导管无法到达,可以使用长 260 cm 的交换导丝。导丝前部有一段长 3～5 cm 的柔软部分,头端常为弯头。

亲水超滑导丝对导管插入血管起引导和支持作用,在选择性和超选择性插管时,能帮助导管插到位。导丝的前端 3～5 cm 处相对柔软,可避免损伤血管内膜。根据前端柔软段的形状,导丝可分为直形和弯形。导丝的直径以"英寸(in)"为单位。"035"代表导丝的直径是 0.035 in。可供选择的导丝规格有 010、014、018、025、035、038 等。每一款导丝都有与之相配套的导管。常用的导丝规格是 014 和 035。

国产导丝规格有两种,一种长 130 cm 以上,较粗,适用于 6F 以上的导管,另一种为长度小于 130 cm 的短导丝,较细,适用于 5F 以下的导管,均为直形固定芯,前段有 5 cm 左右的柔软段。

表示方法如下。

①SF/025/80,为安全导丝/直径 0.025 in/长 80 cm。

②SF/035/145,为安全导丝/直径 0.035 in/长 145 cm。

三、导管

支气管动脉导管的种类并不多,常用导管有 Cobra 2、Cobra 3、MIK、RLG、H1 等造影导管,

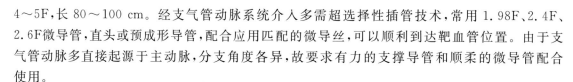

4～5F，长 80～100 cm。经支气管动脉系统介入多需超选择性插管技术，常用 1.98F、2.4F、2.6F 微导管，直头或预成形导管，配合应用匹配的微导丝，可以顺利到达靶血管位置。由于支气管动脉多直接起源于主动脉，分支角度各异，故要求有力的支撑导管和顺柔的微导管配合使用。

导管的直径常以英寸(in)、French(简写为 F 或 Fr)表示。掌握不同单位的换算方法，有助于快速选择合适的导管，优化治疗。由于管壁具有一定的厚度，导管直径有外径和内径之分。OD 表示导管外径；ID 表示导管内径。内径和外径通常以英寸(in)或毫米(mm)作为单位。

下面介绍导管尺寸计算中常用的几个单位。

1. 英寸(in)　长度单位，常用于英国、加拿大、美国。

(1)1 in＝2.54 厘米(cm)。1 厘米(cm)≈0.3937 in。

(2)1 毫米(mm)≈0.03937 in。

2. French(F/Fr)　Fr 是导管的单位，原本是测量周长的单位，为英文"French"的简写。导管外周长增加 1F 相当于外径增加 0.33 mm。3F 导管的直径大约为 1 mm。最小的导管是 1F 导管。通常来说，鞘尺寸指内径(ID)，而导管的尺寸指外径(OD)。

四、栓塞剂

支气管动脉相关血管栓塞主要用于咯血治疗，还可用于肺癌的化疗，常用栓塞剂为固体栓塞剂。此类栓塞剂有明胶海绵颗粒栓塞剂、聚乙烯醇颗粒栓塞剂和弹簧圈等。

1. 明胶海绵(gelatin sponge)颗粒栓塞剂　中期栓塞剂，可被组织吸收，闭塞血管时间一般为 4～6 周，完全降解时间为 14～90 天。明胶海绵无抗原性，较柔软，适合经导管注射。明胶海绵颗粒是预制的不同大小的明胶海绵颗粒状物，有 150～350 μm、350～560 μm、560～710 μm、710～1000 μm、1000～1400 μm、1400～2000 μm 等多种规格，也有明胶海绵块，在应用微导管注射时，可将大块明胶海绵剪成 1 mm×1 mm×1 mm 的小块，与对比剂充分混合后缓慢经微导管注入。主要栓塞责任血管的主干，常用 560～710 μm 规格(图 3-2)。

2. 聚乙烯醇(polyvinyl alcohol，PVA)颗粒栓塞剂　PVA 颗粒为压缩的 PVA 锯成碎屑过筛后所得的不同大小的颗粒，是最常用的永久性栓塞材料。早期直接将压缩的 PVA 块锯成碎屑，再用筛子将其分离成不同直径的颗粒备用。目前普遍应用市售制备好的不同直径的颗粒。PVA 具有良好的生物相容性，对机体无活性、无毒性作用。现市场上既有进口品牌，也有国产产品可供选用。常见的规格有 150～350 μm、350～560 μm、560～710 μm、710～1000 μm、1000～1400 μm、1400～2000 μm 等，支气管动脉栓塞时常用规格为 350～560 μm、560～710 μm(图 3-3)。

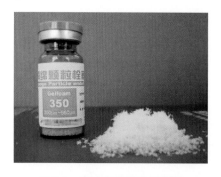

图 3-2　明胶海绵颗粒栓塞剂

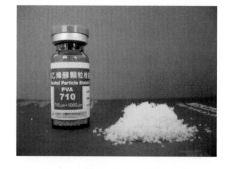

图 3-3　聚乙烯醇颗粒栓塞剂

3. 海藻酸钠微球(KMG)血管栓塞剂　我国具有自主知识产权的生物可降解栓塞剂。其基质材料是从天然植物褐藻中提取的多糖钠盐，分子量大，水合力强，溶于水后形成黏稠胶体，可根据临床需要加工成不同规格的微球。海藻酸钠微球具有良好的生物相容性，无毒，无抗原性，栓塞后不引起化学作用或免疫作用，在靶器官血管产生永久性的栓塞效果。3 个月后，微球逐

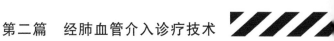

渐以分子脱链的形式降解消失,最终降解为无毒的、不参与机体代谢的多糖,随尿液排出。颗粒形态多样,注射过程中易阻塞导管。

4. EMG 栓塞微粒球　近年上市的一种栓塞剂。EMG 栓塞微粒球能够提供永久的和可预见的有效栓塞。其具有独特的非吸收性、回弹特性和细胞黏附性。

5. 载药微球(drug bearing microsphere)　主要用于化疗性栓塞治疗恶性肿瘤(图 3-4)。

6. 弹簧圈　一般以不同粗细的螺旋形金属弹簧丝夹带羊毛、丝线或涤纶线制成。置入导管内,螺圈伸长呈直线状,脱离导管后则卷曲成团如圆管。每一卷曲环直径一致,或成团如宝塔(图 3-5),每一卷曲环直径依次从小到大,从而阻塞血管。弹簧圈的优点在于可栓塞较大的血管,但多不造成栓塞远端组织的缺血性梗死。其可用于栓塞支气管动脉瘤、支气管动脉-肺动脉瘘及保护重要血管分支等。

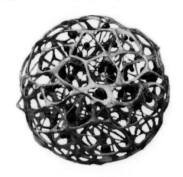

图 3-4　载药微球

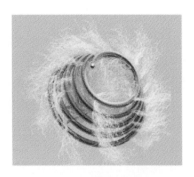

图 3-5　宝塔形弹簧圈

7. Onyx 胶　Onyx 胶是以乙烯-乙烯醇共聚物(EVOH)、二甲基亚砜(DMSO)和微粒化钽粉材料为主要成分制造的栓塞产品。其中 Onyx-18、Onyx-20、Onyx-34 系列适用于脑动静脉畸形,Onyx HD-500 系列适用于动脉瘤。

第三节　肺癌血管内介入治疗

一、肺癌的诊疗现状

原发性支气管肺癌(primary bronchogenic carcinoma)简称肺癌(lung cancer),为起源于支气管黏膜或腺体的肿瘤。肺癌是我国最常见的恶性肿瘤,从病理和治疗角度,肺癌大致可以分为非小细胞肺癌(non-small cell lung cancer,NSCLC)和小细胞肺癌(small cell lung cancer,SCLC)两大类,其中非小细胞肺癌占 80%～85%,包括腺癌、鳞状细胞癌(简称鳞癌)等组织学亚型。由于小细胞肺癌独特的生物学特点,治疗上除了少数早期病例外,主要采用化学治疗(简称化疗)和放射治疗(简称放疗)相结合的综合治疗。

(一)流行病学

肺癌是严重危害人类健康的疾病。根据世界卫生组织(WHO)2008 年公布的资料,肺癌无论是年发病人数(约 160 万人)还是年死亡人数(约 140 万人)均居全球癌症首位。肺癌是我国 30 年来发病率增长最快的恶性肿瘤。中国肿瘤登记平台数据显示,2015 年我国新发肺癌病例约 78.7 万例,占全部恶性肿瘤病例的 20.0%;全国肺癌发病率约为 57.3/10 万,肺癌死亡病例约为 63.0 万例,死亡率为 45.9/10 万。诊断方法的进步,靶向治疗药物、免疫治疗药物的出现,规范有序的诊断、分期及根据肺癌生物学行为进行多学科治疗,使患者生存率有所提高。然而,生存率的大幅度提高仍有赖于早期诊断和规范治疗。

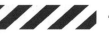

(二)病因、病理

1. 病因及发病机制 虽然病因和发病机制尚未明确,但通常认为与下列因素有关。

(1)吸烟和被动吸烟:吸烟是目前公认的肺癌最重要的危险因素。香烟在点燃过程中会形成 60 余种致癌物。烟草中的亚硝胺、苯并芘等,是对呼吸系统致癌性很强的物质。烟雾中的尼古丁、苯并芘、亚硝胺和少量放射性元素等均有致癌作用,易致鳞癌和未分化小细胞癌。吸烟与肺癌危险度的关系与烟草的种类、开始吸烟的年龄、吸烟的年限、吸烟量有关。被动吸烟也是肺癌发生的危险因素,主要见于女性。

(2)职业致癌因素:已被确认的致人类肺癌的职业因素包括接触石棉、砷、铬、镍、煤焦油,以及铀、镭等衰变时产生的物质,还有电离辐射和微波辐射等,这些因素可使肺癌发生危险性增加 3~30 倍。

(3)空气污染:包括室内小环境污染和室外大环境污染。燃料燃烧和烹调过程中均可产生致癌物。在重工业城市大气中,存在着氧化亚砷、放射性物质、镍铬化合物及不燃的脂肪族碳氢化合物等致癌物质。在污染严重的城市中,居民每日吸入的空气中含有的苯并芘量可超过 20 支纸烟的含量,并增加纸烟的致癌作用。

(4)饮食与营养:一些研究表明,较少食用含 β 胡萝卜素的蔬菜和水果者,肺癌发生的危险性升高。血清中 β 胡萝卜素水平低的人,肺癌发生的危险性也高。流行病学研究表明,多食用含 β 胡萝卜素的绿色、黄色和橘黄色的蔬菜和水果,可降低肺癌发病率。

(5)其他诱发因素:美国癌症研究协会将结核病列为肺癌的病因之一。有结核病者发生肺癌的危险性是正常人群的 10 倍。此外,病毒感染、真菌毒素(如黄曲霉毒素)等在肺癌的发生中可能也起一定作用。

(6)遗传和基因改变:上述因素可诱发细胞的恶性转化和不可逆的基因改变,包括原癌基因活化、抑癌基因失活、自反馈分泌环活化和细胞凋亡抑制,从而导致细胞生长失控。与肺癌关系密切的癌基因主要有 ras 和 myc 基因,c-erbB-2、c-fos 及 c-jun 基因等。相关的抑癌基因包括 p53、Rb、CDKN2 基因等。

2. 病理和分类

(1)按解剖学部位分类。

①中央型肺癌:发生在段支气管至主支气管的肺癌称为中央型肺癌,约占 3/4,多为鳞癌和小细胞肺癌。

②周围型肺癌:发生在段支气管以下的肺癌,约占 1/4,多为腺癌。近年来,由于体格检查的普及和居民健康意识的提高,肺癌的解剖类型已经发生变化。

(2)按组织病理学分类。

①非小细胞肺癌(non-small cell lung cancer,NSCLC):

a.鳞状细胞癌:简称鳞癌,包括乳头状型、透明细胞型、小细胞型和基底细胞样型。典型的鳞癌可见细胞角化、角化珠和(或)细胞间桥。这些特征依分化程度不同而异,在分化好的肿瘤中明显而在分化差的肿瘤中呈局灶性。

b.腺癌:包括腺泡状腺癌、乳头状腺癌、支气管肺泡癌(或称肺泡细胞癌,BAC)、伴黏液产生的实性腺癌及腺癌混合亚型。2011 年国际肺癌研究协会(IASLC)、美国胸科学会(ATS)及欧洲呼吸学会(ERS)主持完成了新版肺腺癌分类系统,新分类系统不再使用 BAC 和腺癌混合亚型的名称,而代之以原位腺癌(AIS)和微浸润性腺癌(MIA)。AIS 被定义为局限性,肿瘤细胞沿肺泡壁呈贴壁样生长,无血管、胸膜等浸润的小腺癌(直径≤3 cm)。MIA 则被定义为孤立性,以贴壁样生长方式为主且浸润灶直径≤0.5 cm 的小腺癌。AIS 和 MIA 通常表现为非黏液型或极罕见黏液型亚型,这两类患者若接受根治性手术,其疾病特异性生存率分别为 100% 或接近 100%。浸润性腺癌可分为以贴壁样、腺泡样、乳头状、微乳头状、实性生长方式为主的亚

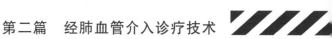

型,不同病理亚型的预后存在差异。新分类系统将原 WHO 分类中透明细胞腺癌、印戒细胞腺癌归入以实性生长方式为主的亚型。浸润性腺癌的变异型包括浸润性黏液型腺癌(之前的黏液型 BAC)、胶样型腺癌、胎儿型腺癌、肠型腺癌。新分类系统取消了原 WHO 分类中的黏液型囊腺癌,认为这只是胶样型腺癌的局部形态学表现。肠型腺癌是新提出的亚型,在形态学上要将其与消化道来源的腺癌进行鉴别。对浸润性腺癌提倡采用全面、详细的组织学诊断模式,而不再笼统地将其归为腺癌混合亚型。诊断模式举例:肺腺癌,以实性生长方式为主,10%呈腺泡样生长方式,5%呈乳头状生长方式。在原 WHO 分类中,仅当肿瘤成分(某一特殊生长方式)所占比例达到 10%时才被视为一种构成成分,而新分类系统推荐,只要达到 5%就应该在诊断中进行阐述。

c.大细胞癌:一种未分化细胞癌,缺乏小细胞肺癌、腺癌或鳞癌的细胞和结构特点。其包括大细胞神经内分泌癌、复合性大细胞神经内分泌癌、基底细胞样癌、淋巴上皮瘤样癌、透明细胞癌、伴横纹肌样表型的大细胞癌。可发生在肺门附近或肺边缘的支气管。

d.其他:腺鳞癌、类癌、肉瘤样癌、唾液腺型癌(腺样囊性癌、黏液表皮样癌)等。

②小细胞肺癌(small cell lung cancer,SCLC):包括燕麦细胞型、中间细胞型、复合燕麦细胞型。典型小细胞肺癌位于肺中心部,偶尔见于周边部,支气管镜活检常为阳性,在其发生、发展早期,肿瘤多已转移到肺门和纵隔淋巴结。由于其易侵犯血管,在诊断时大多已有肺外转移。

(三)诊断和临床分期

肺癌的诊断包括肺内病变的定位定性诊断和肿瘤分期两大步骤。肺癌的诊断必须依据临床表现和各种影像学检查结果进行综合分析,但确诊必须依靠细胞学或组织病理学的证据。在综合选择使用各种诊断手段时,应依据先简单后复杂、先无创后有创的原则进行。

(1)肺癌的诊断:肺癌的基本诊断措施,包括病史和体格检查、胸部正侧位片、全血细胞检查和生化检查。临床上疑似肺癌病例,应常规进行痰细胞学检查,这是目前诊断肺癌的简单、方便的非创伤性诊断方法之一。临床怀疑 Ⅰ～Ⅲa 期的肺癌病例,应常规进行支气管镜检查,这是肺癌诊断中最重要的手段,可直接观察到气管和支气管中的病变,并可在直视下钳取组织,以获取组织病理学和细胞学的诊断。对位于肺周边部的病变,还可利用支气管冲洗液进行细胞学检查。对于经常规的痰细胞学检查或支气管镜检查等非创伤性检查仍不能确诊的病例,可考虑经皮穿刺肺活检行细胞学或组织病理学检查。

(2)肺癌临床分期:TNM 分期(TNM 分期国际抗癌联盟(UICC)第 8 版)标准如下。

①原发性肿瘤(T)。

T_X:未发现原发性肿瘤,或通过痰细胞学检查或支气管灌洗液发现癌细胞,但影像学检查及支气管镜下没有发现肿瘤。

T_0:无原发性肿瘤的证据。

Tis:原位癌。

T_1:肿瘤最大径≤3 cm,周围被肺组织及脏层胸膜包绕,支气管镜下见肿瘤侵及肺叶支气管,未侵及主支气管。

$T_1(mi)$:微浸润性腺癌。

T_{1a}:肿瘤最大径≤1 cm。

T_{1b}:1 cm<肿瘤最大径≤2 cm。

T_{1c}:2 cm<肿瘤最大径≤3 cm。

T_2:3 cm<肿瘤最大径≤5 cm;或者肿瘤侵犯主支气管(不常见的表浅扩散型肿瘤,不论体积大小,侵犯局限于支气管壁时,虽可能侵犯主支气管,仍为 T_1),但未侵及隆突;侵及脏层胸膜;有阻塞性肺炎,或部分或全肺肺不张。符合以上任何 1 个条件即归为 T_2。

T_{2a}:3 cm<肿瘤最大径≤4 cm。

T_{2b}：4 cm＜肿瘤最大径≤5 cm。

T_3：5 cm＜肿瘤最大径≤7 cm；或任何大小肿瘤直接侵犯以下任何 1 个部位，包括胸壁（包含肺上沟瘤）、膈神经、心包；同一肺叶出现孤立性癌结节。符合以上任何 1 个条件即归为 T_3。

T_4：肿瘤最大径＞7 cm；无论大小，侵及以下任何 1 个部位，包括纵隔、心脏、大血管、隆突、喉返神经、主支气管、食管、椎体、膈肌；同侧不同肺叶内孤立癌结节。

②区域淋巴结（N）。

N_X：区域淋巴结无法评估。

N_0：无区域淋巴结转移。

N_1：同侧支气管周围和（或）同侧肺门淋巴结以及肺内淋巴结转移，包括原发性肿瘤的直接侵犯。

N_2：同侧纵隔内和（或）隆突下淋巴结转移。

N_3：对侧纵隔、对侧肺门淋巴结转移，同侧或对侧前斜角肌及锁骨上淋巴结转移。

③远处转移（M）。

M_X：远处转移不能被判定。

M_0：未发现远处转移。

M_{1a}：局限于胸腔内，对侧肺内出现肿瘤结节；出现胸膜或心包结节；或出现恶性胸膜（心包）渗出液。

M_{1b}：超出胸腔的远处单器官单灶转移（包括单个非区域淋巴结转移）。

M_{1c}：超出胸腔的远处单器官多灶转移/多器官转移。

④临床分期如下。

隐匿性癌：$TisN_0M_0$。

ⅠA1 期：$T_{1a}(mi)N_0M_0$，$T_{1a}N_0M_0$。

ⅠA2 期：$T_{1b}N_0M_0$。

ⅠA3 期：$T_{1c}N_0M_0$。

ⅠB 期：$T_{2a}N_0M_0$。

ⅡA 期：$T_{2b}N_0M_0$。

ⅡB 期：$T_1N_1M_0$，$T_{2a}N_1M_0$，$T_{2b}N_1M_0$，$T_3N_0M_0$。

ⅢA 期：$T_1N_2M_0$，$T_2N_2M_0$，$T_3N_1M_0$，$T_4N_0M_0$，$T_4N_1M_0$。

ⅢB 期：$T_1N_3M_0$，$T_2N_3M_0$，$T_3N_2M_0$，$T_4N_2M_0$。

ⅢC 期：$T_3N_3M_0$，$T_4N_3M_0$。

ⅣA 期：任何 T，任何 N，M_{1a}；任何 T，任何 N，M_{1b}。

ⅣB 期：任何 T，任何 N，M_{1c}。

(四)治疗原则

肺癌的治疗应当采取多学科综合治疗与个体化治疗相结合的原则，即根据患者的机体状况、肿瘤的组织病理学类型、侵及范围和发展趋向，有计划、合理地应用手术、放疗、化疗、分子靶向治疗和免疫治疗等手段，以期最大限度地延长患者的生存时间，提高生存率，控制肿瘤进展和改善患者的生活质量。

1. 外科治疗 肺癌手术分为完全性切除术、不完全性切除术和不确定性切除术。应力争完全性切除，以完整地切除肿瘤，减少肿瘤转移和复发，并且进行精准的 TNM 分期，力争明确分子病理分型，指导术后综合治疗。

呼吸系统的外科解剖：气管是连接在咽喉与肺之间的通气管道。气管长度为 10～13 cm。起自环状软骨下缘（约平对第 6 颈椎下缘）至隆突（约第 4 胸椎水平），通常有 18～22 个软骨环。

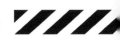

气管的血供是分段性的,上半部分主要由甲状腺下动脉的分支供血,下半部分主要由支气管动脉的分支供血。因此不应过多游离气管,否则可能影响保留气管的血供和愈合。气管在隆突水平分为左、右主支气管。主支气管与气管的夹角,右侧较左侧平直,气道异物较易进入右主支气管。右主支气管又分为右上叶支气管和中间段支气管。中间段支气管向下分为中叶支气管和下叶支气管。右上叶支气管分为尖段支气管、后段支气管、前段支气管。中叶支气管分为内侧段支气管和外侧段支气管。下叶支气管发出背段(又称上段)支气管和内侧底段支气管、前底段支气管、外侧底段支气管、后底段支气管。左主支气管的长度为 $4.5\sim5$ cm,向下分为上叶支气管和下叶支气管。左上叶支气管再分为固有上叶支气管和舌叶支气管。前者通常分为前段支气管和尖后段支气管,后者则分为上舌段支气管、下舌段支气管。下叶支气管发出背段支气管和前内侧底段支气管、外侧底段支气管、后底段支气管。右肺包括水平裂和斜裂,分成 3 个肺叶和 10 个肺段;左肺由斜裂分成 2 个肺叶和 8 个肺段。肺的血液循环包括肺动、静脉的肺循环系统和支气管血管的体循环系统。支气管动脉主要由胸主动脉或肋间动脉发出,与支气管伴行,最终在支气管外膜和黏膜下形成供应支气管的毛细血管网。静脉血主要汇入肺静脉,少部分汇入支气管静脉,再汇入奇静脉和半奇静脉。肺动脉总干源于右心室,向左上行,至主动脉弓下分为左、右侧肺动脉干。右侧肺动脉干长于左侧肺动脉干,但其开始分支较左侧早。肺动脉通常与相应的支气管伴行。左、右两侧肺静脉均包括上肺静脉和下肺静脉,分别汇入左心房,右肺中叶静脉通常与右肺上叶静脉共干汇成上肺静脉。

(1)肺癌手术适应证:单从肺癌角度考虑,肺癌外科手术的绝对适应证也即目前比较一致的手术适应证是 $T_{1\sim3}N_{0\sim1}M_0$ 期的病变;肺癌的相对适应证也即目前多数人接受的手术适应证是部分 $T_4N_{0\sim1}M_0$ 期的病变;肺癌争议比较大的手术适应证是 $T_{1\sim3}N_2M_0$ 期的病变;肺癌探索性手术适应证包括部分孤立性转移的 $T_{1\sim3}N_{0\sim1}M_1$ 期病变。

(2)肺癌手术禁忌证:公认的肺癌手术禁忌证如下。

①肺癌病期超出手术适应证范围者。

②全身状况差,卡诺夫斯凯评分(KPS 评分)低于 60 分者:建议评分标准与国际接轨,结合美国东部肿瘤协作组(ECOG)评分考虑。

③6 周之内发生急性心肌梗死者。

④严重的室性心律失常或不能控制的心力衰竭者。

⑤心肺功能不能满足预定手术方式者。

⑥75 岁以上且颈动脉狭窄程度大于 50%者,75 岁以下且颈动脉狭窄程度大于 70%以上者。

⑦80 岁以上且病变需要行全肺切除者。

⑧严重的、不能控制的伴随疾病持续损害生理和心理功能者。

⑨患者拒绝手术。

(3)肺癌的完全性切除概念:目前临床上肺癌的完全性切除术应包括解剖性的肺叶切除术(包括复合肺叶切除术)及部分肺叶切除术(针对部分早期肺癌)、全肺切除术或支气管和(或)肺血管成形肺叶切除术(包括复合肺叶切除术)、全肺切除术和系统性纵隔淋巴结清扫。NCCN指南针对肺癌完全性切除提出了专门的定义:①所有切缘包括支气管、支气管周围组织和肿瘤附近的组织为阴性;②行系统性或叶系统性淋巴结清扫,必须包括 6 组淋巴结,其中 3 组来自肺内(叶、叶间或段)和肺门淋巴结,3 组来自包括隆突下淋巴结在内的纵隔淋巴结;③分别切除的纵隔淋巴结或切除肺叶的边缘淋巴结不能有结外侵犯;④最上淋巴结必须切除而且镜下阴性。只有同时满足这 4 个条件才能列为完全性切除;否则为不完全性切除或不确定性切除。

肺癌的淋巴结清扫:纵隔/肺门淋巴结清扫是肺癌完全性切除不可或缺的部分,肺叶切除或全肺切除合并系统性纵隔淋巴结解剖被认为是肺癌手术的标准术式。但近期高级别循证医学

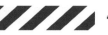

证据表明,部分肺叶切除合并肺叶特异性淋巴结清扫后患者的远期生存率不逊于标准术式,也可作为某些早期肺癌患者的术式选择。

2. 放疗 肺癌放疗包括根治性放疗、姑息性放疗、辅助放疗和预防性放疗等。

(1)放疗的原则:

①根治性放疗:适用于 KPS 评分≥70 分的患者,包括因医源性和(或)个人因素不能手术的早期 NSCLC、不可切除的局部晚期 NSCLC 和局限期 SCLC 患者。

②姑息性放疗:适用于对晚期肺癌原发灶和转移灶的减症治疗。对于 NSCLC 单发脑转移灶手术切除患者可观察或行术区局部放疗,对于 NSCLC 单发转移或寡转移患者可考虑立体定向放疗,对于广泛期 SCLC 患者可行胸部放疗。

③辅助放疗:适用于术前放疗、术后放疗切缘阳性(R1 和 R2)的患者;外科探查不彻底的患者或手术切缘离病灶近者;对于术后 N_2 期的患者,鼓励其参加术后放疗的临床研究,基于非随机研究结果,NCCN 指南推荐行术后放疗。

④术后放疗设计:应当参考患者手术病理报告和手术记录制订放疗方案。

⑤SCLC 局限期患者经化疗及根治性放疗的综合治疗达完全缓解后,行预防性全脑放疗;广泛期化疗有效患者,可选择预防性全脑放疗或脑部 MRI 密切随诊。

⑥同步放化疗适用范围:不能手术的局部晚期 NSCLC 患者,建议行同步放化疗,如果患者不能耐受,可以行序贯化放疗。同步放化疗中推荐化疗方案为 EP(依托泊苷+顺铂)或 TC(紫杉醇+卡铂)方案,培美曲塞联合顺铂或卡铂的方案也可作为非鳞状细胞 NSCLC 同步或序贯用药的方案之一。

⑦免疫检查点抑制剂度伐利尤单抗(PD-L1 单抗)用于局部晚期 NSCLC 同步放化疗后的巩固治疗已被证实可显著延长患者总生存时间和无进展生存时间(PACIFIC 研究,Ⅰ类证据),PD-L1 表达并非强制检测,但 PD-L1 表达阴性者总生存时间可能无明显获益。且 3~4 级严重不良反应(包括 3 级及以上肺炎)的发生率与对照组的差异无统计学意义。

⑧接受放化疗的患者,不良反应发生的可能性会增加,治疗前应当告知患者。设计和实施放疗方案时,应当注意对肺、心脏、食管和脊髓的保护。治疗过程中应当尽可能避免因不良反应处理不当导致的放疗非计划性中断。

⑨采用三维适形放疗、调强放疗或图像引导放疗等先进的放疗技术,建议在具有优良的放射物理技术条件下,开展立体定向体部放疗(SBRT)。

⑩勾画放疗靶区时,推荐增强 CT 定位或 PET 定位。可以参考 PET 的肿瘤影像,在增强 CT 定位影像中勾画肿瘤放疗靶区。

⑪对接受放疗或放化疗的患者,治疗休息期间应当予以充分的监测和支持治疗。

(2)NSCLC 放疗的适应证:放疗可用于因身体原因不能手术或拒绝手术的早期 NSCLC 患者的根治性治疗、可手术患者的术前及术后辅助治疗、局部晚期病灶无法切除患者的局部治疗和晚期不可治愈患者的姑息性治疗。Ⅰ期 NSCLC 患者不适合手术或拒绝手术时,大分割放疗是有效的根治性治疗手段,推荐 SBRT。分割原则应是大剂量、少分次、短疗程,分割方案可根据病灶部位、与胸壁的距离等因素综合考虑,通常给予生物效应剂量≥100 Gy。制订 SBRT 计划时,应充分考虑、谨慎评估危及器官组织(如脊髓、食管、气管、心脏、胸壁及臂丛神经等)的放疗耐受剂量。对于接受手术治疗的 NSCLC 患者,如果术后病理手术切缘阴性而纵隔淋巴结阳性(N$_2$ 期),除了常规接受术后辅助化疗外,可加用术后放疗,建议采用先化疗后放疗的序贯治疗。对于有明显残留(R2 切除)者,如果身体条件允许,建议采用术后同步放化疗。对于因身体原因不能接受手术的Ⅱ~Ⅲ期 NSCLC 患者,如果身体条件许可,应当给予适形放疗或调强放疗,同时进行化疗。对于有临床治愈希望的患者,在进行放疗或同步放化疗时,可采用更为适形的放疗计划和更为积极的支持治疗,尽量减少治疗时间的中断或治疗剂量的降低。对于有广泛

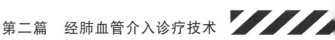

转移的Ⅳ期NSCLC患者,部分患者可以接受原发灶和转移灶的放疗以达到姑息减症的目的。当寡转移患者全身治疗获益明显时,可以考虑采用SBRT技术治疗残存的原发灶和(或)寡转移灶,争取获得根治效果。

(3)SCLC放疗的适应证:放疗与化疗相结合的综合治疗是局限期SCLC的标准治疗。对于局限期患者,建议初始治疗就行同步化放疗或先行2个周期诱导化疗后行同步化放疗。如果患者不能耐受,也可行序贯化放疗。如果病情允许,局限期SCLC的放疗应当尽早开始,可以考虑与第1个周期或第2个周期化疗同步进行。如果病灶巨大,放疗导致肺损伤的风险过高,也可以考虑在第3个周期化疗时同步放疗。对于广泛期SCLC患者,远处转移灶经化疗控制后加用胸部放疗也可以提高肿瘤控制率,延长生存期;化疗联合免疫治疗有效患者,胸部放疗是否可进一步提高疗效,目前无前瞻性随机对照临床试验证据;鼓励患者参加临床研究。

(4)预防性脑照射:对于局限期SCLC患者,在胸内病灶经治疗达到完全缓解后推荐行预防性脑照射,达到部分缓解的患者也推荐行预防性脑照射。广泛期SCLC患者在化疗有效的情况下,行预防性脑照射可降低SCLC发生脑转移的风险。预防性脑照射推荐在所有化疗和放疗结束后3周左右进行,之前应行脑增强MRI检查以排除脑转移,建议全脑放疗剂量为25Gy,2周内分10次完成。广泛期SCLC预防性脑照射应当经医患双方充分讨论,根据每例患者的情况权衡利弊后确定。

(5)寡转移Ⅳ期患者:定义目前尚不统一,转移器官不超过3个、转移病灶不超过5个、是否可行根治性治疗等被认为是定义寡转移状态的重要因素。如果全身治疗(化疗、靶向治疗等)有效,针对残存原发灶和(或)寡转移灶的积极局部治疗(SBRT、手术等),可能延长疾病控制时间和患者的生存时间,获得潜在的根治效果。由于缺乏高级别证据,寡转移Ⅳ期患者的局部巩固治疗,应通过多学科协作团队讨论决定,建议患者参加临床研究。

(6)晚期肺癌患者的姑息性放疗:晚期肺癌患者姑息性放疗的主要目的是解除因原发灶或转移灶导致的局部压迫症状、骨转移导致的疼痛以及脑转移导致的神经症状等。对于此类患者可以考虑采用大分割照射技术,使患者更方便得到治疗,同时能更迅速地缓解症状。

(7)治疗效果:放疗的近期疗效评价按照WHO实体瘤疗效评价标准进行。

(8)防护:尽可能采用先进的放疗技术,注意对肺、心脏、食管和脊髓的保护,避免严重的放射性损伤。急性放射性肺损伤参照国际肿瘤放射治疗协作组急性放射性损伤分级标准进行分级与防护。

3.药物治疗　肺癌的药物治疗包括化疗、分子靶向治疗以及免疫治疗。化疗分为新辅助化疗、辅助化疗、姑息性化疗,应当严格掌握临床适应证。化疗应当充分考虑患者病情、体力状况、不良反应、生活质量及患者意愿,避免治疗过度或治疗不足。应当及时评估化疗效果,密切监测及防治不良反应,并酌情调整药物和(或)剂量。采用分子靶向治疗前需要明确基因突变状态,依据分型指导分子靶向治疗。近年来,以免疫检查点抑制剂(如PD-1单抗或PD-L1单抗等)为代表的免疫治疗已被证实可改善肺癌患者的生存率。目前多个PD-1单抗和(或)PD-L1单抗已获批上市并应用于晚期及局部晚期NSCLC和SCLC的治疗,更多的临床适应证尚在不断探索中。

1)晚期NSCLC的药物治疗

(1)一线药物治疗:对于驱动基因阴性的患者,含铂两药方案是标准的一线化疗方案,对于非鳞癌患者可以在化疗基础上联合抗血管治疗,如贝伐珠单抗或血管内皮抑制蛋白。建议行卡瑞利珠单抗、帕博利珠单抗、替雷利珠单抗、信迪利单抗或阿替利珠单抗联合培美曲塞为基础的含铂两药化疗。对鳞癌患者,建议行帕博利珠单抗、替雷利珠单抗联合紫杉醇或信迪利单抗联合吉西他滨的含铂两药化疗。若患者PD-L1阳性(肿瘤细胞阳性比例分数≥1%),可行帕博利珠单抗单药治疗,其中PD-L1高表达(肿瘤细胞阳性比例分数≥50%)的患者免疫治疗获益更

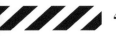

加显著。患者 PD-L1 高表达(肿瘤细胞阳性比例分数≥50％或免疫细胞阳性比例分数≥10％),亦可接受阿替利珠单抗单药治疗。对于驱动基因阳性的患者,如 EGFR 基因突变(包括 19 外显子缺失、21 外显子(L858R 和 L861Q)、18 外显子(G719X)、20 外显子(S768I)突变))的患者,可选择表皮生长因子受体酪氨酸激酶抑制剂(epidermal growth factor receptor tyrosine kinase inhibitor,EGFR-TKI)治疗,包括吉非替尼、厄洛替尼、埃克替尼、达可替尼、阿法替尼或奥希替尼。一线给予吉非替尼或厄洛替尼治疗时还可考虑联合化疗,厄洛替尼亦可联合贝伐珠单抗。ALK 融合基因阳性的患者可选择阿来替尼、塞瑞替尼或克唑替尼治疗。ROS1 融合基因阳性的患者,可选择克唑替尼治疗。对于 MET14 跳跃突变、不能耐受化疗者,可以选择赛沃替尼。对一线治疗后疾病控制(完全缓解、部分缓解或稳定)的患者,可选择维持治疗。目前,有循证医学证据支持的同药维持治疗药物有培美曲塞(非鳞癌)、贝伐珠单抗(非鳞癌)和吉西他滨,使用免疫检查点抑制剂时若未出现疾病进展及不可耐受的不良反应,建议使用周期为 2 年;有循证医学证据支持的换药维持治疗药物有培美曲塞(非鳞癌),对于 EGFR 基因敏感突变患者可以选择 EGFR-TKI 进行维持治疗。

(2)二线药物治疗:可选择的化疗药物包括多西他赛、培美曲塞等;对于 EGFR 基因突变、ALK 融合基因或 ROS1 融合基因阳性的患者可选择相应的分子靶向药物;可选择的免疫治疗药物包括纳武利尤单抗等。对于驱动基因阳性的患者,如果一线和维持治疗时没有应用相应的分子靶向药物,二线治疗时应优先应用分子靶向药物;一线治疗时应用 EGFR-TKI 后耐药并且 EGFR T790M 突变阳性的患者,二线治疗时应优先使用三代 EGFR-TKI,如奥希替尼、阿美替尼或伏美替尼。对于 ALK 融合基因阳性,一线治疗时应用克唑替尼后出现耐药的患者,二线治疗时可选择塞瑞替尼或阿来替尼。一线治疗时应用分子靶向药物后出现耐药的患者若为寡进展或中枢神经系统进展,可在继续分子靶向治疗基础上联合局部治疗,如放疗或手术等。对于一线治疗时应用 EGFR-TKI 或者 ALK 抑制剂后出现耐药的患者,二线治疗亦可根据患者的美国东部肿瘤协作组(Eastern Cooperative Oncology Group,ECOG)的行为状态(performance status,PS)评分选择含铂两药或者单药化疗方案,若为非鳞癌,可在此基础上联用抗血管药物,如贝伐珠单抗。对于驱动基因阴性的患者,应优先考虑化疗,对于无驱动基因且组织学类型为鳞癌的患者,可选择使用阿法替尼。对于含铂两药联合化疗/靶向治疗失败后的 NSCLC 患者可选择免疫检查点抑制剂治疗。

(3)三线药物治疗:患者可选择参加临床试验,也可选择血管内皮生长因子受体酪氨酸激酶抑制剂单药口服,若一线、二线治疗时未使用免疫检查点抑制剂,可考虑使用纳武利尤单抗。目前血管内皮生长因子受体酪氨酸激酶抑制剂用于三线治疗的有循证医学证据支持的药物有安罗替尼。

(4)对于化疗后疾病进展或不耐受标准含铂化疗的、具有 MET14 跳跃突变的局部晚期或转移性 NSCLC 患者,可以给予赛沃替尼治疗;对于既往接受过含铂化疗的 RET 融合基因阳性的局部晚期或转移性 NSCLC 患者,可以给予普拉替尼治疗。对于其他驱动基因突变,如 BRAF V600E 突变、NTRK 融合等突变,目前已有一些新的针对性靶向药物在临床试验中取得了较好的疗效,因此鼓励具有罕见突变的患者参加相应临床试验,并可考虑在适当临床情况下使用相应药物进行治疗。

2)SCLC 的分期治疗模式　SCLC 的分期一直沿袭美国退伍军人肺癌协会的二期分期法,主要基于放疗在小细胞肺癌(SCLC)治疗中的重要地位。美国癌症联合委员会(AJCC)TNM 分期系统适用于选出适合外科手术的 $T_{1\sim2}N_0$ 期患者。临床研究应当首先使用 TNM 分期系统,因其能更精确地评估预后和指导治疗。

(1)$T_{1\sim2}N_0$ 局限期 SCLC:系统分期检查后提示无纵隔淋巴结转移的 $T_{1\sim2}N_0$ 局限期 SCLC 推荐行手术＋辅助化疗(EP 方案或 EC 方案,4~6 个周期)。如系统分期检查仍无法明确是否

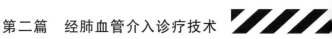

有纵隔淋巴结转移,可行纵隔镜、超声内镜或病理学检查以排除潜在的纵隔淋巴结转移,术后 N_1 和 N_2 的患者推荐行辅助放疗。术后推荐行预防性脑照射。

(2)超出 $T_{1\sim2}N_0$ 的局限期 SCLC:化疗、放疗联合,达到疾病控制(完全缓解或部分缓解)者,推荐行预防性脑照射。①ECOG PS 评分 0~2 分:优先选择同步化疗、放疗;如患者无法耐受同步化疗、放疗,序贯化疗、放疗也是可行的选择。②SCLC 所致的 ECOG PS 评分 3~4 分:应充分综合考虑各种因素,谨慎选择治疗方案,可考虑单药化疗或减量联合的化疗方案。如果治疗后 ECOG PS 评分在 2 分以下,可考虑给予序贯放疗,如果 ECOG PS 评分仍无法恢复至 2 分以上,则根据具体情况决定是否采用胸部放疗。③非肿瘤所致的 ECOG PS 评分 3~4 分:原则上给予最佳支持治疗。

(3)广泛期 SCLC:ECOG PS 评分 0~2 分及 SCLC 所致的 ECOG PS 评分 3~4 分的患者应采取化疗为主的综合治疗方案。一线治疗推荐 EC 方案联合或不联合阿替利珠单抗,EP 方案、IP 方案或 IC 方案化疗 4~6 个周期,对非肿瘤所致的 ECOG PS 评分 3~4 分患者给予最佳支持治疗。①无局部症状、无脑转移的患者:一线化疗达到完全缓解/部分缓解的患者可行胸部放疗。初始治疗有效后复查无脑转移的患者,可考虑给予预防性脑照射。②有局部症状的患者:应在一线化疗的基础上择期针对有症状的情况进行局部治疗,如伴上腔静脉综合征或阻塞性肺不张或脊髓压迫的患者可择期给予局部放疗;伴骨转移的患者除行择期的局部姑息性外照射外,必要时还可对骨折高风险的部位进行局部骨科固定。初始治疗有效后复查无脑转移的患者,也应给予预防性脑照射。③伴脑转移的患者:除一线全身化疗外,还推荐进行全脑放疗。初始治疗达到完全缓解或部分缓解的患者可行胸部放疗。如果肿瘤较小(直径<4 cm),或颅内寡转移,或为全脑放疗后复发的转移灶,瘤灶位置较深,患者一般情况差,无法耐受常规放疗或手术,可选用立体定向放疗。④复发/耐药进展 SCLC 患者的后续治疗:一线化疗后 6 个月内复发或进展者可选择拓扑替康、伊立替康、吉西他滨、长春瑞滨、替莫唑胺或紫杉醇等药物治疗;6 个月后复发或进展者可选择初始治疗方案。三线治疗方案:可选择安罗替尼或参加临床试验。

3)肺癌化疗的原则　①KPS 评分<60 分或 ECOG PS 评分>2 分的肺癌患者不宜进行化疗,SCLC 患者可适当放宽。②白细胞计数<3.0×10^9/L,中性粒细胞计数<1.5×10^9/L,血小板计数<100×10^9/L,红细胞计数<2×10^{12}/L,血红蛋白含量<80 g/L 的肺癌患者原则上不宜化疗。③严重肝、肾功能异常,和(或)实验室指标严重异常,或有严重并发症和感染、发热、出血倾向者原则上不宜化疗。④在化疗中如出现以下情况应当考虑停药或更换方案:治疗 2 个周期后病变进展,或在化疗周期的休息期间再度恶化者,应当停用原方案,酌情选用其他方案;化疗不良反应达 3~4 级,对患者生命有明显威胁时,应当停药,下次治疗时须调整治疗方案;出现严重的并发症时,应当停药,下次治疗时须调整治疗方案。⑤必须强调治疗方案的规范化和个体化。必须掌握化疗的基本要求。除常规应用止吐药物外,除卡铂外的铂类药物需要水化和利尿。化疗后密切监测血常规和生化指标。⑥化疗的疗效评价参照实体瘤的疗效评价标准(RECIST)。

4.支气管镜介入治疗　支气管镜在临床中的应用日益普及。对不能手术和放疗的患者,以下局部治疗手段可作为治疗选择:各种支气管镜介导的激光治疗、高频电刀治疗、射频消融治疗、氩等离子体凝固(argon plasma coagulation,APC)治疗、微波治疗、光动力治疗、冷冻治疗、球囊扩张治疗、黏膜下或瘤体内药物注射等。实施支气管腔内介入治疗必须严格掌握适应证,明确治疗目的,客观评估拟采用的某项治疗技术能否实现预期目标,并在有条件的医院开展治疗。

(1)对于腔内息肉样肿瘤,可行电圈套器直接套取切除或进行二氧化碳冻切,肿瘤根部则行 APC。

(2)对于管壁浸润型肿瘤,一般在切除腔内肿瘤后,再行光动力治疗,在有外照射禁忌的情

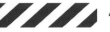

况下可以考虑放射性粒子治疗。

（3）对于不能手术和拒绝手术的中央型气道狭窄患者,可考虑支气管镜下腔内介入治疗。包括光动力治疗、冷冻治疗、黏膜下或瘤体内药物注射等。

（4）对于经常规治疗不能缓解的气道狭窄和气道瘘,应采取以气道内支架置入治疗为主的方法,气道内支架可分金属支架和非金属支架两种;根据有无被膜,金属支架可分为被膜支架和非被膜支架(裸支架)。非金属支架又可分为硅酮支架、塑料支架等。

（5）如果病变远端肺功能丧失,或病变同时阻塞小气道,应慎重选择支气管镜下介入治疗方法。确定个体化支气管镜腔内介入治疗方法十分重要,需在多学科协作团队的讨论下,结合拟用技术的设备性能、人员条件等进行选择。理想的治疗方式是多种手段联合应用,如热凝治疗或冻切清除腔内大块病变,冻融治疗清除基底部病变等。

5.肺血管介入治疗　具体见后文。

6.经皮穿刺的介入治疗　肺癌的经皮介入治疗技术包括^{125}I粒子置入技术、经皮消融技术[射频消融(RFA)、微波消融(MWA)、冷冻消融、高强度聚焦超声(HIFU)]、经皮化学消融技术等。

（1）^{125}I粒子置入技术:^{125}I是I元素的同位素,^{125}I在其衰变过程中能够持续释放低剂量的γ射线,而γ射线能直接作用于DNA链,导致DNA链断裂,同时电离水分子,产生自由基,与生物大分子相互作用,引起细胞损伤和凋亡。目前该技术已被应用于包括肺癌、肝癌在内的多种恶性肿瘤的治疗。其特点包括:①^{125}I能量较低,组织穿透距离短,对正常组织损伤较小;②由于^{125}I半衰期较长、持续暴露,局部治疗效果较外照射好。主要用于:①实体瘤的根治性治疗;②实体瘤术后残余组织的预防性治疗;③转移性肿瘤病灶或术后孤立性肿瘤转移灶而失去手术价值者;④无法手术的原发性肿瘤的姑息性治疗。

（2）经皮消融技术:肿瘤消融是针对某一脏器中特定的一个或多个肿瘤病灶,利用热产生的生物学效应直接导致病灶组织中肿瘤细胞发生不可逆损伤或凝固性坏死的一种治疗技术。①射频消融(RFA):目前实体瘤治疗中应用最广泛的消融技术,其特点是电极的适形性好,可以通过调节消融电极来保护邻近脏器。②微波消融(MWA):在微波电磁场的作用下,短时间内产生60～150 ℃的高温,从而导致细胞凝固性坏死。由于辐射器可将微波能集中在一定范围内,故能有效地辐射到靶区,微波热辐射在肺内有较高的对流性和较低的热沉降效应。其特点是消融时间短、消融范围广,适合治疗邻近大血管的肿瘤。③冷冻消融:氩氦冷冻消融是目前较成熟的冷冻治疗技术。其原理是高压氩气可以冷却至−140 ℃,氦气可使−140 ℃迅速上升至20～40 ℃,这种温度梯度的变化可以导致以下改变:a.靶组织蛋白质变性;b.细胞内、外渗透压改变和"结冰"效应,造成细胞裂解;c.微血管栓塞引起组织缺血坏死等。其特点是形成的"冰球"边界清晰,易于监测,可应用于邻近危险脏器的肺部肿瘤。冷冻消融较少引起局部疼痛,可用于肿瘤与胸膜距离不大于1 cm或有骨转移引起骨质破坏的肿瘤患者。由于治疗过程中消耗患者血小板,对于凝血功能差的患者,应避免使用冷冻消融。④高强度聚焦超声(HIFU):其原理是将超声波进行聚焦后,穿透到人体内,通过一系列复合效应来消灭肿瘤组织。类似于太阳光通过凸透镜聚焦,超声波也可以聚焦,而且可以安全地穿透身体,将能量密度较低的超声波汇聚至体内的肿瘤部位,利用焦点处超声波的热效应,在靶区形成60 ℃以上的高温,导致蛋白质变性及组织细胞凝固性坏死或不可逆的严重损伤,从而达到治疗肿瘤的目的。

（3）经皮化学消融技术:利用皮肤穿刺技术,到达瘤体后经穿刺针注射化学药物,包括无水乙醇、低渗化疗药物及免疫调节剂(如白细胞介素-2、高聚金葡素等),引起肿瘤组织坏死、液化,使瘤体缩小甚至消失,减轻患者的压迫症状,从而提高其生活质量。肺部孤立性肿块尤其是靠近肺表面的肿块均适合肿块内药物注射治疗。肿块内药物注射应在密切监视和透视检测下进行。

7.姑息性治疗　姑息性治疗是一种特殊的治疗方式,通过控制疼痛、缓解症状以及提供精

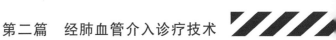

神与社会方面的支持,改善罹患疾病而面临死亡威胁的患者及其家属的生活质量。在我国,随着人口的老龄化和癌症发病率、死亡率等升高,需要姑息性治疗的人数也在大幅增加,因此,提供符合 WHO、NCCN 标准的姑息性治疗变得越来越重要。姑息性治疗包括对癌症患者机体、心理和社会需求的处理。癌症一经诊断及癌症的早期即可启动姑息性治疗,并可根据患者需求的不断变化而做出相应的调整。研究表明,早期引入姑息性治疗不仅可以提高晚期癌症患者的生活质量,还可以提高其生存率,并能减轻护理人员的压力。有充分证据表明,姑息性治疗和标准抗癌治疗联用会给患者和照顾者带来更好的结局,因此,对于任何转移性癌症的患者和(或)高症状负担的患者,在治疗早期就应该考虑联用标准抗癌治疗和姑息性治疗。对于肺癌患者而言,姑息性治疗包括采取姑息手术、化疗、放疗、内分泌治疗、靶向治疗、免疫治疗和(或)其他可缓解患者症状(如疼痛和呼吸困难)的手段。患者的舒适度是各治疗阶段需要优先考虑的问题。如果医生和患者都认为治疗已不能延缓或阻止癌症的进展,则可考虑临终关怀。姑息性治疗的目的是缓解症状、减轻痛苦、改善生活质量。所有肺癌患者都应全程接受姑息医学的症状筛查、评估和治疗。筛查的症状既包括疼痛、呼吸困难、乏力、厌食、恶心、呕吐、便秘、腹泻等常见躯体症状,也应包括睡眠障碍、焦虑、抑郁、谵妄等心理问题。生活质量评价应纳入肺癌患者的整体评价体系和姑息性治疗的疗效评价中。推荐采用欧洲癌症研究与治疗组织生活质量测定量表(EORTC QLQ-C30)中文版进行整体评估,还可采用 EORTC QLQ-C13 筛查和评估肺癌患者的常见症状。

8. 预后　肺癌(包括 NSCLC 与 SCLC)患者的预后是由患者的临床病理特征综合决定的,根据现有的研究结果,肿瘤临床分期,患者身体健康状况、年龄及性别都是重要的预后因素;此外,某些生化指标(如白细胞计数、血钙含量等)及血液肿瘤标志物(如 CEA)水平也被证明与肺癌患者预后有重要的相关性。目前,肿瘤临床分期,即 TNM 分期仍是预测肺癌患者生存时间的最主要和最稳定的指标。肺癌患者的预后在很大程度上取决于疾病发现时肿瘤的 TNM 分期。不同临床分期的患者预后具有显著差异。AJCC 第 8 版肿瘤分期手册 2017 年报道,对94703 例 NSCLC 患者行荟萃分析,结果显示,对于 NSCLC,ⅠA 期患者 5 年生存率约为 80%,其中,ⅠA1、ⅠA2、ⅠA3 期患者 5 年生存率分别为 92%、83%、77%;ⅠB 期患者 5 年生存率为68%;Ⅱ期患者 5 年生存率约 55%;Ⅲ期患者 5 年生存率降至 20% 左右;而Ⅳ期患者的 5 年生存率不到 5%,中位生存期只有 7 个月。SCLC 恶性程度高于 NSCLC,更易复发与转移,故SCLC 患者生存期显著短于 NSCLC。Ⅰ期 SCLC 患者 5 年生存率约为 50%;Ⅱ期约为 25%;Ⅲ期降至 10% 左右;而Ⅳ期不足 3%。我国统计报道的各 TNM 分期肺癌患者预后的数据与AJCC 的统计类似。综合分析 2000—2012 年几项较大规模的统计,结果显示,我国 NSCLC 患者中,Ⅰ期患者 5 年生存率约为 75%,Ⅱ期患者约 55%,Ⅲ期患者约 20%,Ⅳ期患者为 5% 左右;我国 SCLC 患者中,上述数据分别为 45%、25%、8%、3%。

9. 随访　肺癌患者治疗后都需要定期复查。复查的目的在于监测疗效,早期发现肿瘤的复发和转移。检查以影像学检查为主。对于早、中期肺癌患者,经包括外科手术的综合治疗后,一般主张治疗后 2 年内每 3 个月复查 1 次,治疗后 2～5 年每半年复查 1 次,治疗后 5 年每年复查1 次。

二、经支气管动脉灌注化疗

(一)概述

介入治疗因其操作简单、局部疗效好、不良反应小、可重复治疗等特点,目前已成为中、晚期NSCLC 患者非手术治疗的重要方法,并已广泛应用于临床。经支气管动脉灌注(bronchialarterial infusion,BAI)化疗为支气管肺癌介入治疗的重要手段之一,其近期疗效已被广泛认同。化疗药物的浓度效应:抗癌药物对癌细胞的有效杀伤作用除与癌细胞对抗癌药物的敏感性和药物与癌细胞接触时间长短成正比外,还对药物浓度有高度依赖性,局部药物浓度增加 1 倍,对癌细胞杀伤力增加 10 倍,即两者呈对数关系递增。大量研究证明,原发性支气管肺癌的血供主要来源于支气管动脉,特别是中央型肺癌,单独由支气管动脉供血,周围型肺癌尤其是支气管肺泡癌和肺转移瘤的边缘可有肺动脉参与供血。经支气管动脉灌注化疗可使肿瘤组织内局部药物浓度达到静脉给药时的 8~48 倍。肿瘤供血动脉化疗药直接灌注使肿瘤内药物浓度增加的原因主要有以下 3 个方面:①肿瘤血管网内药物浓度高度增加;②减少了抗癌药与血浆蛋白结合,增加了有活性的游离药物浓度;③肿瘤血管缺乏弹力纤维层,血管内皮细胞间隙较大,高浓度抗癌药易渗透到癌细胞周围并被吸收,使抗癌药与关键细胞成分结合而产生细胞毒性作用。

(二)适应证

原则上需做局部治疗者均属本法的适应证,有以下指征者尤为适合。①已失去手术机会而病灶仍局限于胸内者。②病灶可切除,但有手术禁忌证或拒绝手术者。③手术前局部化疗者。④ⅢB 期肺癌化疗后拟再行手术切除者。⑤手术切除后需行化疗者。⑥术后复发或肺内转移者。

(三)禁忌证

经支气管动脉灌注化疗的禁忌证如下。

①恶病质或心、肺、肝、肾衰竭者。②高热、严重感染或粒细胞/血小板减少者。③有严重出血倾向和碘过敏等血管造影禁忌证者。

(四)术前准备

1.明确诊断和分期

(1)行支气管镜、肺部穿刺活检、痰细胞学检查或胸腔积液细胞学检查等,以获得组织学证实和细胞学类型。

(2)行胸部 CT、头颅 CT 或 MRI、上腹部 B 超或 CT 或 MRI、骨扫描等检查,明确有无脑、肝、肾上腺及骨骼等部位转移。

2.患者准备

(1)完成血常规、凝血酶原时间、肝肾功能、电解质、心电图等入院常规检查。

(2)完成局部麻醉药和碘过敏试验。

(3)术前与家属说明病情、大致治疗经过及可能的并发症、预后等,并签署知情同意书。

(4)术前无须禁食禁饮,术前半小时如患者烦躁可给予镇静处理(肌内注射地西泮 10 mg 或苯巴比妥 0.1 g)。

3.器械和药物准备

(1)导管:4~5F Cobra 导管,以及 RH 导管、Simmons 导管等不同形状导管备用,可根据操作者的习惯和动脉的实际情况选用。备用 3F 以下微导管。

(2)对比剂:应选用非离子型对比剂,浓度 45% 左右。

(3)化疗药:以铂类药物为主,联合应用 1~2 种化疗药。常用药物及一次性剂量为顺铂 30~100 mg,丝裂霉素 10~20 mg,表柔比星 40~60 mg,5-FU 0.5~1.0 g。

(4)其他药物及器材:止吐药,减少过敏和化疗反应药物,心电监护仪等。

(五)操作程序

1.动脉入路 一般选择一侧股动脉入路,常用右侧股动脉,也可用左侧股动脉,局部麻醉后采用 Seldinger 技术进行穿刺,引入导管鞘。

2.支气管动脉插管和造影

(1)经导管鞘插入导管,透视下导管成形后将导管头送至胸主动脉水平,经导管或静脉通道应用地塞米松 10 mg 和止吐药。

(2)导管头在 T5~T6 椎体水平,左主支气管与主动脉交叉处上下各一椎体范围内的主动

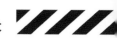

脉壁上下缓慢移动。当导管头有嵌顿感或挂钩感时推注少量对比剂,判断是否为供应肿瘤区的支气管动脉。有时需扩大探寻范围至 T4～T9 椎体水平,更换不同形状的导管反复试探。必要时可做主动脉造影。

(3)当证实为靶血管后,轻微转动和上送导管头,根据导管头的固定情况,以 1～2 mL/s 的速度注入 45%～60% 的非离子型对比剂 10 mL,行数字减影血管造影(DSA)检查,了解支气管动脉的走行、分布,肿瘤、淋巴结染色情况,有无脊髓动脉分支和其他侧支交通。

(4)根据术中造影情况及术前 CTA 检查结果,判断有无多支动脉供血,如其他支气管动脉、邻近的肋间动脉、胸廓内动脉、膈动脉等。

3. 供血动脉的化疗药物灌注

(1)灌注范围应包括纵隔内受累的淋巴结。支气管动脉与肋间动脉共干时,尽可能避开肋间动脉或用明胶海绵将其栓塞,应避免导管管径与血管直径相似而影响远端的血流,有条件时应用微导管,有脊髓营养动脉时必须避开。

(2)有多支肿瘤供血动脉时应根据每条动脉供血的比例将化疗药分成若干份注入。

(3)根据肿瘤细胞类型选取 2～3 种敏感药物,分别溶于 50 mL 生理盐水中,逐一推注,药物推注时间应在 15 min 以上。间歇性透视监视,保证导管头在正确的位置。

(六)操作注意事项

(1)支气管动脉造影:使用 45%～60% 的非离子型对比剂,减少脊髓损伤,避免脊髓根动脉痉挛或阻塞而引起脊髓缺血;尽可能使用高压注射器,手推对比剂时一定要保持一定的压力,以获得良好的造影图像,明确无脊髓动脉分支和其他侧支交通。

(2)注意分析造影图像,充分寻找可能的供血动脉,以取得最佳临床疗效。

(3)灌注药物时,药物要充分稀释、缓慢灌注。

(4)灌注化疗药物的选择:培美曲塞禁用于动脉灌注,其余化疗药物如紫杉醇、吉西他滨、铂类等均可行灌注治疗。

(5)载药微球可应用于肺癌患者,具体药物有吉西他滨、伊立替康、奥沙利铂。

(七)术后常规处理

(1)拔出导管和鞘后,局部穿刺点压迫 15 min,加压包扎。

(2)术后常规给予止吐、抑酸、保肝、水化等处理,每天液体量应在 2000 mL 以上。

(3)18 h 后拆除止血包扎物,如使用动脉止血贴可术后 6 h 拆除,观察 3 天至 1 周出院;术后肿瘤可出现坏死,部分患者有术后发热、胸痛,部分患者有肿瘤坏死物咳出。

(八)相关并发症及处理

除介入本身的并发症外,经支气管动脉灌注化疗常见的并发症有胸痛、胸闷、咯血和咽部疼痛。严重并发症有截瘫和食管-气管瘘。由于支气管动脉解剖的特殊性,经支气管动脉灌注化疗对操作者的要求较高,为减少或避免并发症的发生,可考虑以下措施:使用非离子型对比剂并适当稀释,造影速度及对比剂用量要小,减少脊髓损伤;仔细分析支气管动脉造影,若有脊髓、食管和肋间动脉的分支,尽量使用微导管选择肿瘤供血动脉;插管时轻柔,避免血管痉挛或血栓形成而导致支气管动脉闭塞;可以在灌注化疗药物前注入 1% 利多卡因 5 mL,患者若有四肢麻木或运动障碍,继续选择肿瘤靶血管;化疗药物单药稀释后的液体不应少于 50 mL,缓慢推注时间不应短于 15 min。如果患者出现脊髓损伤,应及时给予扩容、改善微循环、应用激素、营养神经等治疗,以阻止病情发展。

(九)疗效评价

实体瘤的疗效评价标准(RECIST):完全缓解(CR)为肿瘤消失,症状完全消失超过 1 个月;部分缓解(PR)为肿瘤缩小 30% 以上,不少于 4 周;稳定(SD)为肿瘤缩小不足 30% 或增大未超

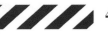

过 20％；进展(PD)为出现新病灶或肿瘤增大超过 20％。经支气管动脉灌注化疗的效果与肺癌的组织学类型、分期、抗癌药物的种类和用量、支气管动脉供血情况及其他综合治疗措施有关。一般认为,富血型优于乏血型,单支供血靶动脉型优于多支型。鳞癌和未分化癌的化疗效果明显优于腺癌,这可能是因为鳞癌和未分化癌多为中央型,血供丰富,而腺癌的亚型多,对化疗的敏感性差异较大。因所选择的病例不同,药物种类、用药量及治疗次数不同,各家报道的疗效差异较大。化疗的客观缓解率为 51.5％～86％,1 年生存率为 58.8％～67.0％,总的看来,经动脉灌注化疗这项技术到目前为止在肺癌方面的运用不如在肝癌方面成熟和理想。

(十)随访及必要的后续(重复)治疗

肺部病灶以 CT 检查随访为主,可间隔采用胸部 X 线检查以减少辐射剂量;每间隔 2～3 个月行腹部超声检查,每间隔 3～6 个月行头颅 MRI 检查了解肺外情况,必要时可选择全身 PET/CT 检查了解整体情况。采用单纯灌注治疗者前 3 次治疗每次间隔 4 周,以后间隔时间可逐渐延长,采用灌注栓塞治疗者每次治疗间隔 4～6 周。

三、支气管动脉栓塞术

支气管动脉栓塞术(bronchial artery embolization,BAE)的目的如下:①治疗各种原因引起的支气管动脉损害所造成的咯血;②阻断胸部肿瘤的血供;③治疗胸壁窦道的出血。

(一)手术适应证

支气管动脉栓塞术的手术适应证如下。

(1)急性大咯血(>300 mL/24 h),经内科治疗无效者。

(2)反复大咯血,不适宜手术或拒绝手术者。

(3)手术治疗后咯血复发者。

(4)各种原因引起的反复中等量咯血(100～300 mL/24 h)者。

(5)由肺结核引起的长期反复小量咯血,痰中带血,内科治疗无效而坚持要求治疗者,为相对适应证。

(6)隐源性咯血希望明确诊断并进行治疗者。

(二)手术禁忌证

支气管动脉栓塞术的手术禁忌证如下。

(1)有严重出血倾向、感染、重要脏器衰竭、全身一般情况差,以及不能平卧者。

(2)导管不能牢固插入靶血管开口者。

(3)对对比剂过敏者。

(三)术前准备

1.导管室的准备 支气管动脉栓塞术在装有血管造影机的相对无菌导管室中进行,术前导管室用紫外线灯照射消毒 30～60 min,地面用 1∶1000 新洁尔灭溶液或其他消毒液擦净,进入操作间的人员要换导管室专用的拖鞋,戴口罩、帽子。

2.器械用品的准备

(1)用消毒液浸泡穿刺针、刀片、导管、导丝等。

(2)准备敷料及治疗包,送供应室高压消毒。

(3)敷料包中包括大包布一块,大单一块,手术衣两件,中单一块,手术孔单一块,小治疗巾五块,手术剪、小弯钳各一把,巾钳四把。

(4)治疗包:搪瓷方盘一个,治疗巾三块,弯盘两个,注射器若干。

(5)手术中使用的药品:麻醉药、肝素、对比剂、栓塞剂等。

(6)各种急救药品。

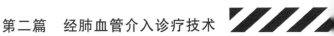

(7)必要的大咯血抢救设备。

3.临床准备

(1)对于有手术适应证的患者,由临床医生与放射科联系,确定手术日期。

(2)术前临床医生要向患者家属交代病情,告知手术情况,讲解手术同意书的内容,征得家属同意并签字。

(3)术前1天临床医生开医嘱:①做碘过敏试验;②双侧腹股沟区备皮;③手术当天晨起禁食禁水;④术前1 h肌内注射地西泮10 mg;⑤准备手术中用药。

(4)手术当天由病区护理人员将患者送至放射科造影室,护理人员需带患者病历及术中所用的药品等。

(5)术前4 h以内有中等量以上咯血或正在咯血的患者需在临床医生陪同下送往放射科,对患者应进行术中监护。

(四)手术方法

支气管动脉插管的方法同支气管动脉造影,找到支气管动脉,分别进行造影,造影拍片发现有异常征象的,证实其为出血病灶的供血动脉,判断栓塞物不会反流至胸主动脉而造成其他部位的误栓后,可在电视屏幕严密监护下注入栓塞物。

咯血病灶的供血动脉有时有多条,尤其是肺结核患者,往往有多支肋间动脉参与供血,故在栓塞一支主要供血动脉后,再对其他参与供血的动脉进行插管、造影,发现有异常后分别进行栓塞。

栓塞满意后,拔出导管、导管鞘,穿刺局部压迫止血10 min。然后用一宽约7 cm的长胶布,从大腿内下向外上压迫,在穿刺点上覆盖数块纱布并固定在髂前上棘上,局部压上沙袋。

(五)术后处理

(1)术后由病区护理人员用平车将患者接回病房。

(2)术后患者卧床18 h,穿刺部位压沙袋6 h,嘱患者做穿刺的腿不要弯曲,18 h后更换伤口敷料。

(3)术后观察患者血压、脉搏、体温变化,注意检查双侧足背动脉搏动情况。

(4)术后注意伤口有无出血及血肿,如有出血,应立即局部压迫止血。

(5)术后多数患者有发热(明胶海绵异物反应),如体温过高,应注意有无感染。

(6)术后部分患者有背痛、胸痛、吞咽不适,股动脉穿刺侧下肢活动无力等,这些都是暂时的,一般对症治疗即可。

(7)大咯血患者栓塞术后数天内常有少量淤血咯出,可向患者解释清楚,解除患者思想负担。

(六)并发症和处理原则

1.暂时性动脉痉挛　一种较常见的并发症,主要由多次不成功的穿刺或插管时间过长所致。患者表现为局部疼痛。

2.动脉切割　常为插管动作粗暴或导丝直接切割所致。

3.误栓　主要由栓塞时导管插入不牢,栓塞剂反流所致。应以预防为主,超选择性插管要使导管尖能固定于靶血管开口或插入靶血管内,在注射栓塞剂时要注意压力和速度,使之不能反流。

4.血管内膜损伤和假性动脉瘤　常由器械粗糙、技术水平低和粗暴操作引起。血管内膜发生损伤后,应立即停止血管内操作,如损伤不严重,不需处理,受损的血管内膜可自行愈合。

5.动脉粥样硬化斑块脱落　导丝和导管在血管内活动,或高压注射器注入对比剂的压力冲击,均可致动脉粥样硬化斑块脱落。

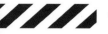

6.导丝、导管打折或折断 导丝、导管不得重复使用,操作手法必须轻柔、准确,可避免其发生。

7.脊髓损伤 严重并发症。通常认为是脊髓前动脉被误栓所致,或者是由离子型对比剂的高渗透性和血管、神经毒性作用所造成。因此,使用非离子型对比剂、降低浓度、减少用量,是降低脊髓损伤发生率的重要手段。

8.局部血肿 常见的原因为反复插管,操作技术不熟练,术后穿刺点压迫止血位置不当、时间不够,肝素用量过大等。

9.血栓形成 导管置入时间过长、动脉壁损伤均可导致血栓形成。

第四节 咯血的介入治疗

一、咯血的治疗现状

(一)概述

咯血指喉以下呼吸道任何部位出血经口腔排出。咯血是一种临床上很常见的症状,未能及时、正确处理的咯血有时会导致患者猝死。大咯血患者死亡率达28%,主要死亡原因为窒息,大咯血目前尚无统一的定义标准,一般指一次出血量大于100 mL或24 h出血量大于500 mL。应注意疾病的严重程度与咯血量有时并不完全一致,对于咯血量的估计除了出血量以外还应当考虑咯血的持续时间、咯血的频度以及机体的状况,综合考虑咯血的预后和危险性。如果咯血后患者发生窒息,来势凶猛,不能及时实施有效抢救,则患者可能在几分钟内突然死亡。因此,熟悉和掌握咯血,尤其是大咯血的诊断和处理具有重要的临床意义。

咯血引起窒息而危及生命通常与下列因素有关:①单次咯血量;②患者的高度恐惧、焦虑的情绪,畏惧咳嗽;③反复咯血,容易引起支气管痉挛,血凝块淤积在气管、支气管内,堵塞气道;④存在呼吸衰竭的年老体弱患者;⑤处于休克状态时再次咯血,容易造成窒息死亡;⑥咯血最严重的并发症是气道阻塞导致窒息,其次还有肺不张、失血性休克、感染播散和继发性感染等。

(二)病因和病理生理

咯血的病因涉及呼吸系统疾病、心血管疾病、结缔组织病、血液系统疾病、全身性疾病,也包括药物和毒物相关性咯血及有创性检查和治疗。咯血部位可接受体循环和肺循环的多重血液供应。体循环动脉供血多为支气管动脉供血,其他血管也可供血,如胸廓内动脉、胸外侧动脉、肋间后动脉、膈下动脉等。体循环常可为肺癌、肺结核、肺脓肿、坏死性肺炎病灶供血,而肺循环通常与肺栓塞出血、肺动脉漂浮导管损伤、胸部外伤以及肺动静脉畸形出血有关。某些病灶的血液供应更为复杂,常涉及支气管循环吻合,或体循环双重或多重供血,如动静脉畸形、支气管扩张、肺隔离症及慢性感染等。

咯血的病理生理学机制复杂,常见的咯血目前主要分为体动脉源性和肺动脉源性。体动脉源性咯血的责任血管包括支气管动脉(bronchial artery,BA)和非支气管动脉性体动脉(NBSA),肺动脉源性咯血的责任血管为肺动脉(pulmonary artery,PA)。其中支气管动脉源性占65%~70%,非支气管动脉性体动脉源性占20%~25%,肺动脉源性占5%~15%。

1.支气管动脉源性 一般认为出血由支气管动脉直接破裂所致,也有理论认为出血由体-肺分流(SPS)增加肺循环压力所致。

2.非支气管动脉性体动脉源性 一般认为出血由SPS增加肺循环压力导致。也有人认为非支气管动脉性体动脉进入肺内后直接破裂引起咯血。SPS在介入治疗中有重要意义。SPS

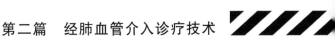

只有在体动脉的血管造影中才能被发现。不管是体动脉直接破裂出血还是 SPS 导致肺循环出血,SPS 必须栓塞。

3.肺动脉源性　一般为肺动脉壁受损后破裂出血所致,主要病因为肺部感染性疾病,也可为肿瘤、外伤等;主要表现为肺动脉假性动脉瘤(PAPA)。肺结核空洞内 PAPA 又称 Rasmussen动脉瘤。目前多层螺旋 CT 血管造影(MSCTA)是诊断 PAPA 的金标准,因 PAPA 受累的 PA可在 DSA 上表现为低灌注而无法显示清楚,因此一旦考虑存在 PAPA,在行介入治疗时,需要仔细寻找体动脉端的靶血管。

(三)诊断

咯血患者病情进展迅速,正确的诊断有利于对患者病情的全面把控,为进一步临床管理提供指导。咯血的诊断措施既包括病史采集、体格检查及实验室检查,还包括胸部 X 线检查、支气管镜检查、多排螺旋 CT(MDCT)检查及支气管动脉 DSA 检查等。当然各项诊断措施均存在自身局限性,在临床中需根据当时的疾病状态合理选择。

1.病史采集、体格检查及实验室检查　大咯血的诊断工作应在保证患者呼吸道通畅的同时尽快进行。评估的基础不应只依赖于辅助检查,良好的病史询问和体格检查有助于鉴别咯血、呕血或鼻腔出血,这不仅可以为明确病因提供证据,还可以帮助确定合适的治疗方案。

2.胸部 X 线检查　胸部 X 线检查因其快速、价格便宜曾被认为是大多数大咯血患者粗筛检查的首选,但仅有 45%～65% 的病例能明确出血部位,而明确病因的概率往往小于 30%。因此现在一般不作为首选检查。

3.支气管镜检查　70% 以上的大咯血患者通过支气管镜检查能确定出血部位。支气管镜检查可在床边进行,且在检查过程中可以协助进行支气管内止血治疗,以助于稳定患者病情。但对于严重咯血患者,支气管镜检查可引起咯血加重,视野不清,而早期进行支气管镜检查相较于延迟性支气管镜检查的可视性更优,故病情允许时提倡早期行支气管镜检查。

4.MDCT 检查　MDCT 检查因其无创性和相对准确性,在大咯血的诊断中起着十分重要的作用。MDCT 检查可以发现肺内细小的病灶和隐匿性病灶,对支气管扩张、肺癌、肺脓肿、胸膜增厚的诊断也较为直观,同时在识别出血的解剖来源和潜在原因以及确定支气管和肺外体循环动脉的走行方面有较大优势,因此对大咯血复发的评估也具有较大优势。MDCT 检查的缺点在于需要将患者从病室转移到 CT 室,而大咯血患者较少处于气道稳定状态,在咯血未控制的情况下,患者转移过程中血液可能涌入健康肺叶,所以应该在保证患者气道稳定的情况下进行转运。临床应用过程中可以适当考虑结合支气管镜治疗或气管插管球囊封堵稳定生命体征后,再进行 MDCT 检查。

5.DSA 检查　DSA 检查一般不作为首选检查,当胸部 X 线检查或 MDCT 检查未明确出血点,同时通过病史询问和体格检查怀疑出血可能来源于支气管动脉时可考虑进行此项检查,若发现支气管动脉异常,可同时进行支气管动脉栓塞术。临床上 10% 的大咯血患者出血来源于肺动脉和肺外体循环系统,同时还有一部分患者可能存在支气管动脉与肺动脉双重供血的可能性,此时把 DSA 检查作为首选检查可能会出现漏诊。

诊断的主要目的为明确基础疾病和出血部位。胸部 X 线检查为咯血的常规检查,但其诊断率较低;有大样本研究证实只有 50% 的咯血患者在胸部 X 线片上得到明确诊断。支气管镜检查为明确咯血部位的经典诊断手段,同时可以对出血部位进行局部治疗;但支气管镜检查只能检查段及以上气道,在我国,大咯血仍为支气管镜检查的禁忌证。利用胸部 MDCT 检查,可以明确咯血的基础疾病性质,同时大概了解出血部位。目前多层螺旋 CT 血管造影(MSCTA)已经成为咯血患者的重要诊断手段,可显示体动脉、肺动脉情况和肺内病变。

(四)治疗

目前咯血的主要治疗方法包括内科保守治疗、外科手术和介入治疗。内科保守治疗时主要

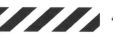

应用促凝药、血管收缩剂和降压药,适用于少量、中等量咯血患者。大咯血患者采用内科保守治疗时,死亡率达50%～85%,患者需要止血、稳定气道并及早进行复苏、镇静和对症支持治疗,在明确病因后也需要及早针对病因选择用药,针对出血点的治疗措施还包括药物止血、支气管镜下止血、支气管动脉栓塞术、外科治疗等,需根据病情特点选择适合患者的治疗措施。急性大咯血患者往往需要有创性治疗,如支气管动脉栓塞术、肺动脉栓塞术等,目的是降低出血区域支气管动脉的灌注压而止血。目前支气管动脉栓塞术已被广泛用于控制大咯血,作为外科手术或药物治疗前稳定患者病情的临时措施,并作为拒绝手术或无法耐受手术患者的最终治疗方法。支气管动脉栓塞术逐渐揭开了大咯血微创血管内治疗的新篇章,可用于紧急治疗,亦可用于选择性治疗。对于大咯血或顽固性咯血患者,可先行支气管动脉造影,再行支气管动脉插管,注入栓塞剂进行支气管动脉栓塞。临床上遇到这种情况时,重点是预防和处理窒息,迅速准确地止血,必要时补充血容量,之后再进一步查明病因。大咯血患者在成功止血和稳定气道后,在有条件的情况下应该积极行支气管动脉栓塞术。选择性支气管动脉造影的以下表现常提示病变所在部位:支气管动脉直径＞2 mm,支气管动脉迂曲、分流,动脉瘤,对比剂外渗或浓聚,新生血管,肺实质血管增生。也有报道称,术前良好的MDCT检查及纤维支气管镜定位病变后,可以不用再做主动脉造影。支气管动脉栓塞术所采用的栓塞剂种类很多(详见材料与方法)。最常选择的栓塞剂是聚乙烯醇颗粒栓塞剂,其具有不可吸收性和不同的尺寸。支气管动脉栓塞术通常在选择性支气管动脉造影确定出血部位的同时进行。如果患者无法进行支气管动脉造影,可先行支气管镜检查,以明确大咯血的原因及出血部位。

支气管动脉栓塞术治疗咯血主要适用于:①任何原因所致的急性大咯血,病因一时无法去除,为缓解病情,创造条件进行手术时;②不适合手术,或者拒绝手术,内、外科治疗无效者;③咯血量不大但反复发生者。相关的禁忌证包括:①导管不能有效和牢固插入支气管动脉内、栓塞剂可能反流入主动脉者;②肺动脉严重狭窄或闭锁的先天性心脏病患者,肺循环主要靠体循环供血,在不具备立即手术矫正肺动脉畸形的条件时;③造影发现脊髓动脉显影,脊髓动脉极有可能栓塞者。

二、支气管动脉及其他供血动脉栓塞术

(一)概述

Remy等在1973年首次报道了支气管动脉栓塞术治疗大咯血,在1984年报道了肺动脉栓塞术(pulmonary artery embolization,PAE)治疗肺动脉源性大咯血。因此咯血的栓塞治疗包括体动脉栓塞术和肺动脉栓塞术。支气管动脉源性咯血占65%～70%。支气管动脉通常起源于T5～T6水平的胸主动脉,起源于此部位以外的支气管动脉称为迷走、异位或异常起源支气管动脉。迷走支气管动脉发生率约为30%,多起源于主动脉弓、锁骨下动脉,其他起源部位包括胸廓内动脉、甲状颈干、肋颈干、食管固有动脉等,有时支气管动脉造影可见支气管瘤样扩张,即支气管动脉瘤,特别是远端的支气管动脉瘤,容易破裂出血而引起大咯血。非支气管动脉性体动脉(NBSA)源性咯血占20%～25%,因相邻肺异常组织的刺激,NBSA通过脏层胸膜进入肺内,包括肋间后动脉、胸廓内动脉、膈下动脉、食管固有动脉、甲状颈干、肋颈干、胸外侧动脉、胸肩峰动脉、胸上动脉、肩胛下动脉、胃左动脉和肝动脉等。肺动脉源性咯血占5%～15%,多见于空洞型肺结核、侵袭性肺真菌病、肺恶性肿瘤、创伤、肺动静脉瘘等患者。异常支气管动脉及非支气管动脉性体动脉DSA表现如图3-6所示。

(二)体动脉栓塞术

1.入路选择 一般选择股动脉入路置入4～6F血管鞘进行栓塞治疗。如遇股动脉、髂动脉和(或)主动脉严重扭曲导致导管操控不佳,可置入各型血管长鞘进行支撑。锁骨下动脉分支选

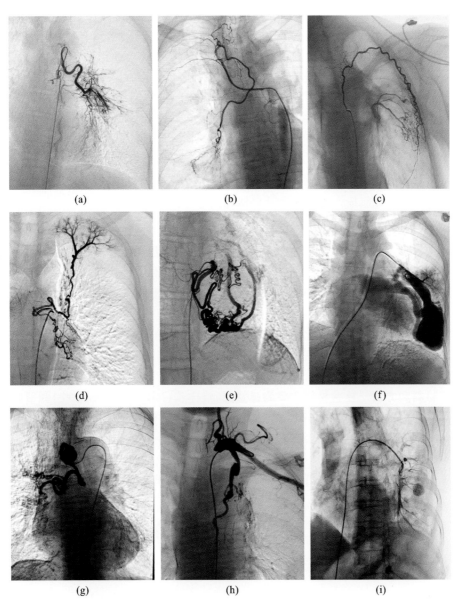

图 3-6　异常支气管动脉及非支气管动脉性体动脉 DSA 表现
(a)左侧支气管动脉;(b)右侧肋间-支气管动脉;(c)(d)(e)体-肺动脉瘘;
(f)肺动静脉瘘;(g)支气管动脉瘤;(h)胸廓内动脉;(i)肺动脉假性动脉瘤

择性、超选择性插管失败者,可选择相应的上肢动脉(桡动脉、肱动脉)入路。

2. 导管选择　咯血的体动脉栓塞术涉及锁骨下动脉、胸主动脉和腹主动脉的诸多分支,因此所需的栓塞造影导管较多。栓塞胸主动脉和腹主动脉分支的造影导管建议选用 Cobra 2、Cobra 3、MIK、RLG、Shepherd 和 RH 等。栓塞锁骨下动脉分支的造影导管建议选用 H1、MPA、JB2 等。需根据造影情况选择合适的微导管,头端一定要柔软,同时要兼顾可超选择性。微导丝选用塑形性能佳者。

3. 栓塞材料　进行咯血治疗时可选择的栓塞材料众多,包括明胶海绵颗粒、聚乙烯醇(PVA)颗粒、各种栓塞微球和各种弹簧圈等。有文献报道,液体胶(即氰基丙烯酸异丁酯(NBCA)和 Onyx 胶)用于咯血的栓塞治疗取得了满意的效果。目前国内外常用的仍为明胶海绵颗粒、PVA 颗粒和弹簧圈。将外科手术止血明胶海绵块进行剪切,可手工制成直径为 $500\sim2000~\mu m$ 的末梢性栓塞颗粒,也可制成各种形态的主干性栓塞条。目前市场上也有成形的明胶

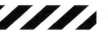

海绵颗粒,但性价比不高。PVA 颗粒一般选用 $350 \sim 560\ \mu m$、$560 \sim 710\ \mu m$ 等规格,作为末梢性栓塞剂。弹簧圈一般用作主干性栓塞剂,可脱性弹簧圈常用于支气管动脉瘤的栓塞。

4. 栓塞方法　包括选择性和超选择性两种。选择性栓塞常选用锥形头端的造影导管和(或)反弧造影导管,通过调整导管头端位置使其深入动脉内并固定,注入栓塞剂进行栓塞。超选择性栓塞常选用同轴导管系统。虽然成功的选择性栓塞和超选择性栓塞的止血率和复发率相近,但超选择性栓塞的治疗成功率大大提高,且并发症发生率降低。目前一般采用超选择性栓塞。体动脉的栓塞一般采用末梢+主干栓塞,即先应用各种末梢性栓塞剂进行末梢栓塞,然后应用各种主干性栓塞剂进行主干栓塞,可达到即刻止血的效果,还可降低复发率和延长复发时间。一般不推荐常规使用弹簧圈对支气管动脉主干进行栓塞,除非存在支气管动脉瘤或者支气管动脉-肺动脉瘘、造影损伤支气管动脉等情况。

(三)肺动脉栓塞术

1. 入路选择　一般选择股静脉入路置入合适的血管鞘进行栓塞治疗。如遇下腔静脉滤器置入、肺动脉高压、下腔静脉狭窄或下腔静脉系(下腔静脉、髂静脉、股静脉等)血栓形成等特殊情况,也可选择肘静脉、颈内静脉和锁骨下静脉入路。但上述入路在患者发生咯血时污染概率会增加。

2. 导管选择　一般情况下,可先置入 5F 或 6F 血管长鞘或各型导引导管,以保证栓塞导管的稳定,避免反复进出右心而导致各种严重并发症。肺动脉的走行复杂,在不同部位的肺动脉可选用不同的造影导管或导引导管。

3. 栓塞材料和方法　栓塞材料主要为弹簧圈、液体胶(NBCA 和 Onyx 胶)和覆膜支架。位于亚段及远端的周围型 PAPA 可应用弹簧圈或液体胶直接栓塞供血动脉或同时栓塞瘤体,对肺功能的影响不大。对于位于肺段的周围型 PAPA,可用弹簧圈或液体胶栓塞瘤体,尽量保护肺功能。对于位于肺叶及近端的中央型 PAPA,可用可脱性弹簧圈栓塞瘤体;对于宽颈 PAPA,必要时可置入支架辅助栓塞。也可应用自膨式或球扩式覆膜支架封闭动脉瘤。

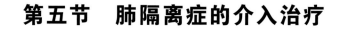

第五节　肺隔离症的介入治疗

一、概述

肺隔离症(pulmonary sequestration)指不通过正常支气管与中央支气管相通,且接收异常体循环供血的肺内病变。肺隔离症分为叶外型和叶内型,叶外型绝大多数为先天性,但叶内型是否为先天性有争议,一些学者认为叶内型大多数为获得性,可能是由慢性支气管阻塞引起反复肺部感染所致。叶内型比叶外型常见。

二、病因及病理生理

先天性肺隔离症的可能病因如下:①局部肺动脉发育不良,由体动脉供血,影响肺发育,无呼吸功能;②胚胎发育期间异常肺芽离断;③前肠下部重复畸形。发育异常的肺与正常支气管不交通,并由异常体动脉供血,形成无呼吸功能的肺组织肿块,其中可有囊变。叶内型:病变位于脏层胸膜内,发育异常的肺组织一起包入毗邻的正常肺组织内。叶外型:病变位于脏层胸膜外,发育异常的肺组织与毗邻的肺组织分开生长,由自身独立的胸膜包裹。约90%见于左侧,与膈面关系密切,可位于下叶与膈之间,亦可在膈下或被包围在膈肌之中。其血液供应多数来自胸主动脉下部,少数可来自腹主动脉,也有的来自肋间动脉、胸廓内动脉等。95%的患者静脉血回流到肺静脉系统,产生右向左分流;剩余部分回流到下腔静脉、奇静脉或半奇静脉、门静脉

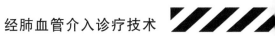

等,产生左向右分流。

三、临床表现

先天性肺隔离症缺乏特异性临床表现,可见于任何年龄段,大多数在婴幼儿期被发现。叶内型多见于成人,常因合并感染而被发现,表现为发热、咳嗽、咳脓痰、胸痛、咯血或反复发作的肺部炎症;叶外型因具有独立的胸膜和完整的解剖结构,罕见合并肺部感染,常合并其他先天性疾病如先天性膈疝、先天性心脏病等,可因其他原因做影像学检查时被偶然发现。

四、诊断

1.影像学诊断 典型胸部 X 线表现为下叶后基底段的局部致密阴影,发生于上半胸部者罕见,左侧多于右侧,双侧罕见。叶外型的肿块影内侧缘在胸部 X 线片上通常不能显示,易被误认为纵隔肿块,叶外型病变也可见于其他部位(如心包、纵隔、膈肌和腹膜后等)。叶内型病变仅位于膈上,表现为肺内肿块影,密度均匀,呈圆形、椭圆形或分叶状,部分病灶边缘模糊,少数可含气体甚至出现气-液平面,个别可表现为肺内含气囊肿样改变,提示病灶与周围肺组织或支气管交通(图 3-7)。抗感染治疗后肿块大小、密度变化较明显,一般规律是继发感染时,肿块影增大且边缘模糊,炎症吸收后,病灶缩小但不会完全消失。

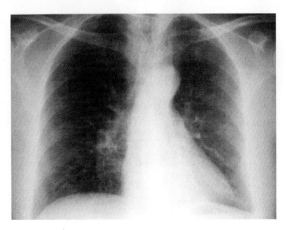

图 3-7 肺隔离症的 X 线表现

左下肺心影后密度增高影;内见多发含气囊状影,初诊为左肺下
叶支气管扩张并膨胀不全,经手术证实为左肺下叶隔离症

尽管胸部 X 线片上肺隔离症表现为实性病变,但 CT 上通常显示为斑片状影,内有不规则的囊性成分(图 3-8),少数可呈实性软组织病灶,呈结节或肿块样。叶内型以囊肿型为主(图 3-9),囊壁厚薄不一,外形不规则,不具张力。病变周围肺组织内常可见肺气肿或空气潴留征象,其发生机制目前尚不清楚,这种改变可见于叶外型和叶内型,且叶外型比叶内型更常见。少数病灶中可见钙化。

异常体循环供应血管多来自胸主动脉,部分直接起自腹主动脉,也可发自其主要分支,如腹腔干或脾动脉。大多数为单一异常供应血管,值得注意的是约 20% 的患者被发现有多支异常供应血管。随着多排螺旋 CT 和多种后处理血管显示技术的广泛应用,人们现在认为薄层增强CT 和 MRI 均能清晰显示异常供应血管。

2.诊断要点 下肺基底部囊性或实性软组织肿块,周围见迂曲、增粗血管影提示本病可能,CT 或 MRI 增强扫描血管重建可显示异常体循环供应血管的起源、走行和形态。

五、治疗

肺隔离症介入治疗:1993 年,有文献报道,应用弹簧圈能成功栓塞治疗肺隔离症,开创了肺

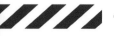
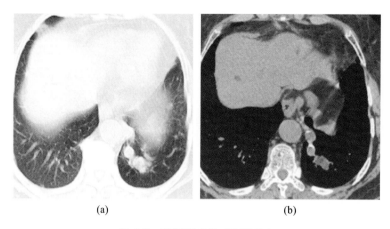

(a)   (b)

图 3-8　肺隔离症的 CT 表现 1

肺窗(a)显示左肺下叶斑片状影,内见含气腔,下方层面可见结节影,周围见肺气肿征象;
纵隔窗(b)显示主动脉旁两个结节影伴边缘钙化及斑片状影

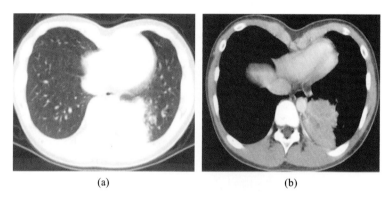

(a)   (b)

图 3-9　肺隔离症的 CT 表现 2

肺窗(a)显示左肺下叶降主动脉旁实变,密度均匀;增强扫描动脉期(b)显示病灶强化

隔离症微创介入治疗的先河。肺隔离症病灶与正常肺叶隔离,与周围的其他结构也处于相互隔离状态。肺隔离症病灶是一个单独的孤立结构,尤其是肺隔离症病灶的全部组织只从主动脉一处获得血液供应,病灶的供应动脉与周围其他血管之间没有侧支循环,将病灶供应动脉的主干阻塞,肺隔离症的病灶将缺血坏死、萎缩吸收、完全消散。肺隔离症单一的供应血管为介入栓塞治疗奠定了解剖学基础,介入栓塞治疗现已成为肺隔离症根治性治疗的首选治疗方案。

六、术前准备

(1)对患者进行积极的心理疏导,纠正患者的负面情绪,缓解紧张,减轻患者心理负担,可以让患者更好地配合治疗。

(2)术前医生应和患者及其家属进行充分沟通,解答患者的疑虑,讲解大致的操作流程、手术治疗的目的、手术相关风险、介入治疗的优势、手术前需要患者及其家属配合的事项,并按照规定签署手术知情同意书,否则不能进行手术治疗。

(3)完善术前检查:血常规、血型、肝肾功能、电解质、心肌酶谱、凝血功能、心电图等。

(4)若在清醒状态下手术,可不严格要求患者禁食禁饮。若患者病情严重或手术风险较大,需在全身麻醉下进行手术,术前 8～12 h 不能进食,术前 2～4 h 不能饮水,除饮食要求外,还要备皮,刮除穿刺点的毛发可以有效防止穿刺点出现感染。另外,需停用一些特殊的药物,尽可能避开女性患者的生理期等。

(5)通常选择股静脉入路,穿刺部位在腹股沟韧带下方,术后患者需要平卧 6～8 h,因此应提前进行咳嗽训练、床上进食、排尿、排便训练等。

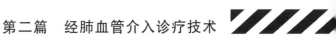

（6）术中材料准备：对比剂、造影导管、导引导管、血管鞘组、微导管系统、各型栓塞材料（如金属弹簧圈、血管塞、生物胶）等。

七、操作流程及注意事项

患者在局部麻醉下经股动脉穿刺置入导管与导丝，导管与导丝配合插管至肺隔离症病灶的供血动脉内，经造影证实插入肺隔离症病灶的供血动脉后，选择直径大于此动脉 20％的弹簧圈，对供血动脉进行彻底栓塞。若肺隔离症患者合并感染，可在栓塞前经导管向病灶内灌注敏感抗生素以杀灭细菌，控制感染。介入栓塞治疗后，患者休息 2～3 天即可出院。

八、并发症

（1）麻醉剂、对比剂及治疗药物所致的过敏反应：血管介入手术往往需要使用大剂量对比剂，患者可能会出现对对比剂的不耐受或过敏反应，包括过敏性休克；严重者甚至会影响肾功能。

（2）血管损伤，若血管破裂，大出血可导致死亡。

（3）穿刺部位形成血肿、瘀斑或假性动脉瘤，一般为手术时穿刺操作或术后压迫止血不当造成；穿刺部位发生感染，可引起红、肿、热、痛等症状。

（4）发热，常为坏死组织吸收热，因组织缺血坏死而引起，是一种无菌性炎症反应，部分患者的发热可因感染导致。

（5）导管、导丝断裂，不能取出，可导致相应位置的严重并发症，危及生命。

九、总结

由于肺隔离症多为先天发育异常所致，不会像肿瘤那样栓塞后产生血管生长因子，刺激周围组织产生侧支循环，故一般不需要应用栓塞微粒等末梢性栓塞剂，单纯使用弹簧圈栓塞方便、安全、省时、微创、疗效确切。与外科手术相比，介入栓塞治疗肺隔离症具有明显优势，符合医疗技术的发展趋势。

十、病例分享

患者，王某，女，25 岁，因咯血半个月于 2019 年 6 月 12 日入院。既往史：1997 年行剖宫产手术，具体不详。2001 年行阑尾切除术，2019 年 1 月 15 日因卵圆孔未闭行介入封堵术，术后口服阿司匹林肠溶片、氯吡格雷片，现停用。有糜烂性胃炎病史，具体不详。无传染病史、外伤史、中毒史、食物过敏史、输血史，无药物过敏史、使用成瘾药物史。

入院体格检查：血压 120/80 mmHg，体温 36.3 ℃，脉搏 70 次/分，呼吸 20 次/分，神清，双侧瞳孔等大等圆，对光反射存在，颈软，咽红充血，双肺呼吸音稍粗，右肺偶闻及少许湿啰音，心率 70 次/分；心律齐，未闻及明显杂音，腹软，剑突下轻压痛，肝脾未触及，全腹无反跳痛，双下肢不肿。

辅助检查：血气分析示，pH 7.31，二氧化碳分压 53.0 mmHg，氧分压 110 mmHg。电解质示钾 3.25 mmol/L。血常规：淋巴细胞计数 0.90×10^9/L，淋巴细胞百分比 18.3％，血红蛋白 114 g/L。肾功能、心肌酶谱、尿常规、凝血功能、血浆 D-二聚体、红细胞沉降率、淀粉酶、脂肪酶、肌红蛋白、肌钙蛋白、降钙素原检测未见明显异常。2019 年 6 月 12 日胸部 CT 示：①右肺中叶胸膜下小结节，建议追踪复查；②右肺下叶感染，建议治疗后复查；③肺气肿。2019 年 6 月 12 日支气管动脉 CTA 示支气管动脉扩张迂曲。

诊疗经过：入院后予以去甲万古霉素、莫西沙星抗感染治疗，并给予巴曲酶＋维生素 K1 止血，予以泮托拉唑、奥美拉唑抑酸护胃等对症支持治疗。

患者于 2019 年 6 月 13 日行支气管动脉造影＋栓塞术、肺动脉造影＋右心导管检查术，DSA 上可见 1 支起源于腹腔干的右侧体动脉异常，主干增粗、扭曲，末梢紊乱，并见对比剂外渗,供应右下肺内基底段。结合 2.6F 微导管超选择性插管后,应用 14 cm×4 mm 的微鸟巢 7 枚＋14 cm×6 mm 的微鸟巢 7 枚栓塞病理血管,复造影,末梢消失,主干保留(图 3-10、图 3-11)。术中测量肺动脉压正常。术后患者无明显不适,穿刺点无渗液。术后复查血常规(2019 年 6 月 14 日):淋巴细胞计数 $0.97×10^9$/L、中性粒细胞百分比 79.3%,红细胞沉降率、痰培养、痰涂片未见明显异常。2019 年 6 月 18 日胸部 CT 示:①右肺中叶胸膜下小结节;②右肺下叶感染;③肺气肿。胸腔彩超探查示右侧胸腔少量积液。患者病情好转,给予办理出院。

诊断:①肺隔离症;②肺梗死;③支气管动脉栓塞术后;④肺部感染;⑤肺部阴影;⑥胸腔积液;⑦肺气肿;⑧低钾血症;⑨轻度贫血;⑩卵圆孔未闭封堵术后。

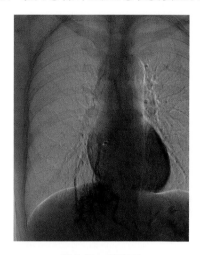

图 3-10 栓塞前

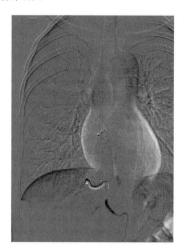

图 3-11 栓塞后

参考文献

[1] 郭海英,周新.咯血的临床思维与诊治流程[J].中国实用内科杂志,2007,27(8):634-637.

[2] 徐秋贞,居胜红,邓钢,等.咯血的多层螺旋 CT 血管成像诊断[J].中华放射学杂志,2011,45(5):445-448.

[3] Ishikawa H,Hara M,Ryuge M,et al. Efficacy and safety of super selective bronchial artery coil embolisation for haemoptysis:a single-centre retrospective observational study[J]. BMJ Open,2017,7(2):e014805.

[4] Mondoni M,Carlucci P,Job S,et al. Observational,multicentre study on the epidemiology of haemoptysis[J]. Eur Respir J,2018,51(1):1701813.

[5] Remy J,Voisin C,Ribet M,et al. [Treatment,by embolization,of severe or repeated hemoptysis associated with systemic hypervascularization][J]. Nouv Presse Med,1973,2(31):2060.

[6] Sehgal I S,Dhooria S,Agarwal R,et al. Use of a flexible cryoprobe for removal of tracheobronchial blood clots[J]. Respir Care,2015,60(7):e128-e131.

[7] 胡芳.肺隔离症影像诊断研究进展[J].医学影像学杂志,2011,21(11):1763-1767.

[8] Frush D P,Donnelly L F. Pulmonary sequestration spectrum:a new spin with helical CT[J]. Am J Roentgenol,1997,169(3):679-682.

[9] Molinari F,Paolantonio G,Valente S,et al. Images in cardiovascular medicine. Intralobar pulmonary sequestration in a 46-year-old woman:findings from multidetector-row computed tomography and magnetic resonance imaging[J]. Circulation,2009,119(11):e368-e370.

第四章
经体静脉系统介入诊疗

第一节　体静脉应用解剖

一、与肺有关的体静脉临床应用解剖

1.上腔静脉的解剖　上腔静脉位于纵隔内,为一粗大的静脉干,由左、右头臂静脉在右侧第1胸肋结合处后方汇合而成,垂直下行于升主动脉右侧,稍弓向前,在第4胸椎水平有奇静脉注入,在前纵隔下行至第3肋软骨后方进入右心房,借各级属支收集头颈、上肢、胸壁和部分胸腔器官的静脉血。从左、右头臂静脉汇合处至右心房入口终末头侧,上腔静脉全长为4.5～10 cm,平均7 cm,下1/3部分被心包覆盖,可分为较长的心包外段和较短的心包内段。心包外段左侧与升主动脉上部相贴,右侧与胸膜和肺邻近,前部与肋纵隔胸膜囊、右肺前缘、右主支气管旁淋巴结及胸腺右侧紧贴,后部与右主支气管前和旁间隙、右肺动脉前壁及右肺门的上部相邻。心包内段右侧为右上心包膈动、静脉和膈神经,左侧与升主动脉相邻,前侧与右心耳相连,后侧与右上肺静脉前部相邻。上腔静脉的直径为1.5～2.0 cm,横断面呈圆形或椭圆形,正常时为同层面升主动脉直径的1/3～2/3。其形态和直径受病理或生理改变(如胸腔内压和血管内压的改变)的影响变化很大。上腔静脉周围被右主支气管、主动脉、肺动脉、头臂干、胸腺及许多淋巴结包围,上腔静脉管壁较薄,内部血流压力低,容易受到邻近组织占位性病变的影响或血栓形成而产生上腔静脉综合征(superior vena cava syndrome,SVCS)。

2.奇静脉　胚胎期奇静脉由右上主静脉的胸段与后主静脉近侧段发育而成,奇静脉起源于右腰升静脉,穿过主动脉裂孔进入胸部,沿食管后方和胸主动脉右侧上行,在第4～5胸椎水平在右主支气管及右肺动脉上方移行为奇静脉弓并连接上腔静脉,少数情况下,奇静脉会引流入右锁骨下静脉、右头臂静脉、上腔静脉心包段或者右心房。奇静脉沿途接收半奇静脉、副半奇静脉、肋间后静脉、椎体静脉丛、食管静脉及心包静脉血流,偶尔接收下腔静脉及右肾静脉分支的血流,下方借腰升静脉连于下腔静脉。奇静脉是沟通上、下腔静脉的重要通道,当上腔静脉或下腔静脉阻塞时,该通道则成为重要的侧支循环途径。半奇静脉及副半奇静脉由左上主静脉的胸段与左后主静脉近侧段发育而成。半奇静脉在左膈脚处起自左腰升静脉,沿胸椎体左前外侧上行,于第8或第9胸椎水平经食管及主动脉后方跨越脊柱注入奇静脉。半奇静脉收集左侧下部肋间后静脉、食管静脉及副半奇静脉的血液,偶尔收集左肾静脉分支的血液。副半奇静脉于胸椎体左侧下行,注入半奇静脉或向右跨过脊柱前面注入奇静脉,沿途收集左侧上部肋间后静脉的血液。与奇静脉相比,副半奇静脉及半奇静脉的管径变化较大。正常情况下,难以清晰显示奇静脉各属支,只有当先天发育异常、上腔静脉或下腔静脉阻塞或奇静脉内血流量及压力增高时这些静脉才能够显示。

二、与肺相关的体静脉异常解剖

1.上腔静脉解剖异常　上腔静脉解剖异常包括上腔静脉的先天性畸形、上腔静脉阻塞和罕见的上腔静脉瘤。左上腔静脉的先天性畸形是最常见的左上腔静脉畸形,少见的有畸形肺静脉和左上腔静脉相连、右上腔静脉注入左心房等。上腔静脉阻塞可导致一系列严重的临床症状,称为上腔静脉综合征(SVCS)。恶性肿瘤、中心静脉插管和安置心脏起搏器引起的上腔静脉血栓形成,可使上腔静脉管腔闭塞。纵隔纤维化、主动脉瘤、支气管囊肿、肺癌、胸腺瘤、淋巴瘤、生殖细胞肿瘤、胸骨后甲状腺肿及淋巴结肿大等良恶性病变可压迫、推移或侵犯上腔静脉,引起上腔静脉移位、阻塞和闭塞。其中肺癌是引起上腔静脉综合征最常见的原因。上腔静脉阻塞时,血流可通过侧支循环回流到下腔静脉,减轻或延缓上腔静脉综合征的发生。常见的侧支静脉有奇静脉系统、椎旁静脉丛、侧胸壁及胸腹壁静脉、皮下静脉网、肋间静脉、心包膈静脉等。也有引流至肺静脉的报道。侧支静脉是诊断上腔静脉综合征和判断其严重程度的重要征象。

上腔静脉瘤罕见,仅有个别病例报道,可分为梭形和囊状两个亚型。

2.上腔静脉综合征解剖分型 上腔静脉综合征根据 Stanford 和 Doty 的分型,可分为四型。

Ⅰ型:奇静脉开口以上的上腔静脉部分狭窄,但奇静脉和上腔静脉血流方向不变,半奇静脉和副半奇静脉代偿性血流增多。

Ⅱ型:奇静脉开口以上的上腔静脉狭窄程度大于90%或完全闭塞,半奇静脉和副半奇静脉进一步代偿增粗。

Ⅲ型:奇静脉开口以下的静脉完全闭塞,奇静脉内血液逆流至腰升静脉,经髂静脉回流至下腔静脉。

Ⅳ型:上腔静脉、头臂静脉、奇静脉广泛闭塞,胸腹壁侧支循环形成。

3.上腔静脉阻塞后,上、下腔静脉之间的侧支循环 主要有以下5个通路。

(1)奇静脉通路:当阻塞平面位于奇静脉开口以上的上腔静脉时,侧支血液通过奇静脉顺向回流至右心房,此时,奇静脉扩张,奇静脉通路成为上腔静脉回流的最主要途径。当阻塞平面位于奇静脉开口处或开口以下的上腔静脉时,侧支血液通过奇静脉逆行至腰升静脉,再通过下腔静脉回流至右心房,此时奇静脉变细,奇静脉通路成为相对不重要的侧支通路。

(2)胸廓内静脉通路:胸廓内静脉收集肋间静脉、胸腔前静脉、胸腔后静脉、腹壁浅静脉的血液,通过奇静脉回流至上腔静脉;胸廓内静脉又可以通过腹壁上静脉,经腹壁下静脉流入髂外静脉、髂总静脉,至下腔静脉,沟通上、下腔静脉。

(3)胸腹壁浅表静脉通路:腹壁浅静脉和旋髂浅静脉经大隐静脉、股静脉、髂外静脉注入下腔静脉;同时,腹壁浅静脉和旋髂浅静脉向上可经胸腹壁静脉、胸外侧静脉、腋静脉、锁骨下静脉和头臂静脉与上腔静脉沟通。此通路多为浅表静脉,当静脉曲张时易被发现,具有重要的临床意义。

(4)椎静脉通路:椎静脉丛的血液一方面经肋间静脉、胸廓内静脉以及奇静脉注入上腔静脉;另一方面与腰骶静脉沟通,连于下腔静脉。当病变累及奇静脉时,此条通路作用更为明显。

(5)膈下静脉通路:膈下静脉可直接注入下腔静脉,还可经心包膈静脉、头臂静脉与上腔静脉沟通。

另外,体循环系统的静脉可与肺静脉建立侧支循环,形成右向左分流,导致低氧血症,此种情况已为增强 CT 检查所证实。

三、上腔静脉的影像学检查

上腔静脉的影像学检查方法包括胸部 X 线检查、超声检查、放射性核素静脉造影、数字减影血管造影(DSA)、CT、MRI 等。

1.胸部 X 线检查 最常用的筛查手段,具有无创、简便、经济等优点,可发现上腔静脉综

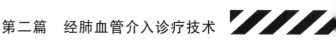

合征患者纵隔增宽,肺门肿块,右上肺肿块,右上肺通气不良,气管及主支气管变窄、移位,气管隆嵴增宽,胸腔积液等改变,有助于分析引起上腔静脉综合征的可能病因;也可表现为正常。其密度分辨率低,图像上前、后组织结构重叠,上腔静脉显示不清,易与胸骨及椎骨重叠而难以分辨,发现上腔静脉病变的能力有限,对于上腔静脉阻塞的程度、侧支循环等情况难以判断。

2. 超声检查　该检查方便、快捷、无放射性损伤,可多角度动态观察,经右锁骨上窝及心尖五腔切面获取上腔静脉图像。二维超声可提供上腔静脉冠状面及矢状面声像图,显示上腔静脉的回流支(如头臂静脉、锁骨下静脉)及其内膜的光滑度。彩色及脉冲多普勒超声可提供上腔静脉血流的性质及特征,有助于定量测量血流动力学指标、动态观察上腔静脉阻塞时血流频谱形态随狭窄程度变化的特征。经胸骨旁肋间隙探查纵隔内有无肿块回声,可发现部分上腔静脉阻塞患者的病因及阻塞程度,了解引起阻塞的占位性病变的大小、位置、回声特点及与心脏、纵隔大血管的关系。但由于上腔静脉位于右侧纵隔内,前方有胸骨,后方为胸椎,两侧有肋骨围绕,其整个行程均有骨骼、含气肺组织包绕,对超声波的反射和吸收系数干扰较大,受声窗的限制,经体表超声难以观察上腔静脉的全貌。经食管超声排除了骨骼及含气肺组织的干扰,可显示上腔静脉全程,发现上腔静脉腔内外病变,但需经食管插管,操作相对复杂,有一定的不适感和潜在的危险性,有食管病变及严重心肺功能不全的患者不便进行此项检查。另外,超声检查受操作者经验限制,可能对增大的侧支静脉和未完全阻塞的血栓做出假阴性的结论。

3. 放射性核素静脉造影　可用于上腔静脉综合征的诊断,显示上腔静脉管腔狭窄,甚至中断,示踪剂通过缓慢,向颈静脉反流,还可以显示胸腹部侧支循环,对了解上腔静脉阻塞的部位、程度及侧支循环等情况,诊断或排除上腔静脉综合征有较大的价值。但其成像清晰度较 DSA 差,对完全性上腔静脉综合征的阻塞段长度难以确定,且不能观察腔外病变,不能确定上腔静脉综合征的病因。

4. DSA　DSA 可清晰显示血管,被认为是诊断上腔静脉病变的最可靠的检查方法,常作为其他影像学检查结果的对照依据和最终检查手段。DSA 能清楚显示血管形态、走行、管壁的光滑度及腔内有无异常结构,对病变部位血管的增生程度及侧支循环显示较清楚。DSA 利用数字化减影技术,消除了骨骼和软组织的干扰,使血管影像更加清晰,可实时显示血管的动态充盈过程,需要的对比剂用量减少、浓度低。DSA 检查时患者的运动干扰可影响图像质量,由于充气的肺组织与纵隔软组织的密度差较大,有时难以把握最佳的曝光条件,图像质量受到影响。有人提出可在肺野覆盖适当密度的物质进行密度补偿,有利于提高图像质量。DSA 只能显示上腔静脉的解剖异常和上腔静脉阻塞,无法显示血管外病变,对病变的定性也很困难,故作用有限。因常见的上腔静脉综合征可通过其他影像学手段得到诊断,且 DSA 属有创检查,费用较高,DSA 多用于需同时进行介入治疗的病例。

5. CT　CT 密度分辨率高,横断面扫描可排除前、后组织结构的重叠,不仅可以显示上腔静脉腔内的病变,也可显示腔外病变,有助于发现引起上腔静脉病变的原因。上腔静脉是对比剂进入血管系统的主要通道,增强 CT 检查可顺利发现上腔静脉异常。螺旋 CT 能进行快速扫描并获得容积数据,可在任意平面重建及三维成像,成为观察上腔静脉的理想方法。螺旋 CT 上腔静脉造影能清楚准确地显示上腔静脉阻塞的部位、程度、病因及侧支循环,为诊断和治疗上腔静脉综合征患者提供足够的信息,可替代 DSA 检查。

6. MRI　MRI 对软组织的分辨率高,可以多方位成像,对纵隔病变的检查具有潜在的优势。三维动态增强磁共振血管造影(3D DCE MRA)现被广泛用于上腔静脉检查。3D DCE MRA 技术通过向静脉内注射顺磁性对比剂(常用钆对比剂),利用血管内的高浓度对比剂明显缩短 T1 弛豫时间,同时配合快速梯度回波(GRE)序列和短重复时间(TR)效应有效地抑制周围组织的信号,血管呈高信号而周围静态组织呈相对低信号,使靶血管成像,可清楚准确地显示

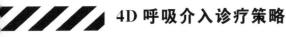

上腔静脉病变的部位、范围、侧支循环和主要属支,克服了二维时间飞跃法(2D TOF)技术的诸多缺点,成像速度快,图像质量好、视野大、伪影少。但该技术依赖对比剂,必须经静脉穿刺注射对比剂,对于上肢水肿的上腔静脉综合征患者而言,可能存在穿刺困难。

7. 上腔静脉各种影像学检查的比较 在上腔静脉的各种影像学检查中,DSA 是诊断上腔静脉综合征最可靠的检查方法,常作为其他影像学检查结果的对照依据和最终检查手段,尤其是对需同时行介入治疗的病例,DSA 不可或缺。DSA 属有创检查,费用高,且不能显示病变的病因,大大限制了其临床应用。胸部 X 线检查发现上腔静脉病变的能力有限,常用于病例筛选。放射性核素静脉造影曾用于诊断上腔静脉综合征,以侧支循环的建立和变慢的血流为重要的诊断标准,但易引起误诊,图像相对模糊,对确定血栓的位置相对不敏感,不能明确上腔静脉综合征的病因,现已很少使用。利用超声检查,检查者可动态观察上腔静脉及其主要属支;利用彩色及脉冲多普勒超声检查,可定量测定病变区血流动力学,发现部分上腔静脉综合征患者的病因,但受声窗的限制,上腔静脉显示欠清晰,个别患者颈、面部肿胀明显,进一步影响了上腔静脉图像质量。但超声检查价格便宜,操作方便,无创伤及放射性损伤,可作为疑似上腔静脉综合征人群的筛选检查方法。增强 CT 及 MRI 图像能较清晰显示上腔静脉腔内、外病变,尤其是螺旋 CT 上腔静脉造影和 MRA 三维重建图像,可清晰显示上腔静脉病变部位的立体结构,可与 DSA 媲美,并且可以从不同角度观察,既可显示上腔静脉的异常也可发现其病理基础,是评价上腔静脉病变的理想手段,比 DSA 提供更多的解剖和病理信息。CT 的空间分辨率较 MRI 高,且应用广泛、相对便宜,检查快速、准确,是目前上腔静脉最理想的影像学检查方法。但 CT 检查为射线性检查,对患者有放射性影响,且患者可能发生碘对比剂过敏。MRI 检查时间长,CT 与 MRI 检查上腔静脉时均需注射对比剂,需消除来自无对比剂血流的影响以及减少伪影。CT 及 MRI 不能实现实时、动态检测,不能提供血流动力学信息,也是这些方法的不足之处。对疑诊为上腔静脉综合征的患者可以先行超声筛选检查,也可行 MRI 或增强 CT 检查,对于异常者,若需明确上腔静脉综合征病变的三维结构,可进行螺旋 CT 上腔静脉造影或 MRV 检查,对需进一步确诊或介入治疗的部分患者行 DSA 检查,检查同时可直接行介入治疗。

第二节 材料与方法

一、穿刺针

呼吸系统经体静脉介入最常选择股静脉和颈静脉入路,有时合并下肢静脉血栓形成时选择腘静脉入路,所用穿刺针同体动脉介入所用穿刺针。常用 18G 或 21G 穿刺针,带或不带针芯、穿刺套管。粗针对血管损伤较大,因此经颈静脉入路进行介入治疗时一般选择较细的穿刺针。

二、导丝

呼吸系统经体静脉介入主要针对肺动脉、下肢静脉,常用导丝同经体动脉介入。

三、导管

与导丝一样,导管的应用与经体动脉介入基本相同,肺动脉干、上腔静脉、下腔静脉造影可选用带侧孔的造影导管,如 5F 猪尾导管。抽吸血栓时可用各种薄壁的 8F 及以上的大腔导管,如 8F MPA 导管,也可以同时使用抽吸导管(图 4-1);狭窄或闭塞性静脉疾病,需要用到球囊导管或支架系统,此时需要选择相匹配的长鞘系统。

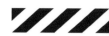

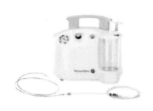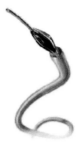

图 4-1　抽吸导管

四、耗材

1. 栓塞剂　呼吸系统相关静脉、动脉栓塞多用各种弹簧圈和血管塞(图 4-2)。金属弹簧圈与经体动脉介入时所用相同。血管塞是由镍钛合金、不锈钢、高密度聚乙烯等制成的。

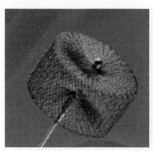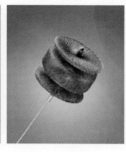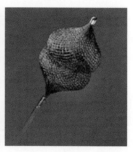

图 4-2　血管塞

2. 支架系统　主要有球扩式和自膨式,其中绝大多数是裸支架,主要用于中心静脉狭窄或闭塞的治疗。中心静脉定义为锁骨下静脉、头臂静脉、上腔静脉、下腔静脉以及髂静脉。针对大管径的中心静脉,目前专用支架有 Optimed 公司研发的 Sinus-XL 支架与 Sinus-XL Flex 支架。Sinus-XL 支架为闭环设计,有较大的径向支撑力,直径为 16～36 mm,长度为 30～100 mm,可在上腔静脉中使用。Sinus-XL Flex 支架则改成开环设计,柔顺性更好,直径为 14～24 mm,长度为 40～160 mm。其他还有静脉支架系统,如 Vici Venous 静脉支架(图 4-3)等;球扩式支架,如 Pul-Stent 肺动脉支架(图 4-4)。

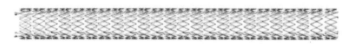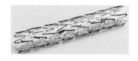

图 4-3　Vici Venous 静脉支架　　　　　图 4-4　Pul-Stent 肺动脉支架

第三节　上腔静脉综合征的介入治疗

一、概述

上腔静脉综合征(superior vena cave syndrome,SVCS)是由各种原因导致上腔静脉完全或不完全阻塞而引起的一组急性或亚急性临床症候群,即上腔静脉回流受阻造成相关区域静脉淤血。上腔静脉综合征的症状和体征与阻塞时间、阻塞程度、阻塞部位有关。时间短、阻塞程度重,病情常较严重。反之,病情较缓和。

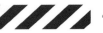

二、病因

上腔静脉综合征多由恶性肿瘤引起,如肺癌、淋巴瘤及转移性肿瘤等,慢性纵隔炎、原发性上腔静脉血栓形成等也可引起上腔静脉综合征。20 世纪后半叶,肺癌已成为上腔静脉综合征的最常见病因,占上腔静脉综合征病因的 3%~15%,以小细胞肺癌最为常见。淋巴瘤居肺癌之后,是引起上腔静脉综合征的第二位病因。其他恶性肿瘤,如恶性胸腺瘤、精原细胞瘤、转移性肝癌、白血病、恶性心脏肿瘤均能引起上腔静脉综合征。良性疾病(较常见的良性疾病是胸骨后甲状腺肿和纤维性纵隔炎)所致的上腔静脉综合征占比为 5%。头臂血管瘤在西方国家是引起上腔静脉综合征的重要原因。

三、病理生理

上腔静脉将头部、上肢和躯干上部的血液运送到心脏,所运送血液约占静脉回心血液的 1/3。上腔静脉位于上纵隔内,其壁很薄且柔软,血管壁受压易引起血管腔变窄而使血流受阻。上腔静脉周围有较硬的组织器官包绕,如胸腺、右主支气管、主动脉、头臂干、肺门及气管旁淋巴结等。这些结构的任何一部分膨胀均可压迫上腔静脉。上腔静脉是头部、颈部、上肢、上胸部血液回流的主干。上腔静脉受压可导致这些区域静脉压升高和淤血,继而引起上肢水肿,胸腔和心包渗出,甚至气管水肿、脑水肿,心输出量减小,患者可伴有意识改变、视力下降、头痛等症状。若上腔静脉受压过久,可导致局部血栓形成,以及中枢神经系统损害。在上腔静脉缓慢受压过程中,乳房内侧、脊柱、奇静脉、胸廓可有侧支循环形成,表现出特征性的胸壁浅静脉怒张。

上腔静脉阻塞时,血液通过侧支血管网流向下腔静脉或奇静脉。静脉侧支血管通常需要数周才能扩张到足够容纳上腔静脉血流的程度。上腔静脉阻塞者的颈静脉压通常升高到 20~40 mmHg(正常范围 2~8 mmHg)。症状的严重程度取决于上腔静脉阻塞的程度和上腔静脉阻塞的发生速度。上腔静脉阻塞引起的上半身水肿引人注目,但水肿的后果往往不太严重。然而,罕见的脑水肿可引起致命性后果。鼻部和喉头水肿可导致上呼吸道狭窄。上腔静脉阻塞引起的严重后果罕见。

上腔静脉阻塞按阻塞部位与奇静脉的位置关系可分为奇静脉入口下阻塞、奇静脉入口上阻塞、奇静脉和上腔静脉阻塞三型。上腔静脉阻塞后,广泛的静脉侧支循环建立。胸壁的奇静脉通路是重要的侧支通路。当上腔静脉阻塞部位位于奇静脉入口处下方时,上半身静脉血主要通过奇静脉和半奇静脉回流到膈下的腰静脉再进入下腔静脉。当上腔静脉阻塞部位位于奇静脉入口处上方时,颈部静脉侧支循环建立,血液经奇静脉再进入梗阻下方的上腔静脉和右心房。当奇静脉入口处发生上腔静脉阻塞时,上半身血液必须经过上、下腔静脉之间的侧支循环进入下腔静脉,再回流到右心房。

上腔静脉阻塞后静脉侧支循环的建立与上腔静脉阻塞程度有关。上腔静脉部分或完全阻塞而奇静脉-右心房通路仍通畅时,只有少量的侧支循环建立;当上腔静脉完全阻塞,奇静脉系统血液只能逆流到下腔静脉时,颈部和其他部位会有更多的侧支循环建立。脑静脉减压可以通过单侧颈内静脉实施,因大脑左、右静脉通过中静脉窦相通。上、下矢状窦引流大脑半球的血液,并通过横窦和乙状窦与任何一侧颈内静脉相通。海绵状静脉窦同样自由地与两侧大脑及大脑两侧颈内静脉交通。因此任何一侧颈内静脉都与右心房相通,可以充分地引流脑静脉血液,即可达到双侧减压的目的。

四、临床表现

上腔静脉综合征典型的临床表现包括呼吸困难、面部水肿和淤血、胸壁和颈部血管怒张以及结膜水肿,严重者伴有中枢神经系统表现,如头痛、视物模糊或意识障碍。体格检查时可发现

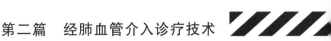

面部水肿,颈部粗,多血质,颈部以及胸部血管怒张。当奇静脉阻塞时,胸壁和上腹壁可见扩张的静脉;若上腔静脉末端和奇静脉连接处发生阻塞,则上胸部可见扩张的静脉支。上腔静脉阻塞严重时,患者可出现气道受阻的体征(喘鸣)或颅内压升高的表现,这种情况应迅速明确诊断并加以处理。淋巴瘤、小细胞肺癌患者出现这种严重情况时,经化疗常能获得很好的效果。

上腔静脉综合征的症状和体征是由头部、颈部、上肢的静脉血回流受阻、静脉压升高引起的。上腔静脉综合征临床表现的轻重随阻塞发生的速度、阻塞的程度以及上腔静脉阻塞部位与奇静脉之间的解剖关系而异。患者常有面部、颈部、臂部、上胸部肿胀,并伴有静脉曲张。眼部常最先受累,患者主诉流泪、眼睑水肿、眼球突出。视网膜检查提示视网膜水肿、静脉充血。如果奇静脉也受阻,则这些症状和体征更明显。不久患者可出现头痛、头昏、耳鸣,向前低头时头部有胀裂感,面部发红或发绀。静脉高压可引起颈静脉和脑血管血栓形成,进而引起一系列症状和体征。视网膜静脉血栓形成可致盲。由于上腔静脉综合征多由肺癌引起,故肺癌的症状也常见,如气管或右主支气管受压引起的刺激性咳嗽、呼吸困难甚至窒息;膈神经、迷走神经和交感神经受侵犯导致的右膈肌麻痹、声音嘶哑、疼痛或 Horner 综合征等。

五、诊断

根据典型的临床症状可以进行初步诊断,同时可以辅助测量肘静脉压。但双侧头臂静脉狭窄同时合并颈静脉狭窄的患者,肘静脉压不一定增高,除无上肢肿胀症状以外,上腔静脉综合征的其余症状均可出现。利用胸部 X 线检查可以评估肺内情况和纵隔增宽情况。目前增强 CT 检查是最重要的检查手段,可以清晰显示血管阻塞原因、程度和侧支循环情况,同时可以显示原发疾病的情况。MRI 可用于对碘对比剂过敏者的检查,同时无须增强即可获得血管影像。血管造影一般在需要行介入手术时进行。

六、治疗原则

治疗原则包括病因治疗和减症治疗两大类。减症治疗包括脱水、利尿和平喘等内科保守治疗,以及外科旁路转流术和经皮上腔静脉成形术。目前最重要的减症治疗为经皮上腔静脉成形术,外科旁路转流术已被淘汰。恶性上腔静脉综合征的病因治疗主要包括放疗、化疗和外科手术;外科手术包括肿瘤切除术和血管重建术。对于良性上腔静脉综合征患者,主要是针对原发疾病进行治疗,如抗结核治疗、抗凝和溶栓治疗等。

七、上腔静脉成形术

(一)概述

上腔静脉成形术主要包括血管内支架置入术、球囊扩张术和除栓术,其中最主要的为血管内支架置入术,有效率可高于 90%,且症状大多在术后 24 h 内缓解、消失。早期诸多学者将各种血管扩张术应用于上腔静脉综合征的治疗,主要为球囊扩张术。1986 年 Rosch 等和 Charnsangavej 等首先应用血管内支架置入术成功完成恶性上腔静脉综合征的治疗。此后血管内支架置入术被广泛应用于上腔静脉成形术。早期上腔静脉成形术的血管内支架均应用 Z-stent,但其有柔顺性差、网孔大易致肿瘤内侵的缺点。20 世纪 90 年代末,由不锈钢丝编织的 Wallstent 支架和球扩式 Palmaz 支架开始被使用。Wallstent 支架有回缩明显的缺点,而 Palmaz 支架有直径小和易致血管破裂的缺点。此后由激光雕刻的各型镍钛合金支架相继出现,因具有良好的柔顺性、较强的支撑力和低回缩性而被广泛应用于上腔静脉成形术。代表性支架有 Optimed Sinus、Cordis Smart、Cook Zilver 和 Bard Luminexx。目前已有文献报道 ePTFE 覆膜支架应用于上腔静脉成形术,以防止支架内肿瘤入侵。

（二）适应证

上腔静脉成形术的适应证如下。

（1）各种严重上腔静脉综合征患者的急救，如喉头水肿（严重呼吸困难）、脑水肿（晕厥、昏迷）。

（2）肘静脉压高于 14.71 mmHg，上腔静脉狭窄程度在 70% 以上的恶性上腔静脉综合征患者。

（3）肘静脉压高于 14.71 mmHg，双侧头臂静脉狭窄程度总计在 80% 以上的恶性上腔静脉综合征患者。

（4）肘静脉压不高，但双侧头臂静脉狭窄程度在 80% 以上同时合并其中一侧颈静脉严重狭窄的恶性上腔静脉综合征患者。

（5）肘静脉压不高，上腔静脉狭窄程度在 70% 以上的抗肿瘤治疗无效的恶性上腔静脉综合征患者。

（三）禁忌证

一般无绝对禁忌证，一些特殊情况除外。例如，有血管插管、造影禁忌证者，如严重凝血功能不全、对碘对比剂过敏和严重肝肾功能不全等患者；上腔静脉及其属支有大量新鲜血栓形成，溶栓、吸栓等治疗效果不佳，同时无法置入上腔静脉滤器预防者；恶性狭窄段已经累及右心房，同时行心房支架置入术前行球囊扩张试验发生严重心律失常者；慢性上腔静脉及双侧头臂静脉严重狭窄，甚至闭塞，但侧支开放良好，无上腔静脉综合征症状者。

（四）支架类型及性能

上腔静脉成形术所采用的支架主要以下几种。

1. Gianturco Z 支架　直径较大，支撑力较强，适应上腔静脉病变部位，但需要较粗的输送系统，可能发生移位和断裂，而且由于孔眼较大，肿瘤进一步生长易导致支架梗阻。Gianturco Z 改良型支架，用单丝缝合线穿入孔眼与支架体相连，支架上附有小钩或小刺，以防支架移位。

2. Wallstent 支架　一种自膨式支架，用不锈钢丝制成，编织孔眼较小，弹性好，放入血管后其口径逐渐增大，适度吸收放射线。

3. Palmaz 支架　一种球扩式支架，用不锈钢制成，放入上腔静脉后短缩程度较小，支撑力较强。

4. Memotherm 支架　由镍钛合金制成的自膨式支架。镍钛合金是一种温度记忆合金，在设置温度 30 ℃下预先制成一种形状，放入上腔静脉后受体温影响恢复记忆的形状而张开，对放射线吸收率较低。

5. Symphony 支架　支撑力较强，适用于上腔静脉狭窄或梗阻。

上述支架中，自膨式支架在膨胀时均发生短缩。

（五）术前准备

（1）完善检查：进行凝血功能、血常规、血生化检查，测量肘静脉压等。

（2）术前给予充分脱水、利尿和抗凝处理，有大量心包积液、胸腔积液者给予充分引流。

（3）做好术前临床和影像学评估：根据临床和影像学检查结果，评估血管狭窄程度、性质和血栓形成情况等，并制订相应的手术方案。

（4）做好备皮、心电监护、吸氧和开放静脉通道等准备工作。

（5）根据手术方式，签署相应的知情同意书。

（六）支架选择的原则

（1）根据上腔静脉狭窄段的长度，考虑支架置入后的短缩，支架置入上腔静脉张开后其长度超出狭窄段 1～2 cm。

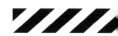

（2）根据上腔静脉狭窄段近心端正常直径确定支架大小。

（3）选择短缩程度最小的支架。

（4）选择支撑力最强的支架。多数研究者主张用自膨式支架，目前用得较多的是 Wallstent 支架及 Palmaz 支架。

（5）支架数量的选择视狭窄段的长度而定。大多数情况下，选择一枚支架即可；上腔静脉狭窄段较长，和（或）累及锁骨下静脉、头臂静脉者，有时需用多枚支架，放置两枚、三枚甚至四枚，最多达六枚。在放置多枚支架时，宜先放置最远端，且支架彼此重叠 1～2 cm，这样放置支架更易成功。

（七）操作程序

1. 入路选择　一般选择股静脉入路；如患者不能平卧，可选择肘静脉或锁骨下静脉入路。根据所制订的手术方案置入相应直径血管鞘。

2. 血管造影术　①经双侧肘静脉置入静脉留置管，同时行血管造影；②应用造影导管插至狭窄远端行血管造影，选用多侧孔导管；③若狭窄严重，造影只能显示狭窄一端，则需用各种造影方法明确狭窄另一端的位置。

3. 血管成形术　根据血管造影结果，测量血管狭窄程度和狭窄段长度。一般对恶性狭窄者直接进行支架置入术，可经交换导丝交换出造影导管，再引入支架输送系统；释放支架前需熟知各种支架的特性和释放方式，支架需缓慢打开至狭窄段，最后支架完全释放时也要缓慢。对良性狭窄者首先应用球囊扩张术，如球囊扩张术效果不佳，再行支架置入术。对于狭窄远端有血栓形成者需行血栓清除术，再行血管成形术。支架置入术后扩张效果不佳者可予以球囊后扩，但仅适用于肿瘤受侵狭窄、良性的静脉纤维化狭窄，不适用于外压性狭窄。当支架不足以撑开狭窄血管时，球囊扩张术也同样无法撑开狭窄血管。

4. 血管再通、成形术　上腔静脉完全受肿瘤侵犯时，则需要进行血管再通术。术前可用 0.035 in 的普通导丝进行试探性的穿通，阻力小者可穿通成功，穿通后可行 C 臂 CT 检查证实导丝位于远侧血管腔内，再行相应的血管成形术。如普通导丝不能通过，则可以应用偏硬的下肢动脉成形术时用的 0.014 in 或 0.018 in 导丝，或房间隔穿刺针进行穿通术。

步骤如下。

（1）路径：经股静脉穿刺插管做上腔静脉造影，根据数字减影血管造影（DSA）情况选择支架，支架直径为 20～30 mm、长度为 80～100 mm，球囊直径为 10～20 mm。股静脉穿刺后，常规用 3000 U 肝素进行全身肝素化。

（2）上腔静脉造影：将猪尾导管插至头臂静脉造影，狭窄严重的患者可用"J"形导丝或直头导丝配合单弯导管或 Cobra 导管通过狭窄段，再交换猪尾导管至头臂静脉或狭窄段远端进行造影。如果下入路导丝不能顺利通过，可经上入路即锁骨下静脉或颈内静脉穿刺，行双向造影明确病变范围，以显示病变特征、狭窄程度及长度、属支静脉是否受累及有无血栓形成。恶性狭窄者，可有管壁不规整、受压移位及肿瘤直接侵犯等征象。良性狭窄者，血管管壁张力高，呈中心性狭窄，轮廓光滑。

（3）球囊扩张：上腔静脉狭窄处韧性大，球囊扩张后常很快回缩，管径扩张不多，一般不单用球囊扩张术。球囊扩张的主要目的是通过改变球囊形态，帮助术者了解管壁的坚韧性，以便选择合适的支架；在支架置入后扩张不满意时再用球囊进行扩张。根据血管的情况，选用 10～20 mm 直径球囊，扩张 3～5 次，可先用小球囊再用大球囊，直至狭窄部位张开。导管通过狭窄血管后交换硬导丝并引入球囊扩张狭窄段，球囊长度应稍长于狭窄段长度，最大直径不超过邻近正常血管管径，球囊扩张时，应力求球囊完全充盈，采用多次短时扩张的方法，持续时间不宜超过 15 s，以免远端静脉压力过高而导致血管破裂。对于狭窄程度过重的病变，可先用小球囊扩张到一定程度，再换用较大球囊进行分次扩张，这种方法可以减小球囊扩张的难度，还能避免球囊扩张后回心血量突然大量增加,降低了右心衰竭发生的概率。球囊扩张后可行支架置入,支架长度要比狭窄段稍长 2～4 cm,以避免放置时或放置后支架移位对疗效的影响。支架直径应与邻近正常血管管径相当或稍大,原则上支架放置以狭窄段中点为中心,上、下端超越狭窄段 1～2 cm,但要注意上腔静脉进入心房前 1～2 cm 为奇静脉开口,要避免支架下端覆盖奇静脉开口,可根据情况适当调整支架位置及选择适合的支架,支架放置后,退出释放系统,保留硬导丝,造影观察上腔静脉开通情况,对支架扩张不理想的可再用球囊重复扩张,目前的自膨式支架一般不需再次球囊扩张。

(4)支架置入:交换加硬导丝,沿硬导丝推送装有支架的输送器,直至支架前端越过病变部位,调整好支架的位置,再缓慢退出输送器,使支架逐渐张开。自膨式支架放置后数日还可进一步张开。对于某些管壁组织坚韧者,上腔静脉造影见狭窄段扩张欠佳时,可辅以球囊扩张或放置第二枚支架套入第一枚内使管腔充分展开。在支架放置后再次行上腔静脉造影,若支架张开,上腔静脉扩开,侧支循环血流减少,证实支架放置成功。

(5)术后抗凝处理:术后第 2 天开始皮下注射低分子量肝素钙,每天两次,持续一周,一周后可改用口服抗凝剂(华法林或氯吡格雷)治疗,持续半年,并定期检测凝血时间和血小板情况,根据情况调整药量。

(八)操作注意事项

(1)选择合适长度和直径的支架。支架直径大于正常血管管径至少 10%,支架上、下两端必须超过狭窄段两端 1 cm。对长段狭窄采用双支架置入术时,吻合接口长度需大于 1 cm。

(2)上腔静脉狭窄者一般行单侧支架置入术即可;若双侧头臂静脉狭窄严重,可行双侧支架置入术,双侧支架置入可根据情况应用对吻技术或内套技术。

(3)狭窄段远端有大块血栓者需积极行除栓术,待大块血栓清除后再行支架置入术。

(4)狭窄处邻近心房口者,先行球囊扩张试验,如无明显的心律失常,再行支架置入术。

(5)行球囊扩张术时,球囊直径小于 10 mm,特别是在上腔静脉下段(纵隔裸区),避免血管破裂。

(6)左侧头臂静脉至上腔静脉的支架必须选用开环式支架(柔顺性好,可成角但不影响支架撑开)。

(7)头臂静脉属支(锁骨下静脉和颈静脉)有严重狭窄,合并局部症状严重者酌情同时行血管成形术。

(九)手术相关并发症及处理

上腔静脉综合征的介入手术并发症发生率很低,偶尔可见支架移位、脱落,支架断裂(可引起心律失常),支架梗阻,支架误放,胸痛,穿刺局部血肿形成,支架感染,肺栓塞及肺水肿,心包填塞或纵隔血肿等。支架移位、脱落系支架直径选择有误所致,术中发现支架释放后下移,立即用大于原支架直径和长于原支架长度的支架套入或应用相同直径的支架对接至上方较细血管;完全移位者(至心房为止)可采用各种介入方法将支架移至髂静脉;失败者行外科手术取出支架。大出血、心包填塞一般系利用大球囊进行血管扩张术后血管破裂所致。发现后立即予以心包穿刺、扩容和输血处理,同时对破口进行球囊封堵,再予覆膜支架置入;失败者行外科手术修补。急性心力衰竭、肺水肿系支架撑开后回心血量猛增所致,应注意支架释放后心率和血流变化,术后常规预防性应用呋塞米;心率持续加快者给予毛花苷 C 强心,血压下降者给予正性肌力药物维持血压。肺水肿者可取坐位,吸氧(将乙醇放置于湿化瓶内),同时给予吗啡、氨茶碱、呋塞米和毛花苷 C 等药物解痉、平喘、利尿和强心。严重心律失常一般系支架进入心房持续刺激窦房结所致。支架进入心房尽量勿大于 2 cm,支架需入心房者可用球囊试扩。急性肺栓塞系上腔静脉主要属支内大块血栓脱落所致。导管可直接进入肺动脉对血栓进行处理,并予以相

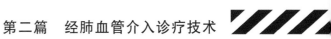

应的辅助药物治疗。

(十)疗效评价

一般以上腔静脉支架成功置入后造影发现上腔静脉扩开、侧支循环血流明显减少以及临床症状和体征缓解作为手术成功的客观评判标准。成功行上腔静脉成形术后,各种症状在术后即刻减轻;自膨式支架置入术后一般24 h内完全撑开,各种症状在24 h后迅速消失。临床上患者的肿胀、气促和咳嗽等症状可明显改善。可以测量支架置入术前、后肘静脉压的改变,以进行对照。术后1~2天可以进行胸部X线检查或3D-DSA观察支架撑开情况。如果症状改善不佳及支架撑开不佳,可再次进行球囊扩张术(需掌握球囊扩张术指征)和叠加支架置入术。另外,术后1~2个月可以复查胸部增强CT以观察支架和血管情况。

(十一)随访及必要的后续(重复)治疗

术后行长期抗凝治疗,同时积极进行基础疾病治疗。对患者进行长期随访,恶性狭窄者上腔静脉在支架置入术后再狭窄率约为30%。主要原因为慢性血栓形成、肿瘤浸润和肿瘤再压迫。慢性血栓形成者可予以球囊扩张术,必要时再次置入支架。肿瘤浸润者可进行球囊扩张术和覆膜支架置入术,肿瘤再压迫者可再置入强支撑力的支架。术后支架内急性血栓形成极少见,但发生后需要积极应用介入手段进行干预。

第四节　下肢深静脉血栓形成的介入治疗

一、概述

深静脉血栓形成(deep venous thrombosis,DVT)是血液在深静脉内不正常凝结引起的静脉回流障碍性疾病,常发生于下肢。血栓脱落可引起肺栓塞(pulmonary embolism,PE),深静脉血栓形成与肺栓塞统称为静脉血栓栓塞症。

二、病因及病理生理

深静脉血栓形成的主要病因是静脉壁损伤、血流缓慢和血液高凝状态。深静脉血栓形成多见于大手术或严重创伤后、长期卧床、肢体制动、肿瘤等患者。深静脉血栓形成所引起的病理生理改变,主要由静脉回流障碍所致,静脉回流障碍的程度取决于受累血管的大小、部位,以及血栓形成的范围和性质。深静脉血栓形成后,血栓远侧静脉压力升高,使得毛细血管渗透压升高,血管内皮细胞渗透性增加,体液移向组织间隙,造成肢体肿胀。深静脉血栓形成时可伴有一定程度的动脉痉挛。动脉搏动减弱,引起淋巴回流障碍,加重肢体肿胀。深静脉血栓形成还会引起静脉本身及周围组织的炎症反应,引发不同程度的疼痛症状。

三、临床表现

根据发病时间,深静脉血栓形成可分为急性期、亚急性期和慢性期。急性期指发病14天以内;亚急性期是指发病15~30天;慢性期指发病30天以后。急性下肢深静脉血栓形成可表现为患肢突发疼痛及肿胀,体格检查可见下肢皮肤呈现凹陷性水肿、皮温升高等,触诊可有压痛。严重下肢深静脉血栓形成会出现下肢极度肿胀、剧痛、足背动脉搏动消失等症状,若不及时处理,可发展为休克。若静脉血栓脱落,可随着血流运动,堵塞肺动脉形成肺栓塞,甚至引起血栓后综合征(post-thrombotic syndrome,PTS)。肺动脉堵塞的程度不同,临床表现各异。典型的下肢PTS症状包括患肢疼痛、肿胀、沉重感、疲劳、瘙痒和痉挛等。

四、诊断

深静脉血栓形成的诊断除了依据临床表现外,还需结合临床检验及影像学检查。

1.D-二聚体检测 D-二聚体是纤维蛋白溶解的产物,其水平升高提示新近有血栓存在和溶解。由于 D-二聚体具有高敏感性、低特异性,若患者深静脉血栓形成的可能性较低且 D-二聚体检测呈阴性,可排除深静脉血栓形成诊断;若患者深静脉血栓形成可能性高,D-二聚体检测呈阳性,也可能是创伤、妊娠、炎症、近期手术、癌症等所致,要明确是否是深静脉血栓形成还需结合超声检查。

2.多普勒超声检查 多普勒超声检查为无创检查,是深静脉血栓形成检测的首选方法。多普勒超声检查对股静脉和腘静脉血栓形成的敏感性大于 90%、特异性大于 95%,但对髂静脉或小腿静脉血栓形成诊断的准确性略低。

3.CT 静脉造影 目前是深静脉血栓形成诊断的金标准,当多普勒超声检查结果正常但高度怀疑深静脉血栓形成时,可考虑进行 CT 静脉造影检查。但 CT 静脉造影为有创检查,患者存在对比剂过敏可能、肾损伤等,临床上一般采用多普勒超声检查代替 CT 静脉造影检查。

五、下肢深静脉血栓形成的介入治疗

下肢深静脉血栓形成的治疗目的在于改善高凝状态,预防和减少肺栓塞的发生,预防下肢深静脉血栓形成复发。下肢深静脉血栓形成的介入治疗包括经导管接触性溶栓、手术取栓及机械血栓清除术。

(一)术中器械及耗材

血管鞘、超滑导丝、造影导管、溶栓导管和(或)取栓器械(机械取栓装置、外周血栓抽吸导管等)、球囊扩张导管等。

(二)术前准备

(1)体格检查:观察并记录双下肢和会阴部、腹股沟区、下腹部皮肤颜色、浅静脉显露情况和血液回流方向,测量皮肤温度及下肢周径;检查并记录 Homans 征等,以及下肢软组织张力、髋关节及膝关节主动和被动活动幅度。

(2)实验室检查:①血常规:尤其注意血小板计数。②凝血功能测定:采用酶联免疫吸附试验(ELISA),血浆 D-二聚体含量>500 μg/L 对诊断急性下肢深静脉血栓形成有重要参考价值。测定凝血酶原时间(PT)和国际标准化比值(INR)、纤维蛋白原(FIB)、活化部分凝血活酶时间(APTT)、凝血酶时间(TT)。有条件时还可检测蛋白 C、蛋白 S 和抗凝血酶Ⅲ(AT-Ⅲ)。

(3)下肢静脉多普勒超声检查。

(三)适应证与禁忌证

1.适应证 急性近端深静脉(髂静脉、股静脉、腘静脉)血栓形成;全身状况好;预期生存期>1 年,出血并发症的发生率低。

2.禁忌证 对溶栓药物过敏;近期(2~4 周)有活动性出血,包括严重的颅内出血、胃肠道出血、尿道出血;近期接受过大手术、活检、心肺复苏、不能实施压迫的穿刺;近期有严重的外伤;严重且难以控制的高血压(血压>160/110 mmHg);严重的肝肾功能不全;有出血性或缺血性卒中病史。年龄>75 岁和妊娠者慎用。

(四)操作流程

1.入路选择

(1)顺行入路:顺静脉血流的方向置管,避免对深静脉瓣膜的损伤。经患侧腘静脉穿刺置管,适用于髂静脉、股静脉血栓形成者;经患侧股静脉穿刺置管,只适用于髂静脉血栓形成者;经

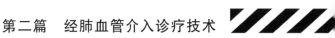

患侧胫后静脉、胫前静脉、小隐静脉、大隐静脉置管,适用于中央型及混合型血栓形成者。

(2)逆行入路:逆静脉血流的方向置管,易造成深静脉瓣膜损伤,包括经对侧股静脉穿刺置管、经颈内静脉穿刺置管。具体入路方式需根据血栓部位、操作者的经验及患者的条件进行选择。

2. 术式

1)经导管接触性溶栓(CDT)　CDT 指将溶栓导管置入静脉血栓内,使溶栓药物直接作用于血栓。由于 CDT 能显著提高溶栓率,且具有治疗时间短、并发症少的优点,通常作为首选溶栓方法。溶栓剂常规使用尿激酶,其剂量个体差异较大,可参考患者全身状况、年龄、血栓负荷、凝血功能等进行选择,常用剂量为每天 20 万～100 万 U。推荐采用较小剂量(每天 50 万 U)尿激酶、较长时间 CDT 进行治疗,保留导管时间通常不超过 7 天。目前国内常用的溶栓导管主要有多侧孔溶栓导管、Uni* Fuse 溶栓导管和 Fountain 溶栓导管。根据插管入路不同,CDT 可分为以下几种。

(1)顺行溶栓:①经患侧小腿深静脉(胫后静脉、胫前静脉、腓静脉)穿刺插管至腘静脉,保留导管进行溶栓。②经患侧腘静脉(仰卧位或俯卧位)穿刺插管至髂静脉、股静脉,保留导管进行溶栓。③经患侧大隐静脉穿刺插管至股总静脉、髂静脉,保留导管进行溶栓。

(2)逆行溶栓:①经健侧股静脉穿刺插管至患侧髂静脉、股静脉,保留导管进行溶栓。②经颈内静脉穿刺插管至患侧髂静脉、股静脉,保留导管进行溶栓。

(3)经动脉留管顺行溶栓:经健侧股动脉穿刺插管至患侧髂动脉、股动脉内,保留导管,对患侧的下肢深静脉血栓进行溶栓。

对于髂静脉、股静脉血栓,推荐经同侧腘静脉穿刺行顺行溶栓或经颈内静脉、健侧股静脉穿刺行逆行溶栓;对于腘静脉血栓,推荐经患侧小腿深静脉穿刺或经健侧股动脉穿刺插管至患侧股动脉行顺行溶栓。

2)手术取栓　清除血栓的有效治疗方法,可迅速解除静脉梗阻。常用 Fogarty 导管经股静脉取出髂静脉血栓,用挤压取栓或顺行取栓法清除股静脉、腘静脉血栓。

3)机械血栓清除术　经皮机械血栓清除术(PMT)主要采用旋转涡轮或流体动力的原理打碎或抽吸血栓,从而达到迅速清除或减轻血栓负荷,解除静脉阻塞的目的。适应证:①急性期深静脉血栓形成;②亚急性期髂静脉、股静脉血栓形成;③合并溶栓禁忌证的急性期深静脉血栓形成,如外科手术、产后 1 个月内及高龄;④重症深静脉血栓形成。禁忌证:①慢性期深静脉血栓形成;②后遗症期深静脉血栓形成;③膝下深静脉血栓形成。

(1)血栓抽吸:使用 8～10F 导管鞘和导引导管(推荐使用弯头导引导管),沿导丝插至血栓处,以 50 mL 或 30 mL 注射器反复抽吸。

(2)血栓清除器血栓清除:目前国内可用的血栓清除器如下。

①AngioJet 血栓清除器:可将一定量的溶栓剂(20 万～25 万 U 尿激酶溶于 500 mL 生理盐水)高压喷入血栓内部,击碎血栓并加大与血栓的接触面积,再行血栓抽吸(可称为化学物理偶联血栓减容),适用于急性期髂静脉、股静脉、腘静脉血栓形成。

②Straub Aspirex 血栓清除器:在高速旋切的同时进行抽吸,适用于急性期和亚急性期髂静脉、股静脉血栓形成。

AngioJet 和 Straub Aspirex 血栓清除器均可沿导丝插入,在透视监视下推进至血栓处,启动血栓清除器进行血栓清除;对于血栓形成时间偏长的患者,可以联合球囊扩张成形术进行治疗。

(五)操作注意事项

1. 血栓抽吸术　①对于下肢深静脉血栓形成血栓负荷较大,拟行血栓抽吸术者,推荐预先置入下腔静脉滤器,以防止因血栓抽吸而引起血栓脱落导致的肺栓塞。②抽吸过程中须保持较恒定的负压,以尽量降低栓子脱落的概率。③血栓抽吸术常造成失血,应严格控制失

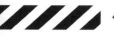

血量,总量不应超过 200 mL。④血栓抽吸术须与抗凝治疗、CDT 相结合,以提高疗效、减少血栓复发。

2.血栓清除器血栓清除术 ①尽量选择经腘静脉顺行穿刺导入器械清除髂静脉、股静脉血栓,以避免逆行穿刺导入器械后对深静脉瓣膜的损伤。②血栓清除器使用过程中,应注意停顿时间,防止器械过热而出现故障和导丝旋转造成的断裂。③每段血管腔内血栓清除不宜超过 3 次,总操作时间不宜过长,以减少器械对血管内膜和正常血液成分的影响。④术中须严密监测生命体征。

(六)并发症与处理

1.血管壁损伤 导管、导丝、血栓清除器械及球囊均可造成血管壁损伤。如造影发现组织间隙有对比剂滞留或扩散,可确定为血管壁损伤或破裂。在导管、导丝探寻通过狭窄或闭塞的静脉时,宜尽可能使用较为柔软的超滑导丝导引。在普通导管通过长段闭塞血管后,宜交换为溶栓导管进行造影,确认导管是否位于真腔,以保证安全。使用血栓清除器分段清除血栓时,每段不宜超过 3 次,对静脉闭塞严重者,可选用较小球囊做预扩张。发现血管壁损伤时,下肢部位可采取体表局部按压止血,髂静脉可采取暂时性球囊封堵,必要时可考虑置入覆膜支架。

2.残留血栓和复发 CDT 和机械血栓清除术常难以完全清除静脉腔内血栓。血栓复发多与基础病变造成血液高凝状态、血栓治疗不彻底及导管置入过程中静脉内膜损伤有关。在介入操作过程中,应同时注入肝素抗凝;介入治疗后,皮下注射低分子量肝素,经保留导管溶栓 3～7 天;此后,坚持口服抗凝剂半年以上,并在凝血功能监测下及时调整抗凝剂的剂量。

3.肺栓塞(PE) 在药物溶栓、血栓清除过程中,患者如出现呼吸困难、发绀、胸闷、咳嗽和咯血、休克、血氧饱和度降低等症状,应考虑 PE。在介入治疗前,对下腔静脉、髂静脉、股静脉内存在新鲜血栓或漂浮性血栓者,置入下腔静脉滤器阻挡脱落的血栓是预防 PE 的有效方法。对未置入下腔静脉滤器者,宜采用单纯性抗凝治疗而不做溶栓、血栓清除治疗。一旦发生 PE,可视具体情况选择综合性介入治疗。

(七)疗效评价

下肢深静脉血栓形成介入治疗的效果因临床分型、临床分期、介入处理方法的不同而有较大差异。一般认为,CDT 对急性期和亚急性期深静脉血栓形成疗效较好;PMT 可快速减轻血栓负荷,改善症状,缩短病程。下肢深静脉血栓形成介入治疗效果评价可在出院前和出院后 6 个月、1 年、3 年、5 年进行。评估下肢深静脉血栓形成介入治疗效果的方法较多,主要包括:①计算周径差和获取肢体消肿率。②比较造影复查结果,获取溶栓率和静脉通畅率。③评估 PTS,获取后遗症发生率。

专家共识根据体格检查和造影复查结果将疗效分为 4 级。①优(1 级):患肢周径、张力、活动度基本正常,治疗后与健侧比较周径差≤1.0 cm;造影显示血流全部恢复或基本恢复,异常侧支血管不显示,对比剂无滞留,管壁光滑。②良(2 级):患肢周径、张力、活动度接近正常,治疗后与健侧比较,1.0 cm<周径差≤1.5 cm;造影示血流大部分恢复,有少量侧支血管,对比剂无明显滞留,管壁较为光滑。③中(3 级):患肢周径、张力、活动度有较明显改善,治疗后与健侧比较,1.5 cm<周径差≤2.0 cm;造影示血流部分恢复,有较多侧支血管,对比剂有轻度滞留,管壁欠光滑。④差(4 级):患肢周径、张力、活动度无明显改善,治疗后与健侧比较,周径差>2.0 cm;造影示血流无恢复,有大量侧支血管,对比剂有明显滞留,管壁不光滑。评级为优、良、中者为治疗有效。

(八)病例分享

患者,男,34 岁,右下肢肿胀伴疼痛 1 周,右下肢血管彩超提示右侧髂总静脉、髂外静脉血栓形成。行下肢深静脉取栓,如图 4-5 所示。

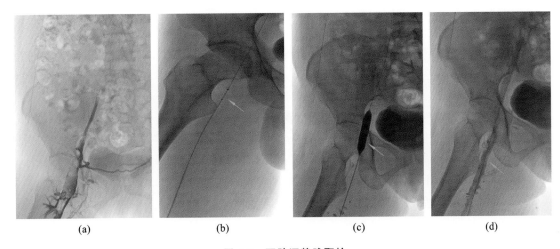

图 4-5　下肢深静脉取栓

(a)右下肢深静脉顺行造影显示右侧髂总静脉、髂外静脉血栓形成；

(b)AngioJet 血栓清除器；(c)球囊扩张；(d)术后造影，血管通畅，血栓消失

六、下腔静脉滤器置入术

(一)概述

下腔静脉滤器(inferior vena cava filter,IVCF)是为预防下腔静脉血栓脱落引起肺栓塞(PE)而设计的一种装置。最早用于临床的滤器源于 1967 年推出的 Mobin Uddin 伞形滤器系统。经过不断改进，出现了 Greenfield 滤器、Amplatz 滤器、Tempofilter 滤器等。主要有永久性滤器、临时性滤器、可取出滤器和可转换滤器。目前临床使用最多的是可取出滤器，根据其形状及与下腔静脉接触特征的不同，分为伞形滤器和梭形滤器。

(二)术中器械及耗材

术中用到的器械及耗材包括 5F 猪尾导管、血管鞘、超滑导丝、下腔静脉滤器等。

(三)术前准备

1.实验室检查　①血常规。②凝血功能测定：用酶联免疫吸附试验(ELISA)检测血浆 D-二聚体，血浆 D-二聚体含量＞500 μg/L 对诊断急性深静脉血栓形成有重要参考价值；测定凝血酶原时间(PT)和国际标准化比值(INR)、纤维蛋白原(FIB)、活化部分凝血活酶时间(APTT)、凝血酶时间(TT)。③肝肾功能生化检测。还可检测蛋白 C、蛋白 S 和抗凝血酶Ⅲ(AT-Ⅲ)。

2.影像学检查　①下肢静脉超声检查：了解下肢深静脉血栓形成的范围、性质和程度。②肺动脉 CT 血管造影(CTA)：明确 PE 的有无及范围。如双下肢肿胀，可考虑做下腔静脉和肺动脉一体化 CTA。③顺行性静脉数字减影血管造影(DSA)：评估下肢深静脉血栓形成及阻塞情况。④心脏彩超：了解肺动脉和右心的形态、有无血栓形成及右心功能和肺动脉压。

3.签署知情同意书　向患者及其家属介绍下腔静脉滤器置入的指征、操作过程、所用耗材及费用、并发症及其处理，签署知情同意书。

(四)适应证与禁忌证

1.绝对适应证

(1)已经发生有症状的 PE，或下腔静脉及髂静脉、股静脉、腘静脉急性血栓形成的患者有下述情况之一：①存在抗凝治疗禁忌证；②抗凝治疗过程中发生出血等并发症；③充分的抗凝治疗后仍复发 PE 和各种原因不能达到充分抗凝。

(2)有症状的 PE，同时存在急性期下肢深静脉血栓形成者。

（3）髂静脉、股静脉或下腔静脉内有游离漂浮血栓或大量急性血栓者。

（4）诊断为易栓症且反复发生 PE 者。

（5）急性期下肢深静脉血栓形成，欲行经导管接触性溶栓（CDT）和经皮机械血栓清除术（PMT）者。

2. 相对适应证

（1）严重创伤，伴有或可能发生急性期下肢深静脉血栓形成者，包括：①闭合性颅脑损伤；②脊髓损伤；③下肢多发性长骨骨折或骨盆骨折等。

（2）临界性心肺功能储备伴有急性期下肢深静脉血栓形成者。

（3）慢性肺动脉高压伴高凝血状态者。

（4）有血栓形成高危因素的患者，如肢体长期制动、重症监护患者。

（5）高龄、长期卧床伴高凝状态者。

3. 绝对禁忌证

（1）存在慢性下腔静脉血栓形成、下腔静脉重度狭窄者。

（2）下腔静脉直径超过所备用下腔静脉滤器的最大适用直径者。

4. 相对禁忌证

（1）严重的大面积 PE，病情凶险，已生命垂危者。

（2）伴有菌血症或毒血症者。

（3）未成年人。

（五）操作流程

1. 选择入路　一般经健侧股静脉置入，但在双侧髂静脉、股静脉均有血栓形成或下腔静脉内存在血栓时，可从一侧（通常为右侧）颈内静脉或肘前静脉置入。

2. 静脉造影术　所有下腔静脉滤器（以下简称滤器）置入前均须做下腔静脉正位、侧位（或大角度斜位）造影，以了解下腔静脉形态，包括下腔静脉左右径和前后径，有无下腔静脉受压（通常在下段），有无血管弯曲、腔内血栓、解剖变异（双下腔静脉或左侧下腔静脉等）等。

3. 确定双肾静脉开口的位置　滤器一般放置于肾静脉汇入口以下的下腔静脉内。当发现肾静脉水平或其下 4 cm 的下腔静脉内存在血栓形成、存在双下腔静脉等变异时，滤器应放置在肾静脉水平以上。

4. 选择滤器　滤器的选择宜根据患者年龄、病程，放置滤器的目的，预估需滤器保护的周期，患者基础疾病、下腔静脉形态及直径等综合考虑。年轻患者、急性期深静脉血栓形成拟行介入治疗者、预估需滤器保护周期较短者，可选择临时性滤器、梭形可取出滤器或伞形可取出滤器；预估需滤器保护周期较长者、伴有溶栓禁忌证者可选择伞形可取出滤器；肿瘤晚期伴高凝状态、反复发作的 PE 伴有易栓症者，可考虑使用永久性滤器。

5. 置入操作　先置入滤器输送鞘，然后将滤器经输送鞘缓缓送入，X 线透视下反复核对肾静脉位置无误后，缓慢后撤输送鞘，直至滤器弹开、释放。

6. 下腔静脉造影复查　置入滤器后，行正位、侧位（或大角度斜位）下腔静脉造影复查，观察滤器顶点与肾静脉之间的距离、滤器形态及支撑脚（条）展开情况；有无倾斜及倾斜角度；对置入的可取出滤器，须仔细观察分析滤器取出钩与下腔静脉壁的距离，如距离大于 5 mm，则较为理想，提示取出成功率高。

（六）操作注意事项

（1）选择合适的滤器。应尽量选择临时性或可取出滤器，以降低由于滤器长期置入而引起的并发症。伞形可取出滤器适用于需滤器保护的窗口期为数天至数十天者，而梭形滤器的窗口期为数天至 2 周。另外，永久性滤器由于其结构设计的特点（如附有双排倒刺），置入下腔静脉

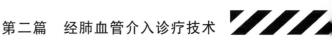

后不易移位、下腔静脉长期通畅率较高,适用于难治性易栓症患者、高龄患者和部分晚期肿瘤患者。不建议用可取出滤器而不取出来完全替代永久性滤器。

(2)可取出滤器取出前的影像学检查(CTA 和 DSA)如发现下腔静脉内仍有较多的新鲜血栓,则应采取机械血栓清除等方法,清除血栓后再取出滤器。

(3)梭形可取出滤器如已至取出期限(12~14 天),若下腔静脉、髂静脉、股静脉内仍有大量血栓,需延长滤器置入时间,可用滤器回收鞘和圈套器将滤器回收至鞘内,在滤器置入原位向上或向下移位 5~10 mm 后再将滤器释放,可称为"滤器搬家"。此方法可延长梭形可取出滤器的置入时间窗。

(4)梭形可取出滤器置入时间如超过规定的期限,一般不宜取出,以避免取出困难、撕脱覆盖滤器支撑杆的新生内皮而导致下腔静脉壁损伤甚至破裂。

(5)可取出滤器的取出钩如紧贴下腔静脉内膜,圈套器不能直接套入取出钩时,应设法先使取出钩离开下腔静脉内膜,再套住取出钩,推送回收鞘管,将滤器取出。

(6)可取出滤器的取出钩若嵌顿在下腔静脉内膜内层、中层甚或穿出外膜,取出滤器非常困难。任何情况下均不应强行拽出滤器,以避免下腔静脉管壁撕裂伤而导致大出血和内膜大片撕脱导致急性血栓形成、血管挛缩。

(七)并发症与处理

(1)滤器倾斜,取出困难:滤器倾斜的判断标准如下。滤器的中轴线与滤器所处的下腔静脉段中轴线成角,所夹锐角为倾斜角,倾斜角≥15°为滤器倾斜。滤器倾斜角大时,容易导致取出钩紧贴下腔静脉壁或进入壁内,造成滤器取出困难。滤器取出前做 CT 等检查,可了解滤器取出钩的具体位置及朝向,有助于制订和选择滤器取出的计划及方法。

(2)滤器移位:滤器向下移位时,大多无临床意义。移位至髂静脉或误放于髂静脉的滤器偶尔引起髂静脉阻塞,宜尽早取出。伞形可取出滤器向上移位,其取出钩常滑入一侧肾静脉内,可导致滤器取出困难。其处理方法同"滤器倾斜"。滤器移位至右心时,可引起严重心律失常和心瓣膜关闭不全,须用介入方法取出或开放手术取出。滤器移位的原因大多与选用的滤器直径偏小、滤器捕获血栓后形成的"船帆"效应、呼吸运动等有关。熟悉各款滤器的性能、适用腔静脉最大径,有助于减少滤器移位的发生。

(3)滤器折断:当滤器长期置入时,通过随访发现,滤器折断并不少见。滤器折断后若无构件脱落与游走,且滤器位置稳定,其构件未刺破血管、未穿通肠管,可在规范抗凝前提下严密定期复查、观察;否则,应设法经介入或开放手术将滤器和其脱落、游走的构件取出。

(4)下腔静脉穿孔:滤器穿透血管壁导致下腔静脉穿孔的原因较复杂,通常与腹主动脉搏动、选用的滤器直径过大或张力过高、滤器倾斜、呼吸运动等有关。伞形滤器的支脚、伞形滤器和梭形滤器的取出钩均可穿透血管壁。滤器穿透血管壁可分为急性(数分钟至数日)和慢性(数周至数月)两种情况,均可导致出血、血肿、感染等并发症,少数病例症状可能较严重。发现伞形可取出滤器支撑脚穿透血管壁且伴有出血和血肿时,宜停用溶栓治疗,调整或暂停抗凝,待凝血功能接近正常后用腔内介入的方法取出滤器。伞形滤器和梭形滤器的取出钩穿透血管壁后,均不宜用腔内介入的方法将其取出。如已伴发其他严重并发症或患者存在严重心理障碍,可考虑在腹腔镜辅助下取出或开放手术直视下取出。

(5)下腔静脉内膜损伤:下腔静脉内膜损伤常发生于梭形可取出滤器超时间窗取出时。动物实验表明,滤器置入超过 2 周,新生的内膜即可完整地覆盖滤器的支撑杆,强行取出势必造成内膜切割、撕裂、撕脱,甚至下腔静脉断裂。在取出滤器过程中,如回收鞘或圈套器阻力较大,均应放弃取出滤器。不建议用内膜切除的方法取出滤器。内膜切除可导致下腔静脉挛缩、血流阻滞、血栓形成,其引起的不良后果远比下腔静脉阻塞严重。

(6)下腔静脉阻塞:滤器置入后急性下腔静脉阻塞常发生在大量血栓脱落陷入滤器时,经导

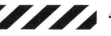

管接触性溶栓(CDT)和经皮机械血栓清除术(PMT)处理后常可迅速恢复下腔静脉血流。滤器长期置入可引起慢性下腔静脉阻塞,临床表现为腹壁浅静脉曲张,双下肢肿胀、色素沉着,严重者发生静脉性溃疡,其处理方法同下肢深静脉血栓后综合征(PTS),可通过滤器试行血管成形术(PTA),对部分髂静脉血流通畅的患者,可置入下腔静脉支架以维持下腔静脉血流。

(7)PE 再发:PE 再发可以发生在滤器置入后的任何时间,大多是由患者高凝状态未纠正、滤器顶部的血栓脱落、滤器变形或倾斜导致滤过效果下降所致。规范抗凝、及时处理残留的血栓可能会避免 PE 再发或降低 PE 再发的概率。PE 再发的处理方法同 PE 的治疗。

(8)少见和罕见并发症:包括十二指肠和小肠穿孔、输尿管损伤、腹主动脉假性动脉瘤、腰动脉撕裂等。滤器断裂导致滤器构件随血流游移,进入肾脏、肝实质、右心房和右心室、肺动脉主干及其分支等。以上少见和罕见并发症一旦发生,宜尽早经介入或开放手术积极处理。对无临床相关症状且无大出血、严重感染风险者,可定期进行影像学随访和临床观察。

(八)疗效评价

评价滤器置入效果的指标是 PE 的发生率。Decousus 等对 400 例下肢深静脉血栓形成患者进行抗凝治疗的前瞻性、随机化研究(PREPIC)结果显示,在 12 天的随访过程中,与放置滤器组比较,不放置滤器组 PE 的发生率高 4 倍;8 年的随访亦表明,不放置滤器组有症状 PE 的发生率明显增高(不放置滤器组为 15.1%,放置滤器组为 6.2%,$p=0.008$)。但是,这两组患者死亡率差异并无统计学意义。另外一项针对 3017 例活动性出血的急性期深静脉血栓形成患者的研究表明,1095 例(36.3%)置入滤器的患者,其 30 天死亡风险降低 32%、90 天死亡风险降低 27%。对于滤器置入与慢性血栓栓塞性肺动脉高压发生率及程度之间的相关性研究尚在进行中。

(九)病例分享

患者,女,59 岁,因下肢股静脉血栓形成,拟行下腔静脉滤器置入术,如图 4-6 所示。

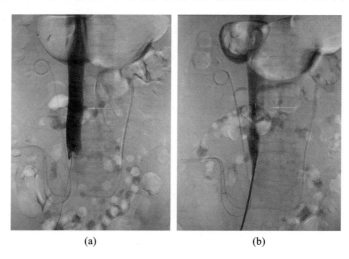

(a)   (b)

图 4-6 下腔静脉滤器置入

(a)运用 5F 猪尾导管在下腔静脉下端行下腔静脉造影,显示肾静脉开口位置;(b)在肾静脉以下释放下腔静脉滤器

▶▶ 参考文献

[1] Righini M,Le Gal G,Bounameaux H. Venous thromboembolism diagnosis:unresolved issues[J]. Thromb Haemost,2015,113(6):1184-1192.

[2] Di Nisio M,van Es N,Büller H R. Deep vein thrombosis and pulmonary embolism[J]. Lancet,2016,388(10063):3060-3073.

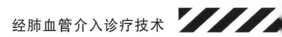

［3］　中华医学会外科学分会血管外科学组.深静脉血栓形成的诊断和治疗指南(第三版)[J].
　　　中华普通外科杂志,2017,32(9):807-812.

［4］　褚永新,秦锋,张雷,等.不同入路置管溶栓治疗急性下肢深静脉血栓形成[J].中华普通外
　　　科杂志,2017,32(3):228-231.

［5］　赵晶.不同入路置管溶栓与单纯抗凝治疗急性下肢深静脉血栓形成的对比研究[J].中华
　　　血管外科杂志,2021,6(4):272-276.

［6］　Mewissen M W,Seabrook G R,Meissner M H,et al. Catheter-directed thrombolysis for
　　　lower extremity deep venous thrombosis:report of a national multicenter registry[J].
　　　Radiology,1999,211(1):39-49.

［7］　Juhan C,Alimi Y,Di Mauro P,et al. Surgical venous thrombectomy[J]. Cardiovasc Surg,
　　　1999,7(6):586-590.

［8］　Bush R L,Lin P H,Bates J T,et al. Pharmacomechanical thrombectomy for treatment of
　　　symptomatic lower extremity deep venous thrombosis:safety and feasibility study[J]. J
　　　Vasc Surg,2004,40(5):965-970.

［9］　Mobin-Uddin K,Utley J R,Bryant L R. The inferior vena cava umbrella filter[J]. Prog
　　　Cardiovasc Dis,1975,17(5):391-399.

［10］　Lund G,Rysavy J A,Salomonowitz E,et al. A new vena caval filter for percutaneous
　　　placement and retrieval:experimental study[J]. Radiology,1984,152(2):369-372.

［11］　Bovyn G,Gory P,Reynaud P,et al. The Tempofilter:a multicenter study of a new
　　　temporary caval filter implantable for up to six weeks[J]. Ann Vasc Surg,1997,11(5):
　　　520-528.

［12］　刘向东,赵家宁,李海滨,等.超声对下肢深静脉血栓脱落风险评估的临床价值[J].中华
　　　超声影像学杂志,2015,24(12):1039-1042.

［13］　查斌山,朱化刚,谢文涛,等.下腔静脉滤器植入术在下肢深静脉血栓形成治疗中的应用
　　　[J].中华普通外科杂志,2015,30(9):707-710.

［14］　Ha C P,Rectenwald J E. Inferior vena cava filters:current indications,techniques,and
　　　recommendations[J]. Surg Clin North Am,2018,98(2):293-319.

［15］　Li X,Haddadin I,McLennan G,et al. Inferior vena cava filter—comprehensive overview
　　　of current indications,techniques,complications and retrieval rates[J]. Vasa,2020,49
　　　(6):449-462.

第五章
经肺动脉系统介入诊疗

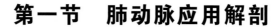

第一节　肺动脉应用解剖

一、肺动脉解剖

肺动脉干(pulmonary trunk)位于心包内,系一粗短的动脉干。在胎儿时期右肺动脉内径大于左肺动脉,这与出生后一致,与右肺三叶、左肺两叶有关。肺动脉干的频谱形态上升支与下降支不对称,左、右肺动脉分支频谱呈单相双峰,前峰高尖,后峰圆钝,频谱形态固定,不随孕周改变。肺动脉干从右心室发出,主干沿着主动脉根部前方先向左上后方斜行,在主动脉弓下形成肺动脉圆锥,然后向下分为左、右肺动脉入肺,入肺后,伴随支气管分支分布,一般走行于相应支气管的背侧和下方,最终在肺泡壁形成稠密的毛细血管网,其血液与肺泡进行气体交换,使静脉血变为动脉血,小静脉支逐渐汇集成大静脉,最后汇合成左、右肺静脉注入左心房。心脏四个空腔中的右心房接收从上腔静脉和下腔静脉流回心脏的静脉血,静脉血经过心脏瓣膜进入右心室,再通过心脏搏动进入肺动脉。由于肺动脉连接着输送静脉血的右心室,因此肺动脉虽然是动脉,却输送静脉血。

肺动脉干为短而粗的干,一般平左侧第 3 胸肋关节处起自右心室。肺动脉干全部包于心包内。有时肺动脉干缺如。在肺动脉干分叉处稍左侧有一短的纤维结缔组织索,连于主动弓的下缘,称动脉韧带,是胚胎时期动脉导管闭锁后的遗迹。

左肺动脉(left pulmonary artery)较短,约呈水平位,经胸主动脉、左主支气管前方横行,在肺静脉后方进入肺门,然后绕左主支气管上后方分出数支上叶支,再转向下后方分出下叶及舌叶支。右肺动脉(right pulmonary artery)较长而粗,横行向右走行,经升主动脉和上腔静脉后方向右横行,穿过奇静脉弓下方,在食管和右主支气管的前方到达右肺门,分为上、下两大支。上支较小,进入右肺上叶,称为上干。下支较大,称为叶间干,进入右肺中下叶,后又分为右肺中、下叶动脉,故也可认为右肺动脉分为 3 支。

二、肺循环

肺循环又称小循环,血液流向如下:右心房→右心室→肺动脉干及其分支→肺毛细血管网→肺静脉→左心房。当心房收缩时,心室舒张,由体循环返回的腔静脉血由右心房进入右心室。右心室收缩时,富含二氧化碳的静脉血由右心室输出,经肺动脉干及其分支运送至肺毛细血管,在此进行气体交换,变成富含氧的动脉血,然后经肺静脉,在心房舒张时注入左心房。肺循环行程短,故称小循环。

三、肺动脉瓣的解剖特征

所有的肺动脉瓣均为三叶瓣,双源 CT 可以清晰显示肺动脉瓣的三个瓣叶:前瓣、右瓣、左

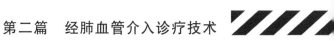

瓣。肺动脉瓣口开放时,三叶瓣叶同步开放,瓣口呈类圆形或近似三角形。肺动脉瓣关闭时,瓣叶对合呈"Y"形。0时相对应等容收缩期,肺动脉关闭。10%～30%时相肺动脉瓣开放,该时相对应右心室射血期;10%～30%时相,肺动脉瓣口面积分别为(4.74±0.69)cm²、(4.09±0.77)cm²和(3.07±0.87)cm²。40%时相对应等容舒张期,肺动脉瓣关闭。50%～90%时相对应右心室充盈期,肺动脉瓣关闭。肺动脉瓣环大小随心动周期而变化,肺动脉瓣环最大及最小直径分别为(2.36±0.24)cm和(1.82±0.32)cm,分别出现于0时相和40%时相。

四、肺动脉的特点和功能

与体循环血管相比,肺动脉及其分支短而粗、管壁薄,肺动脉壁的厚度仅为主动脉壁的1/3～1/2,故有对血流的抵抗力小及对血容量伸展性大的特点,且肺循环血管全部位于胸腔负压环境中,因此肺循环的血流阻力明显小于体循环。肺循环的生理特点:血流阻力小,血压低;血容量大,变化也大;毛细血管的有效滤过压较低。

肺动脉按照功能可分为三组:①近端弹性动脉,主要发挥缓冲作用,可以减少右心做功,并有助于血液在舒张期保持前向流动;②小动脉,主要作用是根据身体的氧气需求或在缺氧等环境条件下,调节和引导局部血流;③毛细血管,主要作用是完成肺部的气体交换功能。这些血管也可以按血流动力学特点来分类:顺应性(近端弹性)动脉和阻力性动脉(小动脉和毛细血管)。

1.肺动脉顺应性　肺动脉顺应性是血液在肺血管内流动的过程中,由于压力变化血管容积所发生的改变。肺动脉顺应性可以通过右心每搏输出量除以肺动脉脉压(肺动脉收缩压—肺动脉舒张压)来计算,目前临床上估测肺动脉顺应性比较准确实用的检查方法是右心导管造影。

传统观点认为,肺动脉高压时肺小动脉重构、管腔狭窄,肺动脉顺应性降低,与肺动脉高压的严重程度具有相关性。动物实验也证实肺动脉顺应性的逐渐减低与肺小动脉壁增厚密切相关。因此,肺动脉顺应性能够反映肺动脉高压患者肺小动脉重构的程度。人们越来越多地认识到肺动脉顺应性在肺动脉高压中的预后价值。国外有学者发现,对于先天性心脏病相关肺动脉高压成年患者,肺动脉顺应性是生存预后的独立预测因子,并且一些证据表明,肺动脉顺应性是比肺血管阻力更好的预测因子。目前也有研究认为,肺动脉顺应性下降可能是肺动脉高压发生的始动因素,肺动脉压增高是肺动脉顺应性降低的结果,肺动脉顺应性的变化早于肺血管阻力的变化。这可能有助于早期诊断肺血管疾病,特别是在高危人群中。有学者在动物实验中发现,在肺血管弹性减低之后,肺小动脉发生重构。还有学者在运动诱发肺动脉高压的病例研究中发现,虽然静息时肺动脉压正常,但是肺动脉顺应性已经下降,这提示肺动脉顺应性的降低可能早于肺动脉压的升高。这些研究揭示,在肺动脉高压的早期阶段,肺血管阻力的轻微增加可能导致肺动脉顺应性的显著减低,而在肺血管阻力增加到一定程度之后,肺动脉顺应性的变化反而不显著,因此肺动脉顺应性降低可帮助早期发现肺血管疾病,对肺动脉高压相关疾病的早期诊断和治疗具有重要价值。还有研究发现,肺动脉顺应性下降时,血管壁所受到的血流搏动性压力增加,引起血管内皮细胞炎症反应,一氧化氮分泌异常,因此肺动脉顺应性下降既是肺血管阻力增高的结果,也可能是促进肺血管阻力增高的原因。目前临床上把改善肺动脉顺应性作为肺动脉高压治疗和研究的靶点,具有很重要的临床价值。

2.肺动脉僵硬度　越来越多的临床研究强调了肺动脉僵硬度在肺动脉高压发展过程中的重要性。组织多普勒超声检查已证实逐渐增高的肺动脉僵硬度与右心室功能不全密切相关。近端肺动脉僵硬度可决定血流的传播和搏动,肺动脉在促进血液从右心室流向毛细血管层中起着重要作用。肺循环不仅包括远端阻力血管,而且包括近端血管,而这些近端血管不仅仅是将右心室连接到肺的简单导管。近端和远端肺动脉重构均促使肺血管阻力增加,近端肺动脉重塑的重要后果是肺动脉顺应性丧失和肺动脉僵硬度增加。近端肺动脉僵硬度可以预测肺动脉高压患者的死亡率。但是肺动脉僵硬度对血管功能紊乱的影响尚不明确，并且在临床工作中多被忽视。主要原因是缺乏临床预后与肺动脉僵硬度之间关系的直接临床数据，以及常规评估肺动脉高压的方法难以测量肺动脉僵硬度。因此有必要探索评价近端肺动脉僵硬度的检测方法，这对评估肺血管疾病的预后具有重要价值。

3. 肺动脉扩张度(AD)　AD 是动脉壁弹性的标志之一，反映了动脉弹性特征。随着年龄的增长，动脉的扩张度降低。动脉的弹性主要由动脉壁细胞内基质和管腔平均动脉压决定。通过 MRI 测量的肺动脉相对横截面积与右心导管造影测量的 AD 等弹性参数具有相关性，可以作为肺动脉高压患者早期血管阻力增加的敏感指标，以及不良结果的预测指标。应用电影磁共振成像(Cine-MRI)评价肺动脉高压患者近端肺动脉顺应性的改变，研究者发现肺动脉高压患者近端肺动脉管径较正常组增宽，扩张度明显下降。其在临床上的应用有待人们进一步深入研究。

第二节　材料与方法

肺动脉系统疾病，如肺动脉高压、肺动脉狭窄、肺动静脉瘘、急性肺栓塞、慢性肺栓塞、累及肺动脉的大动脉炎、肺隔离症等，均可以通过介入方法得到很好的治疗，因此了解肺血管介入常用材料和方法是治疗肺动脉系统疾病的基础。

一、穿刺针

经皮肺动脉介入常选择股静脉入路和颈静脉入路，有时选择肘静脉入路，所用穿刺针同经体动脉介入所用穿刺针。常用 18G 或 21G 穿刺针，带或不带针芯、穿刺套管。

二、导丝

经皮肺动脉介入主要针对肺动脉，常用导丝与经体动脉介入基本相同。

三、导管

与导丝一样，肺动脉干造影可选用带侧孔的肺动脉造影导管，如 5F 猪尾导管。肺动脉高压的诊治，需要用到 Swan-Ganz 漂浮导管；肺动脉狭窄的诊治，需要用到球囊导管、肺动脉支架等；急性肺栓塞时，需要抽吸血栓，要用到 8F 及以上的大腔导管或血栓抽吸导管等。

四、耗材

(1)5F 猪尾导管：主要用于肺动脉造影，通过导丝导引越过三尖瓣，到达肺动脉，同时也可以用作导引导管，引入交换导丝至肺动脉，使其他带侧孔导管或血管长鞘顺利留置肺动脉，以便后续治疗，同时也可以用于肺动脉主干较大血栓的碎栓治疗(图 5-1)。

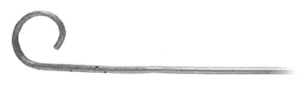

图 5-1　猪尾导管

(2)Swan-Ganz 漂浮导管：Swan-Ganz 漂浮导管是指四腔漂浮导管，用作测量流经腔静脉、右心房、右心室、肺动脉各部的压力及监测血氧饱和度的工具。导管头端的气囊可通过尾部端口连接 1.25 mL 的专用注射器用于充气,导管顶端开口用于测压,距离导管顶端 30 cm 处的开口用于向右心房内注入冰盐水来测量心输出量,距离顶端 4 cm 处的热敏探头用于热稀释法心输出量监测中温度的测算(图 5-2)。

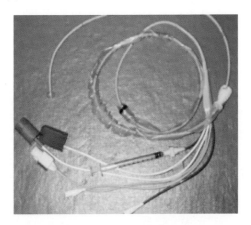

图 5-2　Swan-Ganz 漂浮导管

(3)球囊导管及支架:详见经体静脉介入相关内容。

(4)支架系统:同经体静脉介入相关内容。

五、常用药物

1. 抗凝药物

(1)普通肝素:肝素是黏多糖硫酸酯类抗凝药物,分子结构复杂。从猪小肠黏膜中提取的硫酸氨基葡聚糖的钠盐能够用于临床治疗。可静脉滴注、静脉注射或皮下注射,应用时需检测凝血功能。如患者有严重出血现象,可静脉注射硫酸鱼精蛋白中和,1 mg 硫酸鱼精蛋白可中和 100 U 肝素钠,注射速度小于 20 mg/min。

(2)低分子量肝素:低分子量肝素钠盐或钙盐,系由肝素钠/钙裂解获取的硫酸氨基葡聚糖片段的钠/钙盐。由于存在肝素诱导的血小板减少症的可能,在使用低分子量肝素的治疗过程中,应全程监测血小板计数。对于少量出血患者,可减少或延迟给药。对于中等量或大量出血的患者,应考虑使用硫酸鱼精蛋白。硫酸鱼精蛋白主要发挥中和低分子量肝素的抗凝作用,但仍保留某些抗凝血因子的活性。

2. 溶栓药物

(1)尿激酶(urokinase):从健康人尿中分离,或从培养的人肾组织中获得的一种酶蛋白。尿激酶直接作用于内源性纤维蛋白溶解系统,能催化裂解纤维蛋白溶解酶原(纤溶酶原)成为纤维蛋白溶酶(纤溶酶),后者不仅能降解纤维蛋白凝块,也能降解血液循环中的纤维蛋白原、凝血因子 V 和凝血因子 Ⅷ 等,从而发挥溶栓作用。尿激酶可提高血管 ADP 酶活性,通过抑制 ADP 诱导的血小板聚集,预防血栓形成。静脉滴注后,患者体内纤溶酶活性明显提高;停药几小时后,纤溶酶活性恢复至原水平,但血浆纤维蛋白或纤维蛋白原水平降低,降解产物增加可持续 12～24 h。尿激酶的溶栓效应与药物剂量、给药的时间窗明显相关。一旦发生出血,应立即停药,按出血情况和血液丧失情况补充新鲜全血,血浆纤维蛋白原水平低于 100 mg/dL 伴出血倾向者应补充新鲜冰冻血浆或冷沉淀物。

(2)链激酶(streptokinase):从 β-溶血性链球菌培养液中提纯精制而成的一种高纯度酶,具有提高体内纤维蛋白溶解系统活性的作用,使纤溶酶原激活因子前体转变为纤溶酶原激活因子,再使纤溶酶原转变为有活性的纤溶酶,引起血栓内部崩解和血栓表面溶解。链激酶易引起过敏反应,与肝素同时应用时有较高风险,介入治疗中较少应用。

(3)重组组织型纤溶酶原激活物(rt-PA):rt-PA 可将纤溶酶原激活为有活性的纤溶酶,以降解血栓中的纤维蛋白,发挥溶栓作用。rt-PA 只能静脉注射使用。注射时应该使用单独的静脉通路,不能与其他药物混合后给药,也不能与其他药物使用共同的静脉通路。rt-PA 在介入手术中可用于局部溶栓。由于纤维蛋白被溶解,rt-PA 可能引起注射部位出血,包括导管插入部位、穿刺点、切开点出血。用药期间无法加压止血的部位一旦发生严重出血,必须立即停用肝素、抗凝药及溶栓治疗。

第三节　肺栓塞的介入治疗

一、肺栓塞的病理生理及临床表现

肺栓塞是内源性或外源性栓子脱落阻塞肺动脉及其分支引起肺循环障碍的临床病理生理综合征,包括肺血栓栓塞、脂肪栓塞、羊水栓塞、空气栓塞、肿瘤栓塞等。肺血栓栓塞症(pulmonary thromboembolism,PTE)是最常见的急性肺栓塞类型,由来自静脉系统或右心的血栓阻塞肺动脉或其分支所致,以肺循环和呼吸功能障碍为主要病理生理特征和临床表现,通常所说的急性肺栓塞即肺血栓栓塞症。

(一)肺栓塞的病理生理

1. 呼吸系统的病理生理改变　肺栓塞最主要的临床症状是不同程度的呼吸困难,正常的肺泡通气量(V)与肺血流量(Q)的比值(V/Q 值)为 0.84,二者中任一变化均可影响肺泡气体交换。肺栓塞的栓塞部位有通气但无血流灌注,肺泡不能有效地进行气体交换,肺泡无效腔增大,阻塞血管血量转流到未阻塞的肺血管,使未栓塞部分的肺血流量相对增加,引起肺内分流。肺栓塞面积较大时可引起反射性支气管痉挛,同时由于血栓本身释放的组胺、5-羟色胺、血小板激活因子以及交感神经兴奋等也可导致支气管痉挛,呼吸道阻力增加,肺通气量减少,引起呼吸困难。另外,应激性受体受到刺激,可反射性引起肺泡高通气。组胺、5-羟色胺、血栓素 A2 等化学介质可使血管通透性改变。肺栓塞时,当肺毛细血管血流严重减少或停止后,肺泡表面活性物质减少,因不能对抗肺泡张力而发生肺泡萎陷,肺顺应性下降,出现肺不张。肺泡表面活性物质减少,促进肺泡上皮通透性增加,大量炎性介质释放,引起局部甚至弥漫性肺水肿。肺泡细胞功能下降,又引起肺泡表面活性物质减少,使肺通气弥散功能进一步下降。肺栓塞可引起肺泡局部出血性改变。由于肺组织不仅接受肺动脉和支气管动脉的血流供应,还接受周围呼吸道供氧,同时肺静脉饱和动脉血反流也可在一定程度上营养肺组织,因此多数情况下肺栓塞不引起肺组织出血坏死。只有当机体存在心力衰竭、休克或原发性心肺疾病,肺栓塞区域的通气、静脉回流和支气管动脉血流受到影响时,机体才会出现肺梗死。上述机制可导致急性、大面积肺栓塞,可引起低氧血症,同时机体过度换气导致代偿性低碳酸血症,加重心脏和肺血管的恶性循环。

2. 循环系统的病理生理改变　急性肺栓塞时血栓阻塞肺动脉,造成机械性肺毛细血管前动脉高压,肺血管床减少,肺循环阻力增加,肺动脉压上升,右心室负荷增加,心输出量下降。肺血管阻力增加除了血管机械性因素参与之外,神经体液因素也起到了十分重要的作用。肺栓塞发生后,肺血管内皮受损,释放出大量收缩性物质(如内皮素、血管紧张素),使肺血管收缩。此外,肺栓塞栓子在肺血管内移动时,血小板活化脱颗粒,释放出大量血管活性物质,包括组胺、5-羟色胺、二磷酸腺苷(ADP)、前列腺素 H2 等。血小板活化因子可诱发中性粒细胞释放花生四烯酸代谢产物(如血栓素 A2、白三烯 B_4、白三烯 C_4、白三烯 D_4 等)。上述各种介质均可导致广泛肺小动脉收缩,同时反射性引起交感神经释放儿茶酚胺,加重肺动脉收缩。

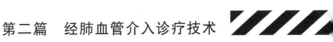

肺栓塞时肺动脉压升高,右心室心肌做功和氧耗增加,右心室压力升高,主动脉与右心室压力差缩小,冠状动脉灌注减少;另外,肺栓塞时机体内皮素水平显著升高,冠状动脉局部内皮素也明显增加,导致冠状动脉痉挛,造成冠状动脉灌注减少。肺栓塞可诱发心肌缺血,可有心肌受损标志物(如肌钙蛋白和肌酸磷酸激酶同工酶)水平增高,甚至引起心肌梗死,尤其是右心室梗死。原有冠状动脉堵塞和心肌肥厚性疾病可能是心肌梗死的诱发因素。

(二)肺栓塞的临床表现

按照肺栓塞的病理生理改变所累及的器官系统不同,肺栓塞的临床表现可分为以下三个主要临床症候群。

1. 肺栓塞及梗死症候群 呼吸困难、喘息、胸痛、发热、咯血是肺栓塞患者常见的症状,呼吸困难程度与栓塞部位、范围有关,其主要与 V/Q 值失调、气道痉挛有关。肺栓塞时胸痛与呼吸相关,其原因是局部胸膜水肿和炎症渗出,部分患者在发病早期即出现心肌梗死样疼痛,因此需要与心肌梗死引起的胸痛鉴别。肺栓塞咯血多发生于栓塞后 24 h 内,多为中小量咯血,大咯血少见,咯血与支气管动脉代偿扩张破裂相关。肺栓塞时部分患者可出现发热,常为低热,可能与肺梗死或者感染有关。体格检查可见发绀、哮鸣音、局限性细湿啰音以及胸膜炎和胸腔积液的相应体征。

2. 肺动脉高压和右心功能不全症候群 体循环淤血如水肿、肝区肿胀疼痛等是其主要临床表现。体格检查时可见下肢或全身不同程度的水肿、颈静脉怒张、右心扩大、肺动脉第二心音亢进、三尖瓣收缩期反流性杂音和肝大压痛等。

3. 体循环低灌注症候群 当大块血栓阻塞肺血管床时,强烈的肺血管痉挛引起心输出量急剧下降,进而使血压下降,患者常表现为大汗淋漓、焦虑,严重者可出现猝死。心输出量下降也可造成一过性脑供血不足,部分患者可出现晕厥。

二、肺栓塞的经导管溶栓治疗

经导管溶栓治疗是将溶栓药物通过导管置于局部血栓部位而进行溶栓的技术。大面积肺栓塞的主要致死机制是右心功能衰竭,早期使肺动脉再通、降低右心后负荷是经导管溶栓治疗的主要目的。

1. 适应证

(1)不能接受系统溶栓或系统溶栓失败的大面积肺栓塞患者。

(2)有全身抗凝禁忌证的患者,如新近行腹部手术者。孕妇、对抗凝药物严重过敏或有特异性反应者。

(3)系统溶栓无效或有显著出血风险的血流动力学不稳定的大面积肺栓塞患者的急救。

溶栓导管为头端有瓣膜装置或者封闭导丝的多侧孔导管。头端瓣膜使导管既能由导丝引导,又可在注入溶栓药物时封闭,侧孔部分两端有不透 X 线标记,便于定位。经股静脉或颈静脉、锁骨下静脉置入造影导管至肺动脉,测压后行肺动脉造影可评估血栓位置及负荷。在导丝的引导下置入溶栓导管。经注射泵给予尿激酶或阿替普酶等溶栓药物,术后测压并造影复查溶栓效果,术后继续抗凝治疗,并监测凝血功能。

2. 效果评估 有文献指出,经导管肺动脉内局部注入 rt-PA 相比外周静脉溶栓未显示出任何优势,这种给药方式可增加穿刺部位出血风险,因此应该避免。有报道指出,导管位于远离栓子的肺动脉近端时,溶栓不充分,但如果导管插入血栓内部则可将药理学作用最大化并有机械溶栓的作用,即超选择性插管溶栓。

导管插入血栓可以增加血栓与药物接触的表面积,进而提高溶栓的有效性并减少溶栓药物剂量。常用方法如下:①尿激酶 2.5×10^5 U/h 混合肝素 2000 U 灌注 2 h,随后尿激酶 1.0×10^5 U/h 灌注 12～24 h。②rt-PA 用量:10 mg 负荷剂量,随后以 20 mg/h 的速度泵入约 2 h,总量

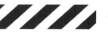

约 50 mg；若应用 100 mg rt-PA，则按照不超过 100 mg/7 h 的速度来泵入。术中、术后持续应用肝素抗凝，1000 U/h，保持凝血酶原时间为正常高限值的 1.5~2.5 倍。同时需每 4~6 h 检测一次纤维蛋白原水平，如果纤维蛋白原水平低于初始值的 30%~40%，则需停止或减少应用溶栓药物。

3. 并发症 出血是经导管溶栓治疗的潜在并发症，但没有证据证明经导管溶栓治疗后的出血风险高于系统溶栓。目前经导管直接溶栓很少单独应用，主要在介入取栓、碎栓等手术中低剂量局部应用，也称药物-机械偶联经导管治疗。

三、肺栓塞的经导管碎栓治疗

经导管碎栓治疗主要有以下作用机制：①可以将较大的栓子裂解成较小的栓子，便于经导管吸出。②血栓裂解后，表面积增大，可以更多地接触溶栓药物，增加溶栓效果。③血栓裂解后，可以暴露更多的新鲜血栓，进而激活内源性尿激酶，促进血栓溶解。④小血栓即使不被吸出，也可以流向肺动脉远端分支，减轻临床症状及后果。

1. 球囊导管碎栓术 球囊导管碎栓术利用血管成形球囊挤碎血栓，可以使血栓快速裂解成小栓子并流向远端。球囊导管碎栓时常用直径 6~16 mm 的血管成形球囊，并联合经导管直接溶栓，血管快速开通率可超过 80%。

2. 猪尾导管碎栓术 标准的碎栓导管为可旋转猪尾导管，在猪尾导管的弯曲部近端有一个卵圆形侧孔并有不透 X 线标记，可通过 0.035 in 导丝以便猪尾导管以导丝为轴心旋转。猪尾导管近端有数个侧孔以便于注入药物或进行造影。手动双向旋转导管并进行前后推拉碎栓，必要时可连接低速电机进行旋转碎栓。可旋转猪尾导管主要用于较大的新鲜血栓。12 mm 直径的猪尾导管主要用于肺动脉干碎栓，8 mm 直径的猪尾导管则用于叶肺动脉碎栓，对更远端的栓子可用多功能导管碎栓。

3. 网篮导管碎栓术 其主要原理是利用高速电机旋转网篮或叶轮产生涡流，将血栓吸入叶轮内达到碎栓的目的，但多数碎栓装置并未在临床中大范围应用。

4. Kensey 导管机械碎栓术 所采用的碎栓装置是一种带有旋转电机的可弯曲碎栓装置，导管部分为聚氨酯材料，头端可在电机的带动下高速旋转，可用于新鲜血栓和机化血栓，但并发症较多，主要有血管穿孔、血管内膜切除、对比剂外溢等。尚未见其临床用于肺栓塞的报道，仅见于动物实验。

四、肺栓塞的经导管血栓清除术

经导管碎栓可以将较大的栓子裂解成较小的栓子，虽然可以改善肺循环血流，但并没有减轻血栓负荷。经导管将肺动脉内血栓取出，可减轻肺动脉的血栓负荷，增加肺循环血容量，减小肺循环阻力。

1. 经导引导管血栓清除术 最简便的取栓方法，应用 6~10F 的导引导管经股静脉或颈静脉入路插入肺动脉靠近血栓处，并抵住血栓近端，然后用 20 mL 或 50 mL 注射器直接抽吸血栓。缺点如下：①导引导管壁薄，在经过多个转弯后管壁容易塌陷导致取栓失败。②导引导管必须抵住血栓方可抽吸血栓，在肺动脉远端导管不易操控。③血栓部分抽入导管后，必须将导管移出体外，将血栓推出后重新插管。反复操作耗时且连续抽吸会造成大量失血。

2. 经抽吸导管血栓清除术 血栓抽吸导管种类较多，一般为 4~6F 的大腔导管，结构类似，头端有一段导丝腔，用于快速交换。一般用于 1.0~1.5 mm 直径的血管，因抽吸腔直径有限，很少用于肺动脉的血栓清除。

3. 经 Greenfield 导管血栓清除术 所采用的装置为应用不锈钢制作的长 27 mm、直径 7 mm 的杯口状装置，后端连接 8.5F 的双腔球囊导管，杯口状头端与输送导管成 30°角，需经静脉

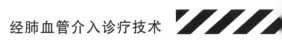

切开引入体内。到达血栓部位后,充盈球囊导管阻断肺动脉血流,用大的注射器进行血栓抽吸。改进后的装置直径变小,可通过 10F 的导管经股静脉或颈静脉插入。

4. 经 AngioVac 导管血栓清除术 所采用的装置类似于 Greenfield 导管血栓清除改进装置,导管头端可用球囊撑开成杯口状,用于抽吸血栓。该装置有一套类似于体外循环的过滤装置,包括漏斗过滤器、离心泵和标准的转流装置。在泵的作用下,杯口状导管头端抽吸血栓并过滤后经另一路径回输至外周静脉。

5. 经 Rotarex 导管血栓清除术 Rotarex 导管由三部分构成:导管、电机和电控单元。在 8F 导管内有一个不锈钢制作的螺旋叶片固定在导丝上,导管头端为同轴的两个圆筒状结构,每个圆筒上均有两个较大的窗口。外侧圆筒固定有螺旋叶片,内侧圆筒固定有导丝,两个圆筒相对旋转造成负压,使血栓吸入并被清除。

6. 经 Aspirex 导管血栓清除术 利用电机驱动螺旋叶片在导管内旋转产生的低压,将血栓吸入侧孔,并将吸入的血栓向导管尾端输送并连接回收装置。

7. 经 Amplatz 导管血栓清除术 采用的是 8F 聚氨酯导管,长 120 cm,带有 3 个开窗的金属头。头端有高速旋转的涡轮,涡轮利用压缩空气或氮气驱动,产生负压,使血栓吸入导管。

8. 经流变溶解导管血栓清除术 目前有 AngioJet 导管、Hydrolyser 导管、Oasis 导管等,均是利用"文丘里效应"设计的,因需要喷射高压的生理盐水,导致生理盐水与血液混合被吸出,失血较多。

五、肺栓塞的支架成形术

肺栓塞的支架成形术包括球囊扩张和支架置入术,主要适用于慢性肺栓塞或者经血栓抽吸、溶栓后仍然存在管腔狭窄的患者。目前认为肺动脉球囊扩张术多适用于急性肺栓塞后出现严重慢性血栓栓塞性肺动脉高压的患者,因其可扩张肺血管,恢复阻塞的肺循环血流,可持久改善患者的血流动力学及症状。在治疗慢性血栓栓塞性肺动脉高压时,球囊扩张需要分次、逐步进行。

肺动脉球囊扩张术是通过球囊扩张挤压血栓使血栓碎裂的方法,利于进一步吸栓和溶栓,同时使用球囊扩张血管,让闭塞的血管能够重新开放。当导丝碎栓困难时,可选用外周球囊导管,球囊加压后通过挤压作用使血栓碎解。自 1988 年 Voorburg 等报道世界上首例使用肺动脉球囊扩张术治疗肺栓塞患者并取得较理想的效果以来,肺动脉球囊扩张术在肺栓塞患者的急救中得到了广泛应用。肺动脉球囊扩张术不仅可以清除血栓,解除肺动脉梗阻,还可以有效降低肺动脉压,增加肺动脉血流灌注。对于有溶栓禁忌证或经导管碎栓困难的急性肺栓塞患者,可采用肺动脉球囊扩张术,术后患者血流动力学可得到改善,但由于球囊扩张后血栓贴壁,对患者预后具有不良影响且手术费用高,该技术多应用于慢性血栓栓塞性肺动脉高压的治疗。若急性肺栓塞合并肺动脉狭窄,球囊扩张不一定能够解决问题,必要时需要行支架置入术。

▶▶ 参考文献

[1] Konstantinides S V, Meyer G, Becattini C, et al. 2019 ESC guidelines for the diagnosis and management of acute pulmonary embolism developed in collaboration with the European Respiratory Society(ERS):the task force for the diagnosis and management of acute pulmonary embolism of the European Society of Cardiology(ESC)[J]. Eur Respir J,2019,54(3):1901647.

[2] Kuo W T. Endovascular therapy for acute pulmonary embolism[J]. J Vasc Interv Radiol, 2012 ,23(2):167-179.

[3] Giri J, Sista A K, Weinberg I, et al. Interventional therapies for acute pulmonary

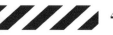

embolism：current status and principles for the development of novel evidence：a scientific statement from the American Heart Association［J］. Circulation，2019，140（20）：e774-e801.

［4］ Pruszczyk P，Klok F A，Kucher N，et al. Percutaneous treatment options for acute pulmonary embolism：a clinical consensus statement by the ESC Working Group on Pulmonary Circulation and Right Ventricular Function and the European Association of Percutaneous Cardiovascular Interventions［J］. EuroIntervention，2022，18（8）：e623-e638.

第四节　慢性血栓栓塞性肺动脉高压的介入治疗

一、概述

慢性血栓栓塞性肺动脉高压(chronic thromboembolic pulmonary hypertension，CTEPH)是以肺动脉血栓机化、肺血管重构致肺血管狭窄或闭塞，引起肺动脉压进行性升高，最终导致右心衰竭为特征的一类疾病。CTEPH 属于肺动脉高压(pulmonary hypertension，PH)第四大类，也是可能治愈的一类肺动脉高压。CTEPH 主要继发于急性肺栓塞，是一种并不罕见的疾病，其致残率和死亡率均较高。早期诊断，及时治疗，将显著改善 CTEPH 患者预后。

CTEPH 的病程以前被认为是 6 个月，最近多定义为 3 个月。由急性肺栓塞进展为 CTEPH 的情况很少见。急性肺栓塞的发生率在 5% 以下。

关于 CTEPH 的定义如下。

(1)肺栓塞后肺动脉内残余血栓沉积，会导致相应症状的出现，具有这些相应症状的患者应考虑存在伴有或不伴有肺动脉高压的慢性血栓栓塞性肺病(CTEPD)。

(2)心肺运动试验(CPET)和运动状态下右心导管检查(ex-RHC)可能有助于识别 CTEPD，尤其有助于判断静息状态下无肺动脉高压或有合并症患者出现运动受限的主要原因。

(3)对许多 CTEPH 患者而言，在采用外科手术等多种方法治疗后，静息状态下平均肺动脉压(mPAP)可以恢复正常，患者症状会有改善，但不可能使所有肺血管恢复正常。

二、病因及病理生理

当前的证据表明，CTEPH 中存在 2 种类型的肺血管病变：近端肺动脉中的机化血栓阻塞和直径小于 500 μm 的肺小血管病变。CT 肺动脉造影(CTPA)可以显示肺和支气管循环的形态学表现，而 MRI 可以显示支气管动脉-肺动脉分流的范围，并进行半定量分析。但这些检查可能都无法明确肺小血管病变程度。与特发性肺动脉高压(IPAH)相比，CTEPH 患者的右心室代偿能力较差，肺动脉内膜切除术(PEA)可使 CTEPH 患者的右心室功能基本恢复。

三、临床表现

1. 症状　由急性肺栓塞恶化至肺动脉高压后患者出现呼吸困难、咳嗽、咯血、胸痛、心悸等症状。因此我们很难从症状上区分 CTEPH 和其他肺动脉高压疾病。CTEPH 的代表性症状是劳力性呼吸困难，除了急性肺栓塞发展而来或并发急性肺栓塞(发生率不高)的情况以外，患者呼吸困难会逐渐加重。CTEPH 患者的咯血发生率比其他肺动脉高压疾病患者要高，这是因为 CTEPH 患者可能会合并肺梗死，由肺梗死而导致咯血。若合并右心衰竭，患者会出现小腿等部位水肿，食量减少但腹胀感增强等情况。

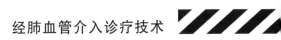

2.体格检查　肺动脉高压的体征在 CTEPH 患者中同样存在。颈静脉怒张,颈静脉 α 波亢进,合并三尖瓣大量反流者可出现颈静脉 v 波亢进,可触及右心室搏动。胸骨左缘第 2 肋间可触及肺动脉搏动(肺动脉瓣区第二心音(P2)亢进),伴随右心室扩大的三尖瓣关闭不全杂音(被认为是重症肺动脉高压患者出现的第四心音(S4)),如果合并心力衰竭,则会听到右心性第三心音,还会伴随肺动脉扩张的肺动脉瓣反流杂音等。这些表现大多是由右心室负荷过重导致,肺动脉搏动(P2亢进)则是由肺动脉高压直接引起。根据上述体征可以判断肺动脉高压是否存在。肺部血管杂音是鉴别 CTEPH 的重要体征。这是由肺动脉重度狭窄导致,是鉴别 CTEPH 时检查的重点。从笔者的经验来看,20%的患者存在此杂音。

3.胸部 X 线表现(图 5-3 和图 5-4)　可以认定是 CTEPH 的胸部 X 线表现:胸部 X 线片显示心影左缘第二弓突出(肺动脉干扩张),右肺动脉中间动脉(上叶分支后的主干部分,又称右下肺动脉干)扩张,心影扩大(由于右心室扩大,心尖部横膈与右心室交点向左下移位),心影右缘第二弓扩大(右心房扩大),透亮度增加、肺血管纹理减少(韦斯特马克征),胸膜肥厚、陈旧性改变。

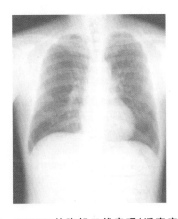

图 5-3　CTEPH 的胸部 X 线表现(透亮度增加)

52 岁男性,mPAP 30 mmHg,左侧中、下肺野的
肺纹理与右侧相比更少,透亮度增加

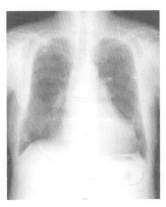

图 5-4　CTEPH 的胸部 X 线表现(胸膜病变)

44 岁女性,mPAP 43 mmHg,两侧胸膜有病变,
心影左缘第二弓突出

4.心电图　CTEPH 患者的心电图并无特殊性,若有肺动脉高压,患者出现右心室负荷过重,心电图会有异常。肺动脉高压程度不同,心电图异常表现也会不同。轻度者心电图变化很小。轻度到中度者,以右胸导联变化为主(右侧比左侧明显),可见 T 波倒置。肺动脉高压从中度发展为重度,心电图会出现右心室肥大表现(电轴右偏,额面平均电轴≥90°,重度顺钟向转位)。对应右心室肥大的肺动脉高压的血流动力学变化,即肺血管阻力(PVR)大于 10 Wu。另外,左侧胸导联中 T 波倒置的深度,也与肺动脉压高低相关联。

5.血液检查　在患者被诊断为肺动脉高压后,为了鉴别原发病,D-二聚体水平升高是有价值的,但在 CTEPH 患者中也可能为正常水平,D-二聚体的敏感性、特异性并不算高。另外,若诊断为 CTEPH,就有必要判断是否存在容易产生血栓的疾病。在寻找血栓形成病因时,患者若使用华法林,应切换为肝素抗凝后再抽血,避免华法林干扰。由肺动脉高压引起右心室负荷增加(右心室舒张末压升高或右心室射血分数低)时脑钠肽(BNP)水平会升高。老年人中因左心室负荷重而出现 BNP 水平升高的情况也很多,应注意区别。

6.心脏(血管)超声　血管内超声(IVUS)的穿透力很强,可以方便地提供包含血管结构在内的整体图像和分支信息,但是由于分辨率较低,不适合对细小组织的形状和性质进行判断。光学相干断层成像(OCT)是使用波长约 1300 nm 的近红外线的光波作为光源的成像方法。OCT 具有极高的空间分辨率,相比于 IVUS 100～200 μm 的分辨率,OCT 的分辨率是 IVUS 的10 倍。因此,在冠状动脉疾病中,在纤维帽较薄且不稳定、血小板聚集、细小的冠状动脉夹层或

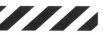

支架置入后贴壁不全等使用 IVUS 评价困难的情况下,OCT 使准确描述病变成为可能,且作为经皮冠状动脉介入的指导方法被广泛使用。由于近红外线的光波会受到红细胞的影响,所以在进行 OCT 时需要阻断肺血流。与冠状动脉造影相同,进行 OCT 操作时需通过导引导管推注对比剂、低分子葡聚糖或乳酸林格液,但高压推注可能会损伤肺动脉毛细血管导致咯血,因此需要将对比剂和生理盐水以 1∶1 的比例稀释。为了避免对血管施加过高压力,需要不断调整压力上限的设置。

(1)IVUS:观察血管结构的整体图像时非常有用,尤其是在血管直径大、血流情况不良、病变血流阻断困难的情况下,对于段血管近端血流不能充分阻断的病变,IVUS 能发挥作用,还可用于指导球囊扩张型号的选择。

对于完全闭塞病变,推荐在进行球囊扩张前使用 IVUS 观察确认导丝是否误进入细小分支。但是,与 OCT 相比,IVUS 的分辨率较低,很多时候无法评价厚度小于 100 μm 的管壁结构。

(2)OCT:OCT 的空间分辨能力强,可以显示细小的病变形态和血管壁。CTEPH 患者中,血栓形成后部分血管会发生血流再通,形成器质性的、被称为"莲藕状结构"或"蜂巢状结构"的多腔多隔膜结构。这些隔膜的厚度有时比 IVUS 的分辨率小,看似没有病变的血管也可能存在厚度为 100 μm 以下的隔膜,所以需要用压力导丝进行血流功能评价或使用 OCT 进行观察。

7.肺血流灌注扫描 急性肺栓塞患者体内血流中断的节段会形成灌注缺失。急性肺栓塞患者病变血管数并不多,故肺血流灌注扫描诊断的敏感性、特异性不高。其他肺动脉高压疾病也可能引起血流分布不均;恶化的肺动脉高压会引起肺间质异常,均会导致血流灌注缺失。读图的窍门是寻找肺显影的边缘,可发现存在连续中断的部分,图形呈现以这部分为底边的楔形缺失。如能确认为灌注缺失,即认为是血栓栓塞的表现。不过左、右肺动脉主干出现狭窄、闭塞时,整个区域都会出现缺失。因为整体的显影密度都很低,所以出现的图像与楔形缺失不同。

8.CT 肺动脉造影(CTPA) 除了被称为"慢加急性肺栓塞""CTEPH 合并急性肺栓塞",或急性肺栓塞中血栓残留的情况以外,CTPA 无法显示更多的血栓栓塞图像。由此分析,不能因为 CTPA 没有发现血栓栓塞就否定 CTEPH 诊断。更有甚者,明明没有肺部疾病,在肺血管分支节段仍能看到类似的对比剂低密度或灌注缺失的表现。作为更清晰、准确地显示肺血流的影像学手段,双能计算机断层成像(CT)和数字减影 CT 等已被开发出来,用于 CTEPH 的诊断以及严重程度判断。另外,CT 对于判断病变肺动脉的腔内形态也很有价值。

四、诊断

肺通气/灌注显像仍然是 CTEPD 的首选筛查手段。单光子发射计算机断层成像(single photon emission computed tomography,SPECT)优于平面显像。其他可选择的灌注成像技术如双能 CT 和 MRI 灌注成像,理论上相比肺通气/灌注显像具有更多优势,但因为技术要求高,价格高,可及性有限,且缺乏多中心验证,这些技术的运用受到限制,尚不能取代肺通气/灌注显像。高质量的 CTPA 适用于诊断近端肺血管 CTEPH,但即使是高质量的 CTPA,结果阴性也不能完全排除 CTEPH,因为远端肺血管病变很可能会被漏诊。CTEPH 的早期诊断可能与患者预后有关。具有 CTEPH 危险因素或提示存在 CTEPH 影像学征象的急性肺栓塞患者需要进行相应筛查,早期识别。急性肺栓塞患者筛查 CTEPH 的最佳时机是常规 3 个月随访时,但对于症状严重或恶化的患者,可能需要早期筛查。在具有特定风险因素的无症状患者中筛查 CTEPH 可能是一种有效的手段,但支持数据尚不充分。

五、治疗

1.肺动脉内膜切除术(PEA) PEA 是治疗 CTEPH 的重要手段,术后早期死亡率较低,是

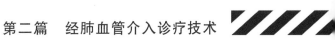

目前唯一的可治愈手段。PEA 的目的是清除肺动脉内血栓及机化内膜,恢复血流灌注,改善血流动力学,恢复通气血流平衡,减轻右心室后负荷。PEA 是较为复杂的外科手术,建议在 CTEPH 中心进行。CTEPH 中心的多学科专家团队应具有心胸外科手术经验,掌握深低温体外循环(DHCA)技术、影像学检查技术等。多学科专家团队包括外科医生、放射科医生、麻醉师、重症监护医生、护理人员、体外循环师、呼吸科医生和能够进行经皮球囊肺动脉成形术(BPA)的介入医生。PEA 的疗效受多种因素影响,成功的 PEA 指术后患者院内死亡率低于 5%,3 年生存率达 90%,WHO 功能分级和生活质量得到改善,寿命延长。值得注意的是,约 1/3 的患者在手术后出现残留或者持续的肺动脉高压。

　　PEA 的操作过程如图 5-5 所示。打开右肺动脉,在动脉壁和机化血栓之间插入吸引剥离器。向下移动至段和亚段水平后,从血管壁中游离并取出机化的血栓组织。

　　2.经皮球囊肺动脉成形术(BPA)　　在机化的血栓中引入导丝,并充盈球囊,使网状物破裂,机化组织压贴于血管壁,进而使肺血管通畅,血管阻力降低(图 5-6)。虽然 BPA 不能替代 PEA 或靶向药物治疗,但是对于不适合行 PEA 或无条件进行 PEA 的 CTEPH 患者,BPA 发挥了非常重要的作用,并可与 PEA、靶向药物治疗中的任一治疗联合应用。随着 BPA 在 CTEPH 患者中应用的增多,其有效性和安全性也有明显提高。在临床中,应该规范 BPA 的选择指征,选择合适的患者进行 BPA 治疗,不能因为 BPA 容易操作、容易掌握而过度地倡导 BPA,应根据患者病情而不是根据治疗中心的技术优势选择,以免患者错过最佳的治疗时机。2015 欧洲心脏病学会/欧洲呼吸学会(ESC/ERS)指南对 BPA 的推荐等级为 II b～c 级。随着介入技术的进步和人们对 BPA 在 CTEPH 治疗中价值的进一步认识,关于 BPA 的推荐等级可能会在下一则指南中进行更新。

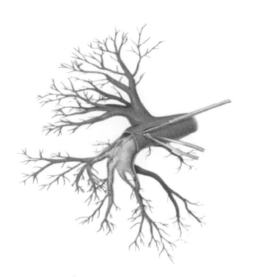

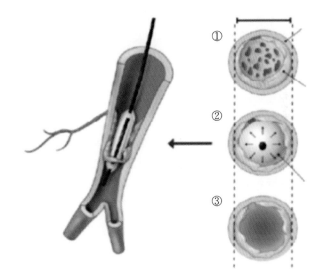

图 5-5　PEA 的操作过程　　　　　　　　　　　**图 5-6　BPA 的操作过程**

BPA 通过球囊扩张,破坏肺动脉内形成的纤维网格和狭窄,
恢复肺动脉的血流

　　3.药物治疗　　根据目前的指南,CTEPH 患者应终身接受抗凝治疗。维生素 K 拮抗剂(vitamin K antagonist,VKA)是 CTEPH 中抗凝治疗的重要药物。因为使用方便、安全性良好,非维生素 K 拮抗剂口服抗凝剂(NOAC)的使用越来越广泛。值得注意的是,抗磷脂综合征是 NOAC 使用的禁忌证。有研究表明,CTEPH 患者的肺小血管病变与肺动脉高压患者的类似。目前已有 CTEPH 患者进行内皮素 1、一氧化氮和前列环素通路的靶向治疗的研究报道。目前口服鸟苷酸环化酶激动剂利奥西呱和皮下注射前列环素类似物曲前列环素可用于 CTEPH 患者(在我国,只有利奥西呱能用于 CTEPH 患者)。其他靶向治疗药物也在 CTEPH

患者中进行了相应的研究,在临床上超适应证使用。严重血流动力学受损的 CTEPH 患者常需要药物联合治疗。在成功进行了 BPA 和(或)PEA 后,才考虑停用肺动脉高压靶向治疗药物。

4. 综合治疗 PEA、BPA 和靶向治疗药物的联合使用是治疗 CTEPH 的趋势,有希望让 CTEPH 患者最终实现治愈。BPA 和 PEA 的手术范围在解剖学上可能有相当大的重叠,段和亚段肺动脉病变患者适合在有经验的 CTEPH 中心接受手术治疗。虽然没有充分的数据表明,CTEPH 患者术前行靶向药物治疗可以获益。但是在进行了多学科评估后,共识工作组认为高危患者(术前肺血管阻力高)可考虑应用肺动脉高压靶向治疗药物作为 PEA 的桥接治疗。

六、慢性肺栓塞介入治疗:经皮球囊肺动脉成形术(BPA)

1. 术中器械耗材 包括血管鞘、超滑导丝、造影导管、导引导管、球囊扩张导管、漂浮导管等。

BPA 用输送鞘的选择:无论是股静脉入路还是颈内静脉入路,BPA 所用鞘管都是 7~8F 的长 80 cm 的螺旋鞘。选择长螺旋鞘的理由是,从穿刺部位一直到拟治疗靶血管的肺段血管,会通过大静脉—右心房—右心室—右心室流出道—肺动脉干的弯曲路径,短鞘和导引导管的组合难以完成介入操作。而且,通常用的输送长鞘可能会因为血管走行弯曲而出现扭曲,因此,使用抗扭转的长螺旋鞘可以使介入操作更顺利进行。另外,长鞘可以留置在肺动脉内,容易与导引导管进行交换——这也是一个优点。但是,一些机构并不使用长螺旋鞘,而是使用应用于外周血管的其他长输送鞘。如何选择取决于术者的主观判断。

由于肺动脉的解剖结构非常复杂,BPA 导引导管的选择会成为治疗成功与否的决定性因素,应根据靶血管的情况判断所使用导管的形状和尺寸。由于需结合各个靶血管的透视角度和位置来决定如何操作,因此操作熟练是非常重要的。导引导丝必须根据病变形态来选择。以下介绍笔者所在单位导引导管及导引导丝的选择和操作。

(1)导引导管的种类:笔者所在单位使用的导引导管是通常用于经皮冠状动脉介入(PCI)的 6~8F 导引导管。治疗目标为段血管或亚段血管时,使用 6~7F 导管就能达到治疗目标,但治疗靠近中央的主干血管时,由于血管直径大,需要大口径的球囊导管,此时考虑使用 8F 导引导管。导管的形状会在后面介绍,通常使用较多的是左、右 Judkins 导管,多功能导管。

(2)导引导丝的选择和操作:只要是熟练掌握 PCI 等介入技术的术者,很少会在病变部位的选择上犯难。只是,无法得到末梢血管结构信息的囊袋状病变或慢性完全闭塞病变等的介入操作难度很高,应该选择避免,优先治疗容易确认末梢血管结构的网状、带状和突然变窄的病变。解剖学上肺动脉的末梢血管一直分布到胸膜正下方,因此导丝最好也送至胸膜正下方。笔者所在单位使用的是 0.014 in(约 0.36 mm)的软导丝,与通常的 PCI 操作时相同。大部分病变有分隔而呈现多腔隙结构,这种结构是器质性血栓再通时出现的,被称为"莲藕状结构"或"蜂巢状结构"。在通过这些细小的分隔内部时的第一选择是穿透性强的高分子聚合物导丝。将高分子聚合物导丝送至肺动脉末梢时,须注意避免血管损伤。而且,笔者所在单位目前普遍使用微导管进行导丝操作。理由有两点:一是由于肺动脉的解剖结构,仅仅使用导引导管无法保证导丝操作时所需的支撑力;二是在交换压力导丝以测定肺动脉压时更加便捷。针对囊袋状病变,有时也使用硬导丝或锥形导丝,但很多时候因为操作困难而失败,且并发症的发生风险很高。与 PCI 操作不同的是,BPA 操作过程中整个导管系统会通过右心系统一次,由于心脏搏动会扯动导引导管,部分血管存在支撑不稳定的问题。支撑不稳定的血管在 BPA 操作过程中发生并发症时常常难以解决。BPA 的目的是确保有效的血管床,治疗对象宜排除难以治疗的病变,虽然其效果更值得期待,但不应只选择一根血管。

当治疗段血管主干和左、右肺动脉主干时需使用大口径的球囊导管,可以选择 0.018 in(约 0.46 mm)或更大的导丝。BPA 通过球囊扩张的办法来实现 CTEPH 的介入治疗。与 PCI 的

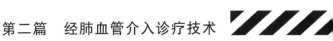

操作方法不同,BPA 的球囊扩张长期效果良好。用 OCT 观察 CTEPH 患者中大部分的血管病变,即所谓的网状或带状病变,会发现大部分的病变主体是"莲藕状"或"蜂窝状"的多腔隙结构,在组织学上与动脉粥样硬化的狭窄病变不同。球囊扩张的目的就是破坏上述病变的主体多腔结构,从而改善末梢灌注。

急性肺栓塞患者的血栓主要为新鲜血栓,球囊扩张可能无法显著地改善肺血流,只能通过有限度的介入碎栓术或血栓抽吸术使巨大的血栓破碎。

冠状动脉(简称冠脉)介入操作时所使用的球囊导管种类非常丰富,BPA 与之不同。2001年的病例报道显示,BPA 操作时使用的还是 0.035 in(约 0.89 mm)的导丝。目前笔者所在单位使用 0.014 in(约 0.36 mm)的微导丝和微导管,并搭配使用 0.014 in 导丝的球囊进行扩张,使用的球囊一般是快速交换球囊和非顺应性球囊。从球囊的型号来看,有时球囊的柔软度会受球囊型号限制。另外,CTEPH 病变如果不是上述典型的网状或带状病变结构,而是肺动脉高度狭窄的器质性血栓病变,则需要切割球囊等器械才可能得到更好的扩张效果,但血管损伤的风险很高,且没有确切的依据。因此,一般选择普通球囊,根据每个病例的个体差异并参考造影特点及病变前后的压差,最终选出最合适的球囊扩张方法。

(3)所用球囊的型号:BPA 的球囊扩张一般在肺动脉段血管水平进行。BPA 的适用范围也越来越广。已有中央型 CTEPH 实施 BPA 的报道。BPA 相比外科手术的创伤性更低,今后其适应证范围可能会不断扩大。由于治疗的靶血管直径范围较大,从近端肺血管到肺动脉段分支血管,应根据病变情况选择 BPA 球囊型号。治疗慢性完全闭塞病变时,可从小号球囊开始,逐渐增加所用球囊型号。长度也可以根据病变实际情况选择,可供选择的球囊型号为 10～40 mm。

2. 术前准备　包括完善检查,如凝血功能、血常规、血生化检查,测量肘静脉压等,进行术前临床和影像学评估,备皮,给予心电监护、吸氧,开放静脉通道,签署相应的知情同意书等。

(1)入院时检查:以接受 BPA 为目的入院的所有患者,都要做胸部 X 线检查、心电图检查等。为了评价术后肺水肿或出血等并发症,最好在马上要实施 BPA 之前进行胸部 X 线检查。

由于 BPA 操作时会使用对比剂,因此必须检查肾功能。另外,抗凝治疗是不可或缺的,在入院时检查红细胞中的血红蛋白(Hb)水平和活化部分凝血活酶时间(APTT)很重要。还需要根据肝功能、电解质等一般性检查结果对患者进行筛选。

BPA 的重要疗效评价标准——6 min 步行试验也必须在入院后进行。该试验在病区内也可以实施。

(2)询问既往病史、曾经用药情况:与一般的介入检查一样,需要询问患者既往病史。

对对比剂过敏者,通常会在介入检查肺动脉造影或肺动脉增强成像之前进行询问,但入院时需要再次确认。对对比剂过敏者需要事先使用类固醇或抗组胺药物等进行处理。关于口服用药的情况需询问患者是否应用了双胍类降糖药。服用这种药物的患者禁用对比剂,需要在 BPA 操作前 48 h 停止口服。关于肺动脉高压治疗药物,原则上术前到术后都要持续使用。

(3)入院后的处理:由于 BPA 通常采用股静脉入路,因此需要进行腹股沟区备皮(下腔静脉滤器留置病例使用颈内静脉入路)。一般进手术室到出手术室大约需要 3 h。另外,采用股静脉入路时手术前麻醉时间也需要 3 h。为此,术前女性患者需要使用球囊导尿管,男性患者使用保险套型导尿管。除此之外,还要进行后述的华法林-肝素替换,所以要保留外周静脉通道。对于拟实施 BPA 的 CTEPH 患者,全部使用华法林抗凝治疗。由于 BPA 技术安全性的提高,出血性并发症(如咯血等)的风险较最初已大幅度下降。为了使手术操作更加安全,笔者所在单位将所有患者的华法林替换成肝素。为此,BPA 患者手术前几天入院,入院当天就停用华法林。监测凝血酶原时间(PT)下降到正常范围后就开始持续静脉注射肝素(12000～15000 U/d)。目标

APTT 设定为正常值的 1.5～2.5 倍,以此来调整肝素的使用量。术后为保证华法林的安全替换,再进行观察治疗数天。也有医疗机构不替换肝素,手术前一天入院,治疗过程中使用华法林。

3.适应证与禁忌证

(1)适应证:需要手术治疗,但外科手术困难的 CTEPH 病例,如器质性血栓存在于外科手段无法到达的部位或存在其他合并症导致的手术禁忌证,适合进行 BPA。BPA 已成为部分无法手术的 CTEPH 或 PEA 后持续/复发的肺动脉高压患者的既定治疗方法,可改善血流动力学(PVR 下降 49%～66%)、右心功能和运动能力,并且在某些情况下,BPA 比 PEA 更容易实施。BPA 的主要适应证包括:①不适合行 PEA 的 CTEPH 患者(可手术切除但有合并症不能手术、远端病变不能手术以及 PEA 后残留或复发 PH 的患者);②有症状的 CTEPH、WHO 功能分级为Ⅲ～Ⅳ级的患者;③无严重并发症、多器官衰竭、对碘对比剂过敏的 CTEPH 患者;④了解目的、过程、风险和收益、治疗方案并自愿进行 BPA 的 CTEPH 患者。

早期的 BPA 相关报道认为,再灌注性肺水肿发生率很高,早期的 BPA 适应证也以外科治疗指征为参考:①纽约心脏病协会(NYHA)分级为Ⅲ级甚至Ⅳ级。②平均肺动脉压 30 mmHg以上,即必须满足上述两个条件才可以实施 BPA。随着经验的积累和研究的进一步深入,BPA的安全性有了较大提升,原本不适于外科治疗的末梢型 CTEPH 也已纳入介入治疗适应证范围。以此类推,只要是非肺动脉高压的病例(平均肺动脉压不足 25 mmHg),只要有劳力性呼吸困难症状,在可以进行介入治疗的部位确定有器质性血栓,就可以进行 BPA 以减轻症状。另外,对于外科手术后残留肺动脉高压的病例,行第二次开胸手术非常危险,因此也可以进行BPA 治疗。

(2)禁忌证:①患者身体状态较差,有严重的心、肝、肾疾病,不能耐受介入手术。②患者有凝血功能异常,不能在术中给予抗凝治疗,不能进行球囊扩张术。③当病变血管出现动脉瘤,且瘤体较大有破裂风险时,不能使用球囊扩张。

4.操作流程

1)入路的选择

(1)股静脉入路。

优点:①穿刺相对容易;②介入操作与经股动脉冠状动脉介入相同;③放射线球管与术者的距离比采用颈内静脉入路时远;④到靶血管的弯路少,介入操作容易。

缺点:①由于患者血流动力学状态、右心系统的解剖结构的特殊性,将右心导管和治疗用导引导管导入肺动脉内可能有一定困难;②中央肺动脉有血栓时难以找到好的轨道支撑。

(2)颈内静脉入路。

优点:①右心导管、治疗用鞘管容易导入肺动脉内;②中央肺动脉有血栓时可以利用对侧右心室壁来获得稳定的轨道支撑。

缺点:①误穿刺动脉时有出现严重并发症的危险。②术者与放射线球管的距离近,被曝光量增加。③对介入操作的熟练程度有要求。BPA 操作中,需要医生操作输送鞘和导引导管,并与操作导丝和球囊导管的医生分开。④操作中需要患者面向插入鞘管的手术侧的对侧,长时间的操作会给患者带来很大负担,而且局部麻醉效果一旦消失,患者会疼痛难忍。⑤到达靶血管的弯路很多,导管的可旋转性下降。

2)穿刺 采用股静脉入路和颈内静脉入路时均使用 Seldinger 法穿刺及插入鞘管(首先插入右心导管用短鞘)。经股静脉入路穿刺时使用 Landmark 法,经颈内静脉入路穿刺时考虑到安全性,可使用超声引导法。

3)进行常规右心导管检查(测定压力) 将右心导管(球囊楔压导管)留在肺动脉内。在右心导管腔内插入加长导丝,从体内拔出导管和右心导管用短鞘。沿着加长导丝插入 BPA 专用

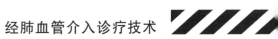

长鞘。长鞘前端插入肺动脉主干内。在 BPA 操作开始时通常进行长鞘插入。首先从选择的穿刺部位插入 8F 短鞘(右心导管检查用血管鞘),然后使用 7F 球囊楔压导管进行常规的右心导管检查(测定压力等)。接着,运用 150 cm 长的导丝将 5F 猪尾导管留置在肺动脉内,运用 260 cm 长的加硬导丝引入 8F 长鞘。将 BPA 长鞘前端插入肺动脉主干或左、右肺动脉分支内,BPA 操作就可以得到安全和稳定的支撑。

4)左、右肺动脉的进入 将长鞘插入肺动脉主干后,使用导引导管和 0.035 in(约 0.89 mm)的导丝将其送至左、右肺动脉主干部位。在透视下,先从鞘管开始处沿导丝将导引导管从第二个拐弯处回拉 3~4 cm,暂时把导丝放回导引导管内,以便透视确认,回撤导引导管前端到气管分叉处以下数厘米的位置,无论是股静脉入路还是颈内静脉入路,导引导管顺时针旋转则容易朝向右肺动脉,逆时针旋转则容易朝向左肺动脉。再次前送导丝,沿导丝前送导引导管,然后沿着导引导管让长鞘更加深入而稳定。

5)肺动脉段血管的进入 BPA 的治疗对象大部分是段血管或亚段血管,以及一部分末梢病变,在段血管内精准地送入导引导管非常重要。导引导管、导丝与左、右肺动脉的选择相同,操作导引导管,以在右肺动脉内顺时针旋转、在左肺动脉内逆时针旋转为基础进行操作,简单易行。另外,在段血管的选择上,右肺动脉以左前斜(LAO)位、左肺动脉以右前斜(RAO)位为基本体位。只要在这些基本体位下操作,理解导引导管的旋转方向就变得非常容易,还可在基本体位下调整角度。朝向肺前方的血管即 A3、A4、A5、A8 段血管,在基本体位上增加头位,就能将段血管分离开以方便看清。

另外,将长鞘和导引导管作为整体移动,能使操作安全而稳定。长鞘的基本位置在导引导管的第一个拐弯近侧约 5 cm 处,这是为了能够通过前后移动长鞘来改变导管拐角的形状。

6)治疗病变部位的选择

(1)病变部位选择:宜优先选择网状、带状或突然变窄的病变部位,以确保再灌注手术安全且成功。

(2)完全闭塞病变和囊袋状病变比上述病变的成功率低,血管并发症的发生风险也更高,在平均肺动脉压降到 30~35 mmHg 后,必要时再讨论是否治疗。

(3)为了有效降低肺动脉压,可实施肺灌注扫描检查,优先治疗血流灌注不佳的节段。

(4)肺灌注扫描结果显示存在多个程度相当的血流灌注不良的肺段时,按照下叶>上叶、右肺>左肺的顺序考虑治疗。

7)球囊扩张 以尽量减少并发症、获得更好的治疗效果为目的。球囊扩张的治疗终点不能仅仅依据治疗靶血管的扩张情况和肺动脉造影所见来决定,还需要考虑肺动脉高压的程度,最重要的是肺水肿预测分数(PEPSI)和压力导丝测出的肺动脉末梢压力。

5.操作注意事项 参见相关内容。

6.并发症与处理 BPA 操作中可能发生的并发症包括肺动脉穿孔、肺动脉破裂、肺动脉夹层等,这些是由导丝和球囊扩张等物理原因所导致的并发症。笔者将这些并发症总称为肺动脉损伤(PAI)。肺动脉损伤导致的肺出血与再灌注性肺水肿很难明确区分,故提倡将血管损伤并发症和再灌注性肺水肿总称为再灌注性肺损害。临床上肺动脉损伤一般由操作导致,一旦发生,患者会即刻出现咳嗽、咯血等症状。而与此相对应,再灌注性肺水肿是由低压力环境下的病变末梢部位组织在治疗后被快速施以高压力负荷所致。再灌注性肺水肿的症状不会在手术后马上出现,而是需要经过半天以上的时间。笔者所见过的最晚的再灌注性肺水肿出现时间是介入治疗后第三天。肺动脉损伤和再灌注性肺水肿都会引起咳嗽和咳痰,但肺动脉损伤大多会伴有出血,而再灌注性肺水肿患者则会出现白色或粉红色泡沫样痰。因此本节将详细对比区分肺动脉损伤引起的肺出血与再灌注性肺水肿,并以笔者的经验为基础重点阐述肺动脉损伤。

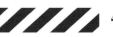

在以笔者早期经验为基础的文献报道中,350 例接受 BPA 的患者中有 35 例(10%)出现了包括轻症在内的肺动脉损伤并发症。根据其他机构的报道,肺动脉穿孔的发生率约为 7%,而经皮冠状动脉介入(PCI)治疗时导丝引起血管穿孔的发生率约为 0.36%,由此可推断,与冠状动脉相比,肺动脉末梢血管对物理压力更加敏感。在确认为肺动脉损伤时,由于引起了气管内出血,手术中患者会出现持续咳嗽和咳血痰,出血量大时即引起咯血。气管内出血可导致明显的低氧血症,如果对出现的并发症辨认不及时,情况可能会恶化到需要气管插管。由于低氧血症可引起肺动脉压上升,导致右心衰竭加重,最终患者可能病情恶化甚至死亡。随着操作经验的不断积累,肺动脉损伤的发生率不断降低,当肺动脉损伤出现时及时处理并迅速止血仍然是非常重要的。

(1)肺动脉穿孔:与病变本身相比,导丝进入远端末梢走行异常的血管分支是肺动脉穿孔更为直接的原因。

肺动脉损伤的发生率随着操作的熟练程度而变化。在 BPA 操作过程中,导引导管会经过右心室到达病变的肺,所以心搏和呼吸运动会使导引导管产生一定晃动。作为操作导丝的基础,使导引导管充分稳定下来是非常重要的。而且,在末梢血管情况不详的完全闭塞病变中,当导丝穿过病变后,应首先用小号球囊穿过病变并进行低压扩张,造影确认末梢血管的走行,再将导丝穿过病变一直送至末梢。

(2)高灌注损伤:高灌注损伤与再灌注性肺水肿的机制基本一样,当病变扩张后高肺压快速施加于末梢组织,局部负荷过重导致咯血、咳血痰。上述症状大多在球囊扩张后马上出现,这一点和再灌注性肺水肿不一样。如果导丝操作没有明显问题,导丝前端也没有到达病变血管末梢,此时出现上述症状一般不考虑是导丝引起的肺动脉穿孔所致。即使使用的球囊型号比靶血管直径小很多,球囊扩张后依然可能立即出现咯血,再灌注区域整体由于出血而导致 X 线通透性降低。推断该机制导致高灌注损伤的概率非常低,笔者所在单位对 500 例以上患者实施了BPA,只有 2 例出现高灌注损伤。经验告诉我们,该并发症常出现于初次行 BPA、平均肺动脉压在 50 mmHg 左右、肺动脉收缩压超过 100 mmHg 的重症病例。在进行球囊扩张后的选择性造影时,高灌注损伤者的肺动、静脉显影比平常球囊扩张后更加迅速,而且整个灌注区域的所有血管都可以瞬间显影。

(3)球囊扩张过度后肺大量渗血:如导丝操作没有问题,在球囊扩张后扩张部位有渗血,考虑为此并发症。当使用与靶血管直径之比为 1:1 的球囊进行扩张时,病变部位没有得到充分扩张,换用更大直径的球囊尝试扩张的情况下易出现此并发症。虽然尝试通过球囊堵塞止血(用球囊导管进行 2~3 个标准大气压的低压扩张阻断血流)是有必要的,但仅仅用球囊堵塞可能仍然难以止血,还需要置入覆膜支架。

(4)肺动脉破裂:如果是导丝引起的穿孔,可以用球囊堵塞止血;但如果是肺动脉破裂,患者气管内急剧出血,可导致明显的咯血,仅使用球囊堵塞止血往往很困难,此时有必要进行弹簧圈栓塞或置入覆膜支架等。对于小儿的末梢性肺动脉狭窄症,在实施球囊扩张时并发肺动脉破裂的概率为 2.3%,死亡率为 21%。肺动脉破裂后易发生气管内出血,引起严重的低氧血症,患者会陷入危重状态,此时需要进行迅速准确的止血处理。

(5)肺动脉夹层:肺动脉夹层多由导引导管接触损伤血管所致,并可出现压力波形骤降,血管造影时可看到明显的夹层表现。由经验来看,只要是无症状性夹层,就不需要特殊处理,出现症状时需要按照血管穿孔或破裂病例的标准进行处理。

7. 疗效评价

(1)临床症状和世界卫生组织(WHO)功能分级评价:患者临床症状提示疾病的严重性、改善程度、稳定性,是临床评估中重要的一部分。医生应注意观察患者每次随访期间运动耐力改

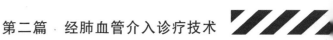

变、胸痛、心律失常、咯血、晕厥发作以及用药情况；观察患者是否存在右心功能不全的表现，若出现右心功能不全表现，则说明患者已经到了晚期阶段，临床预后较差。WHO 功能分级是患者重要的生存期预测指标。指南指出，当 WHO 功能分级恶化时，应该积极寻找原因，并调整治疗方案。

（2）影像学及血流动力学评价：右心衰竭是患者最常见的死因，超声心动图常用于评估右心功能。目前，最常用的判断患者预后的超声指标为三尖瓣环收缩期位移（TAPSE），这是反映右心室收缩功能的间接指标，与患者预后密切相关。心肌做功指数（Tei 指数）是另一个提示患者预后的指标。Tei 指数每增加 0.1 单位，死亡风险增加 1.3 倍。此外，心包积液量也与预后密切相关；肺动脉高压患者死亡率随心包积液量的增加而上升。最新指南认为需要综合多种参数全面评价右心功能。而静息情况下，通过三尖瓣反流压差法估测的肺动脉收缩压与患者的临床预后无关，也不能据此制订治疗方案。

心脏磁共振成像（CMRI）是检测心腔大小、厚度和重量的金标准，还可用于评估心输出量、每搏输出量、心室射血分数等心功能参数。若 CMRI 显示右心室容量增加、右心室射血分数以及每搏输出量降低均提示患者预后不良。右心导管检查被认为是诊断肺动脉高压的金标准。若右心导管检查测得右心房压大于 14 mmHg（1 mmHg＝0.133 kPa）、心指数（CI）＜2.0 L/(min·m²)、混合静脉血氧饱和度小于 60%，则提示患者预后不佳；而平均肺动脉压与预后相关性不佳。右心导管检查和超声心动图检查均为重要的随访检查项目，有的中心常规进行右心导管检查，有的则以超声心动图检查为主。没有证据表明前者具有比后者更好的效果。然而，专家共识认为，在进行药物调整、决定是否进行肺移植时应该进行右心导管检查，根据血流动力学结果调整治疗决策。

（3）运动耐力的评价：6 min 步行试验和心肺运动试验（CPET）均可评估患者的运动耐力。患者的运动耐力是决定预后的重要因素，且被多个临床研究用作终点事件，在肺动脉高压患者中有重要的预后判断价值。最新指南指出，6 min 步行距离（6MWD）≥440 m 提示预后较好，6MWD＜165 m 预示死亡风险升高。但 6MWD 受多种因素影响，通常推荐在完成 6 min 步行试验后使用博格评分评价患者的呼吸困难程度。此外，一些研究表明，检测 6MWD 前后经皮血氧饱和度以及心率改变可以提高 6MWD 与预后的相关性，但是这些发现有待进一步验证。CPET 是客观评价患者心肺功能的较好方法。在 CPET 测定的众多变量中，峰值摄氧量（VO₂max）及二氧化碳通气当量斜率（VE/VCO₂ 斜率）与患者预后密切相关，当 VO₂max＜11 mL/(min·kg)（35%～65%预计值）、VE/VCO₂ 斜率≥45 时，提示患者预后较差。CPET 提供的诊断、预后信息是对 6MWD 的一种补充。

（4）生物标志物评价：血浆脑钠肽（BNP）、N 末端脑钠肽前体（NT-proBNP）水平升高提示心功能不全，是重要的预后标志物。但它们不是肺血管疾病的特异性标志物，只能提供间接的预后信息。尿酸水平升高与肺动脉高压患者疾病的严重程度相关，高尿酸血症患者死亡率较高，药物治疗可以降低肺动脉高压患者尿酸水平。但是尿酸水平受患者年龄、性别、肾功能、利尿剂治疗等因素影响。

8. 术后随访及后续治疗

（1）BPA 的术后管理：普通病区管理或 ICU 管理。

BPA 后患者按照常规流程是不需要在 ICU 进行监护的，大部分患者只需普通给氧、持续 SpO₂ 监测、保留外周静脉通道即可。在开展 BPA 治疗初期，以术后早期发现肺水肿为目标，可使用 Swan-Ganz 导管持续监测肺动脉压。利用术前肺动脉压和肺血管阻力计算的肺水肿预测分数，以及使用带有压力感受器的导丝指导治疗来避免对末梢施加过高压力等方法，使得目前并发肺水肿的可能性非常低。从感染和患者的痛苦程度等角度考虑，现在术后一般不会留置

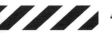
Swan-Ganz 导管。但是,对于实施初次 BPA 的重度右心衰竭患者,术后或术中的肺动脉损伤和咯血达到了建议在 ICU 监护的程度时,需要根据病情酌情调整术后管理办法。

CTEPH 患者中还有很多老年人,预防长期卧床引起的肌肉力量低下或失用性萎缩等非常重要。肌肉力量低下可能引起心输出量减少,应努力让患者术后尽早下床。

(2)再灌注性肺水肿的预防:Feinstein 等对 18 例 CTEPH 患者实施了 BPA,在平均 36 个月的随访期内观察到了 NYHA 心功能分级和 6MWD 的改善,以及平均肺动脉压的降低。同时,手术并发症中再灌注性肺水肿的发生率很高(11/18,61.1%),3 例需要有创呼吸机辅助,1 例出现死亡。再灌注性肺水肿的发生机制现在仍不清楚,而用球囊扩张开通狭窄病变后肺动脉高压快速施加于病变远端被公认为其原因之一。术前肺动脉压升高的患者,在 BPA 单次手术中一次性治疗多根血管,持续治疗分布范围较广的病变血管直至没有压力阶差,会有较大的肺水肿发生风险。一篇探讨 BPA 后患者肺动脉腔内病理学变化的报道指出,大多数球囊扩张可导致肺动脉内膜、中膜出现裂纹而发生离解,而保护血管腔是 BPA 治疗的根本。实际上危害不仅包括肺水肿,还包括血管轻微损伤导致的肺损害,以及出血。除此之外,不仅仅是治疗血管的部位或所在肺叶,对侧也可能出现严重的再灌注性肺水肿。虽然罕见但也是存在的,前述的机制就难以解释。也有研究者曾怀疑再灌注性肺水肿与细胞因子有关,并在围手术期进行了激素冲击治疗,但结果难说有显著效果,基于同样的理由,西维来司他钠现在也不再使用。

(3)BPA 后氧合不良时的处理:部分患者在 BPA 后出现短暂性氧合不良,这是由血流突然再通引起动静脉分流所致。一般恢复正常的气血交换功能需要一定时间。常规给氧后如 SpO_2 仍无法维持,需要实施无创正压通气(NIPPV)。除侵入性的有创呼吸机治疗外,NIPPV 是低氧血症最有效的治疗方式,但过高压力的正压通气会妨碍静脉回流,导致心输出量减少,加重循环衰竭,需要特别注意。近年来随着鼻导管高流量给氧系统的问世,可以通过鼻腔插管高流量给氧,甚至给予 100% 浓度氧气吸入给氧,经鼻正压通气效果值得期待。通过氧气面罩实施的NIPPV 具有让呼吸困难患者良好耐受的优点。常规的给氧方法不能改善呼吸频率和氧合时,可以考虑更换为 NIPPV 或侵入性有创呼吸机辅助。

当患者有呼吸困难感或胸腹部呼吸运动不协调,伴有血氧饱和度下降、呼吸频率和心率增快时,如其他治疗措施无法改善,充分麻醉后使用侵入性有创呼吸机辅助通气是比较理想的选择。对于 SpO_2 目标值,根据每例患者的基础情况调整,因低氧血症是肺动脉高压最大的危险因子,SpO_2 最低也应保持在 90%,尽量维持在 95% 以上。必要时使用体外膜氧合(ECMO)也是有效的。当低氧血症过于严重,使用有创呼吸机仍无法改善时,即使给予 100% 浓度氧气吸入,SpO_2 如持续 $1\sim2$ h 始终在 90% 以下,或即使增加呼气末正压(PEEP)也无法改善氧合时,需考虑使用 ECMO。对于心输出量少的肺动脉高压患者,首选静脉回血-动脉送血(V-A)ECMO。对于肺循环障碍的病例,静脉回血-静脉送血(V-V)ECMO 是无效的。当患者并发需要 NIPPV、ECMO 以及有创呼吸机辅助通气的严重再灌注性肺水肿时,通过积极改善氧合,适量使用利尿药,慎重调整全身状态,进行数天至一周(根据不同情况,可能需要几周)的治疗,患者病情一般会改善。

(4)后期再次手术治疗:为了避免 CTEPH 进展为右心衰竭,应使患者尽早脱离肺动脉高压状态,具体目标是使安静时平均肺动脉压在 25 mmHg 以下,并以此为基础决定 BPA 的手术次数。笔者所在单位每例患者的 BPA 次数平均在 $3\sim4$ 次,但根据患者基础情况,部分患者也可能需要更多次的手术。将 BPA 分次实施不仅能避免再灌注性肺水肿,还可以有效改善运动耐力。推测这是由于 BPA 后血流再通到恢复正常的气血交换需要一定的时间。

决定 BPA 次数的因素:能够在局部麻醉下通过经皮入路反复实施是 BPA 的优点之一。尽

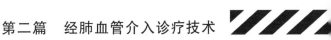

管如此,对于有肾功能障碍、需要使用对比剂的患者,或对于手术时长时间卧位易致氧合恶化的重度右心衰竭患者,需要努力缩短手术时间,并确定在最少手术次数下实现效果最大化的治疗策略。决定 BPA 次数的第一要素是基线状态时的血流动力学参数和各参数变化的严重程度。再灌注性肺水肿发生率与其严重程度成正比,术后患者有出现暂时性右心衰竭恶化的倾向。除了平均肺动脉压外,还有通常被认为是肺动脉高压预后不良的指标,包括 NYHA 心功能Ⅳ级、BNP 值较高、右心房平均压升高(>15 mmHg)及心指数降低[<2.0 L/(min·m²)]等,可利用这些指标进行综合判断。笔者所在单位曾报道一例伴有多脏器功能障碍的严重右心衰竭患者,通过有战略性地实施数次 BPA,最终帮助患者从右心衰竭状态改善到可以独自出院。由此可见,通过制订适当的 BPA 治疗策略,调整 BPA 次数,即使重症患者也可以安全有效地进行治疗。一次 BPA 的安全治疗程度可单独依据肺水肿预测分数来判定,但近几年随着经验、技术的进步,人们开始使用带有压力传感器的导丝(压力导丝),在保证病变远端的平均肺动脉压不超过 35 mmHg 的情况下进行球囊扩张。结果显示,虽然患者各自的情况不同,BPA 次数也不同,但大部分病例通过 3~4 次 BPA 实现了平均肺动脉压低于 25 mmHg 的目标。

最合适的手术次数需要根据具体情况判断,平均肺动脉压在 25 mmHg 以下的患者虽然从定义上脱离了肺动脉高压,但还有残留呼吸困难症状的患者,以及希望不再使用氧疗和肺高压治疗药物的患者,因此需要讨论有无必要治疗可能的残留病变,可能需再实施 BPA。

(5)康复治疗:尽管 CTEPH 的运动生理学与肺动脉高压略有不同,但康复治疗对这些患者而言均是有益、有效和安全的。尽管 CTEPH 和肺动脉高压患者康复治疗的大多数研究由大型三甲医院在院内完成,但一些小型的非随机、真实世界研究表明,患者的家庭康复治疗也是一种安全有效的选择。接受 PEA 或 BPA 治疗的患者,进行严密监测下的低强度康复治疗,是 CTEPH 患者的标准护理方式。但是,运动训练计划应由专家和具有康复治疗经验的理疗师共同制订,需要个体化、精准化,密切监督,并及时调整。在进行康复治疗时,患者应接受充分优化的靶向药物治疗,并且病情处于相对稳定的状态。

9.病例分享 患者,女,53 岁,胸闷、气短 1 年。2017 年 2 月患者出现活动后气短,在当地医院行肺动脉 CT 检查,诊断为肺栓塞。给予华法林抗凝(INR 2~3),症状未见好转,并逐渐加重。2017 年 10 月首次来我院就诊。体格检查:血压 120/80 mmHg,心率 67 次/分,双肺呼吸音清,P2>A2,双下肢不肿。辅助检查:心电图示窦性心律,电轴右偏,胸前导联 ST-T 改变。胸部 X 线片示右心增大,双肺门扩张,肺动脉段饱满。心脏超声示右心室(RV)22 mm,左心室(LV)43 mm,三尖瓣反流(TR)3.2 m/s。肺通气灌注扫描示双肺放射性分布欠均匀。右肺尖段、后段、部分前段、部分外段、内段、部分背段、部分前基底段、外基底段和部分后基底段,左肺尖后段、部分前段、舌段、部分背段、前基底段、外基底段呈放射性稀疏或缺损区,余双肺肺段未见放射性稀疏或缺损区。肺动脉增强 CT 示肺动脉干和左、右肺动脉主干显影良好,分支纤细。右心导管检查示右心房压 9/9/5 mmHg,右心室压 85/-9/10 mmHg;肺动脉压 81/26/43 mmHg。肺毛细血管楔压 11/13/11 mmHg。右心室至肺动脉连续测压未见压力阶差。肺血管阻力 5.14 WU,心指数(Fick's 法)5.29 L/(min·m²)。

诊治经过:2018 年 10 月首次行经皮球囊肺动脉成形术(BPA)。

采用 2.0 mm×20 mm 球囊对右肺 A9、A10、A3 段血管行球囊扩张。术后患者继续进行抗凝治疗(华法林),利奥西呱靶向药物治疗(图 5-7(a)~(d))。

2019 年 1 月行第二次 BPA。

第二次 BPA 前,肺动脉压 71/27/42 mmHg,应用 2.0 mm×20 mm、3.0 mm×15 mm 球囊针对左肺 A9、A10、A6 段血管进行扩张治疗(图 5-7(e)(f))。

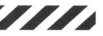

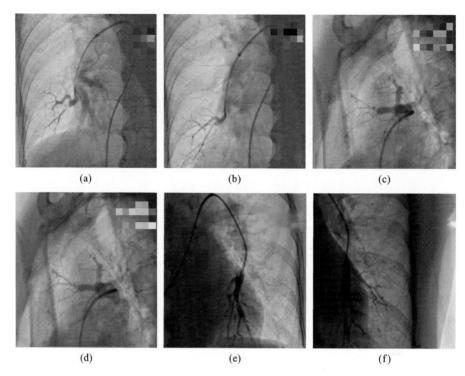

(a)　　　　　　(b)　　　　　　(c)

(d)　　　　　　(e)　　　　　　(f)

图 5-7　病例影像学检查结果

▶▶ 参考文献

［1］　Galiè N，Hoeper M M，Humbert M，et al. Guidelines for the diagnosis and treatment of pulmonary hypertension：the task force for the diagnosis and treatment of pulmonary hypertension of the European Society of Cardiology（ESC）and the European Respiratory Society（ERS），endorsed by the International Society of Heart and Lung Transplantation（ISHLT）［J］. Eur Heart J，2009，30（20）：2493-2537.

［2］　Guérin L，Couturaud F，Parent F，et al. Prevalence of chronic thromboembolic pulmonary hypertension after acute pulmonary embolism. Prevalence of CTEPH after pulmonary embolism［J］. Thromb Haemost，2014，112（3）：598-605.

［3］　Riedel M，Stanek V，Widimsky J，et al. Longterm follow-up of patients with pulmonary thromboembolism. Late prognosis and evolution of hemodynamic and respiratory data［J］. Chest，1982，81（2）：151-158.

［4］　Satoh T，Kyotani S，Okano Y，et al. Descriptive patterns of severe chronic pulmonary hypertension by chest radiography［J］. Respir Med，2005，99（3）：329-336.

［5］　Sugiyama M，Fukuda T，Sanda Y，et al. Organized thrombus in pulmonary arteries in patients with chronic thromboembolic pulmonary hypertension：imaging with cone beam computed tomography［J］. Jpn J Radiol，2014，32（7）：375-382.

［6］　Madani M M，Auger W R，Pretorius V，et al. Pulmonary endarterectomy：recent changes in a single institution's experience of more than 2,700 patients［J］. Ann Thorac Surg，2012，94（1）：97-103，discussion 103.

［7］　Brookes J D L，Li C，Chung S T W，et al. Pulmonary thromboendarterectomy for chronic thromboembolic pulmonary hypertension：a systematic review［J］. Ann Cardiothorac Surg，2022，11（2）：68-81.

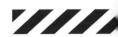

［8］　Galiè N，Kim N H. Pulmonary microvascular disease in chronic thromboembolic pulmonary hypertension［J］. Proc Am Thorac Soc，2006，3（7）：571-576.

［9］　Ghofrani H A，D'Armini A M，Grimminger F，et al. Riociguat for the treatment of chronic thromboembolic pulmonary hypertension［J］. N Engl J Med，2013，369（4）：319-329.

［10］　Nishimura R，Tanabe N，Sugiura T，et al. Improved survival in medically treated chronic thromboembolic pulmonary hypertension［J］. Circ J，2013，77（8）：2110-2117.

［11］　Feinstein J A，Goldhaber S Z，Lock J E，et al. Balloon pulmonary angioplasty for treatment of chronic thromboembolic pulmonary hypertension［J］. Circulation，2001，103（1）：10-13.

［12］　Pepke-Zaba J，Delcroix M，Lang I，et al. Chronic thromboembolic pulmonary hypertension（CTEPH）：results from an international prospective registry［J］. Circulation，2011，124（18）：1973-1981.

［13］　Campean I A，Lang I M. Treating pulmonary hypertension in the elderly［J］. Expert Opin Pharmacother，2020，21（10）：1193-1200.

［14］　Delcroix M，Torbicki A，Gopalan D，et al. ERS statement on chronic thromboembolic pulmonary hypertension［J］. Eur Respir J，2021，57（6）：2002828.

［15］　Kim N H，Delcroix M，Jais X，et al. Chronic thromboembolic pulmonary hypertension［J］. Eur Respir J，2019，53（1）：1801915.

［16］　Simonneau G，Montani D，Celermajer D S，et al. Haemodynamic definitions and updated clinical classification of pulmonary hypertension［J］. Eur Respir J，2019，53（1）：1801913.

［17］　Claeys M，Claessen G，La Gerche A，et al. Impaired cardiac reserve and abnormal vascular load limit exercise capacity in chronic thromboembolic disease［J］. JACC Cardiovasc Imaging，2019，12（8 Pt 1）：1444-1456.

［18］　Guth S，Wiedenroth C B，Rieth A，et al. Exercise right heart catheterisation before and after pulmonary endarterectomy in patients with chronic thromboembolic disease［J］. Eur Respir J，2018，52（3）：1800458.

［19］　Zhao Q H，Wang L，Pudasaini B，et al. Cardiopulmonary exercise testing improves diagnostic specificity in patients with echocardiography-suspected pulmonary hypertension［J］. Clin Cardiol，2017，40（2）：95-101.

［20］　Boulate D，Perros F，Dorfmuller P，et al. Pulmonary microvascular lesions regress in reperfused chronic thromboembolic pulmonary hypertension［J］. J Heart Lung Transplant，2015，34（3）：457-467.

［21］　Kan Y，Yuan L，Meeks J K，et al. The accuracy of V/Q SPECT in the diagnosis of pulmonary embolism：a meta-analysis［J］. Acta Radiol，2015，56（5）：565-572.

［22］　Giordano J，Khung S，Duhamel A，et al. Lung perfusion characteristics in pulmonary arterial hypertension（PAH）and peripheral forms of chronic thromboembolic pulmonary hypertension（pCTEPH）：dual-energy CT experience in 31 patients［J］. Eur Radiol，2017，27（4）：1631-1639.

［23］　Kim S S，Hur J，Kim Y J，et al. Dual-energy CT for differentiating acute and chronic pulmonary thromboembolism：an initial experience［J］. Int J Cardiovasc Imaging，2014，30（Suppl 2）：113-120.

［24］　Rajaram S，Swift A J，Telfer A，et al. 3D contrast-enhanced lung perfusion MRI is an effective screening tool for chronic thromboembolic pulmonary hypertension：results

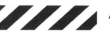
from the ASPIRE Registry[J]. Thorax,2013,68(7):677-678.

[25] Ende-Verhaar Y M,Cannegieter S C,Vonk Noordegraaf A,et al. Incidence of chronic thromboembolic pulmonary hypertension after acute pulmonary embolism：a contemporary view of the published literature[J]. Eur Respir J,2017,49(2):1601792.

[26] Meneveau N,Ider O,Seronde M F,et al. Long-term prognostic value of residual pulmonary vascular obstruction at discharge in patients with intermediate- to high-risk pulmonary embolism[J]. Eur Heart J,2013,34(9):693-701.

[27] Lewczuk J,Piszko P,Jagas J,et al. Prognostic factors in medically treated patients with chronic pulmonary embolism[J]. Chest,2001,119(3):818-823.

[28] Konstantinides S V,Meyer G,Becattini C,et al. 2019 ESC Guidelines for the diagnosis and management of acute pulmonary embolism developed in collaboration with the European Respiratory Society(ERS)[J]. Eur Heart J,2020,41(4):543-603.

[29] Humbert M,Guignabert C,Bonnet S,et al. Pathology and pathobiology of pulmonary hypertension：state of the art and research perspectives[J]. Eur Respir J,2019,53 (1):1801887.

[30] Moser K M,Bloor C M. Pulmonary vascular lesions occurring in patients with chronic major vessel thromboembolic pulmonary hypertension[J]. Chest,1993,103(3):685-692.

[31] Menzel T,Wagner S,Kramm T,et al. Pathophysiology of impaired right and left ventricular function in chronic embolic pulmonary hypertension：changes after pulmonary thromboendarterectomy[J]. Chest,2000,118(4):897-903.

[32] Madani M,Ogo T,Simonneau G. The changing landscape of chronic thromboembolic pulmonary hypertension management[J]. Eur Respir Rev,2017,26(146):170105.

[33] Ghofrani H A,D'Armini A M,Grimminger F,et al. Riociguat for the treatment of chronic thromboembolic pulmonary hypertension[J]. N Engl J Med,2013,369(4): 319-329.

[34] Wiedenroth C B,Ghofrani H A,Adameit M S D,et al. Sequential treatment with riociguat and balloon pulmonary angioplasty for patients with inoperable chronic thromboembolic pulmonary hypertension[J]. Pulm Circ,2018,8(3).

[35] Ehlken N,Lichtblau M,Klose H,et al. Exercise training improves peak oxygen consumption and haemodynamics in patients with severe pulmonary arterial hypertension and inoperable chronic thrombo-embolic pulmonary hypertension：a prospective,randomized,controlled trial[J]. Eur Heart J,2016,37(1):35-44.

[36] Inagaki T,Terada J,Tanabe N,et al. Home-based pulmonary rehabilitation in patients with inoperable or residual chronic thromboembolic pulmonary hypertension：a preliminary study[J]. Respir Investig,2014,52(6):357-364.

第五节　肺动静脉畸形的介入治疗

一、概述

肺动静脉畸形（PAVM）又称为肺动静脉瘘（pulmonary arteriovenous fistula,PAVF），是一种肺部血管结构异常所导致的疾病。PAVM最早是在1897年Churton进行尸检时发现的，在

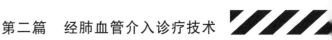

1939 年 Smith 等通过血管造影证实了 PAVM 的存在。既往有欧美研究报道，PAVM 发病率为 0.002%～0.003%，日本也有文献报道其发病率约为 0.038%，而国内目前尚无研究对其发病率进行统计。

二、病因及病理生理

PAVM 是由一支或多支肺动脉不经毛细血管而直接与肺静脉相通，形成的瘘管或瘤样病变，具有高流量、低阻力的特点。PAVM 可分为先天性和后天获得性。先天性 PAVM 主要与遗传性出血性毛细血管扩张（hereditary hemorrhagic telangiectasia，HHT）有关，90% 的 PAVM 患者合并 HHT，约 50% 的 HHT 患者合并 PAVM。HHT 是一种由转化生长因子-β（TGF-β）信号通路突变引起的常染色体显性遗传病，因此先前未被诊断为 HHT 的 PAVM 患者应进行遗传病检测。后天获得性因素主要包括外伤、手术、肿瘤、血吸虫感染、肝硬化、二尖瓣狭窄等。

HHT 也称为奥斯勒-韦伯-朗迪病，可有皮肤黏膜、肺及其他内脏、脑动静脉畸形，主要临床表现有自发性、反复性鼻及皮肤黏膜出血等。HHT 的临床诊断标准：①自发性和复发性鼻出血；②多种皮肤黏膜的毛细血管扩张；③内脏受累，如肺动静脉畸形、脑动静脉畸形、肝动静脉畸形等；④有 HHT 家族史。目前已确定与 HHT 相关的基因突变有 ENG、ACVRL1、SMAD4 基因突变，符合 HHT 临床诊断标准的患者中约 85% 有上述 3 种基因突变。

PAVM 的发病机制多为先天性肺动脉分支与肺静脉丛之间的毛细血管发育不全，肺内动脉与静脉直接相通。PAVM 根据供血动脉和引流静脉的情况分为三型：简单型、复杂型、弥漫型。简单型 PAVM，即单纯性 PAVM，最为常见（约占 80%），仅有单一供血动脉和引流静脉，病变通常膨胀形成一个较大的无分隔动脉瘤样囊。复杂型 PAVM 具有多支供血动脉，畸形部位因而出现迂曲和多重分隔，可以有多支引流静脉，囊腔常有分隔。弥漫型 PAVM 是一种罕见的复杂类型，通常涉及所有节段或者整个肺叶。

三、临床表现

PAVM 的临床症状主要取决于瘘的分流量，当瘘的分流量较少时，患者可无症状，通常在体格检查（肺部有阴影）时或因出现并发症而进行检查时被发现；当瘘的分流量较大时，患者的常见症状为低氧血症、劳力性呼吸困难、真性红细胞增多症及咯血等，通常是由全身动脉中氧分压和血氧饱和度降低所引起。除呼吸系统症状以外，瘘的分流量较大时，患者还会出现神经系统症状，包括偏头痛、脑梗死、癫痫发作、短暂性脑缺血发作、缺血性卒中等。体格检查可见发绀、杵状指（趾），胸部听诊可闻及杂音，典型的杂音呈连续性粗糙蜂鸣样，深吸气及收缩期时增强。由于 PAVM 的临床表现缺乏特异性且多变，易漏诊或被误诊为其他疾病，如肺结核、支气管扩张、肺部肿瘤等其他肺部疾病。

四、诊断

目前 PAVM 主要通过心脏声学造影、胸部 CT、肺血管 CTA、磁共振成像（MRI）、肺血管造影等影像学检查进行诊断。因此对胸部 CT 检查示孤立性肺部占位性病变且缺乏肺癌表现者应考虑 PAVM，建议行增强扫描或血管造影，避免误诊。

心脏声学造影是一种具有高度敏感性的微创初筛方法，通常用于检测肺部分流。PAVM 的特征是右心微泡显影后 3～6 个心动周期，左心系统出现微泡显影，可见微泡经右心进入肺动脉后未经肺毛细血管滤过而直接到肺静脉，再进入左心房。胸部 CT 可大致评估 PAVM 病灶的形态，供血动脉和引流静脉的来源、数量、长度和直径，是 PAVM 的首选筛查及随访方式，CT 平扫时病变为密度均等、边界锐利的团块状或结节状肿块。胸部 CT 横断面上，PAVM 的血管囊为边界清晰的肿物,呈分叶/锯齿状;在冠状位/矢状位重建上,还可看到与之相连的血管;肺血管 CTA 可清楚显示病变部位供血动脉和引流静脉的形态,PAVM 病灶多为早期强化,呈快进快出模式,与肺动脉同时强化,又在肺静脉期-体循环动脉期前强化消失;与 CT 相比,MRI 可避免电离辐射,且不使用碘对比剂,尤其适用于对碘对比剂过敏或肾功能不全的患者。研究表明,与肺血管 CTA 相比,增强磁共振血管造影(CE-MRA)可以检测到病灶直径≤2 mm 的 PAVM,因此 MR 也可检测直径≤2 mm 动脉瘘的生长情况。

肺血管造影可明确显示病变的部位、形态、累及的范围和程度,以及供血动脉和引流静脉的数量,瘘口的直径及分流量的大小,但与 CT 相比,肺血管造影可能漏诊病灶直径<2 mm 的 PAVM,随着三维重建 CT 以及 MRI 的改进,现已不再推荐将肺动脉造影作为诊断工具。

五、治疗

PAVM 的治疗目的是降低甚至消除分流引起的并发症,PAVM 患者不经治疗的死亡率高达 11%。治疗方式主要有介入栓塞治疗、外科手术切除。外科手术切除和介入栓塞治疗对于 PAVM 各有优势:与外科手术切除相比,介入栓塞治疗的成功率高、创伤小、恢复快、住院时间短,并发症发生率和死亡率更低,而外科手术切除的治愈率高于介入栓塞治疗。出于伦理方面的考虑,目前尚无随机对照试验来探索介入栓塞治疗与外科手术切除及保守治疗的差别。

六、肺动静脉畸形介入栓塞治疗

1897 年,Churton 对一例反复咯血的发绀男孩进行尸检后首次描述了肺动静脉畸形(PAVM)。1938 年 Rodes 描述了 PAVM 和 HHT 之间的关系。1977 年,Werner Porstmann 实施了第一例 PAVM 栓塞术。自 1983 年以来,经皮肺动脉造影及肺动脉栓塞术(pulmonary artery embolization,PAE)一直被认为是 PAVM 的首选诊治方式。

1. 术中器械耗材 包括对比剂、造影导管、导引导管、血管鞘组、微导管系统、各型栓塞材料(如弹簧圈、可控球囊、Amplatzer 封堵器)等。

2. 术前准备

(1)对患者进行积极的心理疏导,纠正患者的负面情绪,缓解紧张,减轻患者心理负担,使患者更好地配合治疗。

(2)术前医生应与患者及其家属进行充分沟通,解答患者的疑虑,讲解大致的操作流程、手术治疗的目的、手术相关风险、介入栓塞治疗的优势、手术前需要患者及其家属配合的事项,并按照规定签署手术知情同意书,否则不能进行手术治疗。

(3)完善术前检查:血常规、血型、肝肾功能、电解质、心肌酶谱、凝血功能、心电图、MSCTA 等。

(4)若清醒状态下手术,可不严格要求患者禁食禁饮,若患者病情严重或手术风险较大,需在全身麻醉下进行手术,则术前 8~12 h 不能进食,2~4 h 不能饮水,还要备皮,刮除穿刺点的毛发可以有效防止穿刺点出现感染。另外,需停用一些特殊的药物,尽可能避开女性患者的生理期等。

(5)行肺动脉造影时,通常选择股静脉入路,穿刺部位在腹股沟韧带下方,术后需要患者平卧 6~8 h,因此应提前进行咳嗽训练、床上进食、排尿排便训练等。

3. 适应证与禁忌证

(1)适应证:①任何(单发或多发)PAVM,其供血动脉直径>2 mm;②可测量的 PAVM 进行性增大;③异位栓塞或症状性低氧血症。

(2)禁忌证:绝对禁忌证较少,多为相对禁忌证。①凝血功能障碍;②血小板严重减少;③对对比剂过敏;④严重肾衰竭;⑤严重肝衰竭;⑥严重心力衰竭;⑦严重心律失常;⑧甲状腺功能亢

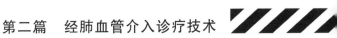

进;⑨有严重基础病或合并症而无法耐受介入栓塞治疗;⑩穿刺部位皮肤感染且无法选择其余穿刺部位;⑪无法选择性插管或无法超选择性插管至目标血管;⑫妊娠。

4.操作流程及注意事项

1)入路　多选择股静脉入路,置入 5～10F 血管鞘,如有下腔静脉滤器或下肢静脉血栓,可选择肘静脉、颈静脉或锁骨下静脉入路。

2)造影　可先置入 6F 血管鞘或 6F 以上导引导管至肺动脉干,可避免反复进出右心室导致的心律失常,亦可稳定导管,保证栓塞的顺利进行。根据 CTPA 定位,可应用 5F 猪尾导管行肺动脉造影,使 PAVM 大体位置显影。根据肺动脉造影及 CTPA 的指引,选用合适造影导管行至目标段及亚段的肺动脉内超选择性造影,常用的造影导管包括 Headhunter 导管、Mikaelsson 导管等,手推对比剂或者应用高压注射器进行造影,依据相应肺动脉内径选择造影速度。肺动脉造影压力较体动脉造影低,较小的瘘可以选择微导管进行造影,以确认瘘的位置,充分评估瘘的肺动脉、瘤囊、肺静脉之间的关系。PAVM 征象:肺动脉与肺静脉直接交通,局部瘤样扩张。

3)栓塞　可选择弹簧圈和(或)封堵器、血管塞。根据测量的瘘口,可选择 1.98F、2F、2.2F、2.6F 等微导管输送栓塞材料,建议不要选择头部偏软的微导管,以免栓塞材料移位。首选超选择性栓塞瘤囊,如无法栓塞,可选择性栓塞供血肺动脉,瘘口较大者使用封堵器或血管塞。栓塞后再次造影,确保瘘被完全栓塞。

5.并发症与处理

(1)胸痛和发热:PAVM 介入栓塞治疗后常见的并发症。发热常因组织缺血坏死而引起,是一种无菌性炎症反应,部分患者的发热也可由感染导致,非甾体抗炎药可以缓解这些症状,不建议预防性使用抗生素。

(2)PAVM 破裂并出血:很少见,可通过介入栓塞治疗来处理。

(3)肺动脉高压及右心衰竭:在 PAVM 患者中,由于瘘管分流,肺动脉压通常是正常或较低的,行 PAVM 介入栓塞治疗后,栓塞部位肺动脉的血液无法顺利通过肺部进行气体交换,进而导致肺动脉压升高。肺动脉高压早期症状不典型,常见症状有活动后气促、乏力、头晕、胸痛、胸闷等,严重时可引起右心功能不全。

(4)异常的空气栓塞、血栓或闭塞装置进入全身动脉循环:异常的空气栓塞可能进入左冠状动脉,引起胸痛、心动过缓和心电图改变,阿托品可改善心动过缓症状。但大多数情况下血栓及闭塞装置可取出而不会对患者造成不良后果。

6.疗效评价　由多个科室如耳鼻喉科、心血管内科、呼吸内科、介入放射科联合对患者进行疗效评估,通常介入栓塞治疗后患者低氧血症会有明显改善,活动耐力较前有所增加。需对患者进行影像学随访,CT 是首选的检查手段。研究表明,介入栓塞治疗后 1 年或更长时间,96% 的 PAVM 无法检测到或体积缩小。瘤囊缩小和引流静脉直径缩短是治疗成功的关键影像学表现。

7.术后随访及后续治疗　即使介入栓塞治疗有效,治疗后由于血管再通及血流再灌注的影响,PAVM 仍可复发,其复发因素主要与供血动脉直径大、使用的弹簧圈数量少、新生血管形成等有关。研究表明,介入栓塞治疗后 PAVM 复发率为 10% 左右,使用的栓塞材料不同,PAVM 患者远期复发率亦有差异。

所有的患者都应进行随访,介入栓塞治疗后 1 个月复查 CTA,若第一次随访 CTA 未见复发,则在第二次随访时行胸部 CT 检查。如果再次出现需要住院的症状(如顽固低氧血症、发绀、咯血、卒中、脑脓肿),需评估是否需要进行二次介入栓塞治疗。

8.病例分享　患者,女,42 岁,主诉"间断咯血 3 年余,加重 1 个月"。既往有高血压、干燥综合征、类风湿性关节炎、间质性肺疾病病史,有子宫内膜增生手术史,自幼体力差,活动后喘气。否认糖尿病、心脏病病史。否认传染病、外伤史。

入院体格检查：T 36.3 ℃，P 92 次/分，R 22 次/分，BP 100/60 mmHg，SpO$_2$ 88％（吸氧 5 L/min），神志清楚，喘息貌，左肺未闻及呼吸音，右肺可闻及少许湿啰音，双肺未闻及干、湿啰音。

支气管动脉 CTA：左肺动、静脉异常伴动静脉瘘形成，伴多发动静脉瘤（图 5-8）。

肺动脉造影：运用 5F 猪尾导管行肺动脉干造影，结果提示右肺动脉主干及分支显影正常，左肺动脉造影提示 1 支左肺动脉残存，广泛 PAVM 形成（图 5-9），应用 0.035 in-260 cm 超滑导丝引入 6F 血管鞘，结合 SP 导管选择性插管后，在左肺动静脉瘘近端行弹簧圈栓塞：14 cm×10 cm 弹簧圈 5 枚；14 cm×8 cm 弹簧圈 5 枚；2 cm×6 cm 微弹簧圈 4 枚；2 cm×5 cm 微弹簧圈 1 枚；2 cm×4 cm 微弹簧圈 7 枚。根据 CTA 图像，用 0.035 in-150 cm 导丝引入 C3、H1 各型导管，行双侧锁骨下动脉、双侧膈下动脉造影，DSA 可见双侧胸廓内动脉、双侧膈下动脉、左肋颈干异常，主干明显增粗、扭曲，末梢紊乱，并见对比剂外渗，广泛体-肺静脉瘘形成，应用 500GS 颗粒＋300PVA 栓塞右侧胸廓内动脉、左侧膈下动脉，并运用弹簧圈对血管交通严重处进行栓塞，再次造影检查，发现主干保留，末梢消失。

术后患者有低热、胸闷，咯血停止。

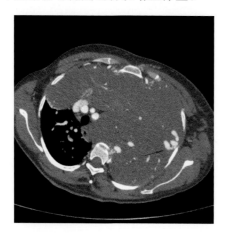

图 5-8 支气管动脉 CTA 纵隔窗，可见左肺供血动脉、瘤囊、引流静脉（红色箭头所示）

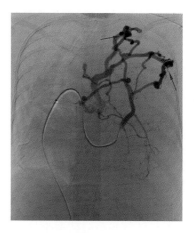

图 5-9 左肺动脉造影可见广泛 PAVM 形成（红色箭头所示）

▶▶ 参考文献

[1] Pierucci P，Murphy J，Henderson K J，et al. New definition and natural history of patients with diffuse pulmonary arteriovenous malformations：twenty-seven-year experience[J]. Chest，2008，133(3)：653-661.

[2] 齐弘炜，吴明营，袁彪，等. 左下肺先天性肺动静脉瘘两例[J]. 中国胸心血管外科临床杂志，2015，22(4)：301.

[3] Letourneau-Guillon L，Faughnan M E，Soulez G，et al. Embolization of pulmonary arteriovenous malformations with amplatzer vascular plugs：safety and midterm effectiveness[J]. J Vasc Interv Radiol，2010，21(5)：649-656.

[4] Faughnan M E，Lui Y W，Wirth J A，et al. Diffuse pulmonary arteriovenous malformations：characteristics and prognosis[J]. Chest，2000，117(1)：31-38.

[5] Kennedy S A，Faughnan M E，Vozoris N T，et al. Reperfusion of pulmonary arteriovenous malformations following embolotherapy：a randomized controlled trial of detachable versus pushable coils[J]. Cardiovasc Intervent Radiol，2020，43(6)：904-909.

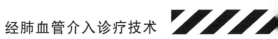

［6］　Sueda K，Horiuchi M，Funakoshi H，et al. Embolic stroke caused by hereditary hemorrhagic telangiectasia with pulmonary arteriovenous malformation[J]. J Gen Intern Med,2020,35(12):3707-3710.

［7］　Cappa R，Du J，Carrera J F，et al. Ischemic stroke secondary to paradoxical embolism through a pulmonary arteriovenous malformation:case report and review of the literature [J]. J Stroke Cerebrovasc Dis,2018,27(7):e125-e127.

［8］　周林峰,李子林.多发性复杂型肺动静脉瘘分次栓塞治疗及 2 年随访一例[J].临床放射学杂志,2020,39(10):2132,封 3.

［9］　张羽,刘思达.肺动静脉瘘介入治疗的研究进展[J].山东医药,2021,61(16):112-115.

［10］　Remy J，Lemaitre L，Lafitte J J，et al. Massive hemoptysis of pulmonary arterial origin: diagnosis and treatment[J]. Am J Roentgenol,1984,143(5):963-969.

［11］　Tellapuri S，Park H S，Kalva S P. Pulmonary arteriovenous malformations[J]. Int J Cardiovasc Imaging,2019,35(8):1421-1428.

［12］　Singhal M，Lal A，Prabhakar N，et al. Non-bronchial causes of haemoptysis:imaging and interventions[J]. Pol J Radiol,2020,85:e328-e339.

［13］　Tsukada J，Hasegawa I，Torikai H，et al. Interventional therapeutic strategy for hemoptysis originating from infectious pulmonary artery pseudoaneurysms[J]. J Vasc Interv Radiol,2015,26(7):1046-1051. e1.

第六节　先天性肺动脉狭窄的介入治疗

一、概述

先天性肺动脉狭窄(congenital pulmonary artery stenosis,CPAS)是先天性心脏病(简称先心病)伴肺循环发育不良的结果,可见于法洛四联症、肺动脉闭锁、三尖瓣闭锁伴肺动脉狭窄或闭锁等。另一些先天性狭窄,尤其是先天性左肺动脉狭窄,是由动脉导管未闭或导管韧带连接处缩窄所致。肺动脉分支狭窄是威廉姆斯综合征、阿拉日耶综合征和先天性风疹的特征之一。

二、病因及病理生理

CPAS 主要为先天性发育异常所致,为常见的先天性心脏病之一,占先天性心脏病的10%～20%,其中以瓣膜狭窄最为常见,占 70%～80%。肺动脉狭窄的基本血流动力学变化是右心排血受阻,右心室收缩压升高,右心室肥厚。

三、临床表现

CPAS 最常见于婴幼儿,其特征性表现是呼吸急促、易疲劳、心动过速,并且患者经常出现脚和腹部肿胀,临床表现随狭窄的程度不同而不同。体格检查时于胸骨左缘第二肋间可闻及响亮、粗糙的收缩期杂音,伴有震颤,肺动脉瓣区第二心音正常或减低,且可听到肺动脉瓣区喷射音。CPAS 必须与肺动脉瓣狭窄相鉴别。后者是瓣膜本身的狭窄,而不是肺动脉(PA)及其分支的狭窄。在血流动力学上,肺动脉瓣狭窄导致血管横截面积减小,从而增加了流出心脏的血流阻抗。这反过来又增加了右心室(RV)压力,可能导致肺动脉相邻非狭窄血管的内皮损伤。

此外,右心室压力的增大,可进一步导致肺动脉高压,所有这些都会导致心脏收缩和舒张功能障碍,最终出现心力衰竭。CPAS 是一种先天性疾病,可作为婴儿生理上的良性特征出现,也可作为各种先天性心脏病患者的病理特征出现。患者的单侧或双侧肺组织,可以有单一的孤立病变,也可以有肺动脉分支的多个病变。可出现 CPAS 的先天性心脏病包括法洛四联症、肺动脉闭锁、动脉中断、肺动脉瓣狭窄、室间隔缺损等。高达 70% 的肺动脉闭锁患者有某种形式的肺动脉狭窄(pulmonary artery stenosis,PAS),其次是 20% 的室间隔缺损患者,以及 10% 的法洛四联症患者。有些患者甚至会出现咯血。

四、诊断

1. 典型 CT 表现 ①心脏呈"二尖瓣"型,轻度增大,主要为右心室增大。②肺动脉段凸出,多为中至高度凸出,呈直立状,其上缘可接近主动脉弓水平。③肺血流量减少,肺血管纹理纤细、稀疏,与肺动脉段明显凸出形成鲜明对比,两肺门动脉阴影不对称(左侧>右侧),在诊断上颇具特征。

2. 超声心动图 一种具有高度敏感性的微创初筛方法,通常用于检测肺部分流。CPAS 的特征是右心微泡显影后 3~6 个心动周期左心系统出现微泡显影,可见微泡经右心进入肺动脉后未经肺毛细血管滤过而直接到肺静脉,再进入左心房。

3. 磁共振成像 可在任意方向、层面成像,显示主动脉、肺动脉、瓣口及右心室流出道,对于观察狭窄部位、范围及程度很有帮助。

4. 肺动脉造影 肺动脉造影是诊断 CPAS 的金标准。肺动脉造影可明确显示病变的部位、形态、累及的范围和程度,以及供血动脉和引流静脉的数量,瘘口的直径及分流量的大小。选择性或超选择性造影还可显示外周细微的病变,为临床治疗方案的选择提供确切的依据。

五、治疗

目前,球囊扩张术和支架置入术是 CPAS 的标准治疗方法。在 20 世纪 80 年代,球囊扩张术被开发出来之前,人们利用外科血管成形术直接切除狭窄血管。然而,外科血管成形术受限较多,包括血管直径增大的成功率有限,对远端狭窄的可及性有限等。

六、适应证与禁忌证

1. 适应证 ①有肺动脉狭窄症状,如劳力性呼吸困难等;②心室压显著升高;③肺灌注量显著降低;④跨肺动脉分支压力梯度升高(>20 mmHg)。

2. 禁忌证 除极低体重儿外,球囊扩张术和支架置入术对患者年龄或体重大小没有禁忌。不管采用何种治疗方式,弥漫性肺动脉狭窄(包括肺动脉干起始部任何形式的发育不良)都较稀疏散在性肺动脉狭窄更难扩张。多发性狭窄是治疗成功的限制因素之一。

七、术前准备

(1)对患者进行积极的心理疏导,纠正患者的负面情绪,缓解紧张,减轻患者心理负担,使患者更好地配合治疗。

(2)术前医生应和患者及其家属进行充分沟通,解答患者的疑虑,讲解大致的操作流程、手术治疗的目的、手术相关风险、介入治疗的优势、手术前需要患者及其家属配合的事项,并按照规定签署手术知情同意书,否则不能进行手术治疗。

(3)完善术前检查:血常规、血型、肝肾功能、电解质、心肌酶谱、凝血功能、心电图、肺通气灌注扫描、CTPA 等。

(4)年龄较大者可以在清醒状态下手术,可不严格要求患者禁食禁饮,若患者病情严重或手术风险较大、患者年龄偏小无法配合,需在全身麻醉下进行手术,术前 8~12 h 不能进食,2~4

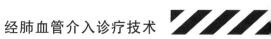

h 不能饮水,还要备皮,对穿刺点的毛发进行刮除可以有效防止穿刺点出现感染。另外,需停用一些特殊的药物,尽可能避开女性患者的生理期等。

(5)行肺动脉造影时,通常选择股静脉入路,穿刺部位在腹股沟韧带下方,术后需要患者平卧 6～8 h,因此应提前进行咳嗽训练及床上进食、排尿排便训练等。

八、操作流程

1.入路　多选择股静脉入路,置入 8～10F 血管长鞘(或根据直接系统选用相应的血管鞘)。

2.造影　可先置入 8F 血管长鞘或 8F 以上导引导管至肺动脉干,可避免反复进出右心室导致的心律失常,亦可稳定导管,保证栓塞的顺利进行。根据 CTPA 定位,可应用 5F 猪尾导管行肺动脉造影,使整体肺动脉狭窄的位置显影。根据肺动脉造影及 CTPA 的指引,选择合适造影导管行至目标段及亚段的肺动脉内超选择性造影。常用的造影导管包括 MPA 导管、VERT 导管等,手推对比剂或者应用高压注射器进行造影,依据相应肺动脉内径选择造影速度。肺动脉造影可充分显影肺动脉狭窄位置及周围肺动脉分支的情况,测量狭窄部位直径,随即换用加硬导丝进入狭窄肺动脉远端,建立轨道,置入支架时应尽可能保全其他正常肺动脉。

3.球囊扩张或支架置入　根据测量的狭窄的肺动脉直径选择较正常血管直径大 10% 的球囊,沿建立的轨道将球囊送入狭窄处,可行球囊扩张,然后了解狭窄位置肺动脉有无扩张后回缩,再决定是否行支架置入。

九、操作注意事项

对于肺动脉分叉处狭窄,可以在分叉的肺动脉中置入支架以达到扩张目的,在支架释放过程中可能出现支架移位,因此释放支架时要慢,不可在一瞬间释放。球囊扩张或支架置入可导致肺动脉撕裂而出现咯血,此时需要格外注意,操作的球囊或导引导管、导丝不可退出狭窄血管,在患者出现咯血的同时,要注意患者的咯血量、生命体征,少量的咯血数分钟后可自行停止,对于中等量以上的咯血,可使用球囊封堵出血血管。

十、并发症与处理

球囊扩张术的并发症包括肺动脉再狭窄、非致命的肺动脉撕裂、节段性肺水肿、远端血管动脉瘤和深静脉血栓形成。更严重的并发症包括上述问题恶化、阻塞性内膜瓣形成、肺动脉断裂等。支架置入术的并发症主要有心搏骤停、栓塞、支架移位、动脉瘤、肺动脉分支狭窄及破裂等。肺动脉破裂是患者死亡的最常见原因,一旦出现,需要立即处理,使用球囊封堵,或利用弹簧圈、封堵器对动脉瘤或破裂血管进行栓塞。肺水肿是血管成形术后最常见的并发症,主要为再灌注损伤所致,轻度无明显症状者可以使用利尿剂进行治疗,症状较重的可以联合无创呼吸机进行治疗,更甚者需要使用有创通气。尽管现有的资料显示肺动脉支架置入术具有较高的安全性,但是手术相关的潜在并发症也值得我们关注。支架置入后再狭窄是肺动脉支架置入术后的主要并发症之一。支架本身对血管局部的刺激导致内膜增生是支架置入后再狭窄的主要原因之一。现有的肺动脉支架均可引起支架置入后再狭窄,以自膨式支架引起的再狭窄最为明显。在现有报道中,肺动脉支架置入术相关的死亡很少见,支架移位和对位不良相对常见,发生率为10% 左右。肺动脉支架置入术后支架断裂也有报道,多与金属疲劳有关。其他并发症包括球囊破裂、肺充血、咯血、胃肠道出血、臂丛神经麻痹、球囊导管退出困难等。冠状动脉受压是肺动脉支架置入术后非常罕见的并发症,冠状动脉受压闭塞可导致广泛前壁心肌梗死和心源性休克,甚至死亡。

十一、疗效评价

临床成功标准:①病情改善,延缓肺动脉手术时间。②管径增大,使先前不能手术的患者得

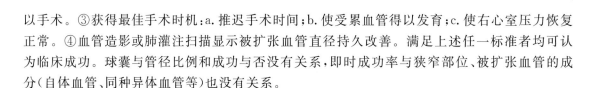

以手术。③获得最佳手术时机：a.推迟手术时间；b.使受累血管得以发育；c.使右心室压力恢复正常。④血管造影或肺灌注扫描显示被扩张血管直径持久改善。满足上述任一标准者均可认为临床成功。球囊与管径比例和成功与否没有关系，即时成功率与狭窄部位、被扩张血管的成分（自体血管、同种异体血管等）也没有关系。

十二、病例分享

患者，女，33岁，进行性呼吸困难9个月，最终出现严重的呼吸短促。患者有明显的呼吸急促，在100%氧浓度（面罩吸氧）下血氧饱和度仅为90%，胸部CT显示近端肺动脉狭窄（图5-10），术中肺动脉造影显示右肺动脉主干重度狭窄，支架置入后狭窄明显缓解（图5-11）。

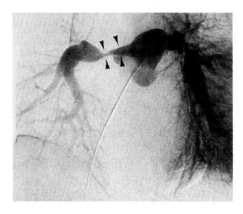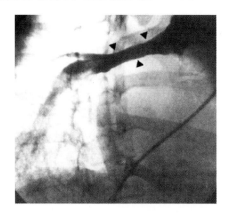

图5-10 胸部CT示近端肺动脉狭窄　　图5-11 支架置入后，右肺动脉主干狭窄明显缓解

参考文献

[1] Kim C W, Aronow W S, Dutta T, et al. Treatment of peripheral pulmonary artery stenosis[J]. Cardiol Rev, 2021, 29(3):115-119.

[2] Trant C A Jr, O'Laughlin M P, Ungerleider R M, et al. Cost-effectiveness analysis of stents, balloon angioplasty, and surgery for the treatment of branch pulmonary artery stenosis[J]. Pediatr Cardiol, 1997, 18(5):339-344.

[3] Law M A, Shamszad P, Nugent A W, et al. Pulmonary artery stents: long-term follow-up[J]. Catheter Cardiovasc Interv, 2010, 75(5):757-764.

第七节　其他肺动脉疾病血管造影表现及介入治疗

肺动脉内活检

一、概述

肺动脉自右心室肺动脉圆锥发出后至主动脉弓下方，在主动脉起始部的前方向左上后方斜升，达主动脉弓的下方，约平对第4胸椎体下缘，分为左、右肺动脉。在分叉处稍左侧，肺动脉与主动脉弓下缘之间，有一条结缔组织纤维索相连，称为动脉韧带，或称动脉导管索，是胚胎时期的动脉导管闭锁后所遗留的痕迹。在胚胎时期，肺动脉内的血液直接导入主动脉。此动脉导管在出生后不久即闭锁，若不闭锁，则称为动脉导管未闭，是先天性心血管疾病之一。左肺动脉较

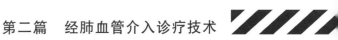

短,向左侧横过胸主动脉和左主支气管的前方至左肺门,分为上、下两支分别进入左肺的上、下两叶;右肺动脉较长,向右侧经升主动脉和上腔静脉的后方,右主支气管和食管的前方至右肺门,分为三支分别进入右肺的上、中、下三叶。左、右肺动脉经肺门入肺后,随支气管分支而反复分支,越分越细,最后形成包绕肺泡壁的毛细血管网,气体交换即在此处进行。肺动脉是输送静脉血至肺的功能血管,营养肺的血管来自胸主动脉的分支(支气管动脉)。肺动脉疾病有肺动脉血栓形成、肺动脉高压、肺动脉炎、肺动脉原发性肿瘤、肺动脉转移性肿瘤、肺动脉瓣膜疾病等。肺动脉内活检是在肺动脉造影下行活检的技术,针对肺动脉内疑似肿瘤、血栓或血管周围浸润性肿块进行活检,需使用可在血管内操作的活检钳。自1986年首次报道以来,肺动脉抽吸活检已发展到现在的肺动脉导管钳活检。目前肺动脉内活检已应用于肺动脉占位性疾病,是一种较安全、有效的诊疗技术,可获取高质量的组织样本。

二、术中器械和耗材

肺动脉内活检所用器械和耗材包括对比剂、造影导管、导引导管、血管鞘组、微导管系统、各型栓塞材料等。

三、术前准备

(1)对患者进行积极的心理疏导,纠正患者的负面情绪,缓解紧张,减轻患者的心理负担,使患者更好地配合治疗。

(2)术前医生应和患者及其家属进行充分沟通,解答患者的疑虑,讲解大致的操作流程、手术治疗的目的、手术相关风险、介入治疗的优势、手术前需要患者及其家属配合的事项,并按照规定签署手术知情同意书,否则不能进行手术治疗。

(3)完善术前检查:凝血功能、血常规、肝肾功能、双下肢血管彩超、心脏超声＋右心功能测定、CTPA、心电图等,有条件者可完善PET-CT检查。

(4)若清醒状态下手术,可不严格要求患者禁食禁饮,若患者病情严重或手术风险较大,需在全身麻醉下进行手术,术前8～12 h不能进食,2～4 h不能饮水,还要进行备皮,对穿刺点的毛发进行刮除可以有效防止穿刺点出现感染。另外,需停用一些特殊的药物,尽可能避开女性患者的生理期等。

(5)行肺动脉内活检时,选择股静脉入路,穿刺部位在腹股沟韧带下方,术后需要患者平卧6～8 h,因此应提前进行咳嗽训练及床上进食、排尿排便训练等。如选择颈内静脉入路,则术后无须平卧,建议术后行心电监测。

四、适应证与禁忌证

1.适应证　主要用于肺动脉内占位性病变病因不明,肺栓塞经长时间抗凝治疗仍不能缓解者。

2.禁忌证　绝对禁忌证较少,多为相对禁忌证。①凝血功能障碍;②血小板严重减少;③对对比剂过敏;④严重肾衰竭;⑤严重肝衰竭;⑥严重心力衰竭;⑦严重心律失常;⑧甲状腺功能亢进;⑨有严重基础病或合并症无法耐受介入手术治疗;⑩穿刺部位皮肤感染且无法选择其余穿刺部位;⑪无法选择性插管或无法超选择性插管至目标血管。

五、操作流程

(1)患者取卧位,连接好多导生理记录仪,监测心电图和血压,根据病情吸氧。

(2)常规消毒铺巾。

(3)穿刺股静脉,或颈内静脉,或贵要静脉,首选股静脉,经导引导丝放置与选用的导引导管

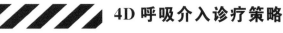
型号匹配的鞘管。

（4）送入造影导管测压，行肺动脉干及左、右肺动脉造影，评估狭窄的位置、程度、范围。

（5）经鞘管送入 9F/10F 多用途导引导管至有占位性病变的肺动脉。再次造影观察血栓的位置。

（6）可使用血管内超声确定更好的活检位置，主要为血管壁破裂的区域，血管内壁边缘不规则区域。在手术过程中，所需要的器械和耗材包括 0.035 in-260 cm 导丝、8F 导引导管或更大的用于输送 5.5F 或 7F Cordis 不锈钢切割活检钳和血管内超声设备的导引导管等。导引导管通过导丝插入肺动脉，之后移除导丝。在透视或血管内超声引导下，将导引导管推进至肿块，然后输送活检钳，进行活检。使用活检钳重复进行活检，总共 4~7 次（图 5-12、图 5-13）。

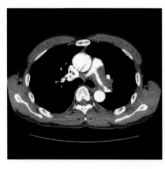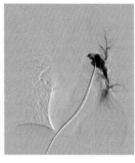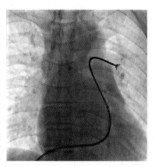

图 5-12　肺动脉内活检

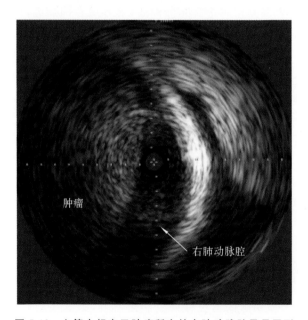

图 5-13　血管内超声示肿瘤所在的右肺动脉腔呈月牙形

（7）全部处理结束时，测压，行肺动脉造影，缓慢撤出导引导管。

（8）消毒穿刺部位，拔除鞘管，局部压迫止血，轻度加压包扎。

六、操作注意事项

（1）从技术的角度来讲，活检钳可以通过导引导管进行左、右肺动脉主干肿瘤，甚至叶级肺动脉肿瘤的活检，在活检过程中，可通过透视及血管造影实时掌握活检钳的位置，进行准确定位。

（2）如果患者肺动脉扩张或者扭曲，可以在导引导管内同步放置一根平行的导丝起到支撑固定导引导管的作用。

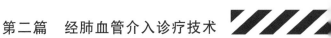

七、并发症及其处理

肺动脉内活检的一般并发症参见"肺隔离症的介入治疗"相关内容。

肺动脉内活检的特殊并发症如下。

（1）右心导管检查、心室造影、肺动脉造影和血管栓塞术可能导致心律失常、心脏穿孔、心包填塞、心搏骤停。

（2）肺梗死：行肺动脉内活检后，若肺动脉内肿瘤组织脱落，导致肺动脉分支供血不足而不能进行正常肺通气和换气，可进一步导致患者出现严重呼吸困难、晕厥等，甚至威胁生命。

（3）肺动脉高压：肺梗死后栓塞部的血液无法顺利通过肺部进行气体交换，进而导致肺动脉压升高。肺动脉高压早期症状不典型，常见症状有活动后气促、乏力、头晕、胸痛、胸闷等，严重者可出现右心功能不全。

（4）右心衰竭：肺动脉内活检可引起肺动脉血栓形成，当肺动脉广泛栓塞时，压力负荷过重，可在一定程度上引起右心功能失代偿，右心扩大，最终出现右心衰竭。临床表现有助于诊断：胸闷、呼吸困难等症状突然加重，且进展迅速，双下肢可有不对称性水肿，三尖瓣可闻及明显收缩期杂音，心界扩大，P2 亢进。

（5）肺动脉内活检可能引起肿瘤种植转移。

肺动脉内活检的主要并发症有肺动脉穿孔、出血、假性动脉瘤形成、肺梗死等，肺动脉内活检需要熟练、柔和的操作技巧，并由具有一定经验的医生实施。

八、病例分享

患者，女，36 岁，因"胸痛 1 个月，咳嗽伴气喘 10 天，加重 2 天"入院。患者 1 个月前无明显诱因出现左侧胸痛，以左侧胸前及背部疼痛为主，为间断性疼痛，逐渐加重，不能缓解，10 天前出现咳嗽，为干咳，伴气喘，气喘与活动无明显关系，休息后无明显好转，2 天前咳嗽、气喘加重，伴咳痰，痰中带血。2021 年 12 月 27 日于外院行胸部增强 CT，结果显示右上肺动脉前段、左下肺动脉背段及外后基底段栓子形成。既往史：2017 年 5 月因左肩胀痛于某医院行 CT 检查，考虑肿瘤，2017 年 6 月 8 日行肩关节部分置换术及肱骨病损切除术，病理示软骨肉瘤（主要为 I 级，局灶为 II 级），2018 年 8 月发现肺部结节，2019 年 1 月 24 日发现肺部结节病灶增大，考虑肿瘤转移，于 2019 年 1 月 30 日至 2019 年 9 月 9 日行 6 周期表柔比星＋异环磷酰胺化疗及 4 周期单药异环磷酰胺治疗，2019 年 10 月后行中药治疗。

患者肺动、静脉＋支气管动脉 CTA 显像如图 5-14 所示。患者入院后第 3 天行手术，经右侧股静脉行改良 Seldinger 术，置入 8F 血管鞘，将 7F 漂浮导管送入鞘管，分别于上腔静脉、右心房、右心室、肺动脉测压并抽取血液进行血气分析；漂浮导管留置在肺动脉，将 10 mL 0.9％氯化钠注射液注入漂浮导管，重复 3 次，测取血流动力学数据，测得肺动脉压（PAP）14/10/12 mmHg，心输出量 5.81 L/min。运用 5F 猪尾导管分别于左前斜 30°、右前斜 30°行双侧肺动脉造影，造影提示双侧肺动脉主干未见充盈缺损，右上肺 A3 段完全闭塞，左肺基底干充盈缺损，双侧肺动脉血流减慢，运用 0.035 in-260 cm 导丝交换 8 FMP、JR4.0 导管至右上肺 A3 段肺动脉，抽吸出血栓及较多白色胶冻样组织；于左肺基底干充盈缺损处，抽吸出较多白色胶冻样组织，并运用活检钳于左肺基底干病变处钳取病变组织（图 5-15），复造影后右上肺 A3 段部分开通，左肺基底干部分血流灌注较前改善。术中心电监护示：无创血压（NBP）180/100 mmHg，SpO$_2$ 100％（FiO$_2$＝0.29），术中患者血压高，予以硝酸甘油持续泵推降压，后复测血压 138/86 mmHg。将活检组织用福尔马林固定后送病理科行病理学检查（图 5-16）。

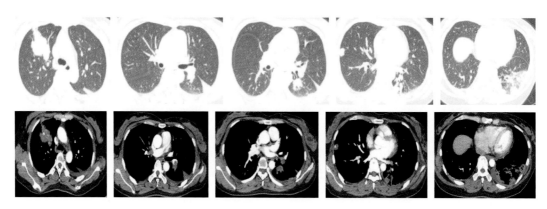

图 5-14　患者肺动、静脉＋支气管动脉 CTA 显像

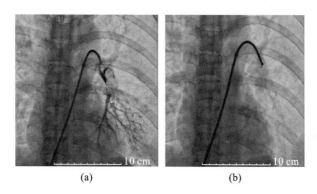

(a)　　　　　　　　　　(b)

图 5-15　患者双侧肺动脉造影提示充盈缺损，行肺动脉内活检

(a)左肺动脉造影定位占位性病变；(b)左肺动脉主干活检

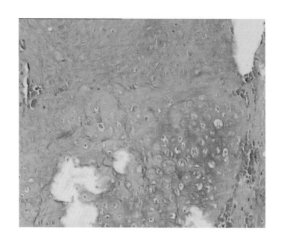

图 5-16　患者活检后病理，可见软骨细胞

▶▶ 参考文献

［1］　Talley J D，Franch R H. Catheter suction biopsy in diagnosis of an intrapulmonary artery tumor[J]. Cathet Cardiovasc Diagn，1986，12(6)：411-413.

［2］　Kwon B S，Park J H，Gwon D I，et al. Feasibility of endovascular catheter biopsy as a diagnostic modality for patients with pulmonary artery sarcoma：case series of a single-center experience[J]. Vasc Endovascular Surg，2018，52(8)：636-640.

［3］　Sakai R，Ozaki K，Yamaguchi Y，et al. Pulmonary artery sarcoma diagnosed using an endovascular catheter forceps biopsy[J]. Intern Med，2020，59(17)：2149-2153.

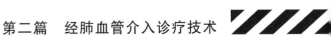

特发性肺动脉高压

肺动脉高压（pulmonary arterial hypertension，PAH）是由各种原因引起的肺血管功能和（或）结构改变，以肺血管阻力进行性升高为特点的一组临床病理生理综合征，最终导致右心室功能衰竭甚至死亡。2018年法国尼斯肺动脉高压大会提议，肺动脉高压诊断标准可更新至平均肺动脉压（mPAP）>20 mmHg。自此，肺动脉高压诊疗哨岗前移，既意味着患者能更早得到治疗、改善预后，也代表着这一类患者数量将显著增加。2022版相关指南明确更新诊断标准。首次将肺血管阻力全面纳入肺动脉高压诊断标准，更加准确合理地诊断肺动脉高压，并利用运动状态下肺动脉压和心输出量的变化，发现隐匿的肺动脉高压患者。特发性肺动脉高压（idiopathic pulmonary arterial hypertension，IPAH）指原因不明的肺动脉高压。作为第一大类肺动脉高压的一个亚型，其诊断需排除所有其他类型肺高血压以及其他亚型肺动脉高压，是肺动脉高压诊断中的难点和重点。

一、流行病学与病因学

IPAH的流行病学存在地区和民族差异，也存在性别和年龄差异。法国的流行病学调查显示，2002年10月至2003年10月，肺动脉高压的患病率为15/100万，其中39.2%为IPAH。2005年苏格兰的一项资料显示，IPAH的发病率为7.6/100万，患病率为26/100万，目前我国尚缺乏有关IPAH发病率的报道。IPAH以年轻成年女性多见。20世纪80年代美国国立卫生研究院（NIH）进行的注册研究显示，IPAH患者平均年龄为36岁，其中女性患者占63%。近年来美国和欧洲多项更大规模的注册研究结果进一步证实，IPAH多见于女性，女性占比达60%~80%。目前关于IPAH好发于女性的原因尚不清楚，可能与女性患者中雌激素促进细胞增殖有关。在西方国家，IPAH的发病年龄有逐渐增大的趋势。我国研究显示，IPAH患者的平均发病年龄为30~39岁，患病率为（5~20)/100万，年患病率为（1.0~3.3)/100万。在2018年国家卫生健康委员会等部门联合制定的《第一批罕见病目录》中，IPAH被收录入罕见病目录。

IPAH是一种少见的进行性毛细血管前的肺血管病变，死亡率高。虽然随着现代医疗技术的发展，IPAH发病机制、诊疗方面的研究取得了很大进展，且现代化的治疗逐步改善了患者的生活质量和延长了患者的生存时间，但其特定的发病机制仍然不明确，可能是在遗传易感性基础上，后天因素综合作用的结果。患者出生时即存在表观突变及损伤，出生后随着不同程度有害环境因素的暴露，如免疫、感染、药物毒物作用、饮食成分、血流改变、血管剪切力增加等，患者出现不同程度的肺血管损伤，以致在成年期甚至儿童时期即出现IPAH的病理生理改变及临床表现。

与IPAH相关的敏感基因报道最多的是骨形成蛋白受体2（BMPR2）基因。BMPR2基因是转化生长因子-β家族中的一员，主要参与间质细胞和上皮细胞的生长、分化和凋亡，在介导损伤应答中起关键作用。近70%的家族性IPAH患者存在BMPR2基因突变，BMPR2基因突变在IPAH患者中的发生率为10%~25%。2011年，有学者研究发现，14.4%的IPAH患者存在BMPR2基因异常。与该结果一致，2012年，Liu等的研究显示，在中国，14.5%的IPAH患者存在BMPR2基因异常。导致肺动脉压升高、与IPAH发病有关的其他基因，以5-羟色胺载体基因、活化素受体样激酶（ALK）基因、小窝蛋白-1（Cav-1）基因等研究较多。近年来，高通量测序研究发现，SERT等位基因、内皮素1基因、Smad8基因等也参与IPAH的发生。后天因素中近年来报道较多的是免疫因素。既往研究表明，肺动脉高压患者中自身免疫性甲状腺疾病的发病率达49%，30%的患者中检测出抗甲状腺抗体。此外，人类免疫缺陷病毒（HIV）感染、食欲抑制剂（如右芬氟拉明等）也是两种公认的IPAH危险因素，可卡因、抗癌剂、雌激素治疗等也有

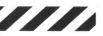

可能与 IPAH 的发生有关。因此,目前认为 IPAH 是一类在遗传敏感基因基础上,表观遗传因素、细胞代谢及损伤等因素综合作用的结果。后天的危险因素如宫内感染、缺氧、药物或毒物作用,甚至血管应激或血管剪切力增加等,均可作为重要的触发因素,在免疫因素及相关危险因素暴露下,患者在不同的年龄段发病。

二、病理生理机制

目前,IPAH 的病理生理机制仍存在很大争议,主要涉及肺血管持续收缩、肺血管平滑肌增生、炎症与免疫反应、肺基质重塑、原位血栓形成、遗传易感基因和其他相关因素。钙离子是肺血管收缩的促发因子,肺血管平滑肌细胞内钙离子浓度增大使肺血管持续收缩。IPAH 患者血浆中内皮素含量增加,5-羟色胺过度表达,前列环素低水平表达,肺动脉内皮细胞功能紊乱,成纤维细胞生长因子-2(fibroblast growth factor-2,FGF-2)、血小板衍生生长因子(platelet derived growth factor,PDGF)、表皮生长因子(epidermal growth factor,EGF)等诱导肺动脉平滑肌细胞增生,肺血管周围炎性细胞增殖、浸润,炎症因子参与炎症反应和免疫应答,基质组成蛋白合成与分解不平衡,导致基质组分改变及血管重塑,原位血栓形成和血小板功能紊乱,均在 IPAH 的形成过程中起着重要作用。此外,基因易感性及缺铁等相关因素也是 IPAH 重要的潜在病理生理机制。IPAH 的病理改变多发生在远端肺动脉,特别是直径小于 500 μm 的肺小动脉,主要特征为肺小动脉内膜增生和纤维化,血管中膜增厚,血管周围炎性细胞浸润引起外膜增厚,前毛细血管和毛细血管肌化,血栓形成及出现血管丛状病变和扩张性病变等复合病变。约15%的 IPAH 患者出现肺动脉的丛状病变,此种病理改变类型在其他疾病中较为少见,因此,肺动脉的丛状病变是 IPAH 的标志性病理特点,通常引起内皮细胞的克隆增殖,平滑肌细胞的迁移和增殖,循环炎性细胞的堆积,进而导致肺动脉和肺小动脉管腔狭窄甚至堵塞。

三、临床表现

IPAH 患者的临床表现多无特异性,与肺动脉高压相同,均以右心衰竭相关表现为主。国内研究显示,IPAH 常见的症状为劳累性气促、乏力,少见的临床表现有胸痛、咯血、声音嘶哑(由扩张的肺动脉/主动脉压迫左侧喉返神经所致)。当 IPAH 患者出现晕厥、胸痛、咯血时常提示病情严重,需要提高警惕。此外,有文献报道,晕厥、声音嘶哑、咯血可为 IPAH 首发且唯一的症状。最典型的体征为 P2 分裂及亢进,部分患者可出现三尖瓣收缩期杂音(右心室增大引起的三尖瓣相对关闭不全),随着右心室负荷增高,可逐渐出现右心衰竭相关体征。

四、辅助检查

IPAH 患者的辅助检查无特异性,与肺动脉高压相同。心电图(ECG)可以提供支持诊断肺动脉高压的依据,但 ECG 正常不能排除肺动脉高压诊断。中度以上肺动脉高压患者更易出现 ECG 异常,可表现为右心室肥厚、电轴右偏、右束支传导阻滞等。约25%患者发生室上性心动过速。其中,室性心律失常罕见。超声心动图可用于筛查肺动脉高压患者,可以通过三尖瓣反流速度及右心房压力估算肺动脉压来筛查有无肺动脉高压,还可以通过观测心脏结构评估右心室负荷及明确有无结缔组织病相关肺动脉高压。但仅利用三尖瓣反流速度估测肺动脉高压存在偏差,在实际临床工作中,需结合心室大小、肺动脉宽度及其他指标,一起识别"真/假"肺动脉高压。超声心动图是临床筛查肺动脉高压最常用的无创性检查方法,但该法受检查者的经验、受试部位(胸骨位置或严重的肺气肿)声窗限制的影响较大,另外,由于右心室形态复杂,加上肌小梁的影响,超声心动图模拟柱形测量右心室容积等数据并不准确。心脏磁共振成像(cMRI)以其在评估心脏形态结构、功能方面的优势已经成为无创诊断、评估及监测肺动脉高压的理想方法。cMRI 在评估肺动脉高压患者中的作用在临床中得到了证实,其中 RV、RVEF 和 SV 已

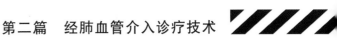

成为肺动脉高压的基本预后决定因素。利用超声心动图检查和 cMRI,可监测肺动脉高压病程中的心室功能,初始 cMRI 联合超声心动图检查进一步增加了当前风险评估的预测价值。研究提示,随访 1 年时基于 cMRI 的风险评估与基于右心导管检查(right heart catheterization, RHC)的风险评估效果相当。此外,多项研究显示 cMRI 在患者随访中的价值,cMRI 可以监测治疗效果,以便及时调整治疗策略。RHC 作为目前评价右心室功能及肺动脉血流动力学指标的金标准,可以准确了解肺动脉高压患者的病因和病情严重程度,通过药物试验评价肺血管反应性及药物长期疗效,在评估肺动脉高压时起核心作用。与此同时,人们发现了超声心动图未能发现的先心病、左心疾病等肺静脉压增高所致的肺动脉高压,必要时还可行肺动脉造影以确定肺栓塞或肺血管炎等所致的肺动脉高压。

五、诊断流程

IPAH 作为第一大类肺动脉高压,动脉性肺动脉高压中的一个亚类,其诊断是一种"排除诊断",是在现有的诊断方法下排除所有可能导致肺动脉高压的因素,甚至基于基因测定的结果排除遗传性肺动脉高压(HPAH),才能做出 IPAH 的诊断。即使明确了 IPAH 的诊断,也仅限于该中心、该阶段对本次发病的诊断,随着环境因素的暴露、阳性生物标志物的出现、新基因的发现以及检测手段的进步,部分 IPAH 患者很可能修正诊断为其他类型的肺动脉高压。因此,IPAH 缺乏特异性临床表现和诊断方法,其诊断主要依赖于层层排除肺动脉高压相关疾病或病因。IPAH 的诊断涉及多个学科及多种疾病,并与许多高危因素相关。

IPAH 的诊断,需要一个系统精细的流程和规范的路径,更需要多学科共同讨论。根据目前国际指南推荐的诊断流程以及肺动脉高压中心的临床经验,有中心提出将 IPAH 的诊断概括为 3 个阶段,即"3P"路径:第 1 阶段为可能(possible)IPAH 诊断阶段;第 2 阶段为很可能(probably)IPAH 诊断阶段;第 3 阶段为真正(pure)IPAH 诊断阶段,并在诊断后的中长期随访中动态应用和理解"3P"路径,以提高 IPAH 诊断的准确率。

1. 可能(possible)IPAH 诊断阶段　肺动脉高压患者很可能因非特异性症状就诊于一线医生,主要是全科医生。首诊医生首先对患者进行临床症状、体征及病史采集,对于不能排除肺动脉高压的患者,将超声心动图作为一线无创辅助诊断检查。根据超声心动图测得的右心室与左心室基底部直径比值、右心房和右心室大小、右心室流出道加速时间和(或)收缩中期凹陷、三尖瓣反流、三尖瓣环位移、下腔静脉吸气塌陷率等,筛查出中度甚至高度肺动脉高压患者。对患者进行基本病史采集和体格检查等成为疑诊肺动脉高压的第一步。随后心血管和肺部相关检查需各有侧重,同时互为补充。排除第二大类左心疾病相关以及第三大类肺部疾病或低氧血症相关肺高血压后,仍原因不明的患者,考虑行高分辨率 CT 检查,以排除纵隔病变和其他原因导致的肺动脉外压内生性病变,同时行 CT 肺动脉造影(CTPA)和(或)肺通气/血流灌注或肺灌注扫描,以排查第四大类肺高血压-肺动脉阻塞性疾病所致肺动脉高压,尤其是慢性血栓栓塞性肺动脉高压(CTEPH)。排除上述第四大类肺动脉阻塞导致的肺高血压后,经右心导管检查明确诊断为肺动脉高压,符合毛细血管前肺动脉高压,提出可能(possible)IPAH 的诊断,然后进入下一阶段。

2. 很可能(probably)IPAH 诊断阶段　患者行血液生化指标、炎症指标、自身抗体、甲状腺功能、HIV 甚至药物毒物检测,以排查第一大类肺动脉高压中的其他亚型,必要时可行腹部超声以筛查门静脉高压。如仍未找到明确原因,应进一步考虑其他罕见病因,如肺毛细血管瘤(PCH)和(或)肺静脉闭塞症(PVOD),通过家系采集、基因连锁分析和等位基因突变检查等进一步明确诊断。如仍未找到病因,则可做出很可能(probably)IPAH 的诊断。

3. 真正(pure)IPAH 诊断阶段　对患者进一步进行细致深入的家系采集和基因连锁分析,排除 HPAH,同时注意与肺动脉高压相关的多种因素或疾病并存现象,排除第五大类肺动脉高

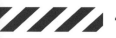

压可能,必要时再次进行基因检测,从而最终做出真正(pure)IPAH 的诊断。由于存在尚未发现的基因,不同时期不同中心基因检测结果存在差异,基因诊断率不高。因此,IPAH 诊断是一个动态过程,需要有经验的肺高血压多学科诊疗中心或多家中心长期随访,有针对性地进行相关基因检测,才能做出真正 IPAH 的诊断。

六、IPAH 的治疗

根据修订的血流动力学定义,mPAP>20 mmHg 和肺血管阻力(PVR)>2 WU 的患者可能被诊断为肺动脉高压。然而,仅在 mPAP≥25 mmHg 和 PVR>3 WU 的患者中证实了批准用于肺动脉高压的药物的有效性。对于 mPAP<25 mmHg 和 PVR<3 WU 的肺动脉高压患者,目前还没有批准用于肺动脉高压的药物的疗效数据。对于这类患者,多环芳烃类药物的疗效尚未确定。随着近年来循证医学证据越来越多,2022 版指南以是否存在心肺合并症为切入点,对于不伴有合并症的肺动脉高压患者,即使风险评估为中低危,仍推荐起始联合靶向药物治疗。

(一)初始治疗

IPAH 的治疗与 HPAH/DPAH 或结缔组织病相关肺动脉高压(CTD-PAH)患者相似。初始治疗应基于综合的、多参数的风险评估,考虑疾病类型和严重程度、共病、获得治疗的机会、经济情况和患者偏好。无心肺合并症的低或中等风险的患者,建议初期联合使用内皮素受体拮抗剂(ERA)和 5 型磷酸二酯酶抑制剂(PDE5i)。尽管证据质量较低,初期联用 ERA 和 PDE5i 治疗在症状改善(功能等级)、运动能力增强和降低住院率等方面显示出明显的临床意义,与临床恶化的风险显著降低相关。在 AMBITION 研究中,研究者比较了初始联合使用安立生坦和他达拉非与初始治疗仅使用其中一种单药的效果。以第一次临床失败事件(死亡、因肺动脉高压恶化住院、疾病进展或不满意的长期临床反应的综合)发生的时间为主要终点。结果提示初始联合治疗组与单一治疗组相比,主要终点的风险比(HR)为 0.50,在研究结束时,死亡风险比(HR)为 0.67,同时 6 min 步行距离(6MWD)和 NT-proBNP 水平显著改善。2016 年的一项荟萃分析表明,初始联合治疗与临床恶化的风险显著降低相关。然而,432 例全因死亡率没有改善,尽管接受了联合治疗,仍有相当比例的患者发生了临床恶化事件或死亡,不到一半的患者达到并保持了低风险状况。在 TRITON 研究中,首次治疗的肺动脉高压患者分组接受马昔腾坦和他达拉非双联治疗,或马昔腾坦 10 mg(1 次/日)、他达拉非目标剂量 40 mg(1 次/日)、司来帕格 1600 μg(1 次/日)三联治疗,观察发现在第 26 周,双联治疗和三联治疗患者的 PVR 分别降低了 52% 和 54%,6MWD 分别增加了 55 m 和 56 m,并没有显示出初始三联治疗的益处,可能需要进一步延长观察时间来确定是否影响长期疗效。总之,基于目前临床研究证据,初始 ERA 和 PDE5i 双联治疗推荐用于低或中等风险的新诊断患者。由于目前缺乏证据支持,不推荐最初的三联疗法。在高危患者中,来自法国的注册数据显示,初始治疗予以联合静脉注射/皮下注射前列环素类似物的三联疗法与单药或双药联合治疗相比,显示出更高的长期生存率。虽然目前的研究证据仅限于病例系列,但这种策略具有最高的成功率。对于存在严重血流动力学损伤的中危患者(如 mPAP≥20 mmHg,CI<2.0 L/(min·m²),每搏输出量指数(SVI)<31 mL/m²,和(或)PVR≥12 WU)也应考虑应用前列环素类似物。此外,注册数据显示,自 2015 年以来,联合治疗的使用有所增加,但总体生存率没有明显改善。

(二)随访期的治疗

肺动脉高压患者需要定期随访,包括风险分层和评估患者与治疗的一致性,与中高危状态的患者相比,低危状态的患者有更高的长期生存率。因此,实现和保持低风险是管理肺动脉高压患者的关键目标。

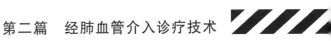

SERAPHIN 研究纳入了 742 例肺动脉高压患者,大部分患者为 IPAH/HPAH/DPAH 和 CTD-PAH,其中 63.7% 的患者在入组时正在接受其他肺动脉高压药物治疗,大部分为西地那非,与安慰剂相比,联合使用马昔腾坦降低了临床恶化事件的发生风险(HR 0.62)。GRIPHON 研究评估了司来帕格的安全性和有效性。该研究招募了 1156 例肺动脉高压患者,其中大部分患者为 IPAH/HPAH/DPAH 或 CTD-PAH,初始接受 ERA、PDE5i 单药或联合治疗。加入司来帕格 1600 μg bid 的剂量后临床恶化事件的发生风险显著降低。从 PDE5i 切换到利奥西呱也是一种治疗升级策略。REPLACE 是一项随机、对照、开放的研究,该研究招募了基于 PDE5i 治疗的患者,主要人群为 IPAH/HPAH/DPAH 或 CTD-PAH 患者,在随访中随机分配继续使用 PDE5i 或从 PDE5i 切换到每日 2.5 mg 利奥西呱,以 6MWD、世界卫生组织功能分级(WHO-FC)和 NT-proBNP 临床改善为主要终点,在第 24 周,切换到利奥西呱的患者中 41% 出现了临床改善,维持 PDE5i 治疗组中仅 20% 出现改善,此外,利奥西呱组出现临床恶化事件的患者更少。

基于目前的研究证据,在随访期间对治疗决策提出以下建议:①对于初次肺动脉高压治疗达到低风险状态的患者,建议继续治疗。②对于接受 ERA/PDE5i 治疗但仍处于中低风险的患者,应考虑添加司来帕格以降低临床恶化事件的发生风险。在这些患者中,也可以考虑从 PDE5i 切换到利奥西呱。③在接受口服药物治疗时处于中高危状态或高风险的患者,应考虑加入静脉注射依前列醇或静脉/皮下注射曲格列汀,并转诊进行体外膜氧合肺移植(LTx)评估。如果增加静脉注射/皮下注射前列环素类似物不可行,可以考虑加入司来帕格或从 PDE5i 切换到利奥西呱。

(三)IPAH 合并心肺疾病

在过去的 10 年中,IPAH 患者的人口统计和特征发生了变化,许多老年患者有心肺疾病。在诊断为 IPAH 的老年患者中,出现了两种主要的疾病表型。一种表型(左心表型)多见于老年女性患者,30% 的患者有心房颤动史,有射血分数保留的心力衰竭(HFpEF)的危险因素(如高血压、肥胖、糖尿病或冠心病),但肺动脉高压发生在毛细血管前而不是在毛细血管后。另一种表型(心肺表型)多见于老年男性患者,他们的肺一氧化碳弥散量(DLCO)低(低于 45% 的预测值),经常发生低氧血症,有明显的吸烟史,并有缺血性心脏病(ischemic heart disease,IHD)的危险因素。在对来自 COMPERA 的注册的 841 例新诊断 IPAH 患者的荟萃分析中,12.6% 是无心肺疾病的女性患者,合并心肺疾病的患者中,35.8% 为左心表型,51.6% 为心肺表型。在左心表型患者中,ERA 治疗与液体潴留风险升高相关。此外,在具有心肺表型的患者中,药物治疗肺动脉高压可能导致外周血氧饱和度下降。目前,药物治疗 IPAH 合并心肺疾病的患者缺乏可靠的证据,风险分层在指导治疗决策方面的作用有限。根据注册登记研究,对于大多数此类患者,建议初始单药治疗,PDE5i 是使用最广泛的药物。与无心肺合并症的患者相比,有心肺合并症的患者对药物治疗的反应较差,更容易因治疗失败或缺乏耐受性而停药,更不容易达到低危状态,死亡风险更高。虽然左心表型患者的年龄调整死亡率似乎与经典肺动脉高压患者相似,但心肺表型和低 DLCO 的患者有特别高的死亡风险。

(四)介入治疗

1.球囊性房间隔造口术和 Potts 分流术　球囊性房间隔造口术建立心房间分流,Potts 分流术连接左肺动脉和降主动脉,目的是对右心减压,增加全身血流量,从而在动脉血氧饱和度降低的情况下改善全身氧运输。由于手术复杂且风险高,手术相关的死亡率高,目前很少运用于肺动脉高压患者,仅在有技术经验的中心施行。

2.肺动脉去神经术　肺动脉去神经术(PADN)为我国独创,尽管相关数据有待完善,鉴于其易操作,并能有效降低 PVR,该术式被广泛关注。PADN 是针对肺动脉高压患者存在交感神

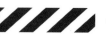

经过度驱动机制的治疗方式。虽然这一机制对肺动脉高压形成的作用尚不完全清楚,但研究表明,该机制与位于肺动脉分支的拉伸受体介导的压力反射进一步导致血管收缩和血管重构有关。目前多中心随机对照试验中还没有证据表明 PADN 能使已经接受推荐药物治疗的患者获益。一项小型多中心研究揭示了接受双联或三联治疗的肺动脉高压患者进一步施行 PADN 的可行性和安全性,PADN 能进一步降低 PVR,增加 6MWD,改善患者的日常生活能力。尽管 PADN 有临床应用潜力,但目前仍处于试验和探索阶段。

3. 机械循环支持和心肺移植　在专科中心,各种形式的机械循环支持可用于管理右心衰竭,其中静脉-动脉体外膜氧合(ECMO)是应用最广泛的方法。在可治疗和可能可逆的右心衰竭患者中,机械循环支持偶尔被用作恢复的桥梁。在不可逆右心衰竭患者中,机械循环支持已成为一种固定的移植桥接方式。肺移植仍然是药物难治性肺动脉高压患者的重要治疗选择,对于采用了优化的联合治疗,治疗效果不明显,仍存在中高或高死亡风险者,应尽早考虑转诊到移植中心。对于移植后早期存活的肺动脉高压患者,长期预后良好。一项研究表明,存活 1 年的原发性 IPAH 移植患者,中位生存期可达 10 年。

(五)IPAH 并发症的诊断与治疗

1. IPAH 并发心律失常　在前瞻性队列研究中,IPAH 患者 5 年房性心律失常的发生率为 3%～25%。IPAH 患者在出现因心动过速和房室同步收缩丧失引起的房性心律失常时,对血流动力学变化特别敏感,维持窦性心律是重要的治疗目标。新发心律失常往往导致临床恶化,死亡率增高。观察研究表明,多种心律控制策略是可行的,包括抗心律失常药物的药理转复、电转复和有创导管消融。为了达到或维持稳定的窦性心律,应考虑使用无负性肌力作用的抗心律失常药物进行预防,如口服胺碘酮,即使缺乏有关其疗效的具体数据。低剂量 β 受体阻滞剂和(或)地高辛可在个别患者中应用。导管消融是治疗心房扑动和其他一些房性心动过速的首选方法,尽管与右心室结构正常的患者相比,IPAH 患者的导管消融在技术上更具挑战性。导管消融技术治疗心房颤动的安全性和有效性在 IPAH 患者中尚不确定。

2. IPAH 并发咯血　咯血可发生在各种形式的肺动脉高压患者中,在 IPAH 患者中尤其常见。肺出血通常源于迂曲扩张支气管动脉破裂,对于出现中度至重度咯血或轻度咯血反复发作的患者,建议行支气管动脉栓塞术(bronchial artery embolization,BAE)。若优化治疗效果欠佳,轻度咯血反复发作和重度咯血的患者需进一步考虑肺移植。

3. 机械并发症　IPAH 患者的机械并发症通常由肺动脉的渐进性扩张引起,包括肺动脉瘤及其破裂、剥离,以及邻近结构(如左冠状动脉主干、肺静脉、主支气管和喉返神经)的压迫。在一项研究中,肺动脉瘤与心源性猝死风险的增加独立相关。在大多数情况下,患者可无明显症状,通过检查偶然发现。肺动脉瘤通常在超声心动图中被发现,造影增强 CT 或 MRI 能更好地显示肺动脉瘤。对于无症状的肺动脉瘤或肺动脉夹层的治疗方案尚不明确。对于左冠状动脉受压综合征患者,经皮冠状动脉支架置入术是一种有效、安全的治疗方法。对于无症状的冠状动脉左主干受压或解剖结构未严重受损的患者,用血管内超声进行评估可能有助于避免不必要的干预。

(六)IPAH 的预后

在诊断和随访时,通过右心导管检查(RHC)评估的心肺血流动力学可提供重要的预后信息。目前可用的风险分层变量包括 REVEAL 风险评分中的右心房压(RAP)和 PVR,ESC/ERS 风险分层表中的 RAP、CI 和 SvO_2。法国最近的一项研究结合了临床和血流动力学参数,发现 WHO-FC、6MWD、RAP 和每搏输出量指数(SVI)(而不是 SV 或 SvO_2)是预后的独立预测因子。为了细化风险分层表,SVI 标准界定了大于 0.38 mL/m² 和小于 31 mL/m² 的标准,分别确定低风险和高风险状态。利用 RHC 进行随访的最佳时间尚未确定。虽然一些中心定期

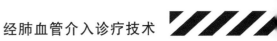

进行侵入性随访评估,但其他中心则根据临床指示进行评估,没有证据表明这些策略与更好的结果相关。

6 min 步行试验(6MWT)是肺动脉高压中心最广泛使用的运动能力测量方法。6MWT 操作简单、价格低廉,并且被患者、医务人员和药品机构广泛接受,其结果被用作肺动脉高压值评估的一个重要变量。与所有肺动脉高压评估一样,6MWT 结果必须始终结合个体特异性的临床特征。6MWD 受性别、年龄、身高、体重、共病、需氧量、学习曲线和动机等因素的影响。测试结果通常以绝对距离(m)给出,而不是预测值的百分比。6MWD 是肺动脉高压临床试验中常用的参数之一。研究表明,1 年死亡率和 1 年存活的 6MWD 最佳绝对阈值分别为 165 m 和 440 m。6MWD 的改善具有较低的预测性。没有一个单一的阈值适用于所有患者。有研究表明,通过基于外周血氧饱和度和心率检测的 SaO_2 与患者预后具有相关性。在 6MWT 中观察到的低氧血症与较低的生存率相关,但这些发现仍有待大型多中心研究的证实。递增穿梭步行测试(ISWT)是评估肺动脉高压患者的试验。与 6MWT 相比,ISWT 具有没有天花板效应的潜在优势,目前 ISWT 在 IPAH 方面的临床应用经验仍有限。此外,与 CPET 相比,它具有易于执行的现场测试的简单性。然而,CPET 在临床和血流动力学变量基础上的附加价值仍未被探索。

在 2015 年的 ESC/ERS 肺动脉高压诊断和治疗指南中,基于多参数方法的风险评估使用三层模型将患者分为低、中、高死亡风险。最初,基于三层模型风险评估预估的 1 年死亡率分别为 5%、5%~10% 和 10%。多项国际注册登记研究对风险分层工具进行独立验证,观察到的中高危人群 1 年死亡率有时明显高于预测(即中高危人群的 1 年死亡率高达 20%,高危人群的 1 年死亡率大于 20%)。同时也制定出包括 REVEAL 风险评分 2.0 版和简化版本(REVEAL Lite 2)等其他风险分层工具。其中,WHO-FC、6MWD 和 BNP/NT-proBNP 成为预测值最高的变量。三层模型风险评估工具的主要局限性是 60%~70% 的患者被归为中等风险。因此,通过探索新的生物标志物或通过超声心动图和 cMRI 测量右心室的结构和功能来进一步改善风险分层,将中危组进一步细分为中低危和中高危意义重大。两项注册研究评估了基于 WHO-FC、6MWD 和 NT-proBNP 水平的四层风险评估工具。基于这些变量观察到的 4 个危险分层的 1 年死亡率分别为 0~3%、2%~7%、9%~19% 和大于 20%。与三层模型相比,四层模型对风险变化更为敏感,且风险变化与长期死亡风险相关。四层模型相较于三层模型的主要优点是能更好甄别中危组,有助于指导治疗决策。总之,对于诊断时的风险分层,建议使用三层模型,考虑尽可能多的因素,特别强调疾病类型、WHO-FC、6MWD、BNP/NT-proBNP 和血流动力学,而四层模型的截断值尚未建立。随访时,推荐将四层模型作为基本的风险分层工具,同时结合右心成像和血流动力学等其他变量。另外,在任何阶段,应综合评估个体因素,如年龄、性别、疾病类型、共病和肾功能等对预后的影响。

▶▶ 参考文献

[1] Peacock A J, Murphy N F, McMurray J J, et al. An epidemiological study of pulmonary arterial hypertension[J]. Eur Respir J, 2007, 30(1): 104-109.

[2] Ling Y, Johnson M K, Kiely D G, et al. Changing demographics, epidemiology, and survival of incident pulmonary arterial hypertension: results from the pulmonary hypertension registry of the United Kingdom and Ireland[J]. Am J Respir Crit Care Med, 2012, 186(8): 790-796.

[3] Piscoya Roncal C G, Mendes A A, Muniz M T C, et al. Schistosomiasis-associated pulmonary arterial hypertension: survival in endemic area in Brazil[J]. Int J Cardiol Heart Vasc, 2019, 25: 100373.

[4] Liu D, Liu Q Q, Eyries M, et al. Molecular genetics and clinical features of Chinese

idiopathic and heritable pulmonary arterial hypertension patients[J]. Eur Respir J,2012,
39(3):597-603.

[5] Pfarr N,Szamalek-Hoegel J,Fischer C,et al. Hemodynamic and clinical onset in patients with hereditary pulmonary arterial hypertension and *BMPR2* mutations[J]. Respir Res, 2011,12(1):99.

[6] de Jesus Perez V A,Yuan K,Lyuksyutova M A,et al. Whole-exome sequencing reveals *TopBP1* as a novel gene in idiopathic pulmonary arterial hypertension[J]. Am J Respir Crit Care Med,2014,189(10):1260-1272.

[7] Chida A,Shintani M,Nakayama T,et al. Missense mutations of the *BMPR1B*(*ALK6*) gene in childhood idiopathic pulmonary arterial hypertension[J]. Circ J,2012,76(6): 1501-1508.

[8] Austin E D,Ma L,LeDuc C,et al. Whole exome sequencing to identify a novel gene (caveolin-1)associated with human pulmonary arterial hypertension[J]. Circ Cardiovasc Genet,2012,5(3):336-343.

[9] Delaney C,Gien J,Roe G,et al. Serotonin contributes to high pulmonary vascular tone in a sheep model of persistent pulmonary hypertension of the newborn[J]. Am J Physiol Lung Cell Mol Physiol,2013,304(12):L894-L901.

[10] Guignabert C,Raffestin B,Benferhat R,et al. Serotonin transporter inhibition prevents and reverses monocrotaline-induced pulmonary hypertension in rats[J]. Circulation, 2005,111(21):2812-2819.

[11] Badano L P,Addetia K,Pontone G,et al. Advanced imaging of right ventricular anatomy and function[J]. Heart,2020,106(19):1469-1476.

[12] van der Bruggen C E,Handoko M L,Bogaard H J,et al. The value of hemodynamic measurements or cardiac MRI in the follow-up of patients with idiopathic pulmonary arterial hypertension[J]. Chest,2021,159(4):1575-1585.

[13] Lewis R A,Johns C S,Cogliano M,et al. Identification of cardiac magnetic resonance imaging thresholds for risk stratification in pulmonary arterial hypertension[J]. Am J Respir Crit Care Med,2020,201(4):458-468.

[14] 范粉灵,张松林,宋强,等. "3P"路径诊断特发性肺动脉高压[J]. 中华心血管病杂志, 2020,48(7):621-625.

[15] Galiè N,Barberà J A,Frost A E,et al. Initial use of ambrisentan plus tadalafil in pulmonary arterial hypertension[J]. N Engl J Med,2015,373(9):834-844.

[16] Lajoie A C,Lauzière G,Lega J C,et al. Combination therapy versus monotherapy for pulmonary arterial hypertension:a meta-analysis[J]. Lancet Respir Med,2016,4(4): 291-305.

[17] Chin K M,Sitbon O,Doelberg M,et al. Three- Versus two-drug therapy for patients with newly diagnosed pulmonary arterial hypertension[J]. J Am Coll Cardiol,2021,78 (14):1393-1403.

[18] Sitbon O,Jaïs X,Savale L,et al. Upfront triple combination therapy in pulmonary arterial hypertension:a pilot study[J]. Eur Respir J,2014,43(6):1691-1697.

[19] Pulido T,Adzerikho I,Channick R N,et al. Macitentan and morbidity and mortality in pulmonary arterial hypertension[J]. N Engl J Med,2013,369(9):809-818.

[20] Coghlan J G,Channick R,Chin K,et al. Targeting the prostacyclin pathway with

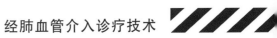

selexipag in patients with pulmonary arterial hypertension receiving double combination therapy:insights from the randomized controlled GRIPHON study[J]. Am J Cardiovasc Drugs,2018,18(1):37-47.

[21] Hoeper M M,Al-Hiti H,Benza R L,et al. Switching to riociguat versus maintenance therapy with phosphodiesterase-5 inhibitors in patients with pulmonary arterial hypertension(REPLACE):a multicentre,open-label,randomised controlled trial[J]. Lancet Respir Med,2021,9(6):573-584.

[22] Lewis R A,Thompson A A R,Billings C G,et al. Mild parenchymal lung disease and/or low diffusion capacity impacts survival and treatment response in patients diagnosed with idiopathic pulmonary arterial hypertension[J]. Eur Respir J,2020,55(6):200041.

[23] Khan M S,Memon M M,Amin E,et al. Use of balloon atrial septostomy in patients with advanced pulmonary arterial hypertension:a systematic review and meta-analysis [J]. Chest,2019,156(1):53-63.

[24] Rothman A,Jonas M,Castel D,et al. Pulmonary artery denervation using catheter-based ultrasonic energy[J]. EuroIntervention,2019,15(8):722-730.

[25] Rothman A M K,Vachiery J L,Howard L S,et al. Intravascular ultrasound pulmonary artery denervation to treat pulmonary arterial hypertension(TROPHY1):multicenter, early feasibility study[J]. JACC Cardiovasc Interv,2020,13(8):989-999.

[26] Andersen M Ø,Diederichsen S Z,Svendsen J H,et al. Assessment of cardiac arrhythmias using long-term continuous monitoring in patients with pulmonary hypertension[J]. Int J Cardiol,2021,334:110-115.

[27] Wen L,Sun M L,An P,et al. Frequency of supraventricular arrhythmias in patients with idiopathic pulmonary arterial hypertension [J]. Am J Cardiol, 2014, 114 (9): 1420-1425.

[28] Żyłkowska J,Kurzyna M,Florczyk M,et al. Pulmonary artery dilatation correlates with the risk of unexpected death in chronic arterial or thromboembolic pulmonary hypertension[J]. Chest,2012,142(6):1406-1416.

[29] Velàzquez Martín M,Montero Cabezas J M,Huertas S,et al. Clinical relevance of adding intravascular ultrasound to coronary angiography for the diagnosis of extrinsic left main coronary artery compression by a pulmonary artery aneurysm in pulmonary hypertension[J]. Catheter Cardiovasc Interv,2021,98(4):691-700.

[30] Benza R L,Gomberg-Maitland M,Elliott C G,et al. Predicting survival in patients with pulmonary arterial hypertension:the REVEAL risk score calculator 2. 0 and comparison with ESC/ERS-Based risk assessment strategies[J]. Chest,2019,156(2):323-337.

[31] Weatherald J,Boucly A,Chemla D,et al. Prognostic value of follow-up hemodynamic variables after initial management in pulmonary arterial hypertension[J]. Circulation, 2018,137(7):693-704.

[32] Zelniker T A,Huscher D,Vonk-Noordegraaf A,et al. The 6MWT as a prognostic tool in pulmonary arterial hypertension:results from the COMPERA registry[J]. Clin Res Cardiol,2018,107(6):460-470.

[33] Khirfan G,Naal T,Abuhalimeh B,et al. Hypoxemia in patients with idiopathic or heritable pulmonary arterial hypertension[J]. PLoS One,2018,13(1).

[34] Lewis R A,Billings C G,Hurdman J A,et al. Maximal exercise testing using the

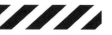
incremental shuttle walking test can be used to risk-stratify patients with pulmonary arterial hypertension[J]. Ann Am Thorac Soc,2021,18(1):34-43.

[35] Galiè N,Humbert M,Vachiery J L,et al. 2015 ESC/ERS guidelines for the diagnosis and treatment of pulmonary hypertension:the joint task force for the diagnosis and treatment of pulmonary hypertension of the European Society of Cardiology(ESC)and the European Respiratory Society (ERS):endorsed by:Association for European Paediatric and Congenital Cardiology(AEPC),International Society for Heart and Lung Transplantation(ISHLT)[J]. Eur Heart J,2016,37(1):67-119.

[36] Kylhammar D,Kjellström B,Hjalmarsson C,et al. A comprehensive risk stratification at early follow-up determines prognosis in pulmonary arterial hypertension[J]. Eur Heart J,2018,39(47):4175-4181.

[37] Hoeper M M,Pausch C,Olsson K M,et al. COMPERA 2.0:a refined four-stratum risk assessment model for pulmonary arterial hypertension[J]. Eur Respir J,2022,60 (1):2102311.

[38] Boucly A,Weatherald J,Savale L,et al. External validation of a refined four-stratum risk assessment score from the French pulmonary hypertension registry[J]. Eur Respir J,2022,59(6):2102419.

第六章

经肺静脉系统介入诊疗

第一节 肺静脉解剖

肺内管道解剖结构极其复杂、变异众多,一直是影像学研究的热点和难点。肺内的主要管道结构包括肺血管(肺动脉和肺静脉)和支气管,其中以肺静脉的解剖变异最多、最复杂,其次是肺动脉,支气管的变异较为罕见。在各个肺段中,肺动脉多与支气管伴行,但在分支数目和类型上,两者相互一致者较少;而肺静脉的分布与动脉和支气管并无一定关系,其在分支数目和类型上与动脉(或支气管)一致者几乎没有。肺静脉有两种属支:一种为段内支,多走行于亚段间或更细支气管间,引流相应肺段内的静脉血;另一种为段间支,走行于两肺段、亚段之间,引流相邻两肺段的静脉血。最后,两肺的亚段静脉、段静脉汇集成四条肺静脉,分别注入左心房。因此,肺静脉是肺段划分的标准。因肺静脉解剖结构复杂、变异较多,研究较困难,国内外学者对肺静脉属支的研究较少。

一、肺静脉

肺静脉起源于肺毛细血管,逐渐汇合为肺段支,再汇合为 4 支主干,即右上肺静脉、右下肺静脉、左上肺静脉和左下肺静脉。4 支主干分别直接开口于左心房。肺静脉血管较肺动脉血管细小。

1.右上肺静脉 由右肺上叶静脉和右肺中叶静脉汇入。右肺上叶静脉的三支主要属支分别为尖段静脉(V1)、后段静脉(V2)和前段静脉(V3)。右肺中叶静脉包括外侧段静脉(V4)和内侧段静脉(V5),多汇入右肺上叶静脉组成右上肺静脉。

2.右下肺静脉 由上段静脉和底段总静脉汇入,底段总静脉又由前基底支、外基底支和后基底支汇入,内基底支汇入无规律。右肺下叶各亚段静脉先汇合成上段静脉(V6)、前底段静脉(V8)、外侧底段静脉(V9)、后底段静脉(V10),V8、V9 多汇合成底段上静脉,V10 汇入底段下静脉,底段上静脉与底段下静脉汇合成底段总静脉,底段总静脉再与上段静脉(V6)汇合成右下肺静脉。内侧底段静脉(V7)位于右肺下叶最内侧,为最细小的底段静脉,一般有 1～6 支属支,以 2 支属支者多见。

3.左上肺静脉 由尖后支、前支和舌支汇入。舌支又由上部支和下部支汇入。左上肺静脉多由尖后段静脉(V1＋V2)、前段静脉(V3)和舌静脉干三支主要属支组成;舌静脉干多有上舌段静脉(V4)和下舌段静脉(V5)两支属支。

4.左下肺静脉 由上段静脉和底段总静脉汇入,底段总静脉由底段上静脉和底段下静脉汇入。各亚段静脉先汇合成上段静脉(V6)、内侧前底段静脉(V7＋V8)、外侧底段静脉(V9)、后底段静脉(V10),大多数内侧前底段静脉和外侧底段静脉汇合成底段上静脉,后底段静脉汇入底段下静脉,底段上静脉与底段下静脉汇合成底段总静脉,底段总静脉再与 V6 汇合成左下肺静脉。

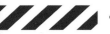

最后,右上肺静脉、右下肺静脉和左上肺静脉、左下肺静脉四条肺静脉分别汇入左心房。

在正常人群中,导管难以进入肺静脉内,故极少行肺静脉直接造影,而是利用肺动脉造影使肺静脉间接显示。CTA 和 MRA 可以显示肺静脉的 4 支主干和段支。

二、肺静脉的解剖变异

在胚胎开始发育的 2 个月内,肺静脉血回流入体静脉。随着胚胎的发育,左心房背壁形成一囊袋状突出,即原始肺静脉总干,肺静脉总干逐渐向肺芽延伸,与来自肺芽静脉丛的 4 支肺静脉干对接,对接完成后,与体循环连接的通道随即退化,未能完全退化或部分退化者肺静脉仍汇入体循环,即先天性部分或完全性肺静脉异位引流。随着左心房的扩大,肺静脉总干及与其相连的 4 支肺静脉干被不断扩大的左心房背壁吸收,成为心房背部的一部分,4 支肺静脉分别开口于左心房。在此过程中,如果吸收过度,即可形成多支独立引流肺静脉,或因吸收不良而形成肺静脉共干现象。

肺静脉变异总体上可以分为肺静脉数目变异和肺静脉汇入点变异,归纳肺静脉解剖分型时应以此为主要依据。根据 Marom 的分型标准,右肺静脉存在 R1、R2、R3、R4、R5 五种解剖类型。R1 型指右上肺静脉、右中肺静脉、右下肺静脉共同开口于左心房。此类型易与右侧独立肺静脉相混淆,有时单纯利用横断图像及虚拟现实(VR)技术较难区分此种细微的结构差别,利用仿真内窥镜技术,可较为立体、直观地观察管腔的走行、分支及"肺静脉间嵴"的位置、形态,使分型更为准确。R2 型指右上肺静脉、右下肺静脉分别开口于左心房,而右中肺静脉开口于右上肺静脉或右下肺静脉,即右侧标准型肺静脉表现。R3 型指右侧存在一条独立肺静脉开口于左心房,根据引流肺段不同可分 a、b、c 三种亚型。R4 型指右侧存在两条独立肺静脉。R5 型指右侧存在 3 条副肺静脉,左肺静脉存在 L1、L2 两种类型。L1 型指左下肺静脉汇入左上肺静脉,形成一个共同的主干,开口于左心房,根据其分叉处与左心房开口处距离的不同分为 a、b 两种亚型,其中 L1a 型指分叉处距离左心房开口处不大于 1 cm,即短共干;L1b 型指分叉处距离左心房开口处大于 1 cm,即长共干。L2 型也分 a、b 两种亚型,其中 L2a 型左上肺静脉、左下肺静脉独立开口于左心房,即左侧标准型肺静脉表现;L2b 型左上肺静脉、左下肺静脉共同开口于左心房。

近年来,随着影像学技术的不断进步和多层螺旋 CT 的广泛应用,人们越来越认识到肺静脉解剖变异对临床的重要性。国内外对肺静脉开口的解剖及变异类型的研究相对较多,以指导外科手术。目前应用较多的变异类型包括四种:①标准型,为最常见类型,由 4 支肺静脉(左、右肺各 2 支)分别汇入左心房;②肺静脉共同开口型,同样由 4 支肺静脉(左、右肺各 2 支)组成,在标准型的基础上一侧或双侧肺静脉共同汇入左心房,形成 2 个或 3 个开口;③副肺静脉型,指在标准型的基础上,另外有 1 支或 1 支以上的肺静脉单独开口于左心房,即有 5 支或 5 支以上的肺静脉开口于左心房;④混合型,指肺静脉共同开口型和副肺静脉型共同出现,此种变异类型最少见。

三、异常的肺静脉引流

先天性发育异常可导致肺静脉异位引流,又称肺静脉畸形引流或肺静脉畸形连接,指肺静脉的 1 支或全部不与左心房连接,肺循环血液不能流入左心房内,而是直接或间接通过体循环的静脉系统回流至右心房。肺静脉异位引流分为完全性和部分性两种类型,常合并房间隔缺损、卵圆孔未闭或其他心血管畸形。

(一)部分性肺静脉异位引流

部分性肺静脉异位引流指肺静脉的 1 支或几支(但非全部)与右心房连接,或与引流入右心房的静脉相连接。临床多见,约占肺静脉异位引流患者的 2/3。临床患病率约为 0.3%,尸检发

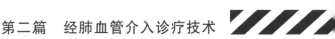

现率约为0.6％。本病较常受累的静脉为上叶静脉和右侧肺静脉,其他肺静脉受累较少见。本病有多种类型。

(1)右上肺静脉和右中肺静脉与上腔静脉相连,往往伴有静脉窦型房间隔缺损。

(2)全部右肺静脉与右心房相通,常常伴有继发孔型房间隔缺损。

(3)全部右肺静脉或只有右中肺静脉、右下肺静脉与下腔静脉相连,其连接点在膈肌附近,此类患者的房间隔往往完整。

(4)左肺静脉通过畸形的椎静脉引流入左头臂静脉,多数伴有房间隔缺损。

(二)完全性肺静脉异位引流

完全性肺静脉异位引流(total anomalous pulmonary venous drainage,TAPVD)指所有肺静脉均与右心房或引入右心房的静脉异位连接,而不与左心房相连。可合并房间隔缺损(约25％)或卵圆孔未闭(约75％)。临床上较为少见,但较严重,是婴幼儿四大发绀型心脏病之一。Darling根据肺静脉畸形连接部位,将完全性肺静脉异位引流分成4型。

(1)心上型:约占55％,肺静脉在左心房后方汇合后经垂直静脉引流至左头臂静脉,有时引流入上腔静脉或奇静脉。垂直静脉在左肺动脉和左主支气管前方进入左头臂静脉,在此处受压可造成静脉回流梗阻。

(2)心内型:约占30％,全部肺静脉直接引流入右心房或经肺静脉总干引流至冠状窦。在肺静脉总干和冠状窦之间可能发生梗阻。

(3)心下型:约占12％,全部肺静脉在心脏后方汇合后经垂直静脉下行通过膈肌食管裂孔进入门静脉、下腔静脉或静脉导管等。回流血液经过高阻力肝血管床到达右心房或垂直静脉下行途中受压,均可引起肺静脉梗阻。

(4)混合型:约占3％。全部肺静脉经过多种通道进入右心房。

根据肺静脉引流部位及每条肺静脉的引流特点,混合型TAPVD分类如下。①冠状窦(coronary sinus,CS)型:有一条或多条肺静脉与CS相连,与肺静脉是否汇合及肺静脉来源无关。②肺总静脉(common pulmonary vein,C)型:两条或两条以上的肺静脉汇合,其后发出分支与垂直静脉、上腔静脉或下腔静脉连接。③垂直静脉(vertical vein,VV)型:一条肺静脉通过垂直静脉引流至头臂静脉,不形成肺总静脉。④右心房(right atrium,RA)型:一条或多条肺静脉与右心房直接相连。⑤上腔静脉(superior vena cava,SVC)型:一条或多条肺静脉直接引流至上腔静脉,不形成肺总静脉。⑥下腔静脉(inferior vena cava,IVC)型:一条或多条肺静脉直接引流至下腔静脉,不形成肺总静脉。⑦解剖变异(BAV)型:解剖形态特殊,需要采用个体化手术方式。通过对引流位置的细分,混合型TAPVD可以表示为其中几种类型的组合,如最常见的三条肺静脉引流至冠状窦,另一条肺静脉引流至垂直静脉可以表示为"CS＋VV"。该分型明确了肺静脉的引流部位及特点。

心下型和混合型TAPVD患者大多数在婴幼儿期死亡。TAPVD患者中约75％有卵圆孔未闭,25％合并房间隔缺损,右心房、右心室往往扩大肥厚,肺动脉扩大,压力增高,左心房较小。肺静脉梗阻最常见于心下型,其次见于心上型,其发生率可高达50％。其他并存的心脏血管畸形有动脉导管未闭、主动脉缩窄、永存动脉干、大动脉错位、单心室、肺动脉闭锁、法洛四联症和右心室双出口等。

四、各种影像学检查技术对肺静脉显示的优势

目前,多种影像学检查方法可用于观察肺静脉的解剖结构,主要包括经食管超声、肺静脉造影、多层螺旋CT血管造影及磁共振肺血管造影。

(1)经食管超声:将特殊的探头置于食管或胃底,探头紧邻左心房,可以观察肺静脉左心房入口的解剖结构。其不仅能克服经胸壁超声图像受肥胖、肺气肿及胸骨肋骨结构等因素的影

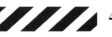

响,而且探头与左心房紧邻,可以测量肺静脉左心房入口的管径,并能动态观察其变化、测量血液的流速。此检查方法的局限性在于对操作者要求较高,不能清楚显示肺静脉与左心房之间的整体关系,不能显示肺静脉与邻近结构的解剖位置关系及空间分布特征。

(2)肺静脉造影:一种有创的检查方法。其对比剂用量大、X 线剂量大、曝光时间长和费用高,而且 1 次肺静脉造影只能观看 1 支肺静脉的显影情况,不能多角度、多方位地观察肺静脉属支,不能显示肺静脉间的解剖位置关系和空间特征,也不能精确测量肺静脉孔大小。因存在多种局限性,在临床上,此方法不是首选的检查方法。目前,肺静脉造影在临床上更多用于心房颤动患者的射频消融治疗。

(3)多层螺旋 CT 血管造影:近年来,多层螺旋 CT(MSCT)技术逐渐得到普及。其具有更快的扫描速度、更高的空间分辨率及更优的图像质量,还具有任意层厚重建、容积再现(volume rendering,VR)、多平面重组(MPR)及最大密度投影(maximum intensity projection,MIP)等多种后处理功能,使在影像学基础上研究人体复杂解剖结构成为可能,进一步推进断层影像解剖学的发展。目前,多层螺旋 CT 血管造影(MSCTA)在临床上被广泛应用,联合三维(3D)重建技术可以清晰、直观地显示肺动脉分支、肺静脉属支。与传统的诊断性血管造影相比,3D CT 血管造影(3D CTA)是一种微创的血管成像方法,具有费用更低、扫描速度更快、辐射剂量更小等优点。另外,3D CTA 有助于观察肺静脉属支的走行规律,同时可以任意角度自由旋转和交互显示图像。然而,由于 3D 图像重建及后处理需要时间,需要放射诊断学医生的协助,这种技术尚未在临床工作中普及。简单、快速的图像处理,以及准确显示肺血管,是临床上常规使用这项技术的重要因素。3D CTA 对肺动脉的检出率约为 98.7%,可显示直径超过 1.5 mm 的肺动脉分支,因此 3D CTA 统计的数据可真实反映实际解剖情况,可作为肺血管检查的常规手段。

(4)磁共振肺血管造影(magnetic resonance pulmonary angiography,MRPA):一种无创的检查方法。其因无电离辐射、不需要对比剂、不需要屏气等优点而受到人们的欢迎,成为近年来研究的热点。MRPA 对肺动脉栓塞患者栓子的检出具有较高的敏感性和特异性,而且 3D DCE-MRPA 可以清楚显示段及亚段肺血管,但成像时间长,对心脏起搏器、心脏支架置入术后患者有一定限制。此种检查方法不作为常规检查手段。

第二节 材料与方法

肺静脉系统疾病包括先天性肺静脉狭窄、后天性肺静脉狭窄等。只有穿过房间隔才能到达肺静脉,因此掌握房间隔穿刺(transseptal puncture,TSP)技术是肺静脉介入治疗的基础。

一、穿刺针

经皮肺静脉介入最常选择股静脉入路,所用穿刺针同体动脉介入所用穿刺针。常用 18G 或 21G 穿刺针,带或不带针芯、穿刺套管。穿刺房间隔,目前使用的房间隔穿刺针(TSP 针)(图 6-1)是对传统 Brockenbrough 穿刺针的改进版,在穿刺针头部增加了一个更小的针。导管鞘的结构组件包括鞘管、止血阀、侧支管和三通阀,且导管鞘头端具有显影环和三个均匀分布的侧孔。扩张器的结构组件包括扩张管和连接座。导丝的结构组件包括芯丝和绕丝,导丝外表面有涂层。房间隔穿刺针的结构组件包括针座、截止阀、针管等,且配有通丝。

二、导丝

经皮肺静脉介入主要针对肺静脉,常用导丝与体动脉介入基本相同。

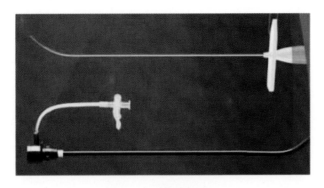

图 6-1　房间隔穿刺针

三、导管

同肺动脉介入。

四、方法

标准的成人房间隔穿刺针在远端弯曲区和针轴之间有 19°夹角,有助于穿刺针和房间隔贴靠。通过静脉入路,导管鞘和扩张器经导丝引导到达上腔静脉水平,然后将导丝交换成房间隔穿刺针。在房间隔穿刺针基本到位时取出针芯。术者可以根据针柄连接的单相压力波形确认组件尖端和卵圆窝之间是否接触。通过针头注射对比剂,卵圆窝可以显示"帐篷"征。房间隔穿刺针从组件的尖端慢慢地推进到隔膜中,当房间隔穿刺针穿过隔膜进入左心房时可有突破感。左心房穿刺成功与否可通过经针头的压力传导、吸入含氧血液和注射对比剂等来确认。常用的房间隔穿刺方法有 X 线指导下的房间隔穿刺、超声指导下的房间隔穿刺、电解剖标测等。对于已定位的病变肺静脉,可以同时穿刺对侧股静脉,行间接肺静脉造影,显影肺静脉,运用球囊、支架对狭窄肺静脉进行开通。

▶▶ 参考文献

[1] 张辉,胡海波.肺静脉狭窄介入治疗的现状与发展[J].中国介入心脏病学杂志,2019,27(9):529-532.

[2] 潘欣,王承,张佑俊,等.支架术治疗心房颤动射频消融术后严重肺静脉狭窄的效果[J].中华心血管病杂志,2014,42(10):827-830.

[3] Schoene K,Arya A,Jahnke C,et al. Acquired pulmonary vein stenosis after radiofrequency ablation for atrial fibrillation:single-center experience in catheter interventional treatment[J]. JACC Cardiovasc Interv,2018,11(16):1626-1632.

[4] 吴济强,欧阳红,雷丰丰,等.纤维素性纵隔炎的临床和影像学特点[J].国际呼吸杂志,2023,43(4):395-404.

[5] Lee H N,Hyun D. Pulmonary arteriovenous malformation and its vascular mimickers [J]. Korean J Radiol,2022,23(2):202-217.

[6] Li X,Liu J N,Li Q,et al. Interventional therapy for Takayasu arteritis with pulmonary artery and pulmonary vein stenosis[J]. Eur Heart J,2020,41(48):4603.

第三篇

经气道介入诊疗技术

第七章
气管、支气管应用解剖

第一节 气　管

一、概述

气管(trachea)位于喉与气管杈(bifurcation of trachea)之间,起自颈部第 6～7 颈椎水平的环状软骨下缘,沿纵隔中部自前上向后下倾斜下行入胸腔,与体轴平面成 15°～20°角,在第 4～5 胸椎水平分为左、右主支气管及其分支,分叉处称气管杈。气管全长以胸廓上口为界,分为颈段气管和胸段气管。在气管杈的内面,有一在矢状位向上凸出的半月状嵴,称气管隆嵴(carina of trachea),气管隆嵴略偏向左侧,是支气管镜检查时判断气管分叉的重要标志(图 7-1)。

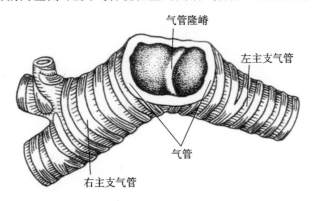

图 7-1　气管杈解剖图

气管的长度和直径主要因身高及年龄、性别而异。用支气管镜直接测量活体成年人,男性气管平均长度为 13.60 cm,直径为 1.9～2.1 cm;女性气管平均长度为 12.11 cm,直径为 1.7～1.9 cm;小儿气管短而细,位置较深,活动度亦较大。气管的位置和长度还受到低头、头后仰、吞咽动作及躯体位置的影响。气管具有调节呼吸、清洁、防御性咳嗽反射与免疫等生理功能。

二、结构

气管由黏膜、气管软骨(tracheal cartilage)、平滑肌和结缔组织构成。气管软骨由呈"C"形、缺口向后的透明软骨环构成。气管软骨环位于外膜和黏膜下层之间,为马蹄形的不完整环,占气管前 2/3。气管软骨环缺口朝后,导致气管后壁缺少软骨,由纤维组织膜封闭,因此气管后壁称为膜壁。气管软骨环起支撑作用,平滑肌的舒缩可改变气管管径,吸气时气管管径增大,呼气时复原。

三、分段

根据行程和位置,气管可分为颈、胸两段。上段自环状软骨下缘至胸骨上窝,有 7～8 个气

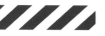

管软骨环,称为颈段气管。从胸骨上窝至气管隆嵴,有 9~12 个气管软骨环,称为胸段气管。

颈段气管短而表浅,走行于颈前正中,在胸骨颈静脉切迹上方可以摸到;前方除有舌骨下肌群外,第 2~4 气管软骨环的前方还有甲状腺峡部;两侧邻近颈部大血管和甲状腺侧部;后方贴近食管。颈段气管的长度及位置深浅与头位有关。当头前倾时,颈段气管软骨环部分进入胸腔,位置较深;头后仰时,颈段有较多气管软骨环,位置变浅,易于暴露。临床上行气管切开时,取垫肩后仰头位,此体位颈段气管易暴露,有利于手术。

胸段气管较长,位置较深,前方为胸骨柄、胸腺、左头臂静脉、主动脉弓及其分支、心脏;头臂干自前向右后跨越气管,左颈总动脉自前向左后越过气管;其后方为食管,后外侧有喉返神经;左侧尚有左迷走神经和锁骨下动脉;右侧有奇静脉弓,右前方有右头臂静脉和上腔静脉。气管与主动脉弓之间的间隙称为气管前间隙,内有疏松结缔组织,此间隙向上与颈部的气管前间隙相通。

第二节　支　气　管

一、概述

支气管(bronchi)是气管分出的各级分支,其中一级分支是左、右主支气管。气管在分叉处分为左、右主支气管,其分叉部的下壁形成隆突,隆突角一般为 65°~80°,平均为 70°。其角度大小具有重要的临床意义,角度过大提示隆突下淋巴结肿大,角度过小可能因一侧支气管受压移位导致。支气管壁的构造与气管类似,由软骨、平滑肌及结缔组织构成,但支气管软骨环相对较小,膜壁相对较大。

二、右主支气管

右主支气管(right principal bronchus)是气管杈与右肺门之间的通气管道,短而粗,走行相对较直,与气管中轴延长线之夹角为 25°~30°,通常有 3~4 个支气管软骨环。右主支气管在男性平均长 2.1 cm、平均横径为 1.5 cm,在女性平均长 1.9 cm、平均横径为 1.4 cm。气管中线与主支气管下缘间的夹角称嵴下角,男性右嵴下角平均为 21.96°,女性右嵴下角平均为 24.7°。右主支气管前方有升主动脉、右肺动脉和上腔静脉,后上方有奇静脉弓跨过。

三、左主支气管

左主支气管(left principal bronchus)是气管杈与左肺门之间的通气管道,细而长,斜行,与气管中轴延长线之夹角为 40°~50°,通常有 7~8 个支气管软骨环。左主支气管在男性平均长 4.8 cm、平均横径为 1.4 cm,在女性平均长 4.5 cm、平均横径为 1.3 cm。男性左嵴下角平均为 36.4°,女性左嵴下角平均为 39.3°。左主支气管前方有左肺动脉,后方为胸主动脉,上方有主动脉弓跨过其中段,做支气管镜检查时,可见主动脉弓搏动。

四、左、右主支气管的特点

左主支气管细而长,左嵴下角大,斜行,通常有 7~8 个支气管软骨环;右主支气管短而粗,右嵴下角小,走行较陡直,通常有 3~4 个支气管软骨环。因此,经气管坠入的异物多进入右主支气管(图 7-2)。

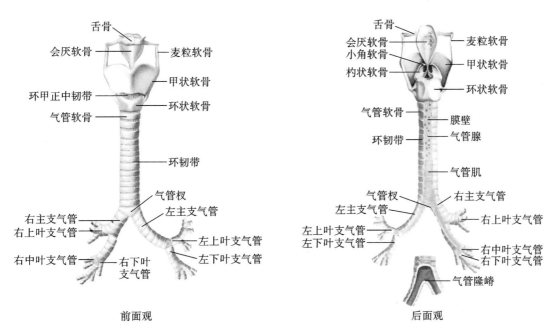

图 7-2 左、右主支气管的解剖图

第三节 支气管在肺内的分支

一、支气管树

在肺门处,左、右主支气管分出 2 级支气管,进入肺叶,称为肺叶支气管(lobar bronchi)。左主支气管分为左上、下叶支气管,右主支气管分为右上、中、下叶支气管。肺叶支气管进入肺叶后,再分出 3 级支气管,称为肺段支气管(segmental bronchi)。肺段支气管再依次分为小支气管、细支气管,继续向下分支形成呼吸性细支气管、肺泡管、肺泡囊。全部各级支气管在肺叶内反复分支直达肺泡管,共分 23~25 级,支气管在肺内的分支走行犹如树枝分叉,称为支气管树(bronchial tree)(图 7-3)。气管及各级支气管的分支名称、级数和结构特点见表 7-1。

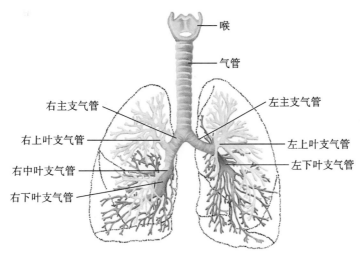

图 7-3 支气管树

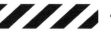
表 7-1　气管及各级支气管的分支名称、级数和结构特点

分支名称	级数	数目	直径/mm	软骨	平滑肌
气管	0	1	18～20	"C"形	连接软骨的缺口处
支气管	1	2	13～15		
肺叶支气管	2～3	4～8	5～7	不规则	螺旋形的平滑肌束
肺段支气管	4	18	4 左右		
小支气管	5～11	32～2000	1～3	软骨片	
细支气管	12～16	4000～65000	0.5～1		发达的螺旋形平滑肌束
呼吸性细支气管	17～19	13 万～50 万	0.5 以下	缺如	平滑肌束介于肺泡之间
肺泡管	20～22	100 万	0.3 左右		薄的平滑肌束分布于肺泡隔内
肺泡囊	23	400 万～800 万	0.3 以下		
肺泡	24	3 亿以上			

二、支气管肺段

每个肺段支气管及其分布区域的肺组织在结构和功能上均为一个独立的单位,称为支气管肺段(bronchopulmonary segment),简称肺段。支气管肺段呈圆锥形,尖朝向肺门,底朝向肺的表面。通常左、右肺各有 10 个支气管肺段。有时左肺出现共干肺段支气管,例如后段与尖段、前底段与内侧底段支气管形成共干,此时左肺只有 8 个支气管肺段。每个支气管肺段有一个肺段支气管分布,与相邻支气管肺段间隔以肺静脉属支及疏松结缔组织。支气管肺段具有结构和功能的相对独立性(图 7-4、图 7-5)。因此,临床上常以支气管肺段为单位进行手术切除。支气管肺段的具体分段见表 7-2。

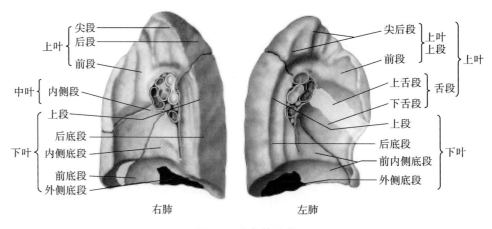

图 7-4　支气管肺段

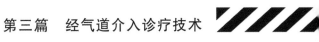

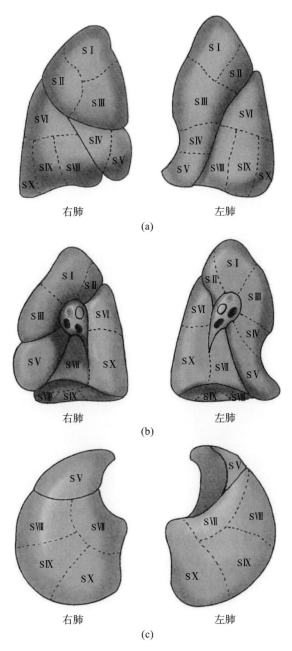

右肺　　　　　　　　左肺

(a)

右肺　　　　　　　　左肺

(b)

右肺　　　　　　　　左肺

(c)

图 7-5　支气管肺段示意图

(a)前面观;(b)后面观;(c)肺底观

表 7-2　支气管肺段的具体分段

右肺支气管肺段	左肺支气管肺段
尖段(SⅠ)	尖段(SⅠ)
后段(SⅡ)	后段(SⅡ)
前段(SⅢ)	前段(SⅢ)
外侧段(SⅣ)	上舌段(SⅣ)
内侧段(SⅤ)	下舌段(SⅤ)

续表

右肺支气管肺段	左肺支气管肺段
上段(SⅥ)	上段(SⅥ)
内侧底段(SⅦ)	内侧底段(SⅦ)
前底段(SⅧ)	前底段(SⅧ)
外侧底段(SⅨ)	外侧底段(SⅨ)
后底段(SⅩ)	后底段(SⅩ)

第四节　气管、支气管的组织结构

气管、支气管的管壁由内向外依次为黏膜、黏膜下层和外膜(图 7-6)。

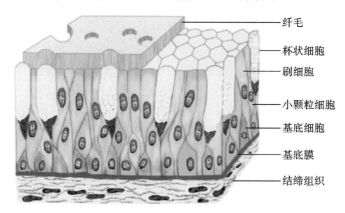

图 7-6　气管、支气管组织结构

一、黏膜

黏膜由上皮和固有层组成。上皮为假复层纤毛柱状上皮,几乎全由纤毛细胞构成,其间散在杯状细胞、刷细胞、小颗粒细胞、基底细胞等。固有层含丰富的弹性纤维、淋巴组织和浆细胞。浆细胞分泌免疫球蛋白,对外来抗原具有免疫防御功能。

纤毛细胞最多,呈柱状,游离面有密集的纤毛,每个细胞约有 300 根纤毛,位于细胞中部,纤毛顶端有黏液毯,纤毛在稀薄的液体中向咽侧快速摆动,将黏液及附于其上的尘粒、细菌等异物推向咽部而排出体外,故纤毛细胞有净化吸入空气的重要作用。

杯状细胞较多,形态与肠黏膜杯状细胞相同,分泌的黏蛋白与气管腺的分泌物在上皮表面构成黏液性屏障,可黏附空气中的异物颗粒,溶解吸入的 SO_2 等有毒气体。

刷细胞较少,呈柱状,游离面有排列整齐的微绒毛,呈刷状。刷细胞的功能尚无定论。据报道,在刷细胞基部有与感觉神经末梢形成的突触,故认为该细胞可能有感受刺激的作用。

小颗粒细胞较少,呈锥形,单个或成团分布在上皮深部,细胞质内有许多分泌颗粒,含 5-羟色胺等物质,可调节呼吸道平滑肌的收缩和腺体的分泌。

基底细胞呈锥形,位于上皮深部,为干细胞,可增殖分化为上皮中其他各类细胞。上皮中还可见梭形细胞。梭形细胞是处于分化过程中的细胞。衰老的纤毛细胞和杯状细胞会不断脱落。

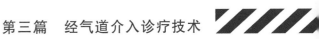

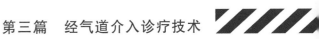

光镜下,上皮与固有层之间可见明显的基底膜。固有层结缔组织中有较多弹性纤维,也常见淋巴组织,具有免疫防御功能。其中的浆细胞与上皮细胞联合分泌 sIgA,释放入管腔,对细菌、病毒有杀灭作用。

二、黏膜下层

黏膜下层为疏松结缔组织,与固有层没有明显的分界线。黏膜下层含有较多的胶原纤维、血管、淋巴管及大量混合性腺体。

三、外膜

外膜较厚,由气管软骨环和结缔组织构成,软骨环之间以环状韧带相连接。气管的后壁为膜壁,其中有环形平滑肌、较多的混合性腺体及由弹性纤维组成的韧带。外膜结缔组织中有血管、淋巴管和神经。

第五节　气管、支气管的血液循环、淋巴循环及神经支配

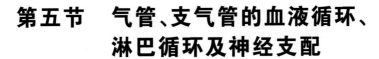

一、气管、支气管的血液循环

气管和左、右主支气管的供血主要来自甲状腺下动脉、支气管动脉、肋间动脉和胸廓内动脉,静脉血分别注入甲状腺下静脉、头臂静脉和奇静脉。

(一)肺循环

肺动脉干于左侧第 3 胸肋关节水平,起自右心室,斜向左后上方,长 3~4 cm。在主动脉弓下、气管分叉前分为左、右肺动脉。右肺动脉宽 2.0~2.5 cm,左肺动脉宽 1.8~2.1 cm。左、右肺动脉进入肺小叶后成为肺小动脉,再发出分支形成包绕肺泡的毛细血管,称为肺泡毛细血管网,与肺泡进行气体交换。肺动脉的特点是低压、低阻,平均肺动脉压为 12~15 mmHg,只有体循环的 1/6~1/5。

肺及胸膜毛细血管网逐渐汇聚成小静脉,在肺小叶中形成小叶间静脉,最后经两侧静脉干注入左心房。

(二)支气管循环

支气管动脉的血容量占左心输出量的 0.1%~0.2%,起始部位及支数常有变异。左支气管动脉绝大部分(97%)起自胸主动脉前壁,通常为 2 支;右支气管动脉有 1~2 支,半数以上起自右侧第 3 肋间动脉,约 30%起自主动脉,少数(约 10%)起自左支气管动脉,个别开口于右锁骨下动脉。约 90%的支气管动脉开口于第 5~6 胸椎水平。通常左支气管动脉开口略低,与主动脉成直角或向上的锐角,先向前外方走行,再与支气管伴行。

支气管静脉丛在呼吸性细支气管水平形成,或与支气管及其邻近组织的静脉丛合成为支气管肺静脉,支气管肺静脉血流经肺静脉,最后流入左心房。支气管肺静脉是支气管静脉的主要回流血管,约占支气管静脉回流血管的 2/3。也有一部分在气管隆嵴、肺叶、肺段等支气管壁形成真正的支气管静脉,经奇静脉、半奇静脉或肋间静脉流经上腔静脉注入右心室,约占支气管静脉回流血管的 1/3。

支气管动脉在支气管壁外膜组织中形成动脉丛,继续细分,供应黏膜。滋养性动脉毛细血管丛在终末细支气管处形成。支气管静脉丛在支气管肌层外侧,起源于毛细血管丛。当支气管平滑肌收缩时,支气管静脉丛回流受阻,易造成黏膜水肿(图 7-7)。

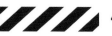

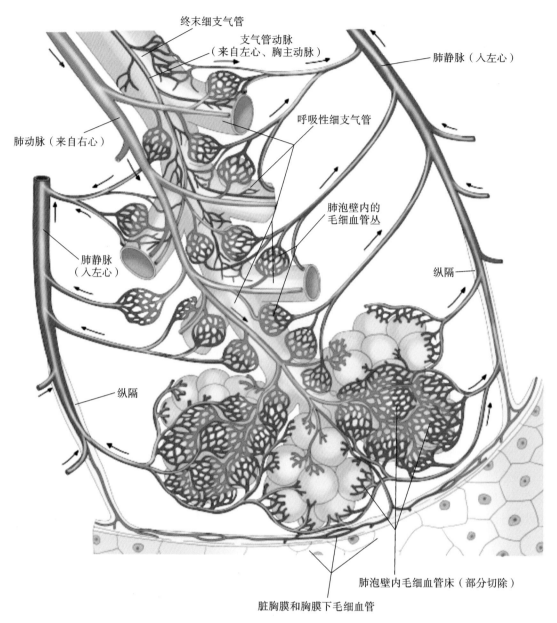

图 7-7 支气管循环

二、气管、支气管的淋巴循环

呼吸系统的淋巴循环分浅层淋巴组循环和深层淋巴组循环。浅层淋巴组位于肺小叶周边区及肺浆膜下,形成毛细淋巴管丛,沿小叶间肺静脉走行,进入支气管旁及肺门淋巴结。深层淋巴组起始于支气管、肺血管周围,形成淋巴管丛,沿支气管走行,进入肺门淋巴结,汇成纵隔淋巴结。

气管、支气管的淋巴结有左、右气管旁淋巴结,左、右支气管淋巴结,气管支气管下淋巴结,上叶支气管下第二级淋巴结,中叶支气管下第三级淋巴结与下叶支气管下第四级淋巴结等。

三、气管、支气管的神经支配

气管、支气管的黏膜和平滑肌受迷走神经、喉返神经和交感神经的分支支配(图 7-8)。交感神经纤维来自星状神经节,兴奋时使平滑肌舒张,气管、支气管扩张。副交感神经纤维来自迷走神经,兴奋时使气管、支气管收缩。

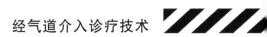

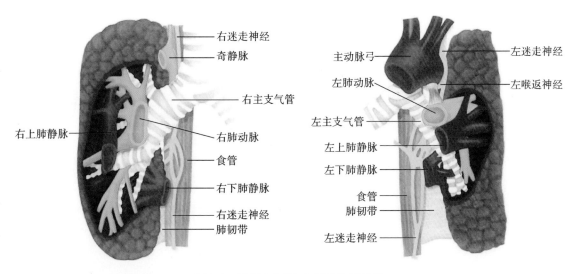

图 7-8　肺门支气管、血管及神经毗邻

▶▶ **参考文献**

[1]　羊惠君.实地解剖学［M］.北京：人民卫生出版社，2011.

[2]　刘树伟，李瑞锡.局部解剖学［M］.8版.北京：人民卫生出版社，2013.

[3]　李继承，曾园山.组织学与胚胎学［M］.9版.北京：人民卫生出版社，2018.

[4]　范勇，程永德.呼吸系统介入放射学［M］.北京：科学出版社，2015.

[5]　李强.呼吸内镜学［M］.上海：上海科学技术出版社，2003.

[6]　刘忠令，李强.呼吸疾病介入诊疗学［M］.北京：人民军医出版社，2003.

[7]　Ahookhosh K，Pourmehran O，Aminfar H，et al. Development of human respiratory airway models：a review［J］.Eur J Pharm Sci，2020，145：105233.

第八章
支气管镜材料与方法

第一节　经气道介入治疗常用器材

一、导丝

导丝外径以英寸(in)表示,规格有 0.018 in、0.035 in 和 0.038 in 等,临床常用外径 0.035 in 的导丝。导丝长度用厘米(cm)表示,规格有 45 cm、150 cm、180 cm、260 cm 等,临床上气管插管常用的是后三种规格的导丝。导丝前部均有一柔软段,该段长 3~10 cm,以避免损伤血管等生理管腔。导丝头端可为直形,也可为弯曲的 J 形,后者较为常用。

经气道介入治疗常用亲水涂层导丝和加强导丝。

(一)亲水涂层导丝

亲水涂层导丝也称亲水膜导丝。导丝硬度分为普通型、柔软型和超硬型。导丝头端可分为直形和弯曲的 J 形,常用的为普通硬度的"J"形导丝。

(二)加强导丝

加强导丝也称加强硬度导丝或加强硬度交换导丝。加强导丝可分为亲水膜涂层结构型导丝及普通结构型导丝。

二、导管

导管(catheter)是由塑料(如聚乙烯等)内加高原子序数物质(如钡等)以增加 X 线显影性,辅以细丝金属网以增加抗折性所制成的壁薄、腔大、光滑的管状物。

导管外径以 F 表示,即法国制单位,实际为导管的外周长(mm),6F 即外周长 6 mm,外径为 6 mm/π≈1.91(6/3.14) mm。导管内腔直径以英寸(in)表示,便于与导丝配合使用,0.035 in、0.038 in 的规格多见。导管长度以厘米(cm)表示,有 80 cm、100 cm、125 cm 等规格。导管质地分为柔软型、普通型和硬型,不同品牌的导管质地各有特色,Terumo 公司(日本)生产的导管较柔软,COOK 公司(美国)生产的导管质地居中,Cordis 公司(美国)生产的导管质地较硬。

经气道介入治疗使用的导管建议选用 Cordis 公司或者 COOK 公司生产的猎人头导管或者椎动脉导管,因其容易通过弯曲的口咽、咽喉越过声门进入气道。

三、球囊导管

1974 年 Andreas Gruentzig 发明了双腔球囊导管,导管前端四周被球囊包裹,球囊包裹部分的导管管壁上有一小孔与导管的一个腔相通。导管具有两个腔,一个腔由尾端的侧壁直通前端的球囊,为球囊与外界的通路,用于充盈和扩张球囊;另一个腔的头端与尾端直接相通,用于通过导丝、注射药物或对比剂等。

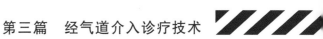

虽然不同厂家生产的球囊导管制作材料和制作工艺不尽相同,球囊直径大小不同、导管内芯直径不同,但结构类型上均属于 Gruentzig 球囊导管。经气道介入治疗时常用内腔直径为 0.035 in、0.038 in 的球囊导管,可以通过相应的交换导丝和加强导丝;治疗时需根据气道狭窄的位置、长度和相邻正常段气道的直径,选择合适型号的球囊导管;球囊有效扩张长度两端各有一个不透 X 线的标记,便于扩张狭窄区的准确定位;球囊能够耐受的充盈压相当于 1～20 atm (1 atm＝101.325 kPa),需根据狭窄病变的程度和韧度选择。

四、气道内支架

(一)气道内支架的种类

常用的气道内支架包括金属网眼支架(覆膜或不覆膜)与硅酮管状支架两大类。

金属网眼支架主要采用镍钛合金材料,临床应用较为广泛的是 Ultraflex 支架、国产镍钛记忆合金支架及覆膜支架等。①Ultraflex 支架:以镍钛合金为材料的自膨式支架,将支架放置于气道狭窄处后,拉扯支架前端的尼龙线可释放支架。这种支架的特点是贴壁性好,在受到侧向压力时长度不会改变,可以很好地适应凹凸不平的气道表面,因此可以用于瘢痕性气道狭窄,缺点是容易造成金属疲劳,从而存在导致支架断裂的风险。②国产镍钛记忆合金支架:特点是受到侧向压力时长度会变长,因此不易发生支架断裂。③覆膜支架:两端有回收线,易于在支气管镜下取出,且取出后支架仍完整,但易潴留气道分泌物。④其他:管状支架易移位,而裸支架易放难取,易致肉芽组织增生和再阻塞,支架取出后多破损。因此,对于仅短期(<1 个月)放置的金属支架,选择裸支架或覆膜支架均可;对于需长期(≥2 个月)放置的支架,则以可回收覆膜支架为宜,必要时支架可取出或更换。无论是良性病变还是恶性病变,支架都应能放能取。

硅酮管状支架包括 Montgomery T 管支架、Dumon 支架,以及一些改良设计支架。例如,在 Dumon 支架前侧壁埋入了 C 形金属环的 Dynamic 支架,没有加固的支架后壁位于气管膜部,外压时可发生内陷,更符合气管的生理环境。硅酮管状支架易于取出,组织相容性好,可以长时间留置,再狭窄的发生率较低。缺点是放置困难,需要硬质支气管镜及全身麻醉,对术者的技术要求高;支架贴壁性差、易移位;支架管壁较厚,通气道较小,容易造成气道分泌物潴留。

(二)气道内支架的类型选择

目前医疗市场上气道内支架可分为直筒形(图 8-1(a))、气管主支气管分支型(图 8-1(b))、L 形(图 8-1(c))和 Y 形(图 8-1(d))等。对于气管中上段狭窄者,宜放置直筒形气道内支架;对于左、右主支气管狭窄者,可以放置气管主支气管分支型气道内支架;一侧肺全切后隆突区狭窄者,适合放置 L 形气道内支架;隆突附近狭窄者,适合放置 Y 形气道内支架,其优点是一个支架可以完全解除隆突区的复合性气道狭窄,既能避免多次支架置入,又能解除气道病变,且更符合解剖学和生理学要求。

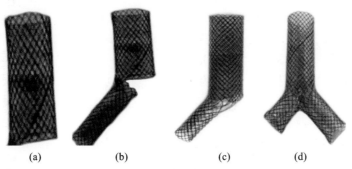

(a)   (b)   (c)   (d)

图 8-1 气道内支架

(a)直筒形气道内支架;(b)气管主支气管分支型气道内支架;(c)L 形气道内支架;(d)Y 形气道内支架

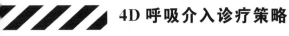
所选择的气道内支架直径应较正常气道内径大 10%～20%，根据病情有时也可以等大。长度应较病变段长 10～20 mm，有时也可以等长。

第二节　经气道介入治疗常用药物

一、改善心功能药物

对于心电图提示心律失常、供血不足等改变，一般情况较轻，无心悸、胸闷等临床症状的患者，术前 3～5 日可给予极化液输注，以改善心功能，提高手术耐受程度。

对于心功能差者，术前应给予洋地黄毒苷口服，每次 0.1 mg，每日 2 次，或毛花苷 C 注射液缓慢静脉注射，每次 0.2 mg，每日 2 次，以改善心功能。

二、化痰药物

1. 恶心性祛痰药　口服后能刺激胃黏膜迷走神经传入纤维，引起轻度恶心，反射性兴奋支配支气管、支气管黏膜腺体的迷走神经传出支，促进腺体分泌，使痰液稀释，改善黏液清除功能。腺体分泌的黏液可覆盖于气道黏膜表面，使黏膜下咳嗽感受器及神经末梢所受刺激减少，缓解咳嗽。这类药物主要包括氯化铵、碘化钾等。

2. 刺激性祛痰药　大多具有挥发性，对呼吸道黏膜具有温和的刺激作用，促进局部血液循环，同时能湿化气道，使痰液黏稠度降低。挥发性药物还有微弱的抗菌消炎作用。常用药物包括桉油、安息香酊等。

3. 黏液溶解剂　痰液黏稠度与多种因素有关。其中，酸性糖蛋白起主要作用，其含量直接影响痰液的黏稠度。常用的黏液溶解剂按作用机制可分为 3 类。

（1）蛋白分解酶：使糖蛋白的蛋白质部分裂解，直接使痰液黏稠度降低。目前临床上应用较少。

（2）酸性糖蛋白溶解剂：使痰液中的酸性糖蛋白裂解，从而降低痰液黏稠度。常用药物包括链激酶、溴己新及氨溴索等。

（3）二硫键裂解剂：药物结构中具有含巯基的氨基酸，通过巯基与黏蛋白的二硫键互换作用，裂解黏蛋白分子，同时对脱氧核糖核酸有一定裂解作用，从而降低痰液的黏稠度。常用药物有乙酰半胱氨酸、羧甲基半胱氨酸等。

三、抗感染药物

气道狭窄患者排痰不畅，常合并肺部感染、肺不张。经气道介入治疗围手术期常规进行痰液细菌培养和药物敏感试验，合理选择抗感染药物。具体药物的种类及用法不再赘述。

四、镇静麻醉药物

1. 地西泮注射液　地西泮即安定，为苯二氮䓬类药物，具有镇静、抗焦虑、催眠、中枢性肌肉松弛和抗惊厥作用。术前患者常有不同程度的紧张和恐惧，术前常规给予镇静药物可消除患者的焦虑、紧张情绪。手术前 30 min 肌内注射 10 mg。

2. 利多卡因注射液　为局部麻醉药，咽喉部局部麻醉时可予 4～6 mL 雾化吸入或 2 mL 经环甲膜穿刺注射，术中可经导管推注。成人用量应不超过 8.2 mg/kg，如按 70 kg 体重计算，2% 利多卡因注射液的用量不能超过 29 mL。

3. 丙泊酚　一种起效迅速的短效全身静脉麻醉药，起效时间为 30～40 s。由于药物被迅速

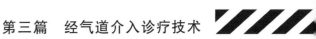

代谢和清除,其麻醉时间很短,为 4～6 min。适用于全身麻醉诱导和维持。辅助通气治疗时的镇静。

五、止血药物

1.盐酸肾上腺素注射液　作为局部止血药物,可收缩血管以治疗支气管黏膜表面出血。一般导管进入气管后经导管推注 10 mL 生理盐水与 1 mg 肾上腺素配制液 3～5 mL,必要时重复经导管推注止血。

2.巴曲酶　从巴西蝮蛇的毒液中分离标定得到的一种酶性止血剂,为类凝血酶,作用于纤维蛋白原产生纤维蛋白单体 A 及易溶性多聚体。后者再被凝血酶转化成纤维蛋白凝块。该酶含血小板生成素,可增强血小板功能。

六、其他类

1.地塞米松注射液　属于肾上腺皮质激素类药,具有抗感染、抗过敏、抗休克的作用。手术前 30 min 静脉注射 10～20 mg。

2.对比剂　曾称为造影剂,是经气道介入治疗中的必用药,主要用来明确病变位置及空间关系,以便术中决定治疗方案,指导手术操作,并显示和判断治疗效果。对比剂有离子型和非离子型两大类。近年来,鉴于非离子型对比剂的副作用比离子型小得多,大有前者替代后者的趋势。

▶▶ 参考文献

[1]　Criner G J,Eberhardt R,Fernandez-Bussy S,et al. Interventional bronchoscopy[J]. Am J Respir Crit Care Med,2020,202(1):29-50.

[2]　Haas A R,Vachani A,Sterman D H. Advances in diagnostic bronchoscopy[J]. Am J Respir Crit Care Med,2010,182(5):589-597.

[3]　Dooms C,Seijo L,Gasparini S,et al. Diagnostic bronchoscopy:state of the art[J]. Eur Respir Rev,2010,19(117):229-236.

[4]　Thakkar M S,von Groote-Bidlingmaier F,Bolliger C T. Recent advances in therapeutic bronchoscopy[J]. Swiss Med Wkly,2012,142:w13591.

[5]　中华医学会呼吸病学分会支气管镜学组.纤维支气管镜(可弯曲支气管镜)临床应用指南(草案)[J].中华结核和呼吸杂志,2000,23(3):134.

[6]　李强.气管及支气管支架的临床应用[J].中华结核和呼吸杂志,2003,26(7):393-395.

[7]　王辰,张杰.支气管镜在呼吸疾病中的应用及评价[J].中国实用内科杂志,2001,21(8):472-475.

[8]　洪永青,朱蓉,孟自力.机械通气下纤维支气管镜介入诊治重症肺部感染的临床观察[J].中国呼吸与危重监护杂志,2011,10(3):237-240.

第九章
支气管镜下气道内
支架置入术

气道(呼吸道)内支架置入术是介入肺脏病学中使用较为广泛的技术之一,是将具有一定张力和弹性的支撑物(气道内支架)置入气道内,以扩张狭窄的气道或封堵缺损的气道的方法,临床上主要用于中央型气道狭窄和气道瘘的治疗。支气管镜下气道内支架置入术的相关报道最早可以追溯到 19 世纪 80 年代。随着材料科学的发展、制造工艺的改进以及支气管镜技术的普及,气道内支架置入术得到了迅速发展。2014 年我国引入硅酮支架。硅酮支架在良性气道狭窄的治疗方面具有优势,相关技术目前已在国内很多内镜中心开展应用。

一、支架的分类

根据制作材料,气道内支架(图 9-1)分为金属支架(覆膜或无覆膜)和非金属支架。非金属支架主要包括硅酮支架和塑料支架。应用气道内支架会引起很多并发症,如感染、肉芽组织增生、气道再狭窄、气道分泌物堵塞,支架移位、变形、断裂,支架穿透气道壁等。无覆膜金属支架(裸支架)会在短期内嵌入正常的气道黏膜,很难取出,易引起严重并发症,目前已不建议将其用于预期寿命较长的良性疾病患者。目前,生物可降解支架、3D 打印支架、药物洗脱支架等新型支架处在研发阶段,部分新型支架已在小范围内使用。新的选择可能让气道内支架技术成为一种个性化的医疗方法,即根据患者的呼吸道解剖结构及具体病情定制支架。

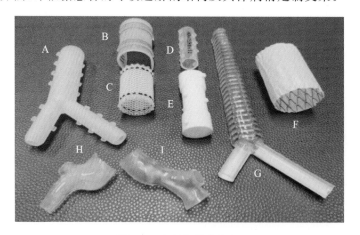

图 9-1　多种气道内支架

A. Hood 支架;B. Nova 支架;C. Polyflex 支架;D. 直筒形 Dumon 支架;E. 沙漏形 Dumon 支架;

F. Silmet 支架;G. Dynamic Freitag 支架;H、I. 定制支架(肺移植术后气道狭窄)

(一)金属支架

金属支架置入是治疗中央型气道狭窄的重要手段,可以迅速重建气道,缓解呼吸困难等症状。自 20 世纪 80 年代以来,人们研发了各种类型的金属支架,主要包括早期的可膨胀金属支架以及现代的自膨式金属支架。

1. 可膨胀金属支架　主要由不锈钢或钽制成,如 Palmaz 支架(图 9-2)、Streeker 支架等,最初均不用于气道,本身无弹性,但具有极大可扩张性,在临床应用时有用力咳嗽导致支架断裂的风险,目前已逐步被以镍为材料的支架所取代。

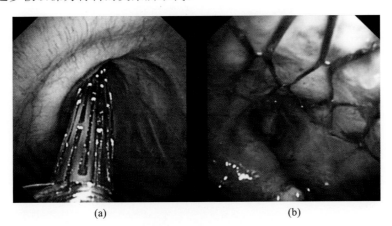

图 9-2　Palmaz 支架

(a)Palmaz 支架释放前;(b)Palmaz 支架释放后

2. 自膨式金属支架　早期自膨式金属支架主要由不锈钢制成,如 Gianturco 支架(图 9-3(a)),最初是一种血管内支架,由许多医用不锈钢丝形成单节骨架,两节或两节以上骨架连接成支架。根据临床需要,可制成直筒形、Y 形、L 形等形状,用于狭窄气道的支撑或者气道瘘的封堵。该支架支撑力强,释放时长度无变化,但硬度较大,对周围组织压力高,易导致气管、支气管穿孔,甚至支架穿入大血管,患者不适感也比较明显,现已较少应用。目前广泛使用的自膨式金属支架由镍钛合金制成。镍钛合金是一种具有形状记忆功能的合金,在相对低温(4 ℃)下变为非常柔软的伸展结构,而高于一定温度(30 ℃)时恢复其原始形状,具有超强变形能力和弹性。

3. Wallstent 支架　Wallstent 支架(图 9-3(b))是由 1 根或多根直径为 0.2～0.3 mm 的镍钛合金丝网格状编织形成的圆管。Wallstent 支架是目前国内广泛使用的气道内支架,主要优点如下:操作方便,顺应性好,对气道分泌物影响小。缺点:释放时长度有变化,不利于精准放置;裸支架不能阻止肿瘤或肉芽组织向支架腔内生长,支撑力较弱,放置时间超过 1 个月时较难取出。Wallstent 支架也可制成覆膜支架,虽然可阻止肿瘤、肉芽组织向管腔内生长,但由于置入处的气道黏膜被完全覆盖,会影响痰液排出,也可能影响支气管分支开口,在临床应用中受到限制。目前,Wallstent 支架可根据需要制成特殊用途的支架,如 Y 形支架、L 形支架、带子弹头分叉支架等。

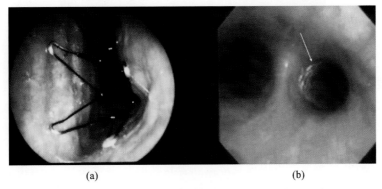

图 9-3　自膨式金属支架

(a)Gianturco 支架;(b)Wallstent 支架(白色箭头所示)置入一例复发性多软骨炎患者的气道

4. 李氏支架　国内学者自主改良的"李氏支架"(图 9-4)也是一种镍钛合金丝网格状支架，两端自带回收线，取出时可牵拉下端的回收线，反向取出支架，不易造成黏膜撕裂，以"暂时性金属支架置入"的方式治疗良性气道狭窄。

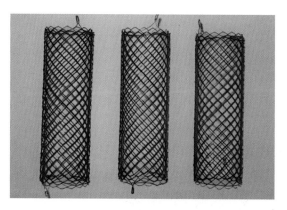

图 9-4　李氏支架有 3 种不同支撑力的设计

5. Ultraflex 支架　Ultraflex 支架(图 9-5)是由直径为 0.16～0.2 mm 的镍钛合金丝针织样编织而成的桶状支架，由美国 Boston 公司生产。根据需要可制成不同直径和不同长度的无覆膜支架(裸支架)或覆膜支架。优点：具有形状记忆功能，质地较柔软，横向顺应性好，后期扩张力强。缺点：组织可向裸支架内生长，支架结构密集，带支架放射治疗(简称放疗)时散射线多；支架一旦释放，较难回收和调整位置；刚释放时支撑力较弱，置入较硬的肿瘤性气道狭窄部位时，支架膨胀性差，容易被挤压而变形，覆膜支架更容易发生。自膨胀不理想时，可用球囊短暂扩张支架帮助其扩展。

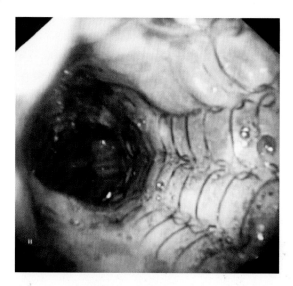

图 9-5　Ultraflex 支架

6. AREO 支架　AREO 支架(图 9-6)是一种自膨式全硅酮覆膜的镍钛合金混合支架，有专用输送系统(图 9-7)。支架硅胶覆膜可以减少组织向支架内生长，且支架两端直径稍大并向外凸起，以尽量减少气道损伤和支架边缘肉芽组织的形成。

7. Dynamic 支架　Dynamic 支架(图 9-8)是由德国医生 Freitag 发明的一种 Y 形管状支架，由硅胶和金属丝制成，前侧壁硅胶内放置形似气管软骨的 C 形金属环，后壁由较薄的硅胶单独构成，在患者呼吸或者咳嗽时，支架后壁可以随气管膜部运动而运动，有助于气道分泌物排出。但支架需在硬质支气管镜下利用专用置入器置入。

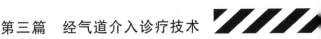

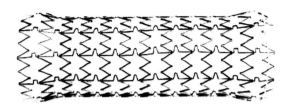

图 9-6　AREO 支架

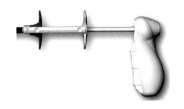

图 9-7　AREO 支架输送系统,蓝色扳机逐渐向
近端移动释放支架

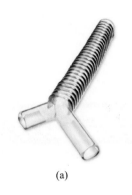

(a)

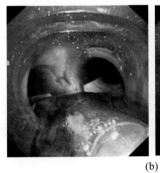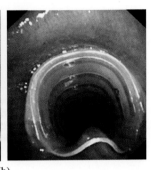

(b)

图 9-8　Dynamic 支架

(a)Dynamic 支架置入气道前;(b)Dynamic 支架置入气道后

8. 放射性^{125}I 粒子支架　放射性^{125}I 粒子支架(图 9-9)可用于恶性气道狭窄的治疗,是将^{125}I 黏附在普通气道内支架表面而制成,目前国内学者尝试较多。根据气道狭窄的位置及范围,可以制成直筒形、Y 形、L 形等。优点:在对狭窄气道起支撑作用的同时对周边肿瘤进行近距离放疗,有效遏制肿瘤生长,减少气道再狭窄的发生,改善患者生活质量,延长生存期。缺点:同样存在普通气道内支架置入后的出血、支架移位等并发症。该技术目前仅在国内小范围开展,不够成熟,缺乏多中心、大规模临床数据,^{125}I 粒子的剂量及分布多根据医生的临床经验判断,有待进一步规范。

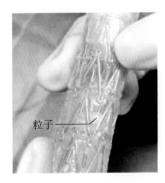

粒子——

图 9-9　放射性^{125}I 粒子支架

9. TTS 支架　TTS 支架是经支气管镜工作孔道释放的金属支架(图 9-10),是一种镍钛合金桶状支架。TTS 支架系统是由我国自主研发的一种新型支架置入系统。优点:支架置入器管径更细(2.67 mm),可以通过直径 2.8 mm 以上的支气管镜的工作钳道,便于在气道内调整方向和位置,可以在镜下直视释放,位置更准确,操作更简单。

10. OTW 支架　即导丝引导(OTW)气道内支架。

TTS 支架与 OTW 支架的两端折返点结构不同,如图 9-10(c)所示,OTW 支架两端的折返点呈钝角;如图 9-10(f)所示,TTS 支架两端的镍钛合金丝折返点呈锐角。气道内支架成功置入后会对气道施加一定的径向支撑力,因此会对气道造成一定的物理或生物学刺激,从而产生局部炎症反应,引起肉芽组织增生、瘢痕挛缩等并发症。

(二)非金属支架

1. Dumon 支架(图 9-11)　属于硅酮支架。由法国医生 Dumon 发明,2014 年开始在我国应用。根据形状不同,硅酮支架可以分为直筒形、Y 形和沙漏形等;根据是否透 X 线,分为透 X 线(材料:透明硅酮)型和不透 X 线(材料:混有硫酸钡成分的硅酮)型。支架外面附有均匀分布的钉突,可以协助稳定支架位置、减少移位。新一代的 Dumon 支架及其外突起上含有金色标记以方便射线识别。Dumon 支架放置时需要使用硬质支气管镜及专用置入器,可方便取出,也可根据气道病变具体情况现场加工裁剪(图 9-12),但是硅酮支架易导致气道分泌物潴留。

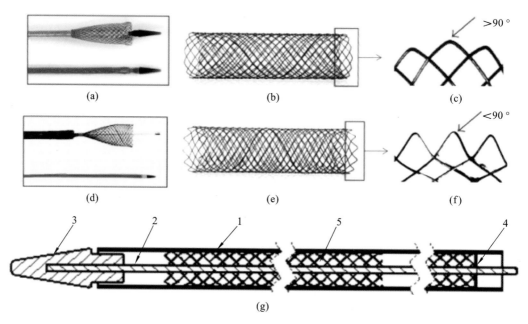

图 9-10 TTS 支架系统示意图

(a)(b)OTW 支架;(c)OTW 支架两端的折返点呈钝角(箭头所示);(d)支气管镜下的 TTS 支架;
(e)采用直径 0.22 μm 的 INTI 钢丝编织的 TTS 支架的总体外观;(f)TTS 支架两端的镍钛合金丝折返点
呈锐角(箭头所示);(g)TTS 支架结构简图(1.外套管;2.内芯;3.内芯头端;4.标记;5.镍钛合金支架)

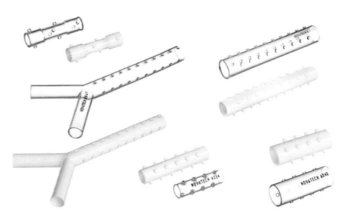

图 9-11 Dumon 支架

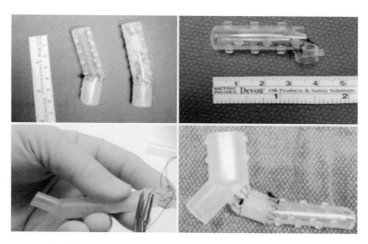

图 9-12 Dumon 支架可以根据气道病变具体情况现场加工裁剪

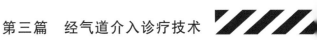

2. Montgomery T 管　1964 年 Montgomery 医生在颈段气管重建手术中首次应用了 Montgomery T 管的原型,该原型由丙烯酸材料制成。其后,人们研制了改良的由硅酮制成的一体化 T 管(图 9-13),目前已进行了多次修改,但基本结构和功能没有改变,而且放置容易;患者对 T 管有良好的耐受性,可以长时间放置。初始主要应用于气道重建、气道切除患者,为急性气道损伤患者提供功能支持等,目前用于各种肿瘤、非肿瘤性疾病导致的喉及气管狭窄等患者。

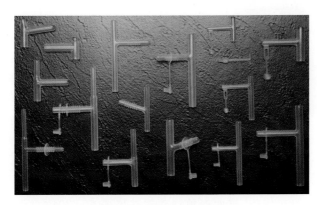

图 9-13　不同形状的 T 管

3. Polyflex 支架　Polyflex 支架(图 9-14)是一种薄壁自膨式圆柱形支架,是覆膜的聚酯类网眼支架,管腔相对较大,外壁无钉突,支架易移位,但是柔韧度好,变形后易恢复至原来形状,并可适应管壁的不规则形状。同时,易于取出,多用于短期临时放置的患者。

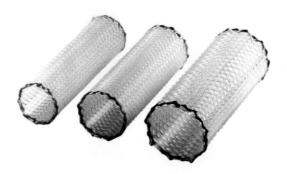

图 9-14　不同型号 Polyflex 支架

(三)新型支架

1. 生物可降解(biodegradable,BD)支架(图 9-15、图 9-16)　目前广泛应用于冠状动脉狭窄、食管狭窄方面,在气道狭窄方面尚处于临床研究阶段,经验有限。BD 支架主要应用于良性气道狭窄患者,可以在特定的降解时间内维持气道通畅。BD 支架具有良好的支撑力,降解方式及速度可控,具有良好的组织相容性,并发症较少。BD 支架常用的可降解原材料主要是由聚己内酯(polycaprolactone,PCL)、聚乳酸(PLA)、聚羟基乙酸(polyglycolic acid,PGA)等基础材料研制的混合物或共聚物。

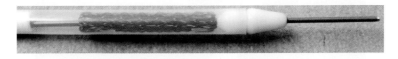

图 9-15　一种 BD 支架(释放前)

2. 药物洗脱支架(drug-eluting stent,DES)　在气道内支架上固定一层缓慢、持久释放的药物膜,可以抑制肉芽组织增生,发挥气道局部化疗作用等。虽然药物洗脱支架在抑制冠状动脉

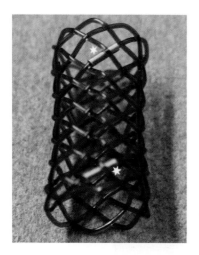

图 9-16　一种 BD 支架(释放后)

支架顶部和底部的金色标记(白色星星)
用于帮助支架定位

再狭窄方面做出了卓越贡献,但是在气道狭窄领域仍处于早期研究阶段。药物是药物洗脱支架的核心部分,已有学者探索西罗莫司、西罗莫司衍生物及紫杉醇等药物相关支架的应用,但目前主要处在动物实验阶段。

3.3D 打印支架(three-dimensional printed stent)
采用 3D 打印技术构建的气道内支架。医学成像技术和 3D 打印技术的结合为个体化医疗装置的制造提供了巨大可能。目前,3D 打印支架材料,多采用合成聚合物,包括聚己内酯、聚乳酸、聚氨酯(polyurethane,PU)、聚乳酸羟基乙酸(PLGA)等。随着材料学的迅速发展,更多新型材料层出不穷,但受到生物相容性和生物降解性等方面的限制。近期,苏黎世联邦理工学院在 CT 检查和数字光处理(DLP)3D 打印技术基础上,采用一种双聚合物光敏油墨(低聚物)材料,开发了一种个性化的可生物吸收的气道内支架(图 9-17),应用于动物实验,

术后 7 周时支架被吸收到机体内,进而避免行支架移出手术。2018 年克利夫兰医学中心在应用 3D 打印技术制作的气道狭窄模型(图 9-18)基础上,为患者定制了个性化气道内支架。

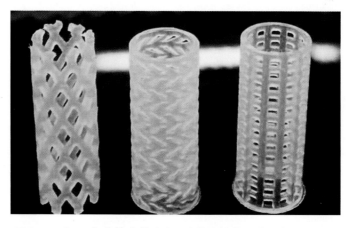

图 9-17　在 3D 打印技术基础上研发的可生物吸收的气道内支架

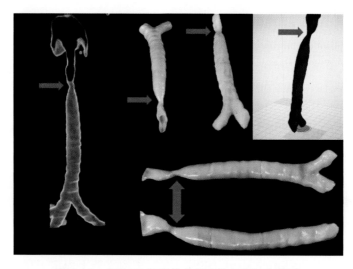

图 9-18　应用 3D 打印技术制作的气道狭窄模型

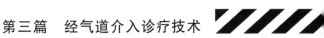

二、气道内支架置入的适应证与禁忌证

（1）气道内支架置入的适应证范围随着临床需要正逐步扩大，目前主要应用于：①中央气道（包括气管和段以上的支气管）器质性狭窄的管腔重建；②气管支气管软化症软骨薄弱处的支撑；③气管、支气管瘘口的封堵。

（2）气道内支架置入的禁忌证如下。①同支气管镜检查禁忌证；②严重气道阻塞或出血风险大的患者，不宜单用可弯曲支气管镜，应在硬质支气管镜引导下置入支架；③无覆膜金属支架原则上不用于良性疾病患者；④心肺功能严重损害者（相对禁忌证）。

三、操作方法

（一）气道内支架置入术前评估

（1）术前患者病情评估：对患者进行血常规、凝血功能、心电图、心肺功能、血气分析等检查。

（2）具体病灶的评估：对患者进行胸部普通CT及增强CT检查，有条件时病灶处做薄层扫描、三维气道结构重建，以明确病灶性质、病变范围、病变位置、管腔大小、病变与周边组织的关系等。

（3）评估手术风险、操作者技术水平及设备条件是否能保障手术安全进行，术中、术后是否有应急方案及足够的应急能力；评估气道内支架置入后可能发生的并发症（近期及远期并发症），必要时多学科综合治疗以评估患者能否从气道内支架置入中真正获益。

（二）支架的选择

根据患者胸部CT、支气管镜等检查结果，结合患者病变性质、位置、形态、范围，以及患者心肺功能、经济条件等综合选择支架的种类和型号。

1. 支架种类的选择　多种支架各自的优缺点如前所述，下面介绍一些选择支架的原则。但是具体到每个病例，支架的选择还需要个体化。

对于恶性气道病变患者，若生存期较长，首选覆膜金属支架或硅酮支架；对于生存期较短的患者，可以选择金属裸支架。对于良性气道狭窄患者，考虑生存期相对较长，主要放置可回收支架（如覆膜金属支架或硅酮支架），择期予以取出；也可以放置两端有回收线的 Wallstent 裸支架，但支架的合金丝很容易被肉芽组织包埋，故需在短期内取出。对于气道软化患者，永久性放置气道内支架时可选择硅酮支架、Ultraflex 支架等，代替气道软骨，但需充分考虑支架长期使用后有无损坏的可能；临时性放置时可采用覆膜支架，3～6 个月取出，必要时可再放置。气管、支气管瘘患者主要选择覆膜金属支架或硅酮支架。难治性气胸、支气管胸膜瘘及内科肺减容患者，一般选择特殊定制的金属支架、支气管内单向活瓣等。

2. 支架型号的选择　根据病灶位置、形态，可以选择不同形态的支架，如直筒形、分叉形（L形、Y形）（图 9-19）等。直筒形支架主要用于中上段气道或一侧支气管病变（远离隆突 2 cm）。L形支架主要用于近隆突周围的气道狭窄或瘘口，或隆突较宽不合适放置 Y 形支架或一侧全肺不张或肺缺如的患者。Y 形支架主要用于近隆突周围气道狭窄或瘘口等。

对于覆膜金属支架和硅酮支架，一般选择直径较正常气道内径小 10%～20%，长度较病变段长约 20 mm 的气道内支架。但封闭气道瘘口时，支架直径一般较正常气道直径大 10%（采用胸部 CT 纵隔窗的测量值），长度可根据瘘口适当延长。

（三）术前准备

向患者及其家属交代病情，告知手术目的、手术方式及手术过程等，充分告知手术风险及可能的并发症及后果，术后注意事项，取得充分理解和签署知情同意书后进行手术。准备手术药品、器械、耗材及急救设备，包括 2% 肾上腺素、2% 利多卡因、凝血酶、液体石蜡或利多卡因凝

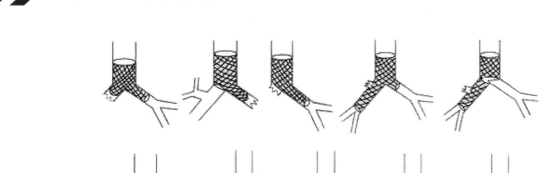

图 9-19　L 形、Y 形支架置入图

胶、氧气、吸引器、抢救车、心电监护仪等。硅酮支架置入及气道严重阻塞的患者建议采用全身麻醉,利用硬质支气管镜或在喉罩机械通气状态下,将支架置入预定位置。

(四)气道内支架置入的具体方法

1. X 线透视引导下置入　先插入支气管镜,X 线透视下在拟放置支架的近端和远端用金属做体表定位标记,经活检孔插入导丝,退出支气管镜。将携支架的置入器沿导丝插入气道,在 X 线透视引导下将支架推送到气道狭窄部位,定位准确后释放支架。X 线透视引导下操作可间断、定位准确、成功率高,但是需要透视设备,医护人员会受到辐射。

2. 支气管镜引导下置入　支气管镜经口插入气道,经工作孔插入导丝后退镜,再次插入支气管镜,将装有支架的置入器沿导丝插入气道,在支气管镜直视下释放支架。放置后可以用活检钳或异物钳调整至合适位置。置入器和支气管镜同时进入气道,对通气影响较大。严重呼吸困难患者可取坐位,操作者需熟练掌握操作技术。Ultraflex 支架释放方法如图 9-20 所示。Wallstent 支架放置方法如图 9-21 所示。

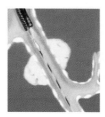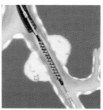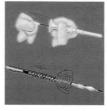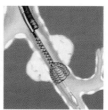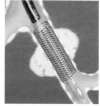

图 9-20　Ultraflex 支架释放(远端释放型)

具体分为三步:①支气管镜直视下沿导丝将支架送至病变段支气管;②拉扯支架置入器末端的尼龙线,使支架逐步释放;③支架释放完毕后,撤出导丝和置入器,支架即留置在病变部位

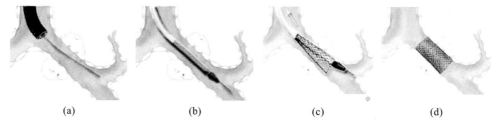

(a)　　　　(b)　　　　(c)　　　　(d)

图 9-21　Wallstent 支架释放

具体分为四步:①沿支气管镜的工作孔道将导丝送入病变支气管腔内(a);②撤出支气管镜,沿导丝将携有支架的置入器送至病变段(b);③调整置入器至最佳位置后,将置入器的内套管位置固定,后撤外套管,释放支架(c);④待支架完全释放并充分膨胀后,撤出置入器,支架即留置在病变段支气管内(d)

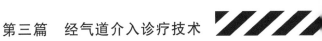

隆突分叉形支架的置入：两侧支气管内均放置导丝引导，可在支气管镜直视下或 X 线引导下置入。沿导丝插入置入器到隆突上方，退出置入器外套管少许，露出支架长、短分支，进一步插入置入器，使支架长、短分支进入左、右支气管腔内，其分叉处位于隆突处，直视下或 X 线透视下释放支架。

硅酮支架的置入：硅酮支架需要在全身麻醉后硬质支气管镜下，采用特制推送装置（图 9-22）置入。具体分五步：①插入硬质支气管镜到合适位置：若气道狭窄严重，将硬质支气管镜插入狭窄处下端；若为中等度狭窄，硬质支气管镜可以只插到狭窄处上端；若为气道瘘，则将硬质支气管镜插过瘘口。②润滑推送装置中的"折叠系统"及硅酮支架。③将支架放到"折叠系统"内。④通过"加载杆"将支架推入"导引管"。⑤使用"推送杆"将支架从"导引管"插入硬质支气管镜套管，推送到需要的位置释放。

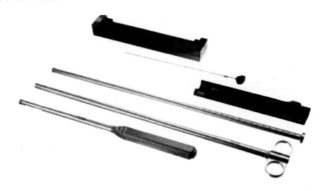

图 9-22 硅酮支架推送装置

Montgomery T 管的置入：Montgomery T 管的置入方法有很多种，下面介绍其中一种（图 9-23）。具体分四步：①将一根线穿过 Montgomery T 管横管和竖管。②放置时线头经过气管切开处进入，线头从声带处经支气管镜拉出。③使用血管钳夹住竖管的下段，使管身折叠并靠紧止血钳，再沿着气管切开处向下插入。④放开血管钳，夹住竖管的上段，将近端向下插入气管，并牵拉线头，使 Montgomery T 管打开并放置妥当。

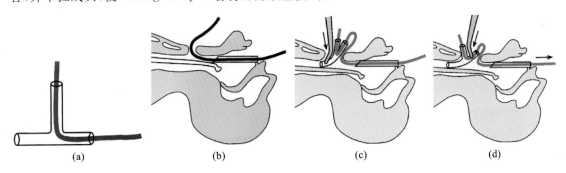

图 9-23 放置 Montgomery T 管的其中一种方法示意图

四、并发症及处理

(一)术中并发症及注意事项

(1)术中可发生缺氧、二氧化碳潴留、心律失常、出血等并发症，严重者可以出现窒息及心搏骤停，应严密监测，备好抢救药品及设备，提前做好应急预案。

(2)若支架释放位置不理想，需要调整或者取出重新放置。

(3)支架释放后扩张不良，与支架选择不当（直径太大或支架张力不够）或狭窄管腔张力太大有关。必要时更换支架，支架腔内进行球囊导管扩张等。部分扩张较差但无通气功能障碍

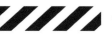

者,可以先观察,可能会在短期内逐步扩张,1周后复查,如果仍不理想,可考虑处理。

(4)支架与气道壁贴合欠佳,与支架大小、气道管腔不规则有关,容易出现痰液潴留。治疗气道瘘口时,贴合差会影响堵瘘的效果,应更换支架。

(二)术后并发症及注意事项

1.支架移位 最常见的并发症。在接受放化疗、靶向治疗等,肿瘤体积缩小后,狭窄的管腔会扩大,支架移位的可能性增加。支架选择不当也是出现支架移位的原因之一。覆膜金属支架移位有可能阻塞支气管开口,导致阻塞性肺炎、肺不张,甚至呼吸困难、窒息等,应特别注意。一旦怀疑支架移位,应考虑调整支架甚至取出支架。

2.支架再狭窄 金属裸支架放置后,支架腔内会有肿瘤组织或肉芽组织生长,很容易导致管腔再狭窄。覆膜金属支架及硅酮支架虽然可以阻止肿瘤或肉芽组织进入支架腔内,但支架上、下缘对气道壁的刺激会引起不同程度的炎性增生,肿瘤组织沿气道浸润生长等也可导致支架上、下缘管腔狭窄。发现狭窄后可以使用冷或热消融等技术处理肿瘤及肉芽组织,必要时取出支架,并置入新支架,或者在原有支架腔内及上、下缘再置入覆膜支架。

3.痰液潴留 覆膜金属支架及硅酮支架置入易导致分泌物黏附在支架上,患者难以咳出,容易出现呼吸困难。术后可给予雾化治疗并及时进行支气管镜检查、清理分泌物。

4.支架被压扁、断裂及损伤 与金属丝的直径及质量有关。若支架长期置入,增大的肿瘤组织会将支架压扁,支架断裂或损坏概率增加。支架受损后应尽可能取出或更换支架,以避免损伤周围组织及大血管而引起致命性并发症。

5.支架穿透气管壁 若金属裸支架直径大于正常气道直径,容易穿透气道壁,导致气道破裂,引起纵隔气肿或气胸,也容易损伤周围血管,造成致命性大出血。

五、总结

支架的成功置入,只是气道内支架技术的一部分,气道内支架置入后的气道管理、支架移位的处理、支架的取出、其他并发症的处理等也是非常重要的组成部分。理想的气道内支架应该具备对气道黏膜刺激小、置入后不移位、能阻止肿瘤或肉芽组织向腔内生长、不影响气道分泌物引流、可以且易回收等特点。但目前研制的支架仍不能同时满足以上条件。近年来,气道内支架技术已有很大的进步与发展。相信未来生物可降解支架、3D打印支架、药物洗脱支架等的应用,可改善气道内支架的远期疗效,降低并发症发生率。但是气道内支架置入只是一种姑息性治疗,针对病因进行综合治疗才能更有效改善患者生活质量,延长生存时间。

▶▶ 参考文献

[1] Wahidi M M, Herth F J F, Chen A, et al. State of the art: interventional pulmonology [J]. Chest,2020,157(3):724-736.

[2] Guibert N, Saka H, Dutau H. Airway stenting: technological advancements and its role in interventional pulmonology[J]. Respirology,2020,25(9):953-962.

[3] Kalsi H S, Thakrar R, Gosling A F, et al. Interventional pulmonology: a brave new world [J]. Thorac Surg Clin,2020,30(3):321-338.

[4] Avasarala S K, Freitag L, Mehta A C. Metallic endobronchial stents: a contemporary resurrection[J]. Chest,2019,155(6):1246-1259.

[5] 吴刚,殷美攀,韩新巍.气道金属内支架的临床应用进展[J].中国医疗器械信息,2016,22(21):8-12.

[6] Tian S, Huang H, Hu Z, et al. A narrative review of progress in airway stents[J]. J

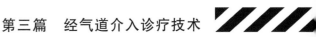

Thorac Dis,2022,14(5):1674-1683.

[7] Jiang J H,Zeng D X,Wang C G,et al. A pilot study of a novel through-the-scope self-expandable metallic airway stents delivery system in malignant central airway obstruction[J]. Can Respir J,2019,2019:7828526.

[8] Rafanan A L,Mehta A C. Stenting of the tracheobronchial tree[J]. Radiol Clin North Am,2000,38(2):395-408.

[9] Usuda K,Iwai S,Yamagata A,et al. Clinical outcomes and survival following placement of self-expandable metallic stents for central airway stenosis and fistula[J]. Thorac Cancer,2021,12(1):48-56.

[10] 王洪武,金发光,张楠.气道内金属支架临床应用中国专家共识[J].中华肺部疾病杂志（电子版）,2021,14(1):5-10.

[11] 林珑,高宝安.放射性^{125}I粒子支架在恶性气道狭窄病变中的应用[J].介入放射学杂志,2020,29(3):328-331.

[12] Alraiyes A H,Avasarala S K,Machuzak M S,et al. 3D printing for airway disease[J]. AME Med J,2019,4:14.

[13] Jung H S,Chae G,Kim J H,et al. The mechanical characteristics and performance evaluation of a newly developed silicone airway stent(GINA stent)[J]. Sci Rep,2021,11(1):7958.

[14] Wassermann K,Koch A,Müller-Ehmsen J,et al. Clinical and laboratory evaluation of a new thin-walled self-expanding tracheobronchial silicone stent:progress and pitfalls[J]. J Thorac Cardiovasc Surg,1997,114(4):527-534.

[15] Wahidi M M,Ernst A. The montgomery T-tube tracheal stent[J]. Clin Chest Med,2003,24(3):437-443.

[16] Mehta A C. AERO self-expanding hybrid stent for airway stenosis[J]. Expert Rev Med Devices,2008,5(5):553-557.

[17] Sindeeva O A,Prikhozhdenko E S,Schurov I,et al. Patterned drug-eluting coatings for tracheal stents based on PLA,PLGA,and PCL for the granulation formation reduction:in vivo studies[J]. Pharmaceutics,2021,13(9):1437.

[18] 胡建林,杨和平.气道支架治疗的进展[J].第三军医大学学报,2004,26(11):1019-1021.

第十章
支气管镜下热消融治疗

组织消融技术是临床上用于气道良、恶性病变的一类常用的治疗技术，按速度可分为快消融及慢消融两类；按作用原理可分为机械消融（如硬质支气管镜机械清除肿块、冻切、微切割吸引等）、物理消融（如氩等离子体凝固、近距离照射、激光治疗等）、化学消融（如光动力治疗、局部药物治疗）等；按能量形式可分为热消融及冷消融。本章主要讨论热消融治疗技术，包括激光治疗、氩等离子体凝固、电凝术、电切术、电圈套术、微波治疗、射频消融等技术。

第一节　激　光　治　疗

自从 1979 年首次报道医用激光技术在临床上应用于气道疾病的治疗以来，介入呼吸病学专家对于不同类型的激光在技术特性、适应证、安全性等方面积累了丰富的经验。医用激光技术在临床中的应用日益广泛。近年来，医用激光技术逐渐成为我国呼吸内镜治疗的重要手段之一。

一、概述

激光的生物学效应与生物组织光学特性及激光特性有关，主要包括热效应、机械效应、光化学效应、压强效应、电磁场生成效应。临床上主要对激光的热效应加以利用，当热效应足够高时，可产生切割、凝固、汽化等生物学效应，最终达到组织消融、止血等临床效果；当热效应较弱时，则主要产生理疗效果。

医用激光器种类较多，按工作物质可分为气体激光器（如 CO_2、N_2、He-Ne、He-Cd 等激光器）、液体激光器（如染料激光器、Ar^+ 激光器等）、固体激光器（如红宝石激光器、掺钕钇铝石榴石（Nd：YAG）激光器、钕玻璃激光器）；能量释放方式有连续、脉冲、巨脉冲等。目前，临床上可用于气道疾病治疗的激光治疗仪主要有 CO_2 激光治疗仪、Nd：YAG 激光治疗仪、钬激光治疗仪、KTP 激光治疗仪等。由于石英光导纤维只能传播波长为 $0.4 \sim 2.5\ \mu m$ 的光，上述激光器发出的激光除 CO_2 激光外均在这一波长范围内，可通过可弯曲支气管镜用于气道病变的治疗。而 CO_2 激光的波长为 $10.6\ \mu m$，无法经石英光导纤维传导，因而不能用于可弯曲支气管镜，这限制了其在呼吸介入领域的使用。不同类型激光的特性及临床用途罗列于表 10-1。

表 10-1　支气管镜常用激光部分性质及用途

性质	CO_2 激光	Nd：YAG 激光	钬激光	KTP 激光
波长/μm	10.6	1.06	2.1	1.06（红外） 0.532（可见光）
是否可经光导纤维传导	不可以	可以	可以	可以
组织穿透深度/mm	0.23	4.2	$0.5 \sim 1.0$	—
止血功能	较弱，适用于毛细血管出血	强，可用于较大血管出血	较强	较强

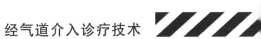

续表

性质	CO₂ 激光	Nd:YAG 激光	钬激光	KTP 激光
主要用途	声门下病变的汽化等	切割、烧灼、汽化、深部凝固	切割、烧灼、汽化、凝固	切割、烧灼、汽化、凝固
常用功率	4 W	<40 W(金属支架切割常需 80~100 W)	10~30 W	2~10 W
脉冲宽度/s	0.1	0.5 或 1.0	—	1
视力损害	主要为角膜	视网膜和脉络膜	—	—

Nd:YAG 激光治疗是呼吸科常用的激光技术,主要用于深部凝固、切割、止血,有时也用于组织汽化。Nd:YAG 激光的吸收基为组织蛋白,具有组织选择性吸收的特点,难以精确手术。因 Nd:YAG 激光对组织的穿透深度较深,其组织消融能力强于其他激光。深色组织(如出血区)对激光能量的吸收较多,相反,浅色组织对激光能量吸收较少,因而可在局部产生较大的热效应,因此该激光用于浅色组织时,其组织穿透性最强。

钬激光治疗仪是 20 世纪 90 年代研制成功的一种新型的固体激光仪。钬激光通过光导纤维传播,组织穿透深度为 0.5~1.0 mm,释放热量很少,故热损伤小。钬激光的吸收基为水,其波长非常接近水的最高吸收峰,水对钬激光的吸收远高于对 Nd:YAG 激光的吸收,呈非选择性吸收,对组织的作用不随组织成分的改变而改变,因此手术精确,效果好,是一种相对安全的激光。但其组织消融效率及止血效果不如 Nd:YAG 激光。

KTP 激光相对于 Nd:YAG 激光具有更高的功率密度,汽化能力强,方向性好,对周围组织的穿透深度较浅,手术时热扩散效应极弱,而且对周围组织损伤程度轻,组织瘢痕收缩小,适用于精细手术。临床上可较安全地应用于肉芽组织的消融等。

CO₂ 激光由于只能应用于声门下病变且消融效率较低,因此较少为呼吸内镜医生所使用。

临床实践中,应特别注意防范医用激光对医护人员的职业伤害及对患者的医源性伤害。所有外科激光均属于Ⅳ类激光,激光束可通过各种反射界面反射进而造成损害,尤其是视网膜,因此患者及医护人员均应使用针对特定激光波长的护目镜。在实际工作中还应指定专人负责激光治疗器使用前、使用中、使用后的管理,以免造成损害。应避免在气道中已置入易燃置入物(如硅胶物品(气管插管、覆膜支架、硅酮支架等))的情况下同时使用激光,否则易引起气道内燃烧,特别是在吸氧浓度高于 40% 或激光输出功率较高的情况下。另一个值得关注的问题是激光治疗过程中所产生的烟雾,经常吸入这种烟雾的危害性尚不得而知,已有一些文献报道在激光治疗乳头状瘤所产生的烟雾中发现了病毒颗粒,也有文献报道在激光治疗所产生的烟雾中发现了 HIV 片段,虽然意义不明,但应引起重视。手术室激光治疗安全规则不应忽视。

二、适应证与禁忌证

气道内激光治疗的主要目的是解除或减轻气道阻塞,解决气道阻塞所引起的相关问题,如呼吸困难、阻塞性肺炎、咯血等,通畅气道,引流分泌物。总的来说,其适用于向腔内生长肿瘤或组织的消融,而腔外压迫所致的气道狭窄应被视为禁忌证。气道内激光治疗的主要应用如下。

1. 气管、支气管腔内型及向腔内突起的管壁型各种原发性或转移性恶性肿瘤的消融 多数情况下,治疗的目标是解决阻塞、减轻症状。Cavaliere 等报道,1982—1987 年,1000 例气道病变患者行 1396 次激光治疗,其中恶性病变者占 64.9%。除 CO₂ 激光(效率低,只适用于声门下病变)外,表 10-1 所列的其他激光均适用于本组病变。

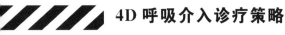

2. 气管、支气管良性肿瘤的消融 气管、支气管良性肿瘤在气道病变中的占比约为5.9%。对于良性肿瘤患者,除解除阻塞外,治疗目标更多的是完全切除,争取达到治愈效果。

3. 气管、支气管增生肉芽组织的消融 KTP激光及钬激光有较好的精确切割作用,组织穿透深度也较浅,较适合于肉芽组织增生性病变。

4. 气管、支气管瘢痕狭窄切开 气管、支气管瘢痕狭窄在气道病变中的占比为13.9%。对于隔膜样狭窄或沿气道长径延伸但突入管腔的狭窄,采用激光治疗往往可取得较好的效果。

5. 气管、支气管结石切割 采用钬激光进行接触性的结石切割最为合理和安全。

6. 气道内支架的切割 近年来,我国呼吸道金属支架置入因指征掌握不严格、随访不及时、患者依从性差等,引起支架被包埋、支架断裂、刺激气道再狭窄等严重并发症,这种情况需要将金属支架取出,激光在支架切割方面有其独到的效果,但往往需要较大的功率。

7. 呼吸道异物(包括外科缝合线)的切割 对于与组织粘连、嵌顿,或体积较大的异物,可采用激光进行切割分解再取出。

8. 止血 除CO_2激光外,表10-1所列的其他几种激光均有较好的止血效果,但以Nd:YAG激光的止血效果最好。

从病变的部位来看,以下情况较易取得良好的激光治疗效果:局限于气管或主支气管的病变、病灶长度较短、息肉样病变、病灶远端的支气管可见或肺组织功能存在、以管腔内病变为主的病灶等。下列情况则较难取得好的疗效:上叶或远端病变、锥形狭窄且较长的病变、完全阻塞伴慢性肺萎陷、较长的黏膜下病变等。

除了通常的介入支气管镜的禁忌证外,激光治疗的禁忌证可从解剖结构及临床应用两个方面来介绍。从解剖结构上看,以下情况应被看作禁忌证:单纯的腔外压迫性病变,病变紧邻或浸润血管结构、食管或纵隔。从临床应用上看,以下情况应排除在激光治疗的选项之外:适合于外科手术切除的患者;近期预后不良者;凝血功能障碍者;完全阻塞大于4周者。

三、治疗步骤

经支气管镜激光治疗需要一支至少由呼吸内镜医生、麻醉师、激光治疗仪操作人员、护理人员组成的团队。

使用激光技术进行呼吸道介入治疗可采用硬质支气管镜、可弯曲支气管镜、硬质支气管镜与可弯曲支气管镜相结合三种方式。三种方式有各自的特点。使用硬质支气管镜时需要静脉麻醉,对于出血风险较大、出血量较多、需要大量清除组织碎块的患者,静脉麻醉有利于降低风险,提高工作效率。另外,硬质支气管镜也可与激光治疗相结合进行机械切除。大部分经可弯曲支气管镜进行的激光治疗可在局部麻醉下进行,常用于阻塞程度或呼吸困难程度较轻、窄基或带蒂病变、隔膜样狭窄的切开等不需要长时间操作及反复进出气道的患者。

在Cavaliere等的研究中,采用全身麻醉者占78%,采用局部麻醉者占22%。良、恶性肿瘤的激光治疗采用全身麻醉者占67%~85%,而出血、良性狭窄、瘤样肉芽组织、瘘等的激光治疗则更多采用局部麻醉,占53%。术中吸氧浓度应小于40%。

下面主要介绍Nd:YAG激光治疗的操作步骤,其他激光的使用可参考表10-1。如前所述,Nd:YAG激光具有散射较强、组织穿透力强、深部凝固好、深色组织及物体吸收能量多等特点,属于非接触性激光,可通过光导纤维(简称光纤)传导,可经硬质或可弯曲支气管镜实施治疗。术中将光纤经支气管镜工作通道送入,光纤的尖端应伸出支气管镜前端10 mm以上,且与目标组织距离4~10 mm。输出功率设定为20~40 W,脉冲宽度设定为0.5~1 s。治疗前务必将激光治疗仪置于预备挡,以免因误踩开关发射激光而造成人员或器械损害。治疗时以可见红光作为引导对准目标组织,任何情况下都必须使激光光纤与支气管长径保持平行,禁止将光纤对准正常组织或支气管壁。激光不应只对准某一个点长时间照射,而应使激光照射较均匀地分布于

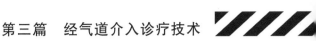

一个面上。照射开始时可采用较低的功率以获得光凝固的效果,以减少出血,然后进行切割或汽化。如使用硬质支气管镜,则可先采用低功率照射,使目标组织产生深部凝固,此时可见组织变白,随后采用硬质支气管镜的斜面对组织进行机械切割。对于完全闭塞的支气管,由于其远端走行不清及存在扭曲变形的可能,此时使用激光治疗有很大的风险。

2 日后应进行支气管镜检查,以对治疗效果进行评估及清除纤维素和坏死物。对于恶性肿瘤患者,生存期不是理想的终点指标,改善症状及增大受累管腔直径是更合理的指标。完全有效是指肿瘤完全被清除,而部分有效则指肿瘤部分清除、管腔有所增大。呼吸困难、肺功能等方面改善,以及不张的肺叶复张等也是治疗有效的指标。

对于良性气道狭窄,如隔膜样病变,易取得较好的治疗反应。靖秋生等人采用 KTP 激光联合抗结核治疗对 23 例支气管结核患者进行治疗,91.3% 的患者肉芽组织及干酪样坏死物完全清除,8.7% 大部分清除,其中 10 例肺不张患者均达到肺复张的效果。

四、并发症及防范

激光治疗是一种有着良好安全记录的介入治疗技术,其并发症的发生率为 2.3%～6.5%。Dumon 等对 839 例患者的 1503 次激光治疗进行分析,将并发症分为即刻并发症和迟发型并发症两大类。

1.即刻并发症　常见的即刻并发症如下。

(1)出血:在已报道的气道激光治疗的并发症中最常见,临床上常表现为轻微的渗血,但一些肿瘤如类癌、黑色素瘤、肾癌转移等,可因血管丰富而发生大出血。Dumon 等报道的 1503 次激光治疗中,出血量大于 250 mL 者 14 次,约占 1%。对于血液循环丰富的肿瘤或病灶,应先进行深部凝固,再进行切割。出现这种情况时按支气管镜操作相关大出血的处理流程进行抢救。

(2)心脏事件:在 Dumon 等的 1503 次激光治疗中共发生 7 次心脏事件,主要为严重心律失常、心搏骤停、心力衰竭等。也有人报道,激光治疗可引发心肌梗死。

(3)气胸:见于多次激光治疗的患者。

(4)气道内燃烧:罕见于硬质支气管镜治疗中,而主要见于可弯曲支气管镜治疗中。相关因素主要为气道内可燃物(如气管插管、可燃性吸引管、可弯曲支气管镜外鞘、激光光纤)燃烧等。通过降低吸氧浓度、降低激光功率(<40 W)、及时清除光纤尖端的组织凝固物(避免自燃)、术前移去激光治疗范围内的可燃物、禁止吸入可燃的麻醉气体等,可防止本并发症的发生。一旦发生气道内燃烧,首先,应立即拔出支气管镜及其他器械并灭火;其次,应再次进镜对气道损伤情况进行评估;再次,应常规给予糖皮质激素、抗生素、支气管舒张剂;最后,应根据损伤情况决定随访期限,因为气道内燃烧可能造成远期的气道瘢痕挛缩。

(5)低氧血症:常见,可发生于术前、术中、术后。如术前患者已存在低氧血症,则应先纠正再治疗。如术中发生低氧血症,应停止发射激光,加强给氧措施,尽快清除呼吸道内的组织碎屑,以通畅气道。

(6)气道穿孔:少见,但属于严重并发症。主要是由于误将光纤指向支气管壁。防范的措施为"低功率(<45 W)、短脉冲宽度(0.5 s)、平行管壁(光纤与支气管壁平行)"。

2.迟发型并发症　在 Dumon 等的 1503 次激光治疗中,迟发型并发症主要包括心脏事件(8 例),其中低氧血症 3 例(2 例死亡)、心力衰竭 2 例、心搏骤停 1 例(死亡)、心肌梗死 2 例(1 例死亡);出血 1 例(1 例死亡)。

一次性完成激光介入手术并及时清理气道内组织碎屑、分泌物等,达到有效通畅呼吸道的目的,同时尽可能缩短手术时间,采取相关措施,可以有效防范低氧血症等术后迟发型并发症;术中使用低功率、短脉冲宽度可以有效预防术后继发性出血及穿孔等并发症。

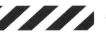

第二节　氩等离子体凝固

一、概述

氩等离子体凝固(argon plasma coagulation,APC)是一种非接触性电凝技术。"plasma"一词用于描述气体状态下原子电离后产生的导电介质。APC 利用氩等离子体的导电性,通过可弯曲探头向组织传递高频电流,电流在组织表面转化为热能进而产生烧灼。APC 系统由一个氩气罐、一台高频电发生器、微电脑控制器、内镜治疗探头组成。APC 内镜治疗探头由一条可弯曲空心导管及其中心的金属导电丝组成,金属导电丝用于将高频电流输送到导管的尖端并在该处进行高频放电,空心导管则用于输送高压氩气流并使其从导管尖端喷射而出。在导管尖端,高压氩气流在高频电流的作用下发生电离,转变成氩等离子体束喷出。氩等离子体束趋向于阻抗最小、距离最短的部位,具有自动寻找阻抗最小的区域而不是直线运动,因此对于一些拐弯的位置有时也能起作用。APC 所产生的损伤区域由中心干燥区、中间凝固带、外周失活带组成。干燥或脱水的组织电阻较高、导电性差,可使 APC 的电凝效应下降,因此 APC 损伤具有自限性,组织损伤深度仅为 2～3 mm。在进行肿瘤或组织切除时应清除烧灼凝固的组织后再次烧灼,如此交替进行。

APC 与激光治疗都是热消融治疗技术,两者相比,激光治疗可产生更高的温度,使组织汽化,组织穿透能力更强,止血效果和消融效果更好,消融速度明显快于 APC。相反,APC 的组织损伤深度有自限性,不易引起气道穿孔。另外,在治疗过程中,激光光纤必须始终与气道管壁保持平行,而 APC 的等离子束则可以侧向转弯,不必与管壁平行,操作更安全。

二、适应证

APC 的适应证主要包括以下几个方面。
(1)支气管镜可视范围内的气道内局部出血的止血。
(2)支气管镜可视范围内的气道内良、恶性肿瘤的消融。
(3)支气管镜可视范围内的气道内肉芽组织增生或坏死物清除,包括支架置入后的再增生。

三、治疗步骤

APC 治疗可经硬质支气管镜或可弯曲支气管镜实施,采用何种手段完全取决于临床专家的个人专长。国外专家更多的是使用硬质支气管镜,而国内多数专家则采用可弯曲支气管镜。麻醉方式可以是静脉麻醉或局部麻醉。

APC 的输出功率设定在 30～60 W,氩气流量 1.0～1.6 L/min,单极探头。可采用持续电流或脉冲电流,使用持续电流时间最长不超过 10 s,通常为 1～3 s。治疗前必须将中性电极与患侧的上臂或下肢相连接。

操作时,APC 探头的尖端应伸出支气管镜前端 10 mm 以上,一般情况下,导管前端有一个黑色的线条标志,探头伸出的长度以看到该线条为准。探头尖端应距离目标组织 3～8 mm。

Rodolfo 等报道,一组患者中大量出血(>200 mL/d)者 6 例、中等量出血(50～200 mL/d)者 23 例、少量出血(<50 mL/d)者 27 例。所有患者在 APC 治疗后均立即止血,在随访的(97±91.9)天内没有一例患者在 APC 治疗的位置再次出血。另有 3 例因再出血接受第二次 APC 治疗者均为新的出血点。表现为气道阻塞的患者,气道面积由治疗前的阻塞(76±24.9)%减少为治疗后的(18.4±22.1)%,肺功能及症状也明显改善。

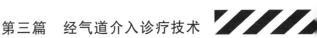

四、并发症

APC 治疗的主要并发症包括气体栓塞、气道内燃烧,虽然少见,但均属严重并发症,应引起重视。对血管丰富的病灶行 APC 治疗时可能导致气体从血管进入而引起气体栓塞,严重的气体栓塞少见。Reddy 等报道了由 APC 治疗引起致命性气体栓塞的 3 例病例,这 3 例病例均因肿瘤并发出血而接受 APC 治疗,氩气流量均为常规流量,分别为 1 L/min、1.5 L/min、2 L/min,功率均为 40 W。其中 2 例在治疗过程中出现严重心律失常、ST 段压低、心搏骤停,另 1 例表现为低血压、脉搏消失等。3 例患者在发生气体栓塞后立即行经食管超声,均在左心室发现气泡,1 例还在主动脉根部及冠状动脉开口处发现气泡。2 例抢救成功,1 例心搏骤停患者因缺氧性脑水肿严重,放弃抢救后死亡。操作过程中,不使 APC 探头直接接触组织、不使用过大流量氩气等可能有助于降低气体栓塞的发生率。

与激光治疗一样,气道内燃烧主要发生于气道内存在可燃物的情况下,吸入氧浓度过高可起到助燃作用。防范措施见本章"激光治疗"相关内容。

关于 APC 是否引起炎症反应而导致肉芽组织增生,是否加重气道纤维组织增生目前仍未有定论,但大多数临床专家从临床实践的角度出发支持这种观点。有限的研究也支持这种观点。曾奕明等对大鼠活体皮肤组织进行研究,比较热射频、APC、冷冻治疗三种消融技术,发现在刺激 TGF-β1 表达、新生肉芽组织形成、胶原沉积等方面,按强度排列依次为热射频、APC、冷冻治疗,其中冷冻治疗与假干预组无统计学差异。张杰等的动物实验提示,在 APC、机械刺激治疗、冷冻治疗中,APC 明显更易引起实验狗气管肉芽组织增生、纤维组织增生及气管狭窄。2012 年《气管支气管结核诊断和治疗指南(试行)》指出,APC 的损伤范围大于激光治疗及高频电刀治疗,建议将热消融用于突向管腔的较大的结核性肉芽组织,而对于靠近管壁的基底部,则采用冷冻治疗。

第三节　其他热消融技术

其他热消融技术包括电凝术、电切术、电圈套术、微波治疗、射频消融等,其中电凝术、电切术、电圈套术的基本原理相近,而微波治疗、射频消融则大同小异。从适应证来看,电凝术、微波治疗、射频消融相近,但电凝术对组织损伤的深度明显大于后两者,如控制不当,可引起气道壁穿孔;三者对气道壁的炎症损伤以及刺激肉芽组织增生、诱发气道再狭窄的可能性均较大,因此慎用于良性气道狭窄。对于中央型恶性气道阻塞患者,激光治疗及 APC 的安全性及治疗效率均较高,因此目前上述三种热消融技术已较少使用。

高频电刀治疗是一种非常有用的治疗技术。该技术利用高频放电对组织进行切割,由于没有电凝作用,因此无法止血,操作中应避开血管或避免用于血液循环丰富的组织。目前常用于环形或隔膜型的良性气道狭窄。采用针形电刀(尖端有保护套者更安全)对狭窄处进行放射状切开,可起到快速缓解呼吸困难的效果。由于对组织的作用呈点状或线状,因此刺激气道肉芽组织增生及引起气道再狭窄的可能性较小。由于没有止血功能,临床上几乎不用于恶性肿瘤。

电圈套术可用于带蒂或窄基组织或肿瘤的消减,是一种高效率的介入治疗技术。近来也有人将其用于消减大块突入管腔的宽基组织。该技术的基本原理是结合电凝术与电切术,采用先电凝后电切的反复循环模式,逐步深入凝切,最终整块切除组织并同时止血。可用于良、恶性病变。

射频消融通过射频天线发射射频能量,以天线末端作为治疗探头,根据功率的不同,探头的温度通常可达 50～80 ℃,使组织发生蛋白质变性、脱水、坏死,数日后坏死组织脱落,其组织穿

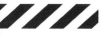

透深度可达 3 mm 左右。目前较有应用前景的治疗支气管哮喘的支气管热成形术是一种全新的技术,另有专门章节介绍。

▶▶ 参考文献

［1］ 张骅,徐鹏,张民,等.支气管镜下射频消融支气管热成形术的临床应用[J].中华实用诊断与治疗杂志,2009,23(11):1043-1046.

［2］ 中华医学会呼吸病学分会.良性中心气道狭窄经支气管镜介入诊治专家共识[J].中华结核和呼吸杂志,2017,40(6):408-418.

［3］ 郝红星,潘晶晶,张鹏,等.支气管镜下氩等离子体凝固在气道疾病中的应用[J].中华肺部疾病杂志(电子版),2012,5(4):339-342.

［4］ 邢西迁,魏星,肖谊,等.经支气管镜高频电圈套治疗气管良恶性肿瘤的临床应用[J].中国内镜杂志,2012,18(8):873-874.

［5］ Mullon J J, Burkart K M, Silvestri G, et al. Interventional pulmonology fellowship accreditation standards: executive summary of the multisociety interventional pulmonology fellowship accreditation committee[J]. Chest,2017,151(5):1114-1121.

［6］ 李亚强,李强,白冲,等.良性中央气道狭窄 386 例病因分析及腔内介入治疗的疗效评价[J].中华结核和呼吸杂志,2008,31(5):364-368.

［7］ 李晓琳,王洪武,周云芝,等.气管镜介入治疗对 120 例良性气道狭窄的疗效分析[J].临床肺科杂志,2011,16(11):1700-1702.

第十一章
支气管镜下冷冻治疗

一、概述

冷冻治疗是一种通过低温使细胞内、外的组织液形成冰晶,破坏细胞结构,导致组织变性、坏死以达到治疗目的的方法。可弯曲支气管镜的普及推动了冷冻治疗的发展,支气管腔内冷冻治疗是在支气管镜引导下,使用二氧化碳、一氧化二氮等将温度降至−79 ℃以下来治疗气道内各种良、恶性病变的方法。1968年冷冻技术首次用于治疗支气管肿瘤。1994年适用于可弯曲支气管镜的可弯曲冷冻探头问世,支气管腔内冷冻治疗得以快速发展。冷冻治疗操作简单,易于掌握,并且具有良好的安全性。

冷冻治疗的基本原理是冷冻造成细胞内、外冰晶形成,细胞脱水,电解质的浓度及酸碱度发生变化,类脂蛋白复合物变性,细胞膜破裂,促使细胞破坏而死亡。冷冻影响病灶组织局部微循环,低温可引起局部毛细血管收缩、血管内皮损伤和血小板聚集,导致局部微血栓形成和细胞缺血缺氧而死亡。冷冻损伤的性质和损伤的水平取决于冷冻的速度(速度越快,损伤越大)及解冻速度(解冻缓慢时伤害较大)。不同组织对冷冻治疗的敏感程度不尽相同,含水量大的组织(如皮肤、黏膜、肉芽组织、肿瘤、血管内皮等)对冷冻治疗相对敏感。而含水量较小的组织(如神经鞘、脂肪组织、软骨/骨骼、纤维病灶和结缔组织等)对冷冻治疗的耐受性较好,治疗效果差。

冷冻治疗后细胞坏死需要数小时到数天,气管和支气管黏膜损伤修复时间大约为2周。显微镜下观察上皮和软骨损伤的修复时间大约为6周。冷冻治疗时受损的黏膜愈合后不形成瘢痕,这使冷冻治疗在气道阻塞性疾病,尤其是良性气道疾病、肉芽组织增生性疾病的治疗中独具优势。

二、冷冻治疗的设备

(一)支气管镜

冷冻治疗既可以选用可弯曲支气管镜,也可以选用硬质支气管镜。可弯曲支气管镜可在局部麻醉下进行,患者的耐受性更好,因此临床应用更普遍,通常选用操作孔道直径为2.0 mm以上的支气管镜。

(二)冷冻治疗仪

冷冻治疗仪由制冷源、控制装置、冷冻探头等组成(图11-1)。

1. 制冷源 目前常用的制冷剂为二氧化碳(CO_2)、一氧化二氮(N_2O)和液氮。二氧化碳可使冷冻探头的顶端温度达到−79 ℃,一氧化二氮可使冷冻探头的顶端温度达到−89 ℃,液氮能使冷冻探头顶端最低温度达−196 ℃。室温条件下,二氧化碳由高压储气瓶释放后会产生结晶,这些结晶对冷冻探头的操作有一定影响,但由于其安全、价格低廉,国内应用较多。一氧化二氮从高压储气瓶内到达探针头部,压力从高压变为大气压的过程中气体发生膨胀,从而保持冷冻探头顶端的温度在−89 ℃,因其不形成结晶,故最为常用。

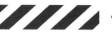

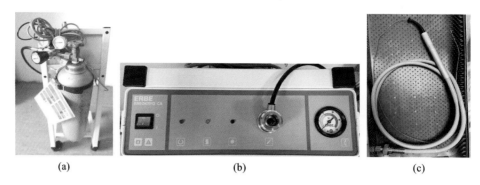

(a)   (b)   (c)

图 11-1   冷冻治疗仪组成
(a)制冷源;(b)控制装置;(c)冷冻探头

2.冷冻探头 分为可弯曲冷冻探头和硬质冷冻探头,分别应用于可弯曲支气管镜和硬质支气管镜。硬质冷冻探头更大,可以重新加温,因此可以快速解冻;可弯曲冷冻探头不能重新加温,可自发回温解冻。冷冻探头与高压储气瓶通过一个传输管相连,其作用是在最短的时间内获得最低的温度促进组织细胞冻结,工作时冷冻探头顶端的最低温度可达 $-196\ ℃$,从末端起每后退 1 mm,其温度上升 10 ℃,有效的工作区域为 5~6 mm。

(三)主要冷冻技术

1.冷冻冻融 常用于肉芽肿、气管或支气管结核等的治疗。

2.冷冻冻取 主要用于气道内肿瘤、异物、坏死物等的取出。

3.冷冻活检 用于气管及支气管腔内病变、肺部弥漫性病变等的活检。

三、适应证与禁忌证

(一)适应证

(1)气管、支气管腔内恶性肿瘤的姑息性治疗。

(2)气管、支气管腔内良性病变的根治性治疗。

(3)支架置入后支架两端新生物/肉芽组织及腔内再狭窄的治疗。

(4)气管、支气管腔内异物、血凝块、黏液栓子的清除。

(5)气管、支气管腔内病变、肺部弥漫性病变的冷冻活检。

(二)禁忌证

(1)主气道严重狭窄、存在呼吸衰竭者。

(2)外压性阻塞者。

(3)广泛的黏膜下病变者。

(4)气道塌陷者。

四、冷冻操作流程

(1)术前常规准备和检查:完善胸部CT、血气分析、心电图和肺功能测定等。术前应停止抗凝治疗,术中进行标准的麻醉、心电监测等。

(2)冷冻探头经乙醇消毒后通过支气管镜的工作孔道进入,在可视条件下,金属尖端垂直或水平与肿瘤直接接触,冷冻探头近端应与支气管镜顶端保持一定距离,超过支气管镜顶端 4 mm,避免对镜头产生损伤。然后踩脚踏板激活冷冻探头,持续冷冻 30~60 s,松开脚踏板,开始被动融解。

(3)较大病灶进行冻融时可设定多个冷冻点,每个病灶部位平均循环 3 次,每次循环约需 3

min，重复上述操作直至整个病灶完全被冻融。操作过程中需反复吸引血液及分泌物以保持气道通畅。

（4）冻切时冷冻探头插入病灶，持续冷冻 5～20 s，冷冻探头周围形成结晶后，在冷冻状态下用力牵拉探头及支气管镜可将冻结的病灶组织切下，可直接取出或经支气管镜取出。

五、并发症的处理

冷冻治疗被认为是一种安全的经支气管镜诊断和治疗的工具。其相关并发症如下。

1.呼吸衰竭　与冷冻切除术相关的最常见的死亡原因。3% 的患者出现术后呼吸窘迫。继发于呼吸衰竭的院内死亡率为 1%，心律失常发生率为 2%。

2.出血　症状通常较轻，通过吸引、使用冰盐水或去甲肾上腺素等方法常能得到控制。

3.气道水肿和支气管痉挛　偶有发生，一些专家认为术后 24 h 内应给予激素。操作时让患者取患侧卧位和充分吸引可有效防止脓痰大量涌出阻塞气道而引起症状加重、肺不张和阻塞性肺炎，在治疗后的 5～10 天重复利用支气管镜清理气道，通常可以避免。

4.发热　少见的并发症，可通过预防性使用激素或用退热药来处理。

5.穿孔　由于软骨和纤维组织对冷冻治疗相对抵抗，相较于其他操作技术（如激光或电凝治疗），冷冻治疗的气道穿孔风险较低。

六、病例分享

（一）病例 1

姚某，76 岁女性，既往有肺结核病史，抗结核治疗 1 年，具体用药不详。因"突发咯血伴意识障碍 1 h"入院，院外咯血量约 1200 mL，入院时血氧饱和度低至 52%，行紧急气管插管＋呼吸机辅助通气，并进行支气管镜探查，可见气管及左主支气管内大量血凝块完全阻塞管腔，负压吸引清理血凝块效果不佳，改用冷冻治疗仪多次冻取，取出大量胶冻样血凝块，气道恢复通畅，血氧饱和度升至 96%。后续行肺血管介入手术止血，再次行支气管镜探查，未见活动性出血，顺利拔管脱机（图 11-2、图 11-3）。

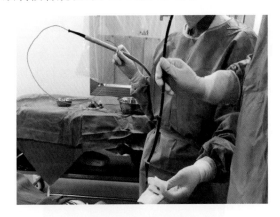

图 11-2　冷冻治疗中

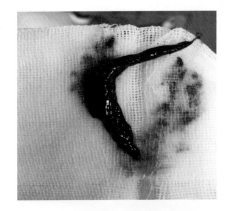

图 11-3　冷冻治疗取出的血凝块

（二）病例 2

李某，52 岁女性，既往体健。因"胸闷 2 个月"入院。胸部 CT 提示右侧大量胸腔积液。遂行内科胸腔镜检查，镜下可见血性胸腔积液伴粘连带形成，胸膜弥漫性增厚，质地坚韧。因活检钳取组织量少，予冷冻治疗仪冻取壁层胸膜，取得满意病理样本（图 11-4、图 11-5）。术后病理诊断为浆液性癌（卵巢来源）（图 11-6）。

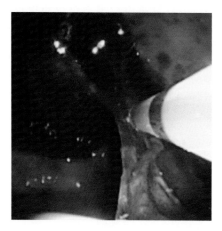

图 11-4 冷冻治疗仪清理粘连带

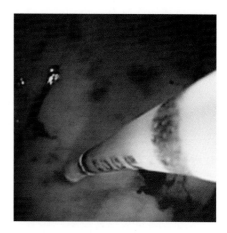

图 11-5 胸膜冷冻冻取

大体所见	(胸膜)送检灰白色碎组织一堆,大小共0.8 cm×0.2 cm×0.1 cm。
镜下所见	免疫组化结果:WT1 (+),Pax-8 (+),P53 (+),ER (+),PR (-),CA125 (+),CK5/6 (+),CK7 (+),D2-40 (+),TTF-1 (-),NapsinA (-),CEA (-),Vimentin (-),CR (-),Gate-3 (-),KI67+40%。 注:该病例经与　　医院病理科　　主任讨论及　　教授阅片,同意该诊断结果。
病理诊断	(胸膜)送检组织镜下见大量无明显血管轴心的乳头状结构,以小乳头为主,细胞核圆形,核小,核分裂象难找到,异型性不明显,可见不典型砂砾体。 结合临床CA125结果及形态学和免疫组化结果,考虑:浆液性癌,倾向卵巢来源。

图 11-6 病例 2 病理结果

(三)病例 3

程某,66 岁男性,因"呼吸困难半年"入院。胸部 CT 提示右肺不张、右主支气管内软组织密度影。支气管镜探查可见右主支气管内新生物阻塞管腔,形态不规则,血供丰富,触之易出血。先行介入手术栓塞肿瘤供血血管,硬质支气管镜下予电圈套器切除新生物,冷冻冻融新生物残端,气道恢复通畅(图 11-7 至图 11-10)。术后病理确诊为肺鳞状细胞癌。

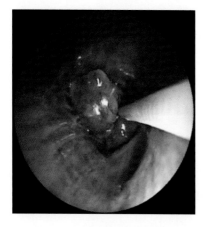

图 11-7 电圈套器套扎肿瘤组织

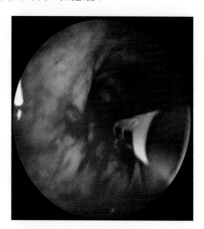

图 11-8 氩气刀清理肿瘤组织

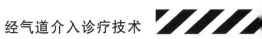

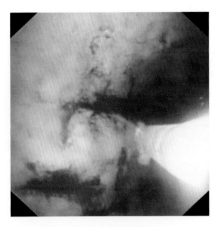

图 11-9　冷冻冻融肿瘤组织

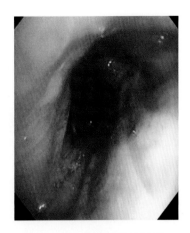

图 11-10　清理后气道通畅

 参考文献

[1] Kawamura M, Izumi Y, Tsukada N, et al. Percutaneous cryoablation of small pulmonary malignant tumors under computed tomographic guidance with local anesthesia for nonsurgical candidates[J]. J Thorac Cardiovasc Surg, 2006, 131(5): 1007-1013.

[2] Maiwand O, Glynne-Jones R, Chambers J, et al. Direct cryosurgery for inoperable metastatic disease of the lung[J]. Ann Thorac Surg, 2006, 81(2): 718-721.

[3] Thomford N R, Wilson W H, Blackburn E D, et al. Morphological changes in canine trachea after freezing[J]. Cryobiology, 1970, 7(1): 19-26.

[4] Maiwand M O, Asimakopoulos G. Cryosurgery for lung cancer: clinical results and technical aspects[J]. Technol Cancer Res Treat, 2004, 3(2): 143-150.

[5] Vergnon J M, Schmitt T, Alamartine E, et al. Initial combined cryotherapy and irradiation for unresectable non-small cell lung cancer. Preliminary results[J]. Chest, 1992, 102(5): 1436-1440.

[6] 王昌惠, 范理宏. 呼吸介入诊疗新进展[M]. 上海: 上海科学技术出版社, 2015.

第十二章
支气管镜下瘘封堵术

一、概述

气管、支气管瘘指气管、支气管与胸膜腔、纵隔、胸腔、胃、食管,甚至胆道等脏器或其他腔隙之间存在的异常通道。随着胸部肿瘤发病率的升高、外科手术和放射治疗(简称放疗)等医疗技术的广泛开展,因疾病本身或手术、放疗等因素所引起的支管、支气管瘘的发病率较以往明显升高,其中以支气管胸膜瘘(bronchopleural fistula,BPF)最为常见。有研究表明,肺叶切除术后患者支气管胸膜瘘发生率为1.2%,而全肺切除术后发生率则为4.4%。

支气管镜介入是治疗支气管瘘的微创技术,相比于外科手术具有创伤小、恢复快、可重复操作等优势,尤其是对于外周型瘘以及小瘘口的中央型瘘,利用支气管镜介入技术进行治疗可达到最佳治疗效果。但对于大瘘口的中央型瘘,支气管镜介入治疗常为姑息性治疗,当无法实施外科手术时,支气管镜介入治疗经常是患者唯一的选择。

二、分类

按与邻近器官或组织间隙的关系,支气管瘘分类如下。

1. 支气管胸膜瘘 多数是术后支气管残端瘘(中央型)、术后肺组织缝合处瘘(外周型)等;难治性气胸、肺脓肿、肺结核等所造成的常为外周型瘘。

2. 支气管纵隔瘘 主要指中央气道直接与纵隔发生连通形成瘘口。

3. 支气管食管瘘 常见于食管癌放疗后、支架放置后,也可因肿瘤直接侵蚀导致,主要为大瘘口的中央型瘘,预后较差。

4. 支气管胆道瘘 肝胆管结石的严重并发症之一,也常见于胆道肿瘤、坏疽性胆囊炎、肝包虫病等患者。患者咳出极苦的黄色脓痰为特征性临床表现。

5. 支气管胸胃瘘 常发生于食管癌术后患者的胸胃吻合口附近,主要为大瘘口的中央型瘘。

三、支气管镜下治疗方案

支气管瘘的支气管镜介入治疗的基本原理如下:一是机械封堵瘘口,如应用各类支架、支气管塞等封堵器,以及封堵剂进行封堵。各种封堵器中支架在临床上应用最为广泛,主要通过支架紧密贴壁或者支架盲端堵塞瘘口达到封闭瘘口的目的。气道覆膜支架种类有直筒形、L形、Y形等。支气管塞主要为医用硅胶假体、镍钛记忆合金封堵器等。封堵剂包括自体血＋凝血酶、纤维蛋白原＋凝血酶、组织胶、纤维素等。二是通过理化因素刺激,瘘口产生炎症反应,肉芽组织增生,瘘口最终闭合,采用的方法有氩等离子体凝固、激光消融、化学刺激、局部机械损伤等。

四、支气管镜下瘘封堵的流程

(1)瘘口定位与评估:明确瘘的类型,探查瘘口的位置、大小,这对选择合适的治疗技术及制

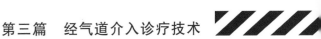

订治疗方案有重要指导意义。

（2）对于支气管胸膜瘘中主支气管残端瘘（中央型），可选用 L 形覆膜支架；对于外周型支气管胸膜瘘，可采用封堵剂或封堵器进行封堵，近年来单向活瓣治疗难治性气胸的效果显著。对于支气管消化道瘘，一般情况下不建议同时放置食管支架与气管支架。当单独放置食管支架无法见效或同时存在肿瘤压迫气管致中重度狭窄时，在充分评估的前提下也可考虑同时放置食管支架与气管支架，或尝试采用房间隔封堵器进行封堵。

（3）随访复查：瘘封堵术后需要进行严密观察，如患者的症状是否改善，饮食呛咳是否减轻或消失，肺部听诊是否改善，支架位置是否移动，封堵支气管胸膜瘘后平静呼吸时胸腔闭式引流瓶内有无气体逸出等。支架置入后 24~72 h 应复查支气管镜，观察支架扩张情况、有无移位，同时清理支气管腔内分泌物。

（4）并发症的处理：封堵支架置入位置达不到预期或者支架置入后扩张差时，需要更换大小或种类不同的支架，在支气管腔内进行球囊导管扩张。部分支气管瘘经多种介入技术治疗仍然无效者需行外科手术治疗。

五、病例分享

（一）病例 1

林某，男，58 岁，食管癌合并左主支气管转移形成支气管食管瘘，临床表现为发热、咳嗽、进食呛咳。支气管镜探查可见左主支气管外侧壁瘘口，瘘口不规则，周围黏膜肿胀、糜烂，置入气道覆膜支架，完全覆盖瘘口（图 12-1、图 12-2）。

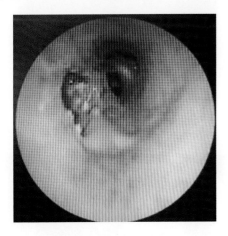
图 12-1　左主支气管瘘口

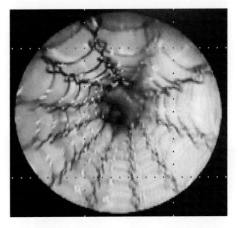
图 12-2　气道覆膜支架置入后瘘口封闭

（二）病例 2

高某，女，62 岁，因肺癌行左肺上叶切除术，术后持续存在液气胸，行胸腔闭式引流 4 个月余（图 12-3、图 12-4）。

通过 Chartis 系统探查确定靶支气管，对靶支气管的直径进行测量，然后根据测得的靶支气管的直径选择适当大小的活瓣，通过专用的输送系统将活瓣送达靶支气管后释放，观察活瓣开放情况、引流瓶内气泡是否停止出现或明显减少（图 12-5 至图 12-7）。

（二）病例 3

黄某，男，68 岁，肺癌术后 4 年，反复发热 4 个月余。因右侧液气胸（图 12-8）行穿刺置管引流术，引流出绿色浓稠液体，且每周进行胸腔灌洗治疗 2 个月，治疗后复查见右侧液气胸较前吸收，右肺炎症减轻，每天胸腔引流管引流出约 5 mL 液体，未再发热，予以拔管。1 个月前再次出

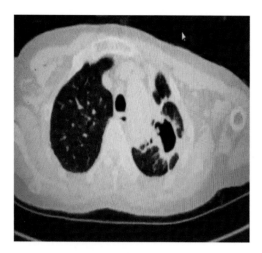

图 12-3 CT 提示左肺空洞,支气管胸膜瘘可能

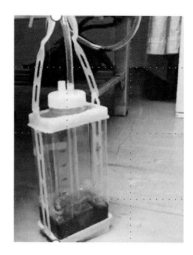

图 12-4 支气管镜下注射亚甲蓝,后流至胸腔引流瓶,支气管胸膜瘘诊断明确

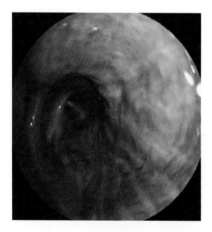

图 12-5 左下叶背段支气管扭曲

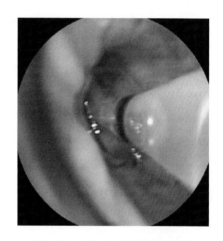

图 12-6 Chartis 系统探查瘘管

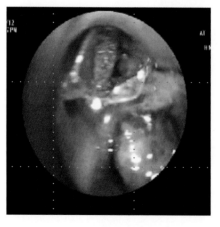

图 12-7 单向活瓣置入后

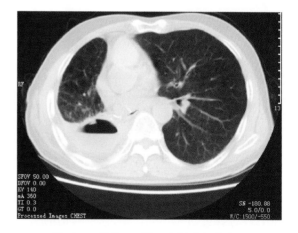

图 12-8 胸部 CT 提示右侧液气胸表现

现反复发热,行支气管镜探查,可见右上叶支气管远端脓液溢出,考虑存在瘘口可能,经胸腔引流管注入亚甲蓝,可见右上叶支气管远端瘘口,在瘘口处置入明胶封堵条(图 12-9、图 12-10)。术后第 5 天胸腔引流管无气体逸出。

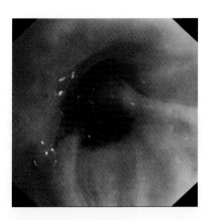

图 12-9　经胸腔引流管注入亚甲蓝后,右上叶支气管亚甲蓝浸润

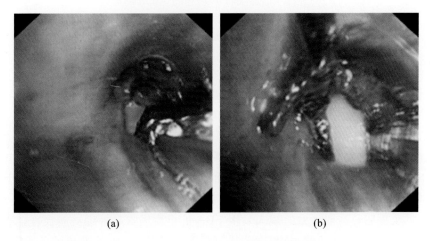

(a)　　　　　　　　　　　　　　　(b)

图 12-10　Chartis 系统活瓣输送导管探查

参考文献

[1]　Cardillo G，Carbone L，Carleo F，et al. The rationale for treatment of postresectional bronchopleural fistula：analysis of 52 patients[J]. Ann Thorac Surg，2015，100（1）：251-257.

[2]　Aynaci E，Kocatürk C I，Yildiz P，et al. Argon plasma coagulation as an alternative treatment for bronchopleural fistulas developed after sleeve pneumonectomy[J]. Interact Cardiovasc Thorac Surg，2012，14(6)：912-914.

[3]　曾奕明.规范选择性支气管封堵术治疗难治性气胸的应用[J].中华结核和呼吸杂志，2011,34(5)：332-333.

[4]　王昌惠,范理宏.呼吸介入诊疗新进展[M].上海:上海科学技术出版社,2015.

第十三章
支气管镜下异物取出术

异物吸入(foreign body aspiration,FBA)可导致气道严重损伤,是临床较常见的意外伤害和急危重症。1987年德国医生 Killian 用食管镜从一位德国农民的气管中取出一块猪骨头,开辟了支气管镜技术的新纪元。近年来,随着支气管镜技术的迅速发展,支气管镜检查在 FBA 的诊治中发挥着越来越重要的作用。

一、流行病学

大约80%的 FBA 发生于15岁以下儿童。在我国,相关调查结果显示,儿童 FBA 约占儿童中所有意外伤害的11.73%。FBA 尤其常见于小于3岁的儿童,其中1~2岁为 FBA 发生的高峰年龄段,并具有显著的性别、城乡及季节差异。在性别方面,男性患儿明显多于女性患儿。一方面,可能与家长偏爱男孩,滥给食物有关。另一方面,男孩好动贪玩,在一定程度上增加了异物呛入的机会。农村的发病率明显高于城市,可能与农村孩童缺乏专门的看护人员,同时看护人员缺乏 FBA 相关防护知识相关。在季节方面,冬春季 FBA 发生的概率明显大于夏秋季,这可能与冬春季人们食用花生等坚果类食物的概率更大相关。老年患者 FBA 多由各种因素引起吞咽反射、咳嗽反射明显减弱导致。成人发生 FBA 的重要因素是神经功能损害。酒精中毒,成瘾药物、抗胆碱药、抗精神病药物、抗焦虑药或镇静剂等的使用,或各种神经系统疾病等可导致气道反射功能受损,进而引起 FBA。喜食辛辣、饮食时大声说话等因素可能是我国成人发生 FBA 的重要原因。此外,高龄是成人 FBA 的危险因素之一,60岁以上成人 FBA 的发病率随年龄的增长而不断增高。FBA 死亡率高,全世界范围内每小时就有8人死于 FBA,尤其是年龄小于1岁的儿童和大于75岁的成人死亡风险更大。据报道,在美国,FBA 导致的死亡在所有意外死亡中排第五位,是小于1岁儿童意外死亡的首要原因。在我国,因 FBA 导致的死亡率达1.8%。

二、FBA 的常见吸入物及好发部位

根据现有的对 FBA 常见物的报道,对于婴幼儿,大多数气道异物属于食物,如玉米、核桃、花生、动物骨刺等。在我国,FBA 常见的吸入物是花生(54.1%),其次是瓜子(包括葵花子、西瓜子和南瓜子),第三位是动物骨头(包括猪骨头、鱼骨头、鸡骨头等)。图13-1为3例气道内吸入胶冻样异物、骨头和花生米的患者支气管镜下表现。食物吸入的类型也常取决于当地的饮食习惯。而对于其他年龄段(如学龄前期、学龄期及青春期)的患者,以玩具的零件、戒指、笔帽、哨笛、针、钉子、螺丝等非食物性异物更为多见。在高收入国家,最常见的吸入物为磁铁(34%),其次为玩具和电池;而在中低收入国家,最常见的吸入物为海绵(33%),其次为电池(26%)和肥皂(16%)。而在成人中,异物的性质则更多样,如手机 SIM 卡、牙齿碎片、假牙等。异物停留的部位取决于支气管树的解剖结构。既往一直认为 FBA 主要发生在右主支气管,因为右主支气管陡直,管径更大,但近年来发现,左主支气管也是常见的受累部位。气道异物最终嵌顿的位置不仅与解剖结构相关,还与异物重量及吸入时所承受的气流有关。虽然右主支气管陡直,管径较大,异物进入的概率较大,但由于吸入异物时,伴随剧烈咳嗽而产生的强大气流可能使异物往外

排出或掉入左主支气管。因此,对于 FBA 的好发位置,左、右主支气管并没有特别明显的差异。细小或者易碎的异物进入气道后,早期位置尚未固定,其随着患者的体位及气流的改变而改变,双侧主支气管异物也并不罕见。相关资料报道,对于 3 岁以下的患儿,异物进入双侧主支气管的概率是相等的。

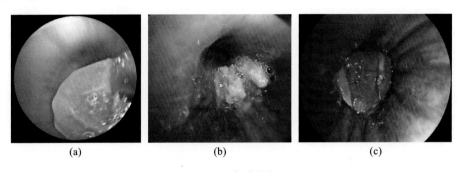

图 13-1 气道异物
(a)胶冻样异物;(b)骨头;(c)花生米

三、临床表现

典型的 FBA 三联征包括喘息、咳嗽和听诊时单侧肺呼吸音减弱。当异物呛入气道后,部分患者会立即出现咳嗽、呕吐,伴有面红耳赤、流涕等表现,随着时间的延长,表现为反复咳嗽及喘息等症状。当异物较大、堵塞气道时,会引起呼吸困难甚至危及生命。

根据异物吸入的时间,FBA 可分为四期。

1. 异物进入期 当异物从声门进入气管时,患者会出现明显的咳嗽及憋气,部分患者在剧烈咳嗽后会将异物咳出。

2. 无症状期 当异物进入更深层次的支气管后,异物会随着气流在合适管径的气道处停留,此时咳嗽或喘憋明显减轻,甚至可表现如常人。

3. 症状再发期 随着时间的推移,气道异物在局部刺激气管从而引起发热、咳嗽、咳痰等炎性症状,特别是含油量高的有机异物(如坚果),能在数小时内引起严重的黏膜炎症和肉芽组织累积。

4. 并发症期 FBA 的早期并发症包括急性呼吸困难、窒息、心搏骤停、喉头水肿和气胸。晚期并发症包括阻塞性肺炎、肺气肿、肺不张、肺脓肿、脓胸、支气管扩张、咯血、支气管狭窄、异物嵌顿部位炎性息肉形成,以及嵌顿部位肺组织血液灌注减少等,也有纵隔气肿或气胸的罕见病例报道。肺气肿及肺不张的常见原因如下:①肺气肿:气道异物进入机体后可随着呼吸运动不断活动,进而刺激气道黏膜而引起充血水肿。当人体吸气时,气体可以沿着气道及异物之间的缝隙进入肺内,因管腔较正常时狭小,人体吸气多、呼气少,进而引起肺内气体潴留,从而引发肺气肿。②肺不张:当较大的异物完全堵住气道时,外界的气体完全无法进入,而当肺内的气体被吸收完全时,则会引起肺不张。成人 FBA 的临床表现与儿童无明显区别,急性发作症状比较少见,因为异物常阻塞在下叶支气管或中叶支气管的远端,常见症状是突发的窒息或顽固性呛咳伴呕吐(49%),其次是咳嗽、发热、呼吸困难和喘息。因此,当老年患者突发顽固性呛咳时,临床上要高度警惕 FBA 的可能性。

四、诊断

FBA 的误诊率达 20%以上,常被误诊为上呼吸道感染、肺炎、支气管哮喘等。据报道,大于40%的患者在发生 FBA 24 h 后才被诊断,7%在发生 FBA 1 个月后才被诊断,15%在发生 FBA后 1 周至 1 个月才被送至医院就诊,甚至部分 FBA 患者因其他疾病而行支气管镜检查时被无意诊断,导致近15％的患者发生严重的急性和慢性并发症。近83％的患儿家长看到患儿发作性呛咳时未予以足够重视,没有及时送至医院,从而延误了治疗。有的患儿家长将呛咳事件告知医生,但医生忽视了FBA的可能性。一般情况下,患者常在门诊得到诊断,正侧位胸部X线检查是首选的影像学检查。对于持续存在气道症状和肺炎反复发作、高度怀疑FBA者,可首选胸部CT检查,与胸部X线检查相比,胸部CT检查可发现更小的气道异物。由于胸部CT无法进一步治疗,目前支气管镜检查仍然是诊治FBA的主要手段,对于有明确呛咳病史的可疑FBA患者,直接选择支气管镜检查可节约时间,使患者及时得到治疗,减少并发症,降低死亡率。

1.胸部X线检查 胸部X线检查是临床中常用且价格相对低廉的辅助检查方法,辐射量不大,儿童对该检查配合度相对较高,容易被患儿家长接受。对气道异物进行胸部X线检查时,判定方法如下:对于金属类异物,不透X线则提示阳性。有研究统计,胸部X线检查对气道异物的检出率为73.9％。鉴于胸部X线检查分辨率较低,假阴性率较高,其在实际临床工作中的运用受到了一定的限制。

2.胸部CT检查 相较于胸部X线检查,胸部CT检查的分辨率高,并能准确定位,直接显示异物与气管之间的毗邻关系,从而能更好地指导支气管镜下的治疗。局限性支气管堵塞、支气管树中断等直接征象是判断气道异物的直接依据。此外,肺气肿、肺不张、皮下气肿等则为判断气道异物的间接依据。研究发现,低剂量薄层螺旋CT对气管、支气管异物诊断的准确率高达99.8％。胸部CT检查能根据需要进行三维重建,从而更好地观察异物在气管、支气管中的位置,为临床诊断提供有效的影像学资料及重要的依据(图13-2)。

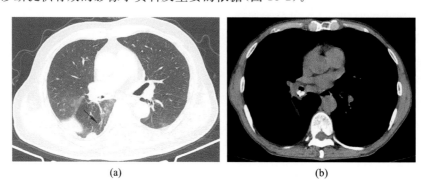

(a)   (b)

图 13-2 支气管树中断是气道异物的直接征象
(a)右中间段支气管末端支气管影中断;(b)右肺下叶开口可见气道内高密度影

3.可弯曲支气管镜和硬质支气管镜 目前临床上常用的支气管镜分为可弯曲支气管镜和硬质支气管镜两种。相对于其他辅助检查,可弯曲支气管镜具有微创、管径细、到达范围广、可视等优点,被越来越多的患者及其家属所接受,同时也是FBA诊断的金标准。与可弯曲支气管镜相比,硬质支气管镜检查可视性更好,并且在操作端有侧孔与呼吸机相连,能维持更好的通气和氧合,目前主要用于中央气道有巨大异物的患者。同时硬质支气管镜可作为介入通道允许支气管镜及其他器械进入气道内,在直视下进行异物的抓取,用于复杂气道和异物难以取出的患者。但硬质支气管镜在操作过程中易损伤牙齿、声带或支气管壁,严重时甚至可能引起喉头水肿、窒息、气胸及心搏骤停,因此,硬质支气管镜技术对相应设备和医生技能的要求更高。

五、治疗

在FBA发生的初期,最重要的治疗是呼吸支持治疗,以保证正常的呼吸功能和通气量,当中央气道阻塞导致急性窒息发作时,需要紧急予以气囊面罩或口对口通气,若异物不能被及时取出,则需紧急进行气管插管,甚至气管切开。随后再予以影像学检查或支气管镜检查来定位,根据异物的具体位置及取异物的难易程度选择合适的方法取出异物。

1. 直接喉镜取异物法　该方法简单易行,手术时间较短,但因喉镜到达的范围有限,仅适用于异物处于右主支气管及声门处的患者,对于较小或者位于较深处的异物则不易取出。

2. 硬质支气管镜取异物法　自硬质支气管镜应用至今已有一百多年的历史,其因具有良好的操作孔道及良好的供氧通路等,广泛应用于气管或主支气管异物的取出,尤其是质地较硬、直径较大的异物。若要取出远端支气管异物,则需要配合应用可弯曲支气管镜。图 13-3 为 1 例利用硬质支气管镜联合可弯曲支气管镜钳取异物的支气管镜下表现。

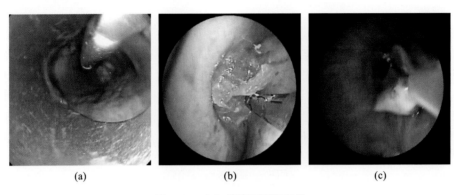

图 13-3　支气管镜下钳取异物

(a)硬质支气管镜联合可弯曲支气管镜钳取异物;(b)可弯曲支气管镜下钳取异物;(c)电圈套器取异物

3. 可弯曲支气管镜取异物法　可弯曲支气管镜技术是呼吸科常用的方法之一,其操作简单易行,技术成熟,成功率高,故国内外均有学者推荐将可弯曲支气管镜取异物法作为异物取出的首选方法。可弯曲支气管镜具有可弯曲性,可视性强,对气道远端支气管内结构显示清晰。相比于外科手术,可弯曲支气管镜手术具有无创、术后恢复较快、手术费用低等优点。利用可弯曲支气管镜,除了能明确 FBA 的诊断外,还可以镜下行异物取出术。常用的术式如下:①经支气管镜负压吸引术:此方法适用于粉末状或者易碎异物,通过负压吸引将气道异物从嵌顿处吸引至近端从而取出。②异物钳取术:该方法适用于钳取质地较硬、形状规则、不易碎的异物,如花生、瓜子等,操作时要将钳杯绕在尖锐的异物钳中,以免刮伤气管壁;或使用网篮协助异物的抓取。③球囊介入异物取出术:该方法适用于含有孔道的异物(如笔帽等)的取出。将球囊引入异物自身的孔道后,通过球囊加压而将异物取出,也可通过球囊扩张将深处的气道异物拖至近端,配合负压吸引或者异物钳将其取出。④冷冻异物取出术:该方法适用于果冻、果肉等含有一定水分的异物的取出,以及处理肉芽组织等内生性异物或气道异物并发症,利用冷冻技术使探头及异物融为一体,从而将异物取出。⑤支气管肺泡灌洗清除术:该方法适用于油脂类或者化学类溶剂的取出,可以尽量全部清除液体类的异物,以减少对气道的刺激。此外,还有热消融技术辅助取出术等术式。若异物为骨头,骨性成分周围多凹凸不平,与气管壁嵌顿紧密,使用异物钳或冷冻技术直接取出异物可能对气道壁造成二次损伤,甚至造成穿孔,故可使用激光将异物切开再使用异物钳取出。在取出异物时,应根据吸入异物的种类、形状、质地、位置等,选择合适的方法。由于支气管镜反复通过咽喉部及气道,可引起术后声门或气管、支气管黏膜充血水肿,大部分患者予以抗生素及糖皮质激素治疗后可缓解。极少数患者出现术后气胸,可能与患者过分紧张,试图通过剧烈咳嗽排出异物,造成肺内压瞬间升高而导致肺泡壁破裂有关。除此之外,支气管穿孔、纵隔及皮下气肿、心搏骤停和大出血等严重并发症极为少见,当出现危及生命的严重并发症时,可能需要气管切开或呼吸机辅助通气来维持生命体征。

4. 气管切开取异物法　该方法应用于存在明显呼吸困难,危及生命,根据实际情况尚不能行支气管镜、喉镜检查及治疗的患者,故若非紧急情况,则不应应用。

5. 外科手术　若异物过于细小,活动性较大,支气管镜难以取出,可考虑行外科手术,该法

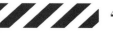

创伤较大,故临床应用较少。

六、预防

FBA 属于儿科较常见的一种急危重症,但是,此类事件的发生是完全可以预防的。关于儿童 FBA 的预防,应注意以下几点:①大力普及并加强 FBA 防范意识,加强公民的思想建设;②提高监护人对儿童的看护意识,不能因其他原因而疏于对儿童的管理;③培养儿童正确的进食习惯,坚决避免进食时嬉戏打闹、口中玩耍学习用具等不良行为;④若有进食呛咳等临床表现,应及时就医。

据报道,社区获得性肺炎老年患者中,71%存在隐性吸入,脑梗死老年患者吸入性肺炎患病率达 60%~90%,65 岁以上的老年患者年龄每增长 1 岁,卒中相关性肺炎患病率增加 2%,在 ICU 肺炎患者中,70%与 FBA 有关,吸入性肺炎的死亡率达 40%~60%。对于老年患者 FBA 的防治,应注意以下几点。①去除 FBA 的病因:由食管和幽门梗阻引起的 FBA,可以通过手术等解除梗阻。由胃食管反流病引起的 FBA,控制反流,如服用胃肠促动药(如吗丁啉等)加抑制胃酸药(如奥美拉唑等),必要时进行手术治疗。由肌炎等自身免疫性疾病引起的 FBA,治疗肌炎等原发病。中枢神经系统疾病是引起大部分老年患者 FBA 的原因,也是引起 FBA 最常见的病因,应高度重视。对于脑部肿瘤、脑膜脑炎、急性卒中等引起者,给予相应原发病的治疗。②对于 FBA 的病因不能去除或不能完全去除的患者,尤其是有慢性神经系统病变的老年患者,需要终身防止误吸。改变进食习惯和饮食方式,要始终做到小口、缓慢进食,必要时进食稠糊状、胶冻状食物。如果采用了上述进食方法后,仍然不能防止 FBA 的发生,则需要留置胃管,长期进行鼻饲。对于吞咽功能明显障碍、唾液清除能力明显低下的患者,应进行体位性预防。如果采取各种体位后,仍不能减少 FBA,则需要进行气管插管和气管切开,以插管壁上附属的充气气囊来封堵插管与气管壁之间的缝隙,可以阻止气囊上方的异物进入下呼吸道和肺。

七、结语

综上所述,FBA 的临床表现多样,症状可典型或隐匿,紧急时可危及生命,但更常见的是只有细微的迹象和症状不典型患者,尤其是成人和年长儿童,甚至有数十年不被发现者,因此,临床工作中保持相当高的警惕性,同时做好 FBA 的预防工作,是降低 FBA 发生率和死亡率的重要措施。

▶▶ 参考文献

[1] 王可为,仇君,李小松,等.2010—2014 年湖南省儿童医院儿童气管、支气管异物流行病学特征调查[J].伤害医学(电子版),2016,5(4):37-41.

[2] 茅学英,曹凯峰.儿童支气管异物回顾性分析[J].中国中西医结合耳鼻咽喉科杂志,2014(2):126-127,129.

[3] 莫庆仪,黄东明,谢广清,等.儿童意外伤害 924 例分析[J].中国当代儿科杂志,2013,15(7):559-562.

[4] 余宏川,姚丹,辛丽红,等.纤维支气管镜诊治小儿气管支气管异物 96 例临床分析[J].陕西医学杂志,2014,43(2):201-203.

[5] 翟嘉,邹映雪,郭永盛,等.儿童气管支气管异物 84 例临床分析[J].中国实用儿科杂志,2017,32(6):467-470.

[6] 高滢,王正辉,常会敏,等.小儿气管支气管异物 2000 例[J].山东大学耳鼻喉眼学报,2015,29(6):39-42.

[7] Pan H G,Lu Y T,Shi L,et al. Similarities and differences in aspirated tracheobronchial

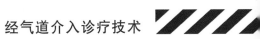

foreign bodies in patients under the age of 3 years[J]. Int J Pediatr Otorhinolaryngol, 2012,76(6):911-914.

[8] 胡龙非,刘克礼.多层螺旋 CT 三维重建及仿真内窥镜技术对儿童气管、支气管异物的诊断价值[J].医学影像学杂志,2016,26(6):1148-1150.

[9] 国家卫生健康委员会人才交流服务中心儿科呼吸内镜诊疗技术专家组,中国医师协会儿科医师分会内镜专业委员会,中国医师协会内镜医师分会儿科呼吸内镜专业委员会,等.中国儿科可弯曲支气管镜术指南(2018 年版)[J].中华实用儿科临床杂志,2018,33(13):983-989.

[10] Behera G,Tripathy N,Maru Y K,et al. Role of virtual bronchoscopy in children with a vegetable foreign body in the tracheobronchial tree[J]. J Laryngol Otol,2014,128(12):1078-1083.

[11] Wani N A,Qureshi U A,Kosar T,et al. Subcutaneous emphysema due to bronchial foreign body demonstrated by multidetector-row computed tomography[J]. Lung India, 2011,28(4):291-293.

[12] Mallick M S. Tracheobronchial foreign body aspiration in children: a continuing diagnostic challenge[J]. Afr J Paediatr Surg,2014,11(3):225-228.

第十四章
支气管镜下肺减容术

一、发展历史

慢性阻塞性肺疾病(chronic obstructive pulmonary disease,COPD)是世界上发病率高、死亡率高的不可治愈的疾病。目前大部分患者采用的是药物治疗,通过抑制迷走神经,兴奋交感神经而起到扩张气道的作用,但这些治疗都无法改变小气道的不可逆阻塞以及肺通气功能的下降,因此传统的内科治疗手段效果非常有限。1954年,Brantigan提出了通过减少过度充盈的肺组织,使受压的小气道恢复通气,受限的呼吸肌恢复其功能,以真正解决肺气肿通气障碍的设想。但受到当时医疗条件的限制,一直无法解决手术上的问题。直到1996年,Cooper报道了150例行外科减容术(lung volume reduction surgery,LVRS)的病例,通过切除双肺过度充气的肺组织,患者的通气和呼吸肌的运动功能得到改善,这一划时代的手术使得42年前的设想成为现实,LVRS成为严重肺气肿患者的福音。2003年发表的美国国家肺气肿治疗试验(NETT)显示,对以上叶为主的异质性肺气肿患者,LVRS可以显著改善运动耐力,提高生活质量。NETT指出,合理选择重度COPD患者行LVRS,切除病变最严重的区域,可显著改善患者的症状与预后。但据报道,术后3个月死亡率达 $5\% \sim 10\%$,非致命并发症发生率高达 60%。LVRS的围手术期死亡率高,术后持续漏气等并发症发生率高,影响了其推广应用。肺移植同样可以改善肺气肿患者的症状、肺功能、活动能力和生活质量,但有限的供体数量、移植后排斥反应和感染是肺移植的主要问题,此外,肺移植患者会面临与LVRS相同的手术创伤和术后并发症问题,这些因素使得肺移植治疗COPD合并重度肺气肿的价值有限。进入21世纪,随着支气管镜技术的不断完善,人们开始尝试在支气管镜下完成减容操作,多个研究报道支气管镜下肺减容术对选择性重度COPD患者是一种安全、有效的内科治疗方法。2017年版慢性阻塞性肺疾病全球倡议(GOLD)推荐内镜下肺减容术(endoscopic lung volume reduction,ELVR)(又称支气管镜下肺减容术)选择性用于重度COPD患者,比LVRS更安全,尤其适用于不适合LVRS的人群。与LVRS和肺移植相比,创伤更小的ELVR近年来迅速发展,并逐渐成熟,广泛应用于临床,开启了ELVR的新时代。目前已知的ELVR技术至少有5种,包括支气管内活瓣肺减容术、肺减容弹簧圈(lung volume reduction coil,LVRC)技术、经支气管镜热蒸汽消融术(bronchoscopic thermal vapor ablation,BTVA)、聚合肺减容术(PLVR)和气道旁路手术(ABTS),除了气道旁路手术对患者的临床症状没有明显改善以外,其他几种方法在严格选择的患者中可以达到较好的临床效果。目前研究比较充分的ELVR方法是支气管内活瓣肺减容术。

二、支气管内活瓣肺减容术概述

支气管内活瓣是一种置入式装置,为单向活瓣,阻塞靶肺叶支气管,允许气体呼出,产生只出不进的效应,致靶肺叶容积减少,降低肺过度充气,改善肺功能和临床症状。目前市场上可供选择的单向活瓣包括鸭嘴形单向活瓣(EBV)和伞形单向活瓣(IBV)。研究显示,两者的临床效果无显著差异。VENT研究共纳入了321例中晚期肺气肿患者,将患者分为单向活瓣置入组

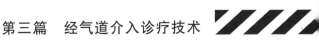

与标准药物治疗组。虽然单向活瓣置入与标准药物治疗相比,总体上第一秒用力呼气容积(FEV₁)的改善没有显著差异,但亚组分析发现,在叶间裂完整的异质性肺气肿患者中,单向活瓣置入组的肺功能和生活质量评分较对照组明显改善。随后 BeLieVeR-HIFi 研究纳入了 50 例肺气肿患者,其中 25 例为活瓣肺减容组,25 例为假手术对照组。结果显示,3 个月后活瓣肺减容组较假手术对照组 FEV₁ 明显改善,6 min 步行距离(6MWD)较对照组明显增加。一项评估 EBV 肺减容术有效性和安全性的多中心随机对照试验(LIBERATE 试验)共纳入 190 例患者,结果显示 79.1% 和 84.2% 的 EBV 组患者术后 45 天和 12 个月时肺总容积减少 350 mL 以上,FEV₁ 改善的患者较对照组显著增多,6MWD、残气量均较对照组明显好转。Gompelmann 等随访了 449 例行 EBV 肺减容术的患者,128 例(28.5%)出现完全性肺不张,与没有出现肺不张的患者相比,EBV 肺减容术诱导的肺不张患者有更显著的生存获益。Hsu 等研究报道,支气管镜下活瓣置入术后 6MWD 和圣乔治评分显著性改善持续 12 个月以上。单向活瓣置入术是近年来报道最多的 ELVR 方法。以上研究均肯定了支气管内活瓣肺减容术的临床效果。支气管内活瓣肺减容术是目前无明显侧支通气的重度 COPD 患者的首选方案,为肺气肿的非药物治疗提供了思路。支气管内活瓣肺减容术疗效确切,但作用机制尚未完全阐明。术后靶肺叶不张,残气量减少,相对健康肺叶代偿性复张后通气改善是现阶段公认的主要机制。也有学者指出,术后通气血流重新分配,使患者的弥散功能改善也可能是单向活瓣的作用机制之一。

三、患者选择

精准的患者选择是手术成功的关键。重要的选择标准包括:①靶肺叶与邻近肺叶无侧支通气是手术成功的关键,Chartis 系统可精准判断靶肺叶侧支通气状态。因视觉评估在操作人员之间存在明显差异,目前不推荐使用高分辨率 CT(HRCT)评估叶间裂的完整性。最近研究显示,定量 CT 分析(quantitative CT analysis,QCT)与 Chartis 系统具有相同的预测能力,QCT 显示叶间裂完整性小于 80% 的患者不考虑支气管内活瓣肺减容术,叶间裂完整性处于 80%～95% 之间者需行 Chartis 检查以判断侧支通气状态,叶间裂完整性大于 95% 者可直接行支气管内活瓣肺减容术。QCT 可显著减少 Chartis 检查的人群。②重度以上气流受限患者,舒张后 FEV₁ 处于预计值的 20%～50% 之间,肺总量(TLC)>100% 预计值和残气量(RV)>175% 预计值。③术前临床症状稳定,可耐受镇静剂或全身麻醉以及支气管镜检查。④戒烟。⑤肺气肿破坏评分指导手术,术前行肺通气和(或)灌注 CT 显像能更好地显示 COPD 破坏严重的区域。对于同质性肺气肿患者,行通气灌注扫描可筛选同侧相对低灌注的区域作为靶肺叶。⑥患者应具有一定程度的运动能力,以耐受手术和潜在的并发症,6MWD 需在 100～500 m,对于 6MWD <200 m 的患者,应考虑肺康复训练后重新评估。

支气管内活瓣肺减容术的主要禁忌证如下:①极重度 COPD 患者,FEV₁ 和(或)一氧化碳弥散量(DL_{co})≤20% 预计值。②重度高碳酸血症和重度低氧血症(PO_2<45 mmHg)。③靶肺叶与同侧未治疗的肺叶存在侧支通气。④重度肺动脉高压。⑤过去半年内发生心肌梗死或卒中事件。相对禁忌证:既往行肺移植、双侧 LVRS 或胸膜固定术,反复肺部感染,重度支气管扩张,靶肺叶附近肺大疱、结节以及浸润或空洞病变等。另外,还应评估其他器官功能,是否合并严重基础疾病等。

四、Chartis 检查和支气管内活瓣肺减容术操作步骤

(一)放置前准备

(1)制订合适的治疗计划。完善 HRCT、肺功能、心脏超声、6MWD、肺通气灌注扫描等检查。

(2)根据 HRCT、肺通气灌注扫描等检查结果确定靶肺叶,如有可能,确定第二靶肺叶。

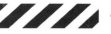
(3)研究影像学上与靶肺叶相通的支气管特征,或直接行常规支气管镜检查,以明确靶肺叶及相邻肺叶的解剖特征。

(二)Chartis 检查和靶肺叶选择

(1)使用润滑胶使球囊导管易于通过支气管镜操作孔。

(2)球囊导管通过支气管镜后,导丝必须保留在球囊导管内,以免球囊扭结和分泌物进入气流通道。

(3)球囊和支气管镜保持在靶肺叶开口以外,使球囊导管上的黑色标记线可见(图 14-1(a))。

(4)在支气管开口前方充盈球囊,并操作支气管镜使球囊与开口接触(图 14-1(b))。

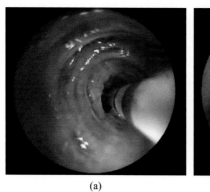
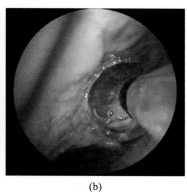

(a)　　　　　　　　　　(b)

图 14-1　靶肺叶的选择

(5)仔细观察导管位置,确保球囊与气道壁充分接触,密封完全时镜下可见环形苍白带。

(6)推进支气管镜,使其位于球囊之上,通过球囊可以观察到支气管开口,并确保球囊导管末端未被分泌物、气道壁堵塞。

(7)清醒镇静模式下,导管内探针拔出后,Chartis 系统应显示规则气流。

(8)如球囊与支气管壁接触良好,至少进行 6 min 的 Chartis 检查。导管堵塞会造成气体流速突然下降,导致检测时间延长,对过度充气的患者,有时需要较长时间才能观察到气体流速下降趋势。气体流速下降曲线的斜率取决于被检测肺叶的顺应性和压力。具体见图 14-2。

当连续的呼气气流减小到一定状态后维持不变,吸气压力没有增大,或者连续的呼气气流无减小,吸气压力没有增大,都说明该肺叶与其他肺叶间存在侧支循环(图 14-2(a)(b))。当出现无呼气气流,吸气压力增大,呈现假阴性表现,说明该肺段处于低通气状态(图 14-2(c))。如果随着时间的推移,呼气气流逐渐减小,吸气压力逐渐增大,则表明该肺段与其他肺段之间无侧支循环(图 14-2(d))。

Gompelmann 等根据 EBV 肺减容术后的效果评价 Chartis 系统对叶间裂完整性判断的准确性,可达 74%,与 HRCT 的效能近似。影响 Chartis 检查结果准确性的因素包括:①靶肺叶低通气,造成假阴性结果。此时可以检测靶肺叶同侧的邻近肺叶,间接判断是否存在侧支气流,如右上叶低通气,则可以分别检测右中叶和右下叶的侧支气流,如均为阴性,则可以判断为侧支气流阴性。②分泌物堵塞导管,造成假阴性结果,此时可以冲洗和充分吸引后重复检测。③患者咳嗽或用力呼气影响检测结果的判断,因此,在镇静或全身麻醉机械通气下行 Chartis 检查可以减少患者咳嗽或用力呼气的干扰。④某些患者镇静后出现气体流速下降而影响结果的判断。对于无法得出明确结论的 Chartis 检查结果,我们不推荐行活瓣置入术。

(三)活瓣放置具体方法

(1)支气管镜下观察靶肺叶各段支气管解剖特点,确定活瓣放置顺序,宜先在远端和不易到

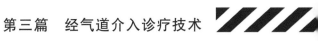

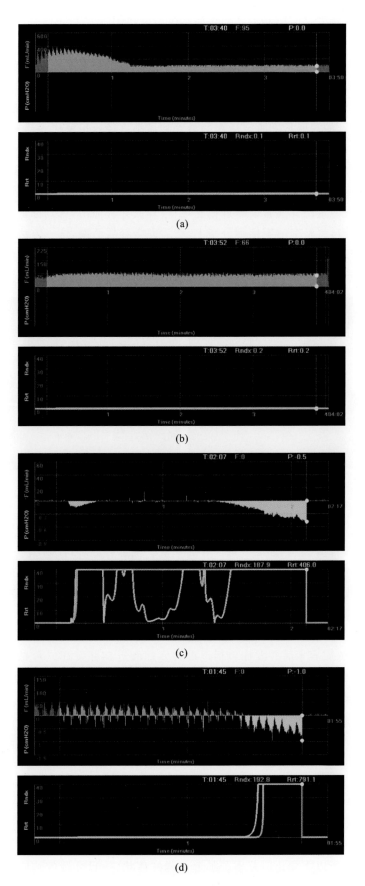

图 14-2 Chartis 检查结果

达的肺段放置活瓣,然后在近端和容易到达的肺段放置活瓣。

(2)确定活瓣的大小。

①确保靶肺叶的肺叶支气管的远端分叉至开口有足够的长度来安置活瓣。

②如气道长度超过释放导管末端至标记线之间的距离,表示肺叶支气管长度足够。

③肺叶支气管远端分叉至开口的长度也代表活瓣位于支气管开口以下部分的长度。

④根据释放导管的翼展长度决定活瓣的最大和最小直径。长翼代表活瓣的最大直径,应在管腔最宽点接触管壁,可通过旋转导管实现。短翼代表可以放置活瓣的支气管最小直径。无法确定时,选择较大直径的活瓣,以保证活瓣与气道壁之间贴合的紧密性(图14-3(a))。

(3)确定好放置顺序和活瓣大小后,即可放置活瓣。首先将活瓣释放导管顶部稍微伸出支气管镜操作孔外,并尽量使支气管镜靠近靶支气管,释放导管伸出,见到标记线后在分幡近端附近缓慢释放部分活瓣,将整个活瓣推到分幡上,然后完全释放活瓣,这一方法可确保活瓣封闭整个靶支气管远端的所有气道,而非某一个亚段支气管,在活瓣释放过程中,导管会自动退回至支气管镜操作孔内(图14-3(b))。

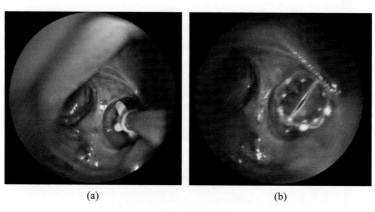

(a)   (b)

图 14-3　活瓣置入过程

(a)确定活瓣的大小;(b)释放活瓣

(4)放置后立即行 X 线检查,必要时 4 h 后重复。嘱患者静卧,控制咳嗽以减少副作用或术后不适。术后1周行 X 线检查,判断有无肺容积下降或肺不张,部分患者术后1个月才出现上述改变。1个月后如未出现上述变化,可行 CT 检查,明确活瓣位置,必要时取出活瓣重新放置。

五、并发症及处理

支气管内活瓣肺减容术后并发症包括近期并发症和远期并发症。常见的近期并发症包括气胸、肺炎、COPD 急性加重和活瓣移位。远期并发症包括肺炎、COPD 急性加重、肉芽组织形成、活瓣移位或活瓣失去作用等。建议患者在术后1个月、3个月、6个月、1年及以后每年随访,评估患者疗效及并发症。

1.气胸　约20%的支气管内活瓣肺减容术后患者会出现气胸,气胸主要与封堵完全后肺减容过快造成的胸腔压力下降过快有关。靶肺叶的缩小、同侧肺叶的膨胀,导致同侧肺叶已经有肺气肿损害的实质组织撕裂,或胸膜粘连导致肺组织撕裂,进而导致气胸。因此,一些学者认为气胸是治疗可能有效的反应。气胸发生率为20%～30%,80%的气胸发生在术后48 h 内,10%发生在术后3～5天,10%发生在术后6天。每一例行单向活瓣置入术的患者,术后均需要严密观察有无气胸发生,术后需住院3～5天,床旁备一个气胸急救箱。某些患者在术后较长时间才出现气胸症状,所以需要让出院患者了解气胸的症状,一旦怀疑气胸应立即就医。发生气胸时,嘱患者卧床休息,吸氧,紧急行胸腔置管引流,直至肺复张。最近有研究显示,术后卧床,并给予较大剂量可待因镇咳,可显著减少气胸的发生。因此,对术后咳嗽比较明显的患者,应积

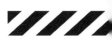

极予以止咳治疗。

2.支气管炎或肺炎　约20％患者在支气管内活瓣肺减容术后3个月内出现支气管炎或肺炎。急性支气管炎可能是支气管镜检查的并发症,与活瓣置入无关。异物置入易使气道分泌物增多和潴留进而诱发肺炎。为减少急性支气管炎或肺炎的发生,可以术前预防性给予抗生素治疗,如影像学有明显肺炎表现,需积极进行抗感染治疗,若治疗效果不好,且考虑与活瓣置入有关,可以暂时取出活瓣,待肺炎痊愈6周后才考虑再次置入活瓣。

3.活瓣移位或活瓣失去作用　活瓣移位多与活瓣放置不当或尺寸过小有关。当患者突然咳嗽加重,或感觉活瓣失去作用时,需考虑此可能性。此时需行CT检查或支气管镜检查,明确活瓣有无移位,如已经移位,应及时取出活瓣,重新放置或更换大号活瓣。支气管内活瓣肺减容术效果一般在6个月时达到最大化,随着时间的推移逐渐下降,3～4年可降至术前水平,这主要与肺功能的自然下降有关。但少数患者术后未出现减容效果,靶肺叶容积无下降,同时肺功能也没有改善,如术后6个月时仍然如此,则可认为活瓣无效或活瓣失去作用。如果开始有效,但很快又失去效果,应考虑活瓣移位、肉芽组织增生、痰液阻塞等可能,应进行支气管镜复查,并给予相应处理;如数年后逐渐失去作用,无副作用或并发症,一般不必取出活瓣。对于此种情况,近年有研究认为,行第二靶肺叶活瓣置入可能达到再次改善肺功能和生活质量的目的,但尚需大规模随机双盲对照研究来进一步证实。

4.COPD急性加重　活瓣置入后,COPD患者仍然有急性加重的可能,因此需要继续吸入长效β受体激动剂(LABA)＋吸入性糖皮质激素(ICS)或M受体阻滞剂(LAMA)等,部分患者的急性加重可能与停用上述药物有关。另外一些患者可能与感染有关,因此应积极行抗感染治疗,必要时全身使用糖皮质激素治疗。

5.肉芽组织形成　肉芽组织形成可能与活瓣位置不当,活瓣保护鞘与支气管壁摩擦或者在咳嗽时活瓣的边缘划伤黏膜有关。肉芽组织推挤活瓣,可造成活瓣失效。因此,应定期复查支气管镜,了解肉芽组织增生情况,可对肉芽组织进行冷冻治疗,必要时取出活瓣,更换一个更大的活瓣或在更远处重新置入活瓣。

六、展望

合理选择重度COPD患者行单向活瓣ELVR可使患者显著获益。ELVR成功的关键在于选择适合人群及选择最佳靶肺叶,但如何选择最佳靶肺叶仍在研究之中。近年来少量研究报道,将肺叶叶间裂完整,肺气肿破坏程度相对严重,通气血流比值更低的肺叶作为ELVR的靶肺叶,术后可取得更佳的临床疗效。目前由于医护人员及患者对该手术了解相对不足,近年来全球行ELVR的COPD患者数量仍较少。随着支气管镜介入技术的快速进步和对各种肺减容术最佳疗效人群评估的进展,未来将会有更多的患者有机会进行治疗。目前一些国家已陆续批准ELVR用于选择性重度COPD患者。但仍需更多的多中心大样本研究,以进一步评估如何选择ELVR适应证、靶肺叶而使疗效最大化。

▶▶ 参考文献

[1]　Cooper J D. The history of surgical procedures for emphysema[J]. Ann Thorac Surg, 1997,63(2):312-319.

[2]　Geddes D, Davies M, Koyama H, et al. Effect of lung-volume-reduction surgery in patients with severe emphysema[J]. N Engl J Med,2000,343(4):239-245.

[3]　Fishman A,Martinez F,Naunheim K,et al. A randomized trial comparing lung-volume-reduction surgery with medical therapy for severe emphysema[J]. N Engl J Med,2003, 348(21):2059-2073.

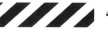

[4]　Vogelmeier C F, Criner G J, Martinez F J, et al. Global strategy for the diagnosis, management, and prevention of chronic obstructive lung disease 2017 report. GOLD Executive Summary[J]. Am J Respir Crit Care Med,2017,195(5):557-582.

[5]　Sciurba F C, Ernst A, Herth F J, et al. A randomized study of endobronchial valves for advanced emphysema[J]. N Engl J Med,2010,363(13):1233-1244.

[6]　Davey C, Zoumot Z, Jordan S, et al. Bronchoscopic lung volume reduction with endobronchial valves for patients with heterogeneous emphysema and intact interlobar fissures(the BeLieVeR-HIFi study):a randomised controlled trial[J]. Lancet,2015,386:1066-1073.

[7]　Criner G J, Sue R, Wright S, et al. A multicenter randomized controlled trial of zephyr endobronchial valve treatment in heterogeneous emphysema(LIBERATE)[J]. Am J Respir Crit Care Med,2018,198(9):1151-1164.

[8]　Gompelmann D, Benjamin N, Bischoff E, et al. Survival after endoscopic valve therapy in patients with severe emphysema[J]. Respiration,2019,97(2):145-152.

[9]　Hsu K, Williamson J P, Peters M J, et al. Endoscopic lung volume reduction in COPD: improvements in gas transfer capacity are associated with improvements in ventilation and perfusion matching[J]. J Bronchology Interv Pulmonol,2018,25(1):48-53.

[10]　Slebos D J, Shah P L, Herth F J, et al. Endobronchial valves for endoscopic lung volume reduction:best practice recommendations from expert panel on endoscopic lung volume reduction[J]. Respiration,2017,93(2):138-150.

[11]　Ninane V, Geltner C, Bezzi M, et al. Multicentre european study for the treatment of advanced emphysema with bronchial valves[J]. Eur Respir J,2012,39(6):1319-1325.

[12]　Skowasch D, Fertl A, Schwick B, et al. A long-term follow-up investigation of endobronchial valves in emphysema(the LIVE Study):study protocol and six-month interim analysis results of a prospective five-year observational study[J]. Respiration,2016,92(2):118-126.

[13]　Zoumot Z, Davey C, Jordan S, et al. Endobronchial valves for patients with heterogeneous emphysema and without interlobar collateral ventilation:open label treatment following the BeLieVeR-HIFi study[J]. Thorax,2017,72(3):277-279.

[14]　Klooster K, Hartman J E, Ten Hacken N H, et al. One-year follow-up after endobronchial valve treatment in patients with emphysema without collateral ventilation treated in the STELVIO trial[J]. Respiration,2017,93(2):112-121.

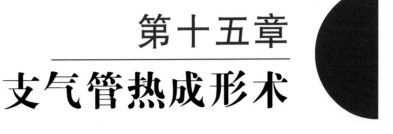

第十五章
支气管热成形术

一、支气管热成形术治疗难治性哮喘

(一)概述

哮喘是一种慢性肺部疾病,以发作性、可逆性气流受阻和气道高反应性(AHR)为特征。其主要临床症状包括气短、喘息和咳嗽。这种慢性疾病的发病率较高,对儿童和成人的整体健康造成巨大的影响。哮喘发作会影响患者学习、工作和生活。据统计,全球有3亿人受累,在中国有1000万以上的人患该病。现今可应用的治疗药物主要分为两大类,即控制性药物和抢救药物。虽然这些药物可使许多哮喘患者减轻症状,但仍有一定比例(5%~10%)的重症哮喘患者使用大剂量吸入性糖皮质激素甚至口服糖皮质激素后,仍然持续存在症状和反复发作,不能获得有效控制。现有的治疗有限,且可能存在显著的副作用,迫使人们去探索创新性治疗模式和疾病改善方案。目前,一些生物制剂(如奥马珠单抗等)可使部分长期大量使用糖皮质激素而不能缓解的重症哮喘患者获益,但这类药物价格昂贵,仅对部分患者有效,严重限制了其临床应用。重症哮喘的有效缓解迫在眉睫。支气管热成形术(bronchial thermoplasty,BT)是一种应用热能作用于支气管壁以降低反应性气道的平滑肌细胞数量的技术,已成为治疗重症哮喘的一种具有吸引力的技术。

2010年,美国食品药品监督管理局(FDA)批准将支气管热成形术用于治疗18岁以上的重症哮喘患者。我国于2013年底也正式批准将该技术应用于临床,目前全国已有几十家医疗机构开展了该项技术,取得较为一致并肯定的临床疗效。研究显示,支气管热成形术可显著提高重症哮喘患者生活质量,提高患者对药物治疗的敏感性,改善患者哮喘持续状态,延缓患者肺功能下降等。

(二)病理生理学

哮喘是一种复杂的免疫介导性疾病,其炎症反应的特点是嗜酸性粒细胞、淋巴细胞以及肥大细胞等在气道壁浸润。现有资料支持$CD4^+$T细胞的细胞因子以Th2优势型释放,这是本病发病机制的本质。细胞因子(如IL-4、IL-5和IL-13),可导致过敏反应的主要效应细胞(即嗜酸性粒细胞和肥大细胞)的募集和活化,可引起大量炎性介质的释放,这些共同诱发气道壁炎症反应并引起相应临床症状。

慢性哮喘的特点是持续性气道炎症反应导致气道重塑。气道重塑主要表现为杯状细胞增生、胶原沉积增加与气道平滑肌细胞增生、肥大。这些变化导致气道壁增厚及气道直径变小,其中气道周围平滑肌层增厚在气道高反应性中发挥重要作用。一方面,平滑肌层增厚使呼吸道管腔变窄,受刺激时收缩更显著,导致持续性气道阻塞;另一方面,目前研究也表明气道平滑肌细胞表观遗传学变化是气道炎症反应和气道重塑的驱动因素。因此,减少哮喘患者气道增生的平滑肌细胞,可以减轻气道收缩引起的痉挛狭窄及减小气道阻力,改善气道炎症及重塑情况,从而缓解哮喘患者气促症状。

气道平滑肌(airway smooth muscle,ASM)存在于整个传导性气道,直达呼吸性细支气管水平。它被认为在呼吸道中具有优化通气等作用。近来,气道平滑肌的功能受到质疑。Mitzner等认为,气道平滑肌是人类已退化的结构,并没有重要的生理作用。当气道平滑肌发生病变时,将其去除,气道内径可能会轻微增大,但不会造成明显的生理学改变。如上所述,气道平滑肌细胞增生和肥大是中央气道重塑的中心环节,在增强支气管收缩和气道高反应性中起主导作用。气道平滑肌的变化程度与临床疾病的严重程度相关。

经体外模型证实,当前的药物治疗能通过直接和间接方式对气道平滑肌起作用。糖皮质激素已被证明能减少细胞因子的产生,调节气道平滑肌细胞的增生和气道平滑肌的功能。体外试验显示,糖皮质激素能通过阻滞细胞周期和减少收缩蛋白的表达而产生直接作用。但在小鼠哮喘模型中,这些效应并未被证实可降低气道平滑肌层厚度。β受体激动剂能抑制平滑肌细胞增生。然而,β受体激动剂的效果尚未通过临床试验证实。支气管热成形术尝试通过程序性的干预减少气道平滑肌细胞数量,进而降低气道高反应性和改善气道狭窄(图15-1)。这种技术可使哮喘患者减少用药剂量,部分患者甚至可以完全脱离药物治疗。

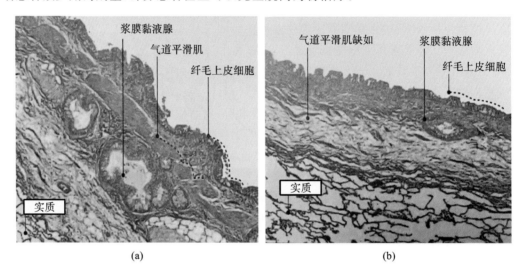

浆膜黏液腺
气道平滑肌
纤毛上皮细胞
实质
(a)

气道平滑肌缺如
浆膜黏液腺
纤毛上皮细胞
实质
(b)

图 15-1　支气管热成形术实施前、后的气道壁病理标本,证实平滑肌细胞数量减少
(a)未行气道控制;(b)治疗后气道(65 ℃)

二、支气管热成形术

近些年来,射频消融(RFA)已应用于癌症及心脏传导系统异常的治疗,获得良好效果。射频消融的原理是通过电极产生高频交流电,并通过电极传送给相应组织,使组织中的极性分子和离子发生震荡和摩擦,进而产生热量,导致蛋白质变性和脱水。传递的热能可被精确控制。尽管输送装置不同,类似概念已被用于向气道传递热能,即支气管热成形术(bronchial thermoplasty,BT)。支气管热成形术在支气管镜下使可控的射频热量直接作用于支气管壁的平滑肌。这种射频能量的传导使支气管壁组织受热而凝结,从而减少支气管壁的平滑肌细胞数量,进而降低其收缩能力。研究者认为,支气管热成形术能在指定的部位精确地控制能量释放、作用时间和所需温度,去除增生的平滑肌细胞,恢复气道通畅。其治疗原理是通过治疗电极将高频交流电磁波(350~500 kHz)导入组织,通过电磁转换使组织中带电离子发生振荡后产热,当局部温度达到预设值时,就能使正常的细胞膜溶解,细胞内蛋白质变性,细胞内、外水分丧失,气管组织受热而凝结,导致组织凝固性坏死而减少气道平滑肌细胞的数量,进而降低气道平滑肌收缩能力。Miller 等于 2005 年报道了 8 例拟行肺叶切除的非哮喘患者接受支气管内射频消融治疗的结果,从射频消融到手术切除期间患者无新增症状,如咯血、呼吸困难、感染等,离体支气管显示平滑肌细胞数量平均减少 50%,证实人体可耐受支气管热成形术。

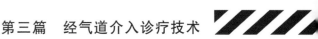

(一)仪器设备和基本工作原理

1.仪器设备　支气管热成形术使用的是 ALAIR 系统(美国 Asthmatx 公司)。该系统包含一个提供能量的射频控制器,经 ALAIR 导管来加热气道壁。发电机提供 460 kHz 的单极射频能量,并带有主动反馈机制,以维持 10 s 连续、准确的治疗。ALAIR 导管是一个顶端带有可膨胀电极的篮状软管(图 15-2),它可以与气道壁接触。

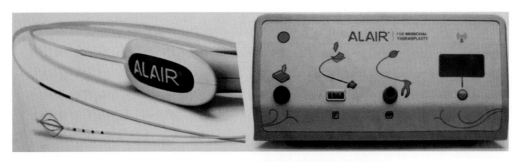

图 15-2　可加热篮状导管及多极射频发射装置

2.基本工作原理和工作参数　操作者将 ALAIR 导管通过支气管镜工作通道送至远端支气管(直径≥3 mm),导管末端附有 4 个可扩张的电极,电极扩张成篮状接触气道壁,体外的射频控制器产生射频能量,通过导管电极传递到气管壁,转换为热能。目标温度为 65 ℃,持续 10 s。通过加热支气管壁,使增生、肥厚的平滑肌细胞出现削减。操作所需支气管镜要求为高频兼容、诊断性支气管镜,工作通道直径≥2 mm,外径<5 mm。

(二)适应证和禁忌证

1.适应证　支气管热成形术治疗哮喘的适应证如下:18 岁及以上用吸入性糖皮质激素及长效 β 受体激动剂无法有效控制的重度持续性哮喘患者。重症哮喘指在过去的 1 年中,需要使用全球哮喘防治倡议(GINA)建议的第 4 级和第 5 级哮喘药物治疗才能够维持控制,或在上述级别治疗后仍表现为"未控制"的哮喘。

哮喘未控制的常见特征如下。

(1)症状控制差:哮喘控制问卷(ACQ)评分持续大于 1.5 分,哮喘控制测试(ACT)评分小于 20 分,或符合 GINA 定义的未控制。

(2)频繁急性发作:前 1 年需要 2 次或以上连续使用全身性糖皮质激素(每次 3 天以上)。

(3)严重急性发作:前 1 年至少 1 次住院、进入 ICU 或需要机械通气。

(4)持续性气流受限:尽管给予了充分的支气管舒张剂治疗,仍存在持续的气流受限(FEV_1 低于正常预计值的 80%,$FEV_1/FVC<0.7$)。

2.禁忌证

1)绝对禁忌证

(1)置入心脏起搏器、除颤器等电子设备的患者。

(2)急性心肌梗死 6 周以内的患者。

(3)有严重心肺疾病无法进行支气管镜操作的患者。

(4)对麻醉药物过敏,无法实施支气管镜操作者。

(5)无法纠正的凝血功能障碍者。

(6)已完成支气管热成形术的患者。

2)相对禁忌证

(1)因其他疾病未停用抗凝药物或抗血小板药物者。

(2)哮喘未能控制导致肺功能损害严重者。

(3)既往有致死性哮喘发作者。

(4)未控制的其他合并症。

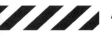

(三)支气管热成形术的要点

1. 术前评估　术前评估是支气管热成形术安全实施的必要条件,以降低手术风险,保证治疗效果。评估应从评估诊断、判断环境因素的控制情况和吸入方法的正确情况、评估哮喘控制水平和用药依从性等方面进行。

1)评估支气管热成形术风险

(1)肺功能检查:评估手术风险和安全性的重要检查。对于存在通气功能障碍的患者,给予支气管舒张剂之后 FEV_1 越低,手术风险越高。在规范治疗 1～3 个月后或短期给予全身性糖皮质激素(0.5～1)mg/(kg·d)治疗后,哮喘患者的 FEV_1 大于正常预计值的 60%,支气管热成形术实施的安全性较高。

(2)胸部 HRCT:主要是判断肺部是否存在结构性异常,如肺气肿、支气管扩张等。对于符合支气管热成形术适应证但存在局限性轻度肺气肿或局限性可疑支气管扩张改变的肺叶或肺段,在严格评估手术风险、讨论手术部位并向患者及其家属交代病情的情况下,术中应避开相关异常部位,仅对无影像异常的部位实施支气管热成形术,以避免加重相关肺叶或肺段的损伤,从而减少并发症。

2)评估合并症　合并症是重症哮喘患者病情波动非常重要的风险因素。对于每例重症哮喘患者,都应评估其合并症,如高血压、糖尿病、阻塞性睡眠呼吸暂停低通气综合征(OSAHS)、鼻炎/鼻窦炎、胃食管反流病等,合并症越多,术前、术后管理的要求就越高。例如,术前需要良好地控制血压和血糖;对于合并 OSAHS 的重症哮喘患者,在术中需要更多地关注通气情况,并在术后麻醉恢复期适当给予呼吸支持或延迟撤除麻醉呼吸机和喉罩。

另外,仔细询问病史,了解患者以往哮喘急性发作、急诊治疗、住院治疗及机械通气的情况,判断患者病情的严重程度及风险程度,有助于预测支气管热成形术的术后风险,并做好相应的术后处理。

3)支气管镜术前评估　支气管热成形术是经支气管镜进行的一种介入治疗。术前需要常规进行血常规、凝血功能、肝炎病毒血清学检查及 HIV 抗体的检测等,还需检测患者的血压、心率、心电图,以及动脉血气或脉搏血氧饱和度等,判断常规支气管镜检查的安全性,根据患者情况,必要时评估心功能,如进行超声心动图检查或检测血清脑钠肽(BNP)等。停用支气管镜检查禁忌的相关药物。

2. 术前准备和麻醉管理

1)术前准备

(1)预防性用药:在手术前 3 天、手术当天、手术后第 1 天预防性口服泼尼松(或等效剂量糖皮质激素),剂量为 30～50 mg/d,共用药 5 天,也可在手术前 2 天、手术当天、手术后第 1～2 天给药。预防性用药的目的是进一步减轻术前气道炎症反应,增加患者的病情稳定性,以及减轻手术损伤气道壁后的局部水肿和炎症反应,避免或减轻可能的气道收缩、痉挛。

(2)向患者介绍支气管热成形术的目的、意义、获益及风险,以及操作过程,减少患者的焦虑、紧张情绪。术前按经气道介入治疗的常规要求,禁食至少 6 h,全身麻醉手术时需达到 8 h 或以上。

(3)术前用药:操作前 30 min 应用。①沙丁胺醇＋复方异丙托溴铵溶液 2.5 mL 雾化,或沙丁胺醇气雾剂 4～8 喷。②抗黏液分泌:可给予抗胆碱药(如阿托品 0.5 mg)肌内注射,也可给予盐酸消旋山莨菪碱 10 mg 肌内注射。③抗焦虑:如患者紧张不安,可给予咪达唑仑 1～2 mg 静脉注射。用药前应注意患者是否有使用这些药物的禁忌证。

2)麻醉管理　根据情况可选用局部麻醉结合镇静和镇痛、静脉全身麻醉(全凭静脉麻醉)等方式。

(1)局部麻醉结合镇静和镇痛:支气管热成形术操作过程中要求中度镇静。患者在此状态下(可以叫醒),一般可耐受支气管热成形术的操作。局部麻醉结合镇静和镇痛的方法简单、费用

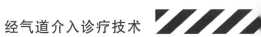

低、安全性高,但小部分患者可能在操作过程中出现咳嗽等反应而影响操作,需要更换麻醉方式。

①局部麻醉:按照常规支气管镜检查前的局部麻醉进行,如 2% 利多卡因吸入、鼻腔准备等。特别注意加强会厌和声门上、声门下、拟进行治疗气道的麻醉,必要时可重复(每 30~40 min)给予 1%~2% 的利多卡因局部麻醉,总量不超过 8.2 mg/kg(体重)。

②镇静:咪达唑仑 1~2 mg 静脉注射作为负荷剂量,必要时隔一定时间后给予维持剂量。

③镇痛:在镇静的基础上加镇痛可增加患者对手术的耐受性,可给予舒芬太尼 5 μg 静脉注射作为负荷剂量,必要时隔一定时间后给予维持剂量(国外推荐应用芬太尼,但应注意,我国药典不推荐该药用于哮喘患者)。

(2)全凭静脉麻醉:如患者在镇静下反应明显,难以配合手术,或者为使患者在更安静的状态下接受手术,可以在全凭静脉麻醉下进行操作。一般采用喉罩通气下的静脉麻醉,可以使用(或不使用)肌肉松弛药物。在静脉麻醉机械通气下,由于患者安静,且在正压通气下气道扩张相对较好,支气管镜下的视野更清晰,可窥见的视野更大,操作也更从容、准确。但需要麻醉师参与和通气支持。

(3)麻醉术后管理:根据不同的麻醉方式,按照相关的麻醉术后规范进行术后管理。

3. 手术操作　支气管热成形术通常分 3 次进行,第 1 次右下叶,第 2 次左下叶,第 3 次双上叶(右中叶不治疗),每次治疗间隔 3 周或以上(图 15-3)。

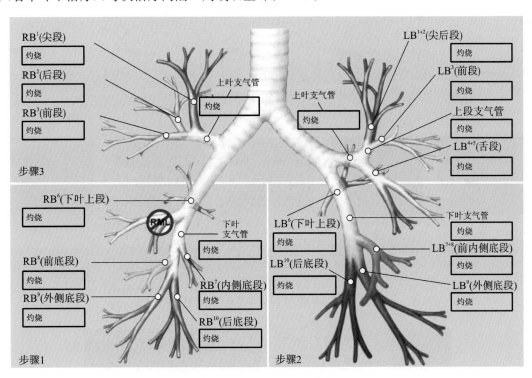

图 15-3　气道工作表

操作步骤如下。

(1)连接好支气管镜及 ALAIR 系统,检查设备是否在正常的工作状态。

(2)常规应用支气管镜检查全部气道,如发现以下情况,应考虑暂停、延缓手术或避开局部气道。①显著的、无法用哮喘解释的气道炎症或水肿。②广泛和(或)持续性的支气管收缩。③上次治疗的区域没有充分愈合。④脓性黏痰或黏液较多而堵塞气道。⑤气道分泌物过多、剧烈咳嗽或解剖弯曲导致支气管镜无法通过气道。⑥术者认为应该终止治疗的任何理由。

(3)制定段支气管激活的顺序:对气道进行全面检查,若气道符合治疗要求,接着制定段支气管激活的顺序,这个步骤对操作的顺利进行起关键作用。如果不按顺序随意进行,可能会重复治疗或遗漏一部分气道。建议采用从远端到近端、从角度小到角度大的气道(保护导管)的顺序。从远端气道到近端气道,从一处气道到相邻气道有顺序地进行,可保证所有能进行治疗的气道都得到确认,并仅激活一次。右下叶支气管激活顺序可以为,先激活前基底段支气管、外基底段支气管、后基底段支气管,然后是内基底段支气管,接着激活右下叶支气管远端部分至背段支气管,最后处理背段支气管。

(4)激活:制定激活顺序后,操作者把支气管镜送至首先激活的能够到达的最远端支气管(一般为Ⅲ~Ⅳ级支气管)后,确定能够进行治疗的更远端气道(直径≥3 mm,一般为Ⅴ级支气管),调整支气管镜至确定进行治疗的位置且视野清晰,把导管经支气管镜的工作通道送至支气管镜视野的远端,到达治疗位置后,助手轻轻打开电极,确认电极与气道壁良好接触,并避免电极过度扩展而导致电极变形弯曲。电极放在合适的位置并适当张开后,操作者通过脚踏开关启动设备的能量输送,系统会自动按照设定的参数输送能量。激活后,助手收起电极,后退5 mm(导管轴上5 mm标记),邻接之前的治疗部位但不重叠,再次激活。以相同的方法处理整段的目标气道。再按照制定的顺序处理下一个段支气管。由于支气管镜、导管和气道之间的相对运动,电极的定位应该以气道的解剖结构为参照物。建议使用支气管树图制定顺序,并逐步进行每一区域的治疗。

(5)治疗区域全部激活完毕后,再次检查气道,清除分泌物,操作结束(图15-4、图15-5)。

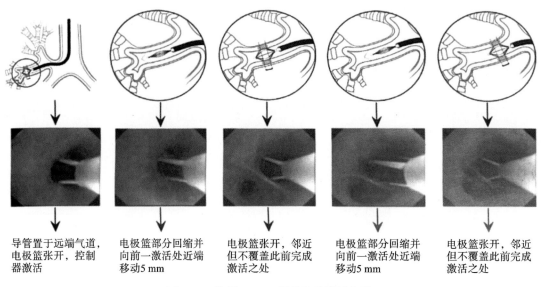

| 导管置于远端气道,电极篮张开,控制器激活 | 电极篮部分回缩并向前一激活处近端移动5 mm | 电极篮张开,邻近但不覆盖此前完成激活之处 | 电极篮部分回缩并向前一激活处近端移动5 mm | 电极篮张开,邻近但不覆盖此前完成激活之处 |

图15-4 使用 ALAIR 导管连续激活气道

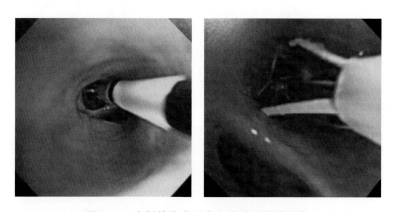

图15-5 支气管热成形术实施过程中的图像

电极头闭合后置入下一个治疗位点。距离导管远端5 mm处有一黑色条带,用于电极头的准确定位。

电极开始烧灼后,气道上皮和黏膜堆积至电极最上方,必要时退出治疗导管,清理电极头

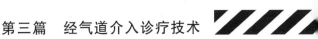

(四)术后管理和并发症防治

1. 术后管理和离院标准

1)术后管理

(1)生命体征监测和临床观察:个别患者可能出现短时哮喘症状加重(如喘息、气促、咳嗽、胸闷等)或呼吸道感染等,可及时给予雾化吸入支气管舒张剂或联合糖皮质激素雾化治疗,必要时可加用静脉注射用糖皮质激素和茶碱等药物,当判断有细菌感染时可给予抗生素治疗。常见的术后症状有咽部不适或咽痛、咳嗽、咳痰或痰中带血、胸背痛或头痛等。上述症状一般在2天后消失,有的患者咳嗽、咳痰会持续1～2周。

(2)肺功能测定:术后6 h应督促患者进行呼气流量峰值(PEF)监测,密切观察病情变化,并及时调整治疗。支气管热成形术后6 h患者PEF能够达到治疗前个人最佳值的80%或接近治疗前水平,提示该患者术后不易发生哮喘症状加重。应建议患者每天监测PEF。

(3)体位引流:在术后护理中,需教育患者将治疗部位抬高以进行体位引流,并加用祛痰药物,促进分泌物排出,以减少下呼吸道感染以及肺不张的发生。

2)离院标准　当患者的PEF达到个人术前最佳值的80%以上或FEV_1占预计值的百分比也能达到支气管热成形术前水平的80%以上,且无哮喘症状,患者一般状况良好,生命体征平稳,方可离院。

2. 患者的反应　支气管热成形术是患者耐受良好的一种治疗方法。除了轻微的黏膜发白外,通常没有明显的治疗痕迹。不良事件通常出现在治疗后1～2天,与气道刺激和炎症反应相关(如咳嗽、气喘、胸部不适和胸痛)。大多数不良事件被定级为轻度至中度,少数患者需要住院治疗。相应症状一般在1周内缓解。

3. 常见的短期并发症及防治

(1)哮喘症状加重:支气管热成形术后局部支气管管壁受损,引起炎症反应加重、管壁水肿或分泌物增加,可能会导致哮喘症状加重甚至急性发作,患者会有不同程度的咳嗽、胸闷、喘息及呼吸困难。除了密切关注患者症状和体征外,还应常规监测患者PEF变化,如症状加重或哮喘急性发作,应按哮喘急性发作处理原则处理。

(2)下呼吸道感染:下呼吸道感染也是支气管热成形术后较为常见的不良反应,与治疗后气道局部损伤、黏膜水肿、分泌物增多引流不畅、长期应用糖皮质激素等因素相关。患者可表现为咳嗽加重,痰量增多或黄脓痰、痰栓形成,伴或不伴发热。手术过程应注意洁净操作,术后重视抬高治疗部位进行体位引流。不建议常规预防性使用抗生素,但严重肺功能损害、存在黏液高分泌、易发生痰液引流受阻的患者,可短程给予抗生素预防性治疗。

(3)出血:支气管热成形术可损伤气道壁,术中及术后均有气道出血可能,但一般出血量不多,术后痰中带血常可自行缓解。操作动作轻柔,严格选择直径≥3 mm的靶支气管,避免处理支气管镜下不可视支气管,可减小出血概率。如术中支气管出血,应停止操作,可给予凝血酶或肾上腺素稀释后局部用药。

(4)肺不张:偶见于支气管热成形术后,推测与支气管热成形术操作刺激支气管黏膜,使炎症反应暂时加重、支气管黏膜水肿、黏液栓堵塞有关。术中充分抽吸气道分泌物和坏死物,术后积极排痰和进行体位引流,酌情加用化痰药物或物理治疗促进气道分泌物排出,可减少肺不张的发生。轻度肺不张不需特殊处理可自行恢复,如患者术后出现明显呼吸困难或缺氧,应完善胸部X线检查,明确是否存在肺不张,必要时行支气管镜检查并抽吸气道分泌物,移除黏液栓。

(5)气胸及纵隔气肿:少见,有陈旧性肺结核、胸膜粘连等肺结构异常的患者术后出现气胸的个别报道,故存在支气管、肺结构异常患者应慎重选择支气管热成形术。

(6)麻醉并发症:局部麻醉的并发症较少;全身麻醉的严重并发症有低氧血症与二氧化碳潴留、喉及支气管痉挛、喉水肿、呼吸抑制、吸入性肺炎、心律失常甚至休克等。加强并发症的控

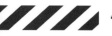

制,术前充分禁食禁水,术中加强监护,避免全身麻醉药物使用过量(特别是对于年老体弱、肺功能重度损害患者),术中、术后充分吸引气道分泌物等可减少麻醉并发症。

三、现有的数据支持

(一)临床前期研究

Danek 等采用 11 只犬进行支气管热成形术研究。每只犬的肺被分为 4 个区域(1 个对照区和 3 个治疗区)。每个治疗区对应不同的治疗温度(55 ℃、65 ℃和 75 ℃)。治疗温度的设定是基于前期组织射频电凝的经验。研究者采用醋甲胆碱检测治疗前、后的气道高反应性,并获取治疗后 3 年的组织标本。研究者对 11 只犬的总共 300 处独立气道位点做了检测。55 ℃治疗区的气道高反应性与对照区无显著差异。65 ℃治疗区在气道高反应性方面改善明显,除了一个时间点(第 12 周)外。75 ℃治疗区在各观察时间点都显示了在气道高反应性上与对照区的显著性差异,这种差异持续到 3 年的研究期结束仍然存在。组织学上,各治疗区早在术后 1 周就观察到气道平滑肌凝固、坏死等改变,而 75 ℃治疗区的改变最为显著。在术后 3 年这个时间点上,研究者注意到有成熟的胶原蛋白取代气道平滑肌,这一表现同样是 75 ℃治疗区最突出。研究者总结认为,气道平滑肌的改变比例与气道对醋甲胆碱的反应性之间存在显著性负相关。

(二)临床研究

首次以人体受试者为研究对象的可行性研究是在 8 例计划行肺叶切除术的疑似或确诊肺癌患者中进行的。每例受试者先接受 1 次支气管热成形术,术后 5～20 天按计划行肺叶切除术。在此期间未观察到不良事件发生。有 2 例受试者接受的是 55 ℃的治疗,其余 6 例受试者接受的是 65 ℃的治疗。肺叶切除术后的组织学检查结果表明,上皮层保持正常,气道平滑肌发生凝固、坏死等改变的概率平均达到约 50%。65 ℃治疗组的标本整体上的变化较 55 ℃治疗组更为显著。此项可行性研究表明,支气管热成形术可以安全地用于人体,再现了动物实验所证实的结果。

Cox 等的一项前瞻性非随机对照研究纳入了 16 例研究对象,该研究为支气管热成形术的应用提供了进一步的安全数据。所有受试者均有"稳定性"哮喘,使用吸入性糖皮质激素和(或)长效 β 受体激动剂。在行支气管热成形术前,受试者使用全身性糖皮质激素。受试者接受了 3～4 次支气管镜下治疗,每次间隔至少 3 周,随后研究者对他们进行了为期 2 年的临床随访(分别在术后 12 周、1 年、2 年进行访视)。研究观察到,不良事件主要为轻度哮喘表现,包括咳嗽、呼吸困难和气喘。这些症状大多出现在术后 1～2 天,并在术后 5 天自行缓解。所有不良事件均可在门诊得到处理。虽然该研究未能证实 FEV₁ 提高,但显示患者在醋甲胆碱所致气道高反应性方面有所改善。此项研究再次证明了支气管热成形术的安全性。

第一项前瞻性的国际多中心随机对照研究是哮喘干预研究(AIR 研究)。这项研究纳入了 112 例患者,受试者符合全球哮喘防治倡议所定义的中重度持续性哮喘的标准。所有受试者均接受中等剂量的吸入性糖皮质激素和长效 β 受体激动剂(LABA)治疗。哮喘加重的依据是患者晨间呼气流量峰值(PEF)下降达 5% 或 ACQ 评分增加 0.5 分。受试者以非盲方式被随机分入治疗组和对照组,治疗组的患者施以 3 次支气管镜下治疗,每次间隔至少 3 周,对照组则进行 3 次类似的临床访视,访视期间均行肺功能检测。两组患者均接受处置前的全身性糖皮质激素治疗,并在每次处置性访视的 2 周后复诊。患者的随访安排在最后一次处置后的 6 周、3 个月、6 个月及 12 个月。值得注意的是,在第 3 个月的访视中,受试者被要求停用 LABA,除非他们继发了严重哮喘恶化,或研究者判断受试者存在哮喘控制不良需要重新使用 LABA。随访期间,患者被要求每天监测记录 PEF、急救药物使用情况、无症状日以及白天和夜间的哮喘症状等。每次随访互动时,还需问及患者的潜在不良事件的发生情况。研究的主要终点是监测两组

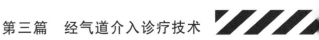

间在哮喘急性加重方面的差异。急性加重的定义是 PEF 较之前确定的平均基线水平下降 20%,急救吸入剂使用量增加,或者存在夜间觉醒。结果显示,在治疗后 3 个月和 12 个月,支气管热成形术组轻度哮喘发作的平均次数与对照组比较显著性下降。由此结果推论,支气管热成形术组的每例患者每年的哮喘轻度发作次数减少约 10 次。两组间在哮喘重度加重方面无显著性差异,但总体而言哮喘重度加重事件很少发生。分析研究的次要终点(PEF,气道高反应性,急救药物的使用,哮喘症状,ACQ 评分)的结果证实,在治疗后 12 个月,治疗组在除气道高反应性外的上述各项指标上均有统计学显著性改善。这一发现与先前一些研究的报道数据有所不同。正如前期研究所显示,不良事件主要发生在治疗后约 1 天,为轻度表现,术后 7 天即可恢复。较常见的症状是呼吸困难、喘息和咳嗽。支气管热成形术组因处理不良事件,住院率有所增高,这一点在过去的研究中没有观察到。4 例患者共计住院 6 次,主要是由哮喘急性加重所致。在治疗后 6 周,两组的不良事件发生率相近。本研究是认定支气管热成形术疗效的首个随机对照研究。该研究的非盲设计确实使人们对安慰剂效应有所关注,但多数有意义的发现属于客观依据,如晨间 PEF 增加和疾病加重。令人意外的是,本研究中并未看到过去试验所报道的气道高反应性方面的降低。这一点可能归因于 LABA 的停用或者中重度持续性哮喘患者的固定性气流阻塞的程度。研究组正进行后续访视,并将在今后文章中予以报道。

第二项国际多中心、前瞻性、随机对照非盲研究的重点是针对重度持续性哮喘患者。重度哮喘研究(RISA)的设计主要是用于评估支气管热成形术在症状严重的持续性哮喘患者当中的安全性,研究的次要终点则是评估支气管热成形术的效果以及日常用药情况。研究的入选标准包括:使用高剂量吸入性糖皮质激素和 LABA,FEV$_1$大于预计值的 50%,存在可逆性气流阻塞或对醋甲胆碱具有气道高反应性。34 例受试者被随机分入治疗组或对照组。与以往研究一样,治疗组的患者施以 3 次支气管镜下治疗,每次间隔至少 3 周。一旦治疗完成,便尝试按照预定方案减少吸入性糖皮质激素的用量。受试者首先度过激素用药稳定期(第 6~22 周),随后是为期 14 周的激素用药减量期(第 23~36 周),最后是为期 16 周的低剂量用药期(第 37~52 周)。如果患者在用药期间出现了哮喘急性发作或控制不良的情况,则用药减量过程终止。共 32 例患者完成了该项试验(治疗组 15 例,对照组 17 例)。关于安全性问题,研究的主要终点的结果证实,在治疗期间,支气管热成形术组的不良事件发生率增高,这与过去的研究报道一致。记录的大多数不良事件发生于治疗后 1 天内,平均 1 周内可恢复。报道较多的症状包括喘息、咳嗽、呼吸困难和胸部不适。同时,研究也观察到治疗组的住院人次有显著性增加。研究期间有 4 例患者住院,共计住院 7 次,主要是由于继发哮喘恶化。有 2 次住院是由于继发黏液栓和治疗部位的节段性肺不张。在 AIR I 期试验中也有 1 例患者出现过这一情况。而在治疗期之后,两组间不良事件发生率无显著性差异。关于研究的次要终点,也就是疗效和减少用药的情况,结果显示在激素用药稳定期(第 6~22 周)治疗组的急救吸入剂使用量较对照组显著减少,而使用支气管舒张剂前的 FEV$_1$值有显著性改善。在激素用药减量期(第 23~36 周)和低剂量用药期(第 37~52 周),两组间的糖皮质激素减量和停用情况无显著性差异。在晨间 PEF、气道高反应性和使用支气管舒张剂后的 FEV$_1$值上,两组间也未见明显差异。第 52 周后,治疗组仍然维持着较前更少的急救吸入剂使用量和更好的 ACQ 评分。

相较于 AIR I 期试验中高剂量激素吸入患者的亚组分析,本试验并未观察到晨间 PEF 或气道高反应性改善,尽管高剂量激素吸入患者的症状不如 RISA 研究中那些患者突出。RISA 研究再次证明,即使是在症状突出的重度持续性哮喘患者中亦可安全地施行支气管热成形术。与其他研究结果相一致,本研究显示与支气管热成形术相关的轻度不良事件发生率和住院率有所增高,但也提示长时间内哮喘恶化的情况有可能减少。

最近,AIR 研究组开展了第二次临床试验,用以评估支气管热成形术在稳定期重度持续性哮喘患者中的安全性和有效性(AIR II 期试验)。这也是首个评估支气管热成形术的国际多中

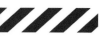

心、前瞻性、随机双盲假手术对照研究。本研究共随机纳入 297 例病情稳定的重度持续性哮喘患者。受试者入选标准包括：使用高剂量口服糖皮质激素和一种 LABA，对醋甲胆碱存在气道高反应性，使用支气管舒张剂前 FEV$_1$ 大于预计值的 60%。研究的主要终点是观测哮喘生活质量问卷(AQLQ)评分的差异，次要终点包括严重的急性加重率、晨间 PEF 和急救吸入剂的使用量。两组患者均由非盲态医生(支气管镜小组)实施了相隔 3 周的 3 次支气管镜下治疗，治疗程序与之前文献报道的相同。假手术过程采用相似的设备，所提供的音频和视觉效果模仿实际操作过程，但不输送射频能量。在治疗期结束时以及随后 1 年中每 3 个月对患者进行一次评估，随访由回避了支气管镜操作的盲态医生(评估小组)执行。共有 288 例受试者完成了该项试验(治疗组 189 例，对照组 99 例)。

研究的主要终点的统计学分析结果表明，治疗组的 AQLQ 评分较假手术组有显著提高。同时，研究也显示治疗组的急性加重率比对照组明显降低。不良事件发生率与既往试验相似，主要是轻度到中度不良事件，发生于手术治疗期间。两组间不良事件发生率相近。症状包括喘息、呼吸困难、咳嗽和胸痛。这些症状在手术干预后 1 天出现，并在 1 周内缓解。治疗组住院人次有所升高，共 16 例患者、17 次住院，而对照组只有 2 例患者，1 次住院。而在手术后的随访期，治疗组的急性加重率、急诊就诊率和住院率都明显低于对照组。AIR Ⅱ 期试验再次验证了支气管热成形术在治疗重度持续性哮喘患者中的安全性。AQLQ 评分也与既往研究一样有显著提高。虽然在 AQLQ 评分和急诊就诊率上有改观，但本研究并未与过去研究一样，获得晨间 PEF 和急救吸入剂使用量上的改善。这是迄今为止肺科领域最大的一项假手术对照研究，它关系到重症哮喘治疗的设备和技术的进步。

四、支气管热成形术的未来

支气管热成形术是一项创新性技术，但仍有一些问题待解决。目前，现有的导管可用于治疗直径不小于 3 mm 的气道。这种直径的气道是否正是治疗靶点，还是说应选择更靠外周、直径更细的气道作为治疗靶点？通过测量肺泡一氧化氮浓度，van Veen 等证实哮喘的严重程度与外周气道炎症反应相关。这或许提示，外周气道阻力在重度哮喘中的作用比在轻中度哮喘中更重要，也可解释为何前述的某些研究中患者的晨间 PEF 和气道高反应性并未改善。重度哮喘患者是具有不同程度外周气道病变的异质性患者群，这就增加了阐明支气管热成形术后患者主要生理差异的困难度。前文所述的临床试验中，研究的主要终点采用了几个参数，主要是急性加重率和 ACQ 评分。研究中存在的差异即指向了研究对象的异质性。AIR Ⅱ 期试验是针对支气管热成形术的首个假手术对照研究，但研究者指出，即便在该项研究中，对照组的安慰剂效应也比预期高得多。安慰剂效应可产生于许多层面，包括频繁临床访视和坚持记录哮喘日记等。这就意味着接受支气管热成形术患者的实际获益将更大。

AIR Ⅰ 期试验针对使用高剂量糖皮质激素患者组做亚组分析，事后分析的结果证实治疗组比对照组获益增加。今后进一步确定哪一类重度哮喘患者将获益会是一件有利之事。这可能与气道炎症反应程度有关，因为支气管热成形术并不能治疗炎症。目前发表的文章基于为期 2 年的随访结果，支气管热成形术的长期效果还未得到评估，我们需要等待 AIR Ⅰ 期和 AIR Ⅱ 期试验的长期随访结果。

五、总结

哮喘是一个高发病率的全球性健康问题。炎症介质的级联反应以及后续引起患者临床症状的病理生理变化仍然值得深入研究。治疗方法的进步已使得哮喘的发病率有所下降，但仍有许多患者存在严重的哮喘反复发作和哮喘加重。支气管热成形术是一项创新性技术，其利用射频消融干预哮喘的解剖学改变，进而影响患者的病理生理。近期的临床研究显示，支气管热成

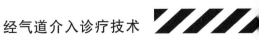

形术对于未控制的、重度持续性哮喘患者而言,是一种治疗前景可观的方法。它是哮喘治疗领域的进步。不过,前期研究结果虽然令人充满希望,但在这一新的治疗模式推广应用之前,仍需要进一步的临床试验来帮助我们充分理解这一方法的用途。

▶▶ 参考文献

[1] 林江涛.努力提高我国难治性哮喘的防治和研究水平[J].中华结核和呼吸杂志,2010,33(8):561-562.

[2] 林江涛,农英,李时悦,等.支气管热成形术手术操作及围手术期管理规范[J].中华结核和呼吸杂志,2017,40(3):170-175.

[3] Lin C H,Cheng S L. A review of omalizumab for the management of severe asthma[J]. Drug Des Devel Ther,2016,10:2369-2378.

[4] Doyle R. Drug development and biologics in asthma. A new era[J]. Ann Am Thorac Soc, 2016,13(Suppl 1):S83-S84.

[5] Trivedi A,Pavord I D,Castro M. Bronchial thermoplasty and biological therapy as targeted treatments for severe uncontrolled asthma[J]. Lancet Respir Med,2016,4(7): 585-592.

[6] Dunn R,Wechsler M E. Reducing asthma attacks in patients with severe asthma:the role of bronchial thermoplasty[J]. Allergy Asthma Proc,2015,36(4):242-250.

[7] Elston W J,Whittaker A J,Khan L N,et al. Safety of research bronchoscopy,biopsy and bronchoalveolar lavage in asthma[J]. Eur Respir J,2004,24(3):375-377.

[8] Barbato A,Novello A Jr,Tormena F,et al. Use of fiberoptic bronchoscopy in asthmatic children with lung collapse[J]. Pediatr Med Chir,1995,17(3):253-255.

[9] Lazarus S C. Clinical practice. Emergency treatment of asthma[J]. N Engl J Med,2010, 363(8):755-764.

[10] National Asthma Education and Prevention Program. Expert Panel Report 3(EPR-3): guidelines for the diagnosis and management of Asthma-Summary Report 2007[J]. J Allergy Clin Immunol,2007,120(5 Suppl):S94-S138.

[11] Hoskins G,McCowan C,Neville R G,et al. Risk factors and costs associated with an asthma attack[J]. Thorax,2000,55(1):19-24.

[12] Solèr M,Matz J,Townley R,et al. The anti-IgE antibody omalizumab reduces exacerbations and steroid requirement in allergic asthmatics[J]. Eur Respir J,2001,18(2):254-261.

[13] Berry M A,Hargadon B,Shelley M,et al. Evidence of a role of tumor necrosis factor alpha in refractory asthma[J]. N Engl J Med,2006,354(7):697-708.

[14] Nair P,Pizzichini M M,Kjarsgaard M,et al. Mepolizumab for prednisone-dependent asthma with sputum eosinophilia[J]. N Engl J Med,2009,360(10):985-993.

[15] Bergeron C,Boulet L P. Structural changes in airway diseases:characteristics, mechanisms,consequences,and pharmacologic modulation[J]. Chest,2006,129(4): 1068-1087.

[16] Cox G,Miller J D,McWilliams A,et al. Bronchial thermoplasty for asthma[J]. Am J Respir Crit Care Med,2006,173(9):965-969.

[17] Castro M,Rubin A S,Laviolette M,et al. Effectiveness and safety of bronchial thermoplasty in the treatment of severe asthma:a multicenter,randomized,double-blind,sham-controlled clinical trial[J]. Am J Respir Crit Care Med,2010,181(2):

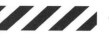

116-124.

[18] Thomson N C, Rubin A S, Niven R M, et al. Long-term (5 year) safety of bronchial thermoplasty: Asthma Intervention Research (AIR) trial[J]. BMC Pulm Med, 2011, 11:8.

[19] Castro M, Rubin A, Laviolette M, et al. Persistence of effectiveness of bronchial thermoplasty in patients with severe asthma[J]. Ann Allergy Asthma Immunol, 2011, 107(1):65-70.

[20] Shifren A, Chen A, Castro M. Point: efficacy of bronchial thermoplasty for patients with severe asthma. Is there sufficient evidence? Yes[J]. Chest, 2011, 140(3):573-575.

[21] Michaud G, Ernst A. Counterpoint: efficacy of bronchial thermoplasty for patients with severe asthma. Is there sufficient evidence? Not yet[J]. Chest, 2011, 140(3):576-577.

[22] Du Rand I A, Barber P V, Goldring J, et al. Summary of the British Thoracic Society guidelines for advanced diagnostic and therapeutic flexible bronchoscopy in adults[J]. Thorax, 2011, 66(11):1014-1015.

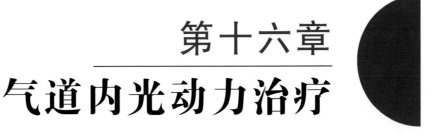

第十六章
气道内光动力治疗

一、气道内光动力治疗

(一)概述

光动力治疗(photodynamic therapy,PDT)已成为介入呼吸病学处理气道内肿瘤的重要方法之一,是静脉注射光敏剂后以特定波长的光在肿瘤部位激活光敏剂的一种非手术局部治疗方法。由于需要光来激活肿瘤中的药物,光动力治疗只适用于支气管镜能够到达的气道内的肺癌治疗。光动力治疗的应用范围不断扩展,目前已被美国 FDA 批准用于微侵袭的非小细胞肺癌(NSCLC)腔内病灶、食管癌、Barrett 食管、黄斑部退行性变、光化性角化病的治疗。本章将主要讨论光动力治疗在气道内肿瘤治疗中的应用。

(二)发展史

目前光动力治疗的要素包括光敏剂及激活肿瘤部位药物的光源。光动力治疗的发展史如下。

光治疗指单独用光来治疗疾病。数百年前人们就知道阳光具有一定的治疗作用。Herodotus 是公元前 4 世纪的一位著名的希腊医生,他首先描述了将身体暴露于阳光可以使身体健康。Finsen 是丹麦的一位医生,他利用人工光源治疗天花等皮肤病并取得较好效果,这一杰出成就使光治疗成为一种科学的治疗方法,他由此而获得诺贝尔生理学或医学奖。目前,光治疗的最好实例是新生儿黄疸的治疗。

光化学或光动力治疗通过光与光敏剂结合而产生治疗作用。从补骨脂种子中提取的补骨脂素治疗白癜风,使患者皮肤再着色,这一实践过程在公元前 1400 年左右的《阿闼婆吠陀》(笔者注:《吠陀经》四部之一)中即有描述,这也可能是最早使用光动力治疗的记录。在公元前 2000 年左右,埃及人用大阿米芹的汁液治疗白癜风。直到 20 世纪初,光动力治疗才有了进一步的发展。1900 年,Tappeiner 教授的学生 Raab 开展了一项苯并吡啶(一种焦炭提取物)对草履虫影响的实验研究。他发现使用同种剂量的苯并吡啶在两种不同的情况下会产生明显不同的毒性效应。在一次实验中,闪电改变了光环境,他发现这次实验结果明显不同。环境光线的改变似乎与苯并吡啶对原生动物的毒性增加相关。他的进一步实验发现了苯并吡啶的荧光光学特征及体外毒性。同年,法国精神病学家 Prime 用口服伊红治疗癫痫时发现,患者皮肤暴露于阳光可出现光敏反应。在 Raab 的初步发现基础上,Tappeiner 教授继续进行了光敏剂实验,并与皮肤病学家 Jesionek 一起,报道了应用伊红并随后暴露于白光治疗皮肤肿瘤、狼疮及湿疣的效果。Tappeiner 教授还描述了氧气依赖的光敏现象,并首先提出"光动力治疗"的概念。

作为光敏剂,血卟啉(HP)是目前使用的光敏剂的前身,对于光动力治疗来说至关重要。HP 于 1841 年首先从血液中提取。1908 年人们了解了 HP 的荧光性和细胞毒性。HP 对人体作用的研究始于 1913 年,德国科学家 Meyer-Betz 给自己注射 200 mg 的 HP,暴露于光线的部位出现了持续 2 个多月的疼痛性光敏反应。

1924 年,Policard 首先报道了内源性 HP 对肿瘤的亲和力,他发现了肿瘤组织在伍德灯(又

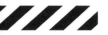

称伍氏灯或过滤紫外线灯,它通过含氢化镍的滤片而获得 320～400 nm 的长波紫外线)下的自荧光性。此后,光动力治疗的研究目标是外源性 HP 对实验动物肿瘤的作用。HP 的肿瘤选择性滞留使其具有成为诊断工具的潜在可能性,但是由于应用时需要很大的剂量,且具有光敏毒性,HP 难以成为诊断工具。

血卟啉衍生物(HpD)是一种纯化的 HP 形式,对肿瘤有更高的亲和力,最早由 Schwartz 等于 1955 年提取。此后对光动力治疗的研究重点由 HP 转移到 HpD。后续的研究报道显示,对肿瘤患者给予外源性 HpD,可发现 HpD 在支气管、食管、子宫等浓聚。1967 年有研究者报道了首例用 HpD 进行光动力治疗的复发性乳腺癌患者,多次给予 HpD 后,肿瘤部位暴露于氙灯的过滤光。1976 年有研究者首次对膀胱癌患者进行了光动力治疗的人体研究。Dougherty 于 1978 年首次进行了系统的光动力治疗临床试验,接受治疗的患者共 25 例,包括皮肤及皮下恶性病灶 113 个(包括鳞状细胞癌、基底细胞癌、恶性黑色素瘤,以及乳腺、结肠、子宫内膜转移癌)。所有患者均给予 HpD,然后接受氙灯的过滤光照射 24～168 h。98 个病灶完全消失,13 个病灶部分缩小,2 个病灶无反应,由此证明了光动力治疗的有效性。

在临床应用支气管镜前,光动力治疗仅限用于皮肤表面的病灶。20 世纪 80 年代,人们利用支气管镜首先对支气管及食管腔内肿瘤进行光动力治疗。光动力治疗对肿瘤疗效的报道仍在不断增加,经过多年的研究,人们发现光动力治疗在多种类型肿瘤中有治疗作用,包括妇科肿瘤、眼内及眼周肿瘤、脑肿瘤、头颈部肿瘤、直肠癌等。

(三)光动力治疗肿瘤的机制

光动力反应又称光化学效应,是光动力治疗的原理,这与大多数化学抗癌药杀伤作用不同,完成光动力反应必须具备三要素:光敏剂、照射光与组织内含氧。肿瘤组织吸收光敏剂后,采用特定波长的激光照射使光敏剂激发,激发态的光敏剂将能量传递给组织中氧分子(基态氧),形成激发态的单态氧分子,作用于细胞各组成部分而引起不可逆的氧化反应。HpD 积聚于肿瘤组织中可被特定波长(514.9 nm)的激光(绿色)激发而发出红色荧光,目测(经滤色镜),荧光放大或荧光光谱显示记录系统可用于肿瘤的定位与鉴别诊断,并有助于判定癌灶边界及协助确定照射范围。

(四)光敏剂

用于光动力治疗的光敏剂来源于 HP。与 HP 相比,HpD 具有更高的结构稳定性和肿瘤亲和力。1984 年,Dougherty 等进一步纯化了 HpD 并提取其活性成分二血卟啉醚(DHE)。DHE 又称为卟菲尔钠(商品名"Photofrin(光卟啉)"),是一种目前常用的光动力治疗光敏剂。卟菲尔钠有明显的副作用,目前正在研发第二代产品,使其具有更好的组织选择性和更低的皮肤光敏性,并能够吸收更长波长的光,以增强组织穿透性。正在评估并可能对肺部肿瘤有效的第二代光敏剂如下。

(1)间-四羟基氯苯酚(mTHPC),是一种高活性的光敏剂,给药剂量低,由波长 648 nm 的光激活。

(2)盐酸氨基酮戊酸,口服后由组织代谢成为一种称为原卟啉的光敏剂,可迅速从体内清除,皮肤光敏作用持续 24 h。

(3)泰克萨菲瑞(一种镥化合物),是一种合成的水溶性复合物,由波长为 260～720 nm 的光激活,穿透力更深。目前正试用于子宫、前列腺及复发性乳腺癌的治疗。

(4)焦脱镁叶绿酸 α 己酸是一种二氢卟酚类光敏剂,吸收波长为 665 nm 的光,穿透性较好,目前正用于局限及晚期肺癌患者的 I／II 期临床试验。

(5)有研究者应用他拉泊芬对早期浅表肺鳞状细胞癌及直径大于 1 cm 的中央气道病灶进行了研究。给药 4 h 后进行光激发,皮肤光敏反应持续时间少于 2 周。激发光的波长为 664

nm,穿透力较好,故对浸润很深的病灶亦有效。

(五)激发光源与光传导系统

最初用于光动力治疗的激发光源是滤光灯。滤光灯便宜易用,但因大量产热、波谱过宽,很难计算所施光能的剂量。激光却不同,其产生特定波长的单色光,可使用剂量计进行测量,且光线易于在可弯曲光导纤维中传输(图 16-1)。激光是光敏剂的理想激发光源,HpD-光动力治疗的激发光波长要求是 630 nm,投照至肿瘤处的输出功率密度在 $200 \sim 600$ MW/cm²,过低光能量不足以充分激发 HpD,而过高时在肿瘤表面产生热效应,热灼伤处表面形成焦痂,影响光的穿透,降低了光化学效应;激光输出功率稳定,在治疗照射中不衰减,功率值可监测,操作方便且耐用。用于光动力治疗的激光有许多种,氩激光由于可以通过光栅调整波长,可用于激活不同的光敏剂。磷酸氧钛钾激光器属外科常用设备,可用作光动力治疗的治疗单元,但价格昂贵,体积较大。二极管激光器使用半导体二极管技术,优点是结构紧凑,可使用标准电源,易于搬动携带。缺点是功率输出有限,且只能输出单一波长的光。一种新型的二极管系统(Diomed Ltd.,Andover,MA)结构小巧,价格低廉,是临床上常用设备。

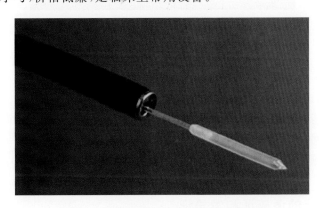

图 16-1　可弯曲圆柱形发光探头光导纤维

(六)临床技术

1.给药　光动力治疗使用的 HP 就是市场上可以买到的卟菲尔钠。每瓶 75 mg,用药之前应按包装说明进行稀释,且一旦稀释即应避光并立即给药。推荐剂量为每千克体重 2 mg,缓慢静脉推注 $3 \sim 5$ min,一次性给药。应注意避免注射点的外溢,一旦发生外溢,局部应避免阳光照射。静脉给药后,应立即启动光过敏预防措施。

2.光激活　注射药物后 $40 \sim 50$ h 需进行光敏剂的激活。静脉给药,血液出现峰浓度后,在随后的 24 h,药物会向血管外的组织器官分布,包括肝、脾、肾及肿瘤组织。药物通过胆汁排出,72 h 后药物排出 28%,肝、脾、肾中的药物浓度逐渐下降。由于选择性滞留,肿瘤中的药物浓度会长时间维持在高水平,因此,光敏剂的激活时间推荐为注射药物后 $40 \sim 50$ h。如果必要,注射药物 20 h 后即可实施光激活。

可弯曲支气管镜的操作可在清醒镇静或全身麻醉下进行。如果可能,应在避免大量出血的情况下尽量减少病灶部位的肿瘤负荷。带有圆柱形发光探头的光导纤维(简称光纤)可以通过支气管镜的操作孔道送入气道并激活药物。发光探头的长度可依需要治疗的肿瘤长度而定。如果肿瘤过长,或腔内病灶较多,在同一治疗过程中可使用同一光纤在不同肺叶进行光激活操作。在临床试验中,试验剂量为 $175 \sim 300$ J/cm²,在最低值和最高值之间,有效性和安全性相似。FDA 推荐的支气管腔内肿瘤治疗剂量为 200 J/cm²(400 MW/cm²)。二极管激光器可通过调节,使光纤顶端在 500 s 内完成总功率的输出。光动力治疗可治愈的典型病例如图 16-2 所示。对于非环形的支气管腔内病灶,可以用光纤顶端顶住病灶,既可实现穿越肿瘤的光激活,又可避免正常支气管黏膜的光暴露。

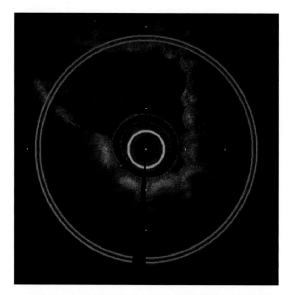

图 16-2　光学相干断层成像(OCT)显示黏膜层增厚,活检诊断为原位癌

3. 扩创术　光动力治疗实施后肿瘤组织开始坏死,坏死范围在随后的 48 h 逐渐扩大。2 天后,再行支气管镜下扩创治疗,清除肿瘤的坏死脱落物以防气道阻塞。如果残留的肿瘤组织继续生长仍可能阻塞气道,如果可行,可再次进行光照射而不需要另外注射药物。在初次注射药物后,据观察肿瘤内药物可以残留 120 h 以上。

如果必要,光动力治疗也可以重复进行,目前 FDA 推荐可进行最多 3 个疗程的光动力治疗,每个疗程至少间隔 30 天。如果光动力治疗是在放射治疗之后进行,则治疗间隔时间至少为4 周,以确保放射治疗引起的急性炎症在光动力治疗前已消退。

(七)光动力治疗的适应证和禁忌证

1. 适应证

1)微侵袭的非小细胞肺癌(NSCLC)　病灶局限于气道壁的早期 NSCLC 患者,手术治疗后可以获得长期生存。对合并其他疾病、肺功能差、已做外科手术或支气管腔内出现多发病灶而不适合外科手术的患者可进行光动力治疗,并可能治愈。

1982 年,Hayata 等首先在早期肺癌患者中应用了光动力治疗。大量临床试验证明了其有效性。1998 年光动力治疗获得 FDA 批准应用于无法手术的早期 NSCLC 患者的临床试验,"早期"一词大体含意包括Ⅰ期肺癌、微侵袭肺癌及原位癌等。

据目前已知资料,对于因功能障碍而无法手术的患者,尚无因光动力治疗操作而死亡的病例。有 1 例患者在光动力治疗后 6 h 因气道阻塞而死亡的报道。光动力治疗的完全反应率在30%~100%,完全反应率与部分反应率之和可达 99% 以上。直径小于 1 cm 的病灶,其表面及边缘均在视野范围内,光动力治疗后,可以达到 90% 以上的更佳反应率。据推测,光动力治疗后平均 5 年生存率可达 61%,并不比ⅠA 期肺癌手术治疗后 5 年生存率(70%~80%)低很多。

2)完全或部分支气管阻塞的 NSCLC　腔内病灶引起气道阻塞是原发性肺癌或转移性肺肿瘤经常出现的情况。支气管镜医生可使用各种方法来缓解气道阻塞。光动力治疗是可选方法之一,可用于减轻因恶性气道阻塞而引起的症状。大量研究显示,光动力治疗对阻塞性腔内肿瘤患者有效。

因为光动力治疗在给药 3~4 天行扩创术后才有明显疗效,这种治疗并不适合气道高度狭窄并出现呼吸窘迫的患者。对于中央气道阻塞引起呼吸衰竭的患者,在稳定机械通气的情况下也可施行光动力治疗,并可能使气道再通,并最终拔管。

尽管光动力治疗与其他介入治疗方法相比短期疗效无明显差异,但对于有气道阻塞的晚期

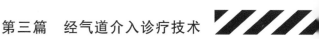

肺癌患者,光动力治疗后症状缓解的持续时间更长。

光动力治疗可以与其他介入治疗方法联用。与单用放射治疗相比,光动力治疗与外照射放射治疗联用时,患者症状缓解的持续时间更长。光动力治疗与 Nd:YAG 激光治疗联用,患者症状可以更快缓解。光动力治疗还能以序贯方式与近距离放射治疗联用治疗支气管腔内巨大肿瘤。

3)非肺源性支气管腔内转移瘤　尽管光动力治疗仅被美国 FDA 批准用于与 NSCLC 相关的早期或晚期支气管腔内肿瘤的治疗,但人们发现其对非肺源性支气管腔内转移瘤同样有效。一项临床研究显示,13 例非肺源性支气管腔内转移瘤患者,原发性肿瘤分别为结肠癌、乳腺癌、子宫平滑肌肉瘤、膀胱癌、肾癌、胆囊癌,在施行光动力治疗后,所有患者的症状均减轻。另一项临床研究显示,27 例非肺源性支气管腔内转移瘤患者出现咯血或呼吸困难症状,光动力治疗后 85% 的患者症状缓解。11 例肾癌致支气管腔内转移瘤的患者行光动力治疗后症状均缓解,未出现操作相关的死亡,随访 30 天内,不需其他的介入治疗。光动力治疗可以成为有症状的非肺源性支气管腔内转移瘤的治疗选择。

2. 禁忌证及注意事项　使用卟菲尔钠进行光动力治疗的禁忌证是卟啉症、治疗前已存在的气管-食管瘘或支气管-食管瘘、肿瘤侵蚀大血管以及需要迅速建立人工气道的严重急性阻塞性呼吸窘迫。

肝、肾功能损伤患者药物清除力下降,需要更长时间的光过敏保护。

卟菲尔钠对孕妇而言属 C 类药物,而对乳母无相关临床资料。

使用光动力治疗时,费用方面也需要考虑。

二、光动力治疗的特点和不良反应

1. 光动力治疗的特点

(1)疗效好:对于吸收浓聚光敏剂、局限、表浅、无远方转移的癌灶,光动力治疗可以将其彻底清除,对较大肿瘤也有姑息性治疗效果。

(2)特异性高:由于癌灶内滞留光敏剂时间长、浓度高,经 48~72 h 不被排出,利用癌灶与正常组织中 HpD 的浓度差,于注药后 48 h 进行照射,可获得选择性杀伤效果。

(3)广谱性:任何部位、任何病理类型均可浓聚 HpD,只要激发光能照到之处,均有治疗作用,光动力治疗的抗瘤谱广于一般化学治疗。

(4)无耐药:光动力治疗杀伤癌细胞的机制与常用化学治疗不同,不是干扰与抑制细胞繁殖,而是在细胞内激发产生单态氧杀死癌细胞,不产生耐药性。

2. 光动力治疗的不良反应　据报道,接受光动力治疗的阻塞性腔内肿瘤患者中 72% 会出现不良反应。过敏反应是光动力治疗后最常见的不良反应。皮肤过敏发生率为 22%。静脉注射光敏剂后,患者皮肤可能会立即出现阳光灼伤,并可以持续 6 周。患者教育是整体治疗的一部分,告知患者使用保护性的服装及护目镜非常重要。

光动力治疗的第 1 周内,约 10% 的患者会出现短暂的炎症反应。发热、支气管炎、胸痛、呼吸困难是常见的临床表现,但一般不严重。10% 的患者会出现肺炎,可能需要抗生素治疗。呼吸困难常继发于坏死碎片所导致的阻塞,可通过扩创治疗缓解。3% 的患者会出现危及生命的呼吸功能不全。

咯血见于 16% 的光动力治疗后患者。与 Nd:YAG 激光治疗相比,光动力治疗后出现致命性大咯血的概率更大,但在治疗后 30 天内未见明显差别。先前接受放射治疗的患者发生致命性大咯血的风险增大。先前未接受放射治疗的患者,大咯血的发生率小于 1%。大咯血更易发生于肿瘤巨大、肿块位于中央气道、病灶内含有空洞、支气管外巨大病灶,以及病灶侵蚀大血管的患者。

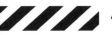

当光动力治疗用于浅表的支气管腔内肿瘤患者时,11％的患者会出现支气管溃疡及继发的气道狭窄。3％的气道狭窄患者需要放置支架。

三、结论

光动力治疗可用于气道内早期 NSCLC 患者或缓解由恶性肿瘤引起的气道阻塞症状,是一种有效的非手术治疗方法。对于用支气管镜进行介入治疗的医生来说,光动力治疗可作为有效的补充治疗手段。应重视对患者的教育,以最大限度减少皮肤过敏反应。对肿瘤特异性更强、皮肤过敏性更小的新型光敏剂正在研发中,将进一步提高光动力治疗的安全性和有效性。

▶▶ 参考文献

[1] Lipson R L,Baldes E J,Olsen A M. Hematoporphyrin derivative:a new aid for endoscopic detection of malignant disease[J]. J Thorac Cardiovasc Surg,1961,42:623-629.

[2] Dougherty T J,Kaufman J E,Goldfarb A,et al. Photoradiation therapy for the treatment of malignant tumors[J]. Cancer Res,1978,38(8):2628-2635.

[3] Hayata Y,Kato H,Konaka C,et al. Hematoporphyrin derivative and laser photoradiation in the treatment of lung cancer[J]. Chest,1982,81(3):269-277.

[4] LoCicero J 3rd,Metzdorff M,Almgren C. Photodynamic therapy in the palliation of late stage obstructing non-small cell lung cancer[J]. Chest,1990,98(1):97-100.

[5] Ackroyd R,Kelty C,Brown N,et al. The history of photodetection and photodynamic therapy[J]. Photochem Photobiol,2001,74(5):656-669.

[6] Gomer C J,Dougherty T J. Determination of $[^3H]$- and $[^{14}C]$hematoporphyrin derivative distribution in malignant and normal tissue[J]. Cancer Res,1979,39(1):146-151.

[7] Pass H I. Photodynamic therapy in oncology:mechanisms and clinical use[J]. J Natl Cancer Inst,1993,85(6):443-456.

[8] Weishaupt K R,Gomer C J,Dougherty T J. Identification of singlet oxygen as the cytotoxic agent in photoinactivation of a murine tumor[J]. Cancer Res,1976,36(7 PT 1):2326-2329.

[9] Kessel D,Luo Y. Mitochondrial photodamage and PDT-induced apoptosis [J]. J Photochem Photobiol B,1998,42(2):89-95.

[10] Fingar V H. Vascular effects of photodynamic therapy[J]. J Clin Laser Med Surg,1996,14(5):323-328.

[11] Korbelik M. Induction of tumor immunity by photodynamic therapy[J]. J Clin Laser Med Surg,1996,14(5):329-334.

[12] Hayata Y,Kato H,Konaka C,et al. Photoradiation therapy with hematoporphyrin derivative in early and stage 1 lung cancer[J]. Chest,1984,86(2):169-177.

[13] Moghissi K,Dixon K. Update on the current indications,practice and results of photodynamic therapy(PDT)in early central lung cancer(ECLC)[J]. Photodiagnosis Photodyn Ther,2008,5(1):10-18.

[14] Kennedy T C,McWilliams A,Edell E,et al. Bronchial intraepithelial neoplasia/early central airways lung cancer:ACCP evidence-based clinical practice guidelines (2nd edition)[J]. Chest,2007,132(3 Suppl):221S-233S.

[15] Koike T,Terashima M,Takizawa T,et al. Surgical results for centrally-located early

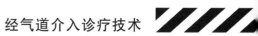

stage lung cancer[J]. Ann Thorac Surg,2000,70(4):1176-1179;discussion 1179-1180.

[16] Terzi A,Pelosi G,Falezza G,et al. Early hilar lung cancer-clinical aspects and long term survival. Identification of a subgroup of stage IA patients with more favorable prognosis [J]. Lung Cancer,2000,27(2):119-124.

[17] Ernst A,Feller-Kopman D,Becker H D,et al. Central airway obstruction[J]. Am J Respir Crit Care Med,2004,169(12):1278-1297.

[18] Shah S K,Ost D. Photodynamic therapy:a case series demonstrating its role in patients receiving mechanical ventilation[J]. Chest,2000,118(5):1419-1423.

[19] Moghissi K,Dixon K,Hudson E,et al. Endoscopic laser therapy in malignant tracheobronchial obstruction using sequential Nd YAG laser and photodynamic therapy [J]. Thorax,1997,52(3):281-283.

[20] Freitag L,Ernst A,Thomas M,et al. Sequential photodynamic therapy(PDT)and high dose brachytherapy for endobronchial tumour control in patients with limited bronchogenic carcinoma[J]. Thorax,2004,59(9):790-793.

[21] McCaughan J S Jr. Survival after photodynamic therapy to non-pulmonary metastatic endobronchial tumors[J]. Lasers Surg Med,1999,24(3):194-201.

[22] Litle V R,Christie N A,Fernando H C,et al. Photodynamic therapy for endobronchial metastases from nonbronchogenic primaries[J]. Ann Thorac Surg,2003,76(2):370-375;discussion 375.

[23] Reddy C,Michaud G,Majid A,et al. Photodynamic therapy in the management of endobronchial metastatic lesions from renal cell carcinoma[J]. J Bronchology Interv Pulmonol,2009,16(4):245-249.

第十七章
支气管腔内近距离放射治疗

肺癌是发病率和死亡率均居第一位的肿瘤,大部分肺癌患者无法通过手术获得治愈,对于这些患者而言,放射治疗(简称放疗)是重要的治疗方法。正常组织耐受放射线的能力有一定的限度,故体外放疗的剂量会受到限制,而高剂量率(high dose rate,HDR)近距离放疗可以在支气管腔内进行,可以在治疗腔内病变的同时尽量减少对正常肺组织的损害,是控制支气管腔内病变的有效治疗方法,有着良好的应用前景。

一、历史

近距离放疗最早在1900年被应用于肿瘤患者。1922年,Yankauer首次通过硬质支气管镜将镭粒送入支气管并保留4～6 h,进行支气管腔内近距离放疗,成功缓解了1例因肿瘤导致支气管阻塞的肺癌患者的症状。1929年,Kernan和Cracovaner通过支气管镜进行电凝治疗并将镭针插入肿瘤内部进行放疗,成功去除了患者左主支气管内导致肺不张的恶性肿瘤组织。Pancoast曾通过开胸手术将镭针置入肿瘤内部成功治疗了2例肺上沟瘤患者。1933年,Kernan通过硬质支气管镜置入氡粒成功治疗了8例肺癌患者。1939年,Ormerod将氡粒置入肺癌患者肿瘤内部或放置于原位5～7天,进行支气管腔内近距离放疗。共100例肺癌患者接受了该治疗,其中21例患者的存活时间超过1年。实际上,因为缺乏满意的放射源、医务人员有放射性暴露的危险、放射源需要通过硬质支气管镜或开胸手术置入等,支气管腔内近距离放疗在多年中一直没得到推广。

现代后装放疗装置的原型是Henschke和他的同事在1964年发明的。他们先在硬质支气管镜下于气道内置入一根塑料导管,再通过塑料导管导入小型放射源进行治疗。对放射源的控制最初是使用手动摇杆,后来手动摇杆被马达所代替,并逐渐出现了遥控装置和计算机辅助设计治疗方案。这样就比较彻底地解决了医务人员的防护问题。

1983年,Mendiondo首次通过纤维支气管镜插入放射源进行支气管腔内近距离放疗。从此,对于患者而言,再也不必通过硬质支气管镜或开胸手术置入放射源,在门诊利用可弯曲支气管镜就可以完成操作。

正是因为后装技术和纤维支气管镜的发明和完善,以及放射源的出现,到20世纪80年代,支气管腔内近距离放疗显示出其独特的治疗价值,并得到了广泛的应用。因此支气管腔内近距离放疗也常被称为后装放疗。

二、技术和原则

(一)放射源

曾经有多种放射性核素被用于支气管腔内近距离放疗,包括^{226}Ra、^{60}Co、^{137}Cs、^{192}Ir、^{198}Au、^{125}I和^{103}Pd等。

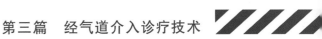

（1）^{226}Ra：天然核素，半衰期为 1590 年，衰变中放出 α、β、γ 三种射线，临床上用 γ 射线进行治疗。由于不易防护，已被淘汰。

（2）^{60}Co：人工核素，产生 β、γ 两种射线。已被 ^{137}Cs 所代替。

（3）^{137}Cs：人工核素，半衰期为 33 年，释放 γ 射线，组织穿透力好。但由于制成的放射源体积较大，仅用于直肠病变和少数鼻咽腔病变等的治疗。

（4）^{192}Ir：人工核素，释放 β、γ 两种射线。^{192}Ir 粒状源是体积很小的放射源，能进入人体的各个部位进行放疗。半衰期为 74 天，γ 射线能量相对较弱，易防护，是目前最好也是应用最广的后装放射源。

^{192}Ir 由于剂量率高、制成的放射源体积小、便于控制，目前最常用。临床上使用的有由多个铱（Ir）粒相连组成的线形放射源和仅含有单个高活性铱粒的点状放射源，并都可以通过遥控后装放疗装置来驱动。

（二）分类

根据放射源的放射性强弱，放疗的剂量率被分为低剂量率（LDR）、中剂量率（IDR）和高剂量率（HDR）。低于 2 Gy/h 为 LDR，2～12 Gy/h 为 IDR，超过 12 Gy/h 为 HDR。剂量率的确定一般以距离放射源 1 cm 处的放射性强弱为标准。每种剂量率的放疗都能对气管、支气管肿瘤产生有效的抑制作用，各有优缺点。HDR 放疗所需要的时间短，在门诊即可进行，医务人员放射性暴露的风险很小，尽管设备成本高，需要使用与导管相配套的多种支气管镜，但仍被大部分医院采用。

（三）后装导管的置入和定位

后装导管置入前行支气管镜检查，以明确病变部位和范围，确定置管部位和深度。后装导管从支气管镜活检孔插入，其远端要超过肿瘤的远端 2 cm。插入后装导管不能太深，以防引起疼痛和气胸。如果在插入过程中患者诉疼痛，可将后装导管拔出 2～4 cm，待疼痛消失，再重新确定位置。

后装导管定位方法主要有以下两种。

1. 支气管镜下直视定位法　后装导管置入前，在其外表面做几处标记，一般在后装导管远端的 5 cm、10 cm、15 cm 处做三个标记就能够为估计肿瘤的近端和远端与后装导管间的相对位置提供足够的参照。置管时先插入支气管镜，直接观察肿瘤，确定肿瘤的远端与近端，然后通过活检孔送入后装导管。退镜后沿着后装导管再次插入支气管镜，根据后装导管表面的标记，直视下即可确定后装导管和肿瘤的相对位置，将此参数输入计算机就能设计出相应的治疗计划。

2. 透视定位法　置管前在透视下行支气管镜检查，确定病变部位的远端和近端。置管后再在后装导管内插入定位缆，即可在透视下确定肿瘤与后装导管的相对位置。

（四）制订计划

1）剂量标准层面的确定　要根据治疗部位管腔直径的不同确定剂量标准层面，剂量标准层面的位置通常距离后装导管 0.5～2 cm。美国近距离放射治疗学会（American Brachytherapy Society，ABS）推荐应用以下两种确定方法。

（1）以后装导管为中心，半径 10 mm 为剂量标准层面。此方法多用于大气道病变的治疗。需要注意的是，由于支气管的管径较气管细，可能会接受更高剂量的照射。

（2）根据气道实际的直径确定剂量标准层面与放射源的距离。此方法多用于小气道病变的治疗。根据支气管的不同，剂量标准层面半径为 5～10 mm。

治疗的范围通常要超过肿瘤近、远端各 2 cm，对于复杂病变的治疗，应用三维计划系统效果更佳。

2）放射剂量及剂量分割　目前尚无最佳的放射剂量及剂量分割方案。

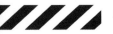

三、临床应用

(一)适应证和禁忌证

1.适应证 ABS 制订的适应证如下。

(1)有恶性支气管腔内病变引起的呼吸困难、阻塞性肺炎、咯血或难治性咳嗽等症状者。

(2)因为肺功能差或肿瘤转移而无法手术者。

(3)因为肺功能差无法接受体外放疗或不能完成体外放疗全部治疗计划者。

(4)肿瘤向腔内生长而非外压性病变,并且病灶适合置入后装导管者。

(5)患者的预计生存时间大于 3 个月。

2.禁忌证

(1)重度气道阻塞者,应该在局部治疗保障气道通畅(如进行 Nd:YAG 激光治疗并放置支架等)后再进行近距离放疗,以避免放疗后局部水肿而导致整个气道阻塞,特别是气管的阻塞。

(2)肺部、颈部等放射野有结核分枝杆菌感染者。

(3)有通向非支气管组织区域的瘘管者。

(4)肿瘤未经组织学证实者。

(5)最近有大咯血经保守治疗无效或肿瘤已累及大血管者。

(6)严重心肺功能不全或全身情况极度衰弱不能耐受支气管镜操作者。

(二)姑息性治疗

对于需要解除气道阻塞或开放大气道的患者而言,支气管腔内近距离放疗是一种相对简便、快速、微创的方法。支气管腔内肿瘤复发、肺部转移性肿瘤、全身情况差和(或)不能接受其他治疗(如化疗)的患者常采用 HDR 支气管腔内近距离放疗。

姑息性治疗的概念很难界定。每一例有支气管腔内肿瘤生长症状(如咯血、咳嗽、肺不张、气急、疼痛)又不能接受其他治疗的患者都可以考虑使用 HDR 支气管腔内近距离放疗进行姑息性治疗。结合大部分关于姑息性治疗的文献,统计结果显示 65%～95% 的患者进行姑息性治疗后症状得到改善。尤其是咯血和支气管阻塞的治疗,成功率较高,相比来说,咳嗽、气急、疼痛的缓解率较低。

Stout 的前瞻性研究中有 49 例患者接受 HDR 支气管腔内近距离放疗,并且与 50 例接受体外放疗的患者进行了比较。结果显示,接受体外放疗患者的症状缓解的维持时间更长,中位生存时间略有优势(287 天 vs. 250 天)。Gollins 报道的病例中,有 324 例既往未接受体外放疗,与同组既往接受过体外放疗的患者相比,症状的缓解率相似,其中 2/3 患者的局部疗效一直维持到患者死亡。以上研究提示,对于初次接受放疗的患者,如有条件应尽量进行体外放疗;而既往有体外放疗病史,对本次 HDR 支气管腔内近距离放疗的效果没有明显影响。

将 HDR 支气管腔内近距离放疗与体外放疗联用能否延长生存时间还没有明确的结论。Huber 和 Langendijk 都进行了前瞻性研究,发现增加剂量率虽不能延长生存时间,但是局部症状的控制时间会延长。其他作者的研究结果也与此类似。

(三)根治性治疗

虽然 HDR 支气管腔内近距离放疗用于姑息性治疗时效果非常明确,但将其用于无法手术患者的根治性治疗仍有争议。HDR 支气管腔内近距离放疗和体外放疗联用进行根治性治疗具有以下优势。①用于开放气道时疗效更佳,并且能减少体外放疗的放射剂量,保护肺组织;②在治疗影像学阴性的肺癌时,对黏膜下的病变清除得更彻底;③可以增加原发灶的放射剂量。在临床工作中可以先进行放射剂量为 50 Gy 左右的体外放疗,将病灶半径缩小至 10 mm 左右,再进行 HDR 支气管腔内近距离放疗,这样能取得更好的效果。已有多位作者报道对无法切除或

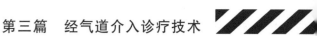

术后残留和(或)复发的气道内"小"病灶进行根治性治疗,取得了较满意的临床效果。

(四)中央气道早期肺癌的治疗

对于早期非小细胞肺癌,手术切除是公认的首选治疗方法。但是对于那些不能耐受手术的患者来说,HDR支气管腔内近距离放疗单独使用或联合体外放疗是一种有效、低风险、省费用、少痛苦的治疗方法。尤其是对于原位癌和仅有局部侵袭而没有淋巴结转移的肺癌患者,HDR支气管腔内近距离放疗是一种很有前景的治疗方法。

Tredaniel等单独运用支气管腔内近距离放疗治疗29例Ⅰ期和Ⅱ期患者,方案为每次7Gy,每两周重复1次,最多照射6次;2个月后72%患者的组织学改变完全缓解,随访23个月大部分患者仍然存活;17%的患者出现致命的咯血,其中并不能排除咯血的原因可能是肿瘤再发。Satio进行了一项前瞻性研究,以体外放疗(2 Gy,20次)加LDR支气管腔内近距离放疗(5 Gy,5次)治疗64例放射学阴性的管内型鳞状细胞癌患者,中位随访期44个月,4例患者出现Ⅱ度放射性肺炎,19例患者出现轻中度支气管狭窄,23例患者有支气管阻塞,但所有患者都没有明显的肺功能下降和致命性并发症发生;有9例患者复发,其中5例患者通过进一步手术和体外放疗再次缓解,4例患者死亡;随访满5年的患者无病生存率达87.3%。

有作者分析了那些疗效不佳的患者,发现对肿瘤侵犯范围的估计不足是疗效不佳的重要原因,肿瘤局限在支气管壁是取得根治性效果的重要保证。超声支气管镜(EBUS)是帮助准确判断病灶侵犯范围的有效工具。Herth等报道,43%的患者通过EBUS检查调整了治疗方案,其中11%的患者接受了近距离放疗,在这组接受近距离放疗的患者中,28%的患者通过EBUS发现了其他方法未能发现的肿瘤侵犯和淋巴结转移。在Miyazu关于光动力治疗早期肺癌的研究中,同样发现通过EBUS进行评估的患者的治疗效果更好。

(五)良性病变中的应用

考虑到放疗的远期效应,支气管腔内近距离放疗很少应用于气道良性病变。Kennedy等报道以支气管腔内近距离放疗治疗2例肺移植术后支气管狭窄患者。这2例患者都是在左肺移植术后3～4个月发生吻合段支气管肉芽组织增生、重度狭窄,并且先后予以激光治疗、球囊扩张、支架置入治疗,效果不佳。2例患者分别接受1次和2次HDR支气管腔内近距离放疗,每次放射剂量为3 Gy。治疗后随访6个月,检查显示支气管狭窄完全缓解,肺功能明显改善,并且没有发生并发症。Kramer等以HDR支气管腔内近距离放疗治疗1例支架置入后肉芽组织增生再狭窄的患者,放射剂量为10 Gy,治疗1次。治疗后随访15个月,检查显示肉芽组织未再生长。

以上结果提示,对于进展性肉芽组织增生性气道狭窄,如果其他治疗效果欠佳,可以尝试支气管腔内近距离放疗。随着对放疗远期效应和安全剂量研究的不断深入,支气管腔内近距离放疗在气道良性病变的治疗中将得到更广泛的应用。

四、并发症

HDR支气管腔内近距离放疗总体上是一种比较安全的治疗方法,但由于放射线对气管及周围组织的损伤,还是会出现一些相关的并发症。Speiser和Spratling将并发症分为四级:①1级,中度黏膜炎伴局部白色纤维膜形成;②2级,环状纤维膜形成,伴明显的渗出;③3级,严重的炎症反应伴明显的膜性渗出;④4级,支气管腔内明显纤维化及环状狭窄。ABS在此基础上增加了第5级:坏死、软化和大出血。以上并发症可以在放疗后几个月内甚至几年后出现。

致命性大咯血是最常见的严重并发症。Speiser统计文献发现其发生率为0～50%,平均为10.3%。根据不同作者的报道,大咯血的可能危险因素包括空洞型鳞状细胞癌、病灶位于主支气管或肺上叶、治疗范围大、放射剂量较大、根治性治疗、联合体外放疗、既往接受激光治疗等。

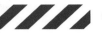

其他的并发症包括气胸、支气管瘘、支气管痉挛、放射性食管炎、支气管狭窄和放射性支气管炎。支气管腔内近距离放疗引起的食管炎与体外放疗相似。主要表现为胸骨后烧灼感、吞咽困难、黏膜糜烂出血。

HDR 支气管腔内近距离放疗会引起气道黏膜急性水肿，大部分患者不需要特殊处理。如果患者原有重度气道狭窄或肺功能严重减退，治疗后可能会出现致命性呼吸衰竭，对于这些患者除做好气道的前期准备外，还可以在治疗前、后给予糖皮质激素以减轻水肿。

五、结论

对于气道腔内的恶性病变，HDR 支气管腔内近距离放疗是有效的姑息性治疗方法。对于部分不能手术的早期患者可能会达到根治性效果。关于 HDR 支气管腔内近距离放疗的最佳剂量和剂量分割方法，并没有一致的意见，但是过大的剂量并不能增加疗效，反而会增高严重并发症的发生率，尤其是对于联合体外放疗的患者。在今后的工作中，各个中心应该尽量统一放射剂量及剂量分割方法，并开展前瞻性研究以更好地积累经验。

▶▶ 参考文献

[1] Marsh B R. Bronchoscopic brachytherapy[J]. Laryngoscope,1989,99(7 Pt 2 Suppl 47)：1-13.

[2] Omori K，Nomoto Y，Kawamura T，et al. Endobronchial brachytherapy combined with surgical procedure for synchronous multiple primary lung cancer：a case report[J]. Thorac Cancer,2021,12(8)：1252-1255.

[3] Hennequin C，Bleichner O，Trédaniel J，et al. Long-term results of endobronchial brachytherapy：a curative treatment？ [J]. Int J Radiat Oncol Biol Phys,2007,67(2)：425-430.

[4] 万斌,姚进. 近距离放射治疗系统的研究进展[J]. 中国医疗设备,2021,36(7)：155-160.

[5] Rusanov V，Kremer M R，Shitrit D. [Tracheobronchial adenoid cystic carcinoma：seven case reports][J]. Harefuah,2012,151(4)：202-204,255.

[6] Fijuth J. HDR endobronchial brachytherapy in palliative and combined radical treatment of lung cancer[J]. J Contemp Brachytherapy,2009,1(4)：231-236.

[7] Yao M S，Koh W J. Endobronchial brachytherapy[J]. Chest Surg Clin N Am,2001,11(4)：813-827.

[8] Ito A，Yamaguchi D，Kaneda S，et al. Endobronchial brachytherapy as definitive treatment for endobronchial metastasis after surgery of non-small cell lung cancer[J]. World J Surg Oncol,2021,19(1)：322.

第四篇

经皮介入诊疗技术

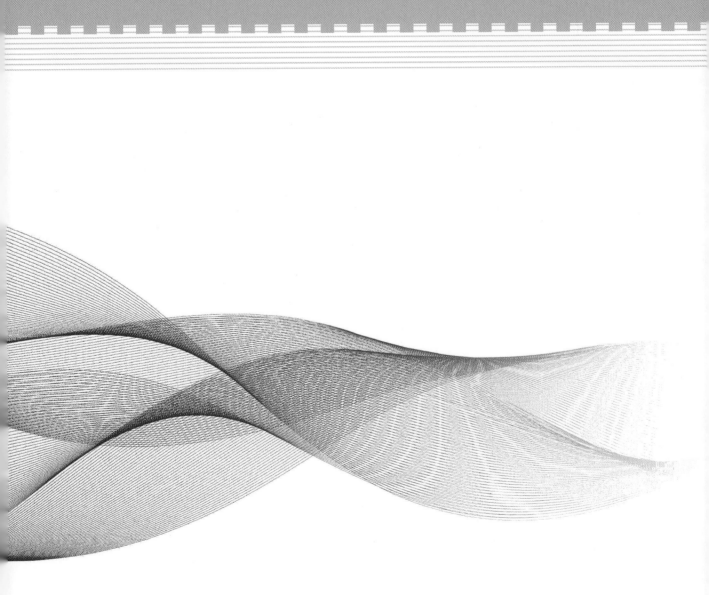

第十八章
肺部应用解剖

一、肺部解剖

(一)肺与肺部血管

肺(lung)是进行气体交换的器官,位于胸腔内,纵隔的两侧。两肺下面借膈与腹腔器官相隔。右肺因受肝的影响位置相对较高,故宽而短;左肺因心偏左,故窄而长,右肺的体积与重量均大于左肺。肺表面覆有脏层胸膜,透过胸膜可见多边形的肺叶轮廓,内侧通过肺门与纵隔相连。各肺叶之间由叶间裂分开。从后上斜向前下的一条斜裂,将左肺分为上、下两叶。右肺除斜裂外,还有一条近于水平方向的水平裂,将右肺分为上、中、下三叶。肺部病变的穿刺需注意避免叶间裂的损伤,因叶间裂为折返的两层脏层胸膜,损伤后极易出现气胸。肺尖钝圆,经胸廓上口伸入颈根部,高出锁骨内侧 1/3 上方 2~3 cm。肺底呈凹入的半月形,位于膈上面,故又称膈面。由于正常肺下界随呼吸运动的移动度可达 6~8 cm,因此术前 CT 与术中导向 CT 图像显示病灶时易存在由肺容积扩张而引起的位置差异,越靠近下肺野的病灶,此种差异表现得越明显,常导致术前预设的穿刺路线存在偏差,需根据实际情况调整。行胸部 CT 介入操作时,嘱患者配合操作者平静呼吸或适时屏气,从而避免因屏气程度不同而造成的图像差异。

肺动脉(pulmonary artery)起自右心室动脉圆锥,分为左、右两支,分别经肺门入左肺和右肺,沿支气管分支分布,在肺泡隔内形成毛细血管网,毛细血管最后汇集成肺静脉出肺入左心房。主支气管、肺动脉、肺静脉、淋巴管和神经等在邻贴纵隔的肺内侧面凹陷处出入,该凹陷处称为肺门,这些进出肺门的结构被结缔组织包绕,称为肺根。肺根内各结构的排列自前向后依次为上肺静脉、肺动脉、主支气管和下肺静脉。左肺根的结构自上而下是肺动脉、主支气管、上肺静脉和下肺静脉,右肺根的结构自上而下为上叶支气管、肺动脉、中下叶支气管、上肺静脉和下肺静脉。因此,对于靠近肺门的病变,术中 CT 图像应与术前强化 CT 图像仔细比较,避免损伤肺动、静脉而造成出血。

支气管动脉(bronchial artery)是肺组织的营养血管,供应呼吸性细支气管以上各级支气管,并与肺动脉末梢毛细血管吻合,汇集成小静脉,其中一部分汇入肺静脉,另一部分形成支气管静脉出肺。左、右支气管动脉均开口于胸主动脉。左、右支气管动脉的管径 80% 以上小于 2.0 mm,大多为 0.6~2.0 mm,当肺内有癌肿时支气管动脉增粗,管径达 4 mm,为选择性支气管动脉造影和灌注化疗提供了有利条件。

支气管动脉起源部位及支数变异较多。支气管动脉主要分布于肺的各级支气管,其形态变异主要表现在支数和起源部位上,在肺内的分布则比较恒定。

胸廓内动脉(internal thoracic artery)又称内乳动脉,沿途发出分支分布于胸前壁、乳房、心包和膈。胸廓内动脉在椎动脉起始处的相对侧,由锁骨下动脉第一段发出,沿胸骨外侧缘 1~2 cm 处下行入胸腔,经第 1~7 肋软骨和肋间肌的深面、胸横肌和胸内筋膜的浅面,至第 6 肋间隙处分为腹壁上动脉和肌膈动脉两终支,前者下行进入腹直肌鞘;后者在第 7~9 肋软骨后方斜向外下方,发出分支至心包下部和膈。在第 1 肋附近,胸廓内动脉发出心包膈动脉,与膈神经伴行经肺根前方,在心包与纵隔胸膜之间下行至膈,沿途发出分支至心包和胸膜。在下行经过上 6

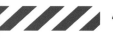
位肋间隙处,胸廓内动脉发出肋间前支和穿支,前者向外侧走行并与肋间动脉终末支及其侧副支末端相吻合;后者分布于胸前壁浅部结构。胸廓内动脉有两条静脉与其伴行,其分支亦有同名静脉伴行。

肋间动脉(intercostal artery)共 10 对,均起始于胸主动脉。由于胸主动脉的位置偏左,因此右肋间动脉较左肋间动脉稍长,每对肋间动脉至肋骨小头偏下方分为前、后两支。后支向后与胸神经后支伴行,分脊支和肌支。脊支通过椎间孔入椎管,营养脊髓和被膜,与上、下位的脊支及对侧脊支吻合。据统计,约 5% 的脊髓动脉与肋间动脉、肋间-支气管动脉干或支气管动脉存在交通,甚至直接开口于肋间动脉。因支气管动脉分支细小,不易发现,行支气管动脉造影和灌注时,容易误入其内而引起严重并发症,这是造成脊髓损伤的解剖基础。前支是肋间动脉主干的延续,与肋间神经和肋间静脉伴行,继续发出多条分支。由于肋间动脉和肋间神经常沿肋骨下缘伴行,因此穿刺路径应尽量靠近下位肋骨上缘,以减少对肋间动脉和肋间神经的损伤。

锁骨下动脉(subclavian artery)分左锁骨下动脉和右锁骨下动脉。前者直接由主动脉弓发出,后者则起始于头臂干。锁骨下动脉以前斜角肌为界可分为三段:第一段为前斜角肌内缘至锁骨下动脉起始部;第二段为前斜角肌后侧;第三段为前斜角肌外侧缘至第 1 肋的内侧缘。

(二)肺内支气管与肺段

在肺门处,左、右主支气管分为肺叶支气管(lobar bronchi),左侧分为 2 支肺叶支气管,右侧分为 3 支肺叶支气管,肺叶支气管入肺后再分为肺段支气管(segmental bronchi),每一肺段支气管及其分支和其所属的肺组织,构成一个支气管肺段(bronchopulmonary segment),简称肺段(pulmonary segment)。按肺段支气管的分支分布,左、右肺一般各分为 10 个肺段,肺段的解剖在临床上有重要的意义。右肺肺段比较恒定,可分为 10 段。上叶分 3 个段:尖段(SⅠ)、后段(SⅡ)和前段(SⅢ);中叶分 2 个段:外侧段(SⅣ)和内侧段(SⅤ);下叶分 5 个段:背段(又称上段,SⅥ)、内侧底段(SⅦ)、前底段(SⅧ)、外侧底段(SⅨ)和后底段(SⅩ)。左肺肺段有 8～10 段,常出现共干,如左上叶尖段和后段共干、左下叶内侧底段与前底段的段支气管共干,故左肺常分为 8 个肺段。上叶分 4 个段:尖后段(SⅠ＋SⅡ)、前段(SⅢ)、上舌段(SⅣ)和下舌段(SⅤ);下叶分 4 个段:背段(SⅥ)、前内侧底段(SⅦ＋SⅧ)、外侧底段(SⅨ)和后底段(SⅩ)。

肺段整体呈圆锥形,尖向肺门,底在肺的表面。各肺段有其固有位置,相邻肺段仅以薄层结缔组织分隔。根据肺段结构和功能的相对独立性,临床上可以以肺段为单位进行定位诊断及肺段切除。肺段支气管在肺内进一步发出分支,呈树枝状,称支气管树(bronchial tree)。支气管分支总共可达 23～25 级,最后连于肺泡。

二、纵隔解剖

纵隔(mediastinum)是两侧纵隔胸膜之间的全部器官与结缔组织等的总称。纵隔的前界为胸骨和肋软骨,后界为脊柱胸段,两侧为纵隔胸膜,上界为胸廓上口,下界为膈。纵隔分类方法较多,解剖学常用四分法和三分法。

(一)四分法

以胸骨角平面将纵隔分为上纵隔和下纵隔。

1. 上纵隔(superior mediastinum) 上界为胸廓上口,下界为胸骨角与第 4 胸椎体下缘平面,前方为胸骨柄,后方为第 1～4 胸椎体。其内结构由前向后为胸腺(小儿)、大血管、神经以及气管、食管等。

2. 下纵隔(inferior mediastinum) 其上界是上纵隔的下界,下界是膈,两侧为纵隔胸膜。下纵隔以心包的前、后壁为界分为三部分,胸骨体与心包前壁之间为前纵隔(anterior mediastinum);心、心包及出入心的大血管所占据的区域是中纵隔(middle mediastinum);心包后壁后方与脊柱

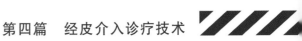

胸段之间为后纵隔(posterior mediastinum)。前纵隔内有胸腺(小儿)或胸腺遗迹、纵隔前淋巴结、胸廓内动脉纵隔支、疏松结缔组织等。中纵隔在前、后纵隔之间,容纳心及出入心的大血管和奇静脉末端,还有心包、心包膈动脉、沿心包两侧下降的膈神经及淋巴结等。后纵隔内有气管权及左主支气管、右主支气管、食管、胸主动脉、迷走神经、胸导管、奇静脉、半奇静脉和淋巴结等。纵隔各器官间均由疏松结缔组织填充。

(二)三分法

以气管与气管权前壁和心包后壁的冠状面为界,分为前、后纵隔。前纵隔又以胸骨角平面分为前纵隔上部和前纵隔下部。

三、胸腔及胸膜腔解剖

胸腔由胸廓与膈围成,上界为胸廓上口,与颈部相连,下界借膈与腹腔分隔。胸腔内结构可分三部分,左、右两部为胸膜腔和肺,中部为纵隔。胸膜分为互相移行的脏、壁两层。紧贴肺表面的部分称脏层胸膜。脏层胸膜损伤易造成气胸,若为张力性气胸,对肺功能差者而言尤其危险,应尽量避免损伤脏层胸膜。对于胸膜粘连征象显著者,由于粘连的脏层、壁层胸膜可限制胸膜腔扩张,进而限制气胸的发生,可根据实际情况选择经肺入路进行纵隔病变的非血管介入诊治操作。衬贴于胸壁内面、膈上面和纵隔两侧的部分称壁层胸膜。脏、壁两层胸膜于肺根处相互移行,并在肺根下方,前、后两层形成一条双层皱襞状结构,称肺韧带,对肺有固定作用,也是肺手术的标志。

胸膜腔(pleural cavity)是由脏、壁两层胸膜在肺周围形成的密闭性的腔隙,左右各一,互不相通,腔内呈负压,仅有少量浆液,可减少呼吸时两层胸膜间的摩擦,由于胸膜腔内的负压和液体的吸附作用,脏层胸膜与壁层胸膜紧密贴附在一起,胸膜腔从而成为潜在的腔隙,这使肺在呼吸时呈被动扩张状态。

▶▶ 参考文献

[1] 滑炎卿.肺部 CT 的应用解剖学研究[D].上海:复旦大学医学院,1994.
[2] 覃文军,李小硕,周庆华,等.肺部影像解剖结构分割数据集及应用[J].中国图象图形学报,2021,26(9):2111-2120.
[3] 丁文龙,刘学政.系统解剖学[M].9 版.北京:人民卫生出版社,2018.
[4] 安德烈·乌夫拉克,马塞洛·吉马拉斯.血管解剖及造影图谱[M].陶晓峰,董伟华,译.3 版.北京:北京科学技术出版社,2023.

第十九章
经皮介入诊疗的材料与方法

第一节　常用器材

　　胸部穿刺介入诊疗的器材主要包括影像引导设备、穿刺活检设备与治疗设备,以及其他辅助设备。影像引导设备包括 CT 设备、DSA 设备、MRI 设备、超声波机等。肺组织具有良好的密度对比度,CT 引导在清晰显示肺组织方面具有较大优势,而 MRI、超声引导可能在某些胸壁病灶穿刺活检及诊断方面具有应用价值。

　　用于经皮肺穿刺活检、治疗引导的 CT 设备应满足下列要求:扫描速度快,扫描层厚可达到 1 mm,能够快速进行三维重建,为诊断、治疗提供全方面的引导等。目前常用的多层螺旋 CT 基本满足上述要求。本节主要介绍经皮肺穿刺活检设备、经皮肺穿刺治疗技术及相关设备,引导设备在此不予以赘述。

一、经皮肺穿刺活检设备

　　1. 抽吸针　多为细针,包括 Chiba 针和 Turner 针,主要用于获取细胞学及细菌学标本。

　　2. 切割针　有粗细不同的各种规格。大部分切割针主要由针芯及外套鞘构成。按切割时针前端是否前移分为两种:第一种切割针针芯上具备凹切割槽,活检时针芯向前推出,外套鞘通过弹簧驱动。可快速切割组织。组织标本容纳于切割针中(图 19-1(a))。第二种切割针针芯不具备切割槽,而是通过驱动外套鞘快速前冲来环形切割组织,再用针芯将组织标本推出(图 19-1(b))。

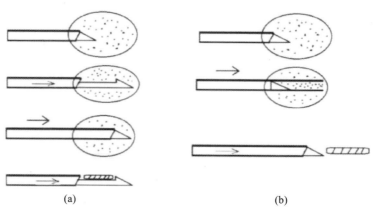

图 19-1　经皮组织切割针
(a)带凹切割槽的切割针;(b)不带切割槽的切割针

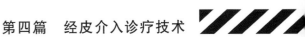

二、经皮肺穿刺治疗技术及相关设备

经皮肺穿刺治疗技术主要是经皮消融术,包括经皮化学消融和经皮物理消融,前者以无水乙醇注射为代表,后者则包括经皮热消融(经皮射频消融和经皮微波消融)、经皮冷冻消融(冷冻治疗)及不可逆性电穿孔消融。具体介绍如下。

1. 经皮无水乙醇消融　采用具有套管针结构的乙醇消融针,外套针有数个侧孔,使无水乙醇弥漫分布到肿瘤组织内,利用无水乙醇可致组织细胞凝固性坏死的特点在一定范围内进行消融。

2. 经皮射频消融　射频消融针通过传导高频交流电在针尖形成高温,造成肿瘤组织凝固性坏死。射频消融针可分为双极针与单极针。双极针在针尖处有两个电极,可形成电流回路,不会受到人体金属置入物的影响。单极针的针尖处仅有 1 个电极,需要在患者身体上贴电极板才能形成电流回路。单极针又可分为单针及伞状针,分别用于不同范围及不同病灶的消融。为了避免组织炭化而影响热传导,消融针尖端多通过循环生理盐水冷却。

3. 经皮微波消融　微波消融治疗是将微波的能量转变成热能,造成肿瘤局部高温,使肿瘤组织发生凝固性坏死的方法。经皮微波消融指在影像设备的引导下,将微波天线插入肿瘤瘤体内,肿瘤组织内极性分子在微波场的作用下高速运动摩擦,在短时间内产生达 65～100 ℃的温度,使肿瘤组织凝固、变性、坏死,达到原位灭活或局部根治的目的。

4. 经皮冷冻消融(percutaneous cryoablation)　早期也称氩氦刀低温冷冻消融。当冷冻消融针针尖注入氩气时,以针尖为中心,会形成长径 2～4 cm、短径 2 cm 的椭圆形冰球。在 15 s 内将病变组织冷冻至-170～-140 ℃,维持 10 min 左右,随后针尖注入氦气,冰球急速解冻,急速加热处于超低温状态的病变组织,可使病变组织温度从-140 ℃上升至 20～40 ℃从而施行快速热疗,反复 2 个周期,使肿瘤细胞内外结构崩解,进而发生凋亡。随着技术的进步,目前多利用氩气降温、电阻升温来实现冷冻治疗,摒弃了氦气。有文献报道采用氮气为冷媒实现冷冻消融,进一步降低了冷冻消融的成本和门槛。治疗过程中可能会使针体与皮肤接触的位置出现冻伤,需要对皮肤进行局部保温。

5. 不可逆性电穿孔消融　采用高压电场以微秒和毫秒脉冲的形式作用于细胞膜的脂质双分子层,产生不稳定电势,在细胞膜上造成纳米级孔隙的物理现象,故俗称"纳米刀"。根据施加于细胞膜上的脉冲幅度与时间,细胞膜上的纳米级孔隙可分为暂时性或不可逆性电穿孔。不可逆性电穿孔消融技术适用于大血管周围肿瘤患者。该技术对含胶原较多的组织结构(如血管、胆道及神经)不易产生损伤,并且治疗时间短(<5 min)。然而,由于肺泡组织的结构特点,肺泡内的气体会阻挡电流流动,因此对于将不可逆性电穿孔消融应用于肺肿瘤的治疗,目前尚存在争议。

第二节　常 用 药 物

一、手术用药

(一)局部麻醉药

临床上以局部麻醉药作用时效的长短将其分为三类:①短效局部麻醉药,主要有普鲁卡因和氯普鲁卡因;②中效局部麻醉药,如利多卡因、甲哌卡因和丙胺卡因等;③长效局部麻醉药,如布比卡因、左布比卡因、丁卡因、罗哌卡因和依替卡因等。

1. 普鲁卡因(procaine)　又名奴佛卡因(novocaine)。普鲁卡因的作用时间一般仅能维持

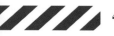

45～60 ms。常用 0.25%～0.5%浓度,适用于局部浸润麻醉,用于神经阻滞麻醉时则可用 1.5%～2.0%浓度的溶液,一次注入以 1 g 为限。在行局部浸润麻醉或神经阻滞麻醉时可加入肾上腺素以延长作用时间,有时可致过敏性休克,术前需做过敏试验,过敏者禁用。快速注入可引起谵妄和惊厥,目前临床上已较少使用。

2. 丁卡因(tetracaine) 又名地卡因,丁卡因起效需 10～15 min,时效可达 3 h 以上。丁卡因的麻醉效能为普鲁卡因的 10 倍,毒性也为普鲁卡因的 10 倍,而其水解速度较普鲁卡因慢。主要用于表面麻醉,鼻腔黏膜和气管表面麻醉常用 2%浓度的溶液。用于硬膜外阻滞时可用 0.2%～0.3%浓度的溶液。一次用量不超过 60 mg,但目前已很少单独应用,常与利多卡因混合应用。含 0.1%～0.2%的丁卡因与 10%～15%的利多卡因的局部麻醉药,具有起效快、时效长的优点。

3. 利多卡因(lidocaine) 利多卡因为酰胺类中效局部麻醉药,具有起效快、弥散广、穿透性强、无明显扩张血管作用的特点。其毒性随药物浓度的增大而增加。除了用于麻醉外,静脉注射或静脉滴注利多卡因还可用于治疗室性心律失常。口咽及气管表面麻醉可用 4%浓度的溶液(幼儿则用 2%浓度的溶液),用量不超过 200 mg,起效时间为 5 min,时效可维持 15～30 min。0.5%～1.0%浓度的溶液用于局部浸润麻醉,时效可达 60～120 min,具体时效依其是否加用肾上腺素而定。用于神经阻滞和硬膜外阻滞时,成人一次用量为 400 mg,加用肾上腺素时极量可达 500 mg。用于硬膜外阻滞时用量为 400 mg,其在血液内的含量达 2～4 μg/mL。对本品过敏者(偶见)及房室传导阻滞(二至三度)、癫痫、肝功能不全者禁用。

4. 布比卡因(bupivacaine) 布比卡因的镇痛作用持续时间比利多卡因长 2～3 倍,比丁卡因长 25%。关于布比卡因是否加用肾上腺素的问题有过争论。但近来认为,加用肾上腺素可进一步提高麻醉效能,降低血液内浓度。临床常用浓度为 0.25%～0.75%的溶液,成人安全剂量为 150 mg,极量为 225 mg。胎血与母血浓度的比率为 0.30～0.44,故布比卡因用于产妇时较为安全,对新生儿无明显抑制作用。布比卡因适用于神经阻滞、硬膜外阻滞和蛛网膜下腔阻滞。用法与剂量:0.25%～0.5%浓度的溶液适用于神经阻滞;若用于硬膜外阻滞,对运动神经阻滞作用差,加肾上腺素则适用于术后镇痛。0.5%浓度的等渗溶液可用于硬膜外阻滞,但腹部手术时其肌肉松弛作用不够令人满意,起效时间为 18 min,时效可达 400 min。0.75%浓度的溶液用于硬膜外阻滞时,其起效时间可缩短,且运动神经阻滞作用更趋于完善,适用于外科大手术。0.125%浓度的溶液适用于分娩时镇痛或术后镇痛,对运动神经的阻滞作用较轻。对本品过敏者(偶见)、肝肾功能不全和低蛋白血症者禁用。

(二)镇痛药

介入治疗期间,由于手术创伤或者肿瘤本身因素,患者可出现轻、中、重度的疼痛。镇痛药可分为强效、中效和一般性镇痛药三类。强效、中效镇痛药多为阿片类生物碱(如吗啡、可待因类)或人工合成品(如哌替啶、美沙酮、盐酸布桂嗪等),多数有成瘾性,不宜长期使用。一般性镇痛药主要包括抗炎镇痛药(如布洛芬、吲哚美辛等)和解热镇痛药(如阿司匹林、对乙酰氨基酚等),对一般性疼痛有效且无成瘾性。目前对于疼痛患者的用药,应遵循"三阶梯止痛法"用药规范。适用于介入治疗围手术期的强效、中效镇痛药应慎用或禁用于呼吸抑制或呼吸功能不全、颅脑损伤、肝肾功能不全的患者以及孕妇、产妇和新生儿等。哌替啶在人体内可转变为毒性代谢产物去甲哌替啶,引起震颤、抽搐和癫痫发作等毒性反应,目前临床上较少应用。

二、抢救用药

(一)影响凝血功能的药物

血液凝固是凝血因子按一定顺序激活,最终使纤维蛋白原转变为纤维蛋白的过程,可分为

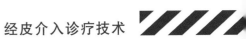

凝血酶原激活物的形成、凝血酶形成、纤维蛋白形成三个基本步骤。根据凝血酶原激活物形成途径和参与因子的不同,凝血途径可分为内源性凝血途径和外源性凝血途径两种。①内源性凝血途径:由因子XII活化而启动。当血管受损,内膜下胶原纤维暴露时,可激活因子XII为因子XIIa,进而激活因子XI为因子XIa。因子XIa在 Ca^{2+} 存在时激活因子IXa,因子IXa再与激活的因子VIIIa、PF_3,以及 Ca^{2+} 形成复合物进一步激活因子X。上述过程中参与凝血的因子均存在于血管内的血浆中,故称为内源性凝血途径。②外源性凝血途径:由损伤组织暴露的因子III与血液接触而启动。当组织损伤、血管破裂时,暴露的因子III与血浆中的 Ca^{2+}、因子VII共同形成复合物进而激活因子X。因启动该过程的因子III来自血管外的组织,故称为外源性凝血途径。

在临床治疗过程中,干预凝血过程的药物主要分为两大类:促凝血药(又称止血药)和抗凝药物。常用的止血药按其作用机制可分为三种:①直接作用于血管的药物;②改善和促进凝血因子活性的药物;③抗纤维蛋白溶解药(简称抗纤溶药)。

1)直接作用于血管的药物 直接作用于血管的药物可降低毛细血管通透性和脆性,主要作用于血管损伤部位,可以直接封闭血管和破损部位,或增强血管断端的回缩能力而发挥止血作用。

(1)安络血:又名安特诺新,主要通过增强毛细血管对损伤的抵抗力,使断裂的毛细血管回缩,降低毛细血管的通透性和脆性,从而达到止血的目的。临床上主要用于鼻出血、咯血、血尿、视网膜出血、血小板减少性紫癜等。安络血常与维生素 C 合用以产生协同止血作用。成人口服安络血每次 2.5～5 mg,每日 3 次,儿童减半。肌内注射安络血每次 10 mg,每日 2～3 次,儿童减半。

(2)垂体后叶素:含有催产素和加压素,加压素能直接作用于血管平滑肌,使毛细血管、小动脉和小静脉收缩,有止血效果。由于肺小动脉收缩,肺内血流量减少,肺静脉压降低,有利于肺血管破裂处的血栓形成而达到止血效果。本品还可用于门静脉高压的上消化道出血患者的止血,对咯血和门静脉高压引起的食管静脉曲张破裂出血更有效。静脉滴注,每次将 10～20 mg 的垂体后叶素加入 250～500 mL 生理盐水中缓慢滴注。

2)改善和促进凝血因子活性的药物

(1)维生素 K:促使肝脏合成凝血酶原及因子VII、IX 和 X,是参与肝内凝血酶原合成的必要物质。维生素 K 有助于预防凝血因子缺乏引起的出血;适用于由维生素 K 缺乏所引起的各种出血性疾病,如低凝血酶原血症、阻塞性黄疸及胆瘘、新生儿出血症等。由于本品可选择性地作用于消化道平滑肌,故对各种原因所致的胃肠道、胆道平滑肌痉挛所引起的疼痛有解痉止痛作用。出血量少时,可口服维生素 K_1,每次 4 mg,每日 2～3 次;也可肌内注射维生素 K_1,每次 10 mg,每日 2～3 次。出血严重时,可用维生素 K_1,每次 10 mg,加入等渗盐水或 5％葡萄糖溶液中缓慢静脉滴注,每日 1～2 次。

(2)酚磺乙胺:又名止血敏、止血定,可增加血小板数量,并增强血小板的聚集性和黏附性,促使血小板释放凝血活性物质,加速血块收缩,还可增强毛细血管抵抗力,降低其通透性,减少血液渗出。故可用于防治外科手术出血、紫癜,以及脑、肺、肝、消化道、泌尿道、眼底、齿龈等的出血。用法与用量:用于一般出血的止血或预防手术出血时,每次 0.25～0.5 g,肌内注射,每日 2～3 次;严重出血病例,每日 3～4 g,加入等渗盐水或 5％葡萄糖溶液 250～500 mL 中静脉滴注。本品口服量为每次 0.5 g,每日 3 次。本品勿与氨基己酸混合注射,以免引起中毒;高分子血浆扩充剂必须在使用本品之后再应用。

(3)巴曲酶:又名蛇凝血素酶、巴特罗酶,是由蛇毒分离精制而得。本品含有两类酶,其中一类为具有凝血酶作用的类凝血酶;另一类为具有凝血激酶作用的类凝血激酶。本品的类凝血酶与人体的凝血酶截然不同,仅在出血部位有类似凝血酶的作用,在完好的血管系统内不能使血小板聚集和使纤维蛋白原转换为纤维蛋白。因此本品不会引起血管内凝血或血栓形成。本品除外用、口服外,还可以经静脉、肌内注射或皮下注射给药。成人 1～2 kU,紧急情况下可立即静脉注入 1 kU,并同时肌内注射 1 kU。妊娠早期妇女和有血栓病史者禁用。本品高浓度(50～100 kU)时则成为抗凝剂,具有较强的去纤维蛋白作用,并能降低纤维蛋白活性。

(4)凝血酶:从牛血或猪血中提取的凝血酶原经激活而得的凝血酶无菌冻干品。除出血部位外,其在血管内也可发挥作用,能促进纤维蛋白原转变成纤维蛋白,引起血管内广泛凝血。因此本品只能口服或外用,不可注射给药。局部止血用 50～250 U/mL 溶液或其干燥粉剂,消化道出血病例可用 10～100 U/mL 溶液口服。如有过敏反应,应立即停药。

3)抗纤维蛋白溶解药 主要是抑制纤溶酶原的激活因子,使纤溶酶原不能被激活,从而抑制纤维蛋白的溶解。主要药物有氨甲苯酸和氨甲环酸,氨基己酸由于作用弱、维持时间短和不良反应较多,目前已较少使用。

(1)氨甲苯酸:又名对羧基苄胺、止血芳酸、抗血纤溶芳酸。其作用较氨基己酸强 4～5 倍,高浓度(100 mg/mL)时对纤溶酶有直接抑制作用。通常将 0.1～0.3 g 氨甲苯酸加入 10～20 mL 的等渗盐水或 5% 葡萄糖溶液中缓慢静脉注射,一日最大量为 0.6 g;亦可口服,每次 0.25～0.5 g,每日 3 次。用量过大可促血栓形成。有血栓形成倾向或血栓栓塞病史、肾功能不全患者禁用或慎用此药。

(2)氨甲环酸:又名止血环酸、凝血酸。作用较强,适合短期应用(2～8 日)。每次 0.25 g,口服 3～4 次;亦可将 0.25 g 的氨甲环酸加入 25% 葡萄糖溶液中静脉注射,或加入 5%～10% 葡萄糖溶液中静脉滴注。禁忌证同氨甲苯酸。此外,获得性色觉异常和蛛网膜下腔出血患者也不宜使用,因其可引起脑水肿和脑梗死。

(二)其他类

1. 地西泮(diazepam) 又名安定,具有镇静、抗焦虑、催眠、中枢性肌肉松弛和抗惊厥作用,常用于紧张焦虑的患者,于术前 1 日睡前服用 5 mg,或者手术当日术前口服或肌内注射 10 mg。用于抗惊厥时多静脉注射,每次 10～20 mg。青光眼、重症肌无力患者禁用。老年人和肝肾功能减退者应慎用。

2. 苯巴比妥(phenobarbital) 又名鲁米那,注射剂钠盐称苯巴比妥钠或鲁米那钠,具有镇静、催眠、抗惊厥和抗癫痫作用,常用于紧张焦虑的患者。麻醉前肌内注射 0.1～0.2 g,亦可手术前夜服用 0.03～0.09 g。抗惊厥时的用量为每次 0.1～0.2 g。皮下、肌内注射或静脉缓慢注射,必要时 4～6 h 重复给药 1 次。严重肺功能不全、支气管哮喘、颅脑损伤、呼吸中枢抑制、肝肾功能不全等患者应慎用或禁用。

3. 阿托品(atropine) 典型 M 受体阻滞剂,可解痉(解除气管和血管平滑肌痉挛)、平喘、抑制腺体分泌和解除迷走神经对心脏抑制作用等,作为介入治疗术前用药或用于解痉止痛,可肌内注射 0.5～1 mg,前列腺肥大、青光眼或幽门梗阻患者禁用。

4. 地塞米松注射液 属于肾上腺皮质激素类药,具有抗感染、抗胸膜反应、抗过敏、抗休克等作用。

▶▶ 参考文献

[1] 杨肖华,黄新宇,汪国祥.CT 引导下经皮肺穿刺活检术并发症的影响因素分析[J].介入放射学杂志,2013,22(8):658-662.

[2] 黄剑锋,黄昌杰,湛永滋,等.CT 导向经皮肺穿刺活检的临床应用[J].中国肺癌杂志,2002,5(1):58-60.

[3] 邹良能,柯明耀.CT 引导下经皮肺穿刺活检在肺部占位病变中的诊断价值[J].临床肺科杂志,2006,11(5):625-626.

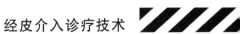

［4］　贾友明,张新.经皮肺穿刺活检有关问题探讨[J].中华结核和呼吸杂志,2001,24(4):193.

［5］　倪颖梦,时国朝,万欢英,等.CT 引导下经皮肺穿刺的安全性及其影响因素[J].中国呼吸与危重监护杂志,2011,10(2):162-167.

［6］　马永强,韩嵩博,杨宁.CT 引导经皮肺穿刺活检术对肺门肿块的诊断价值[J].介入放射学杂志,2016,25(3):231-233.

［7］　胡海英,付志,李纳新.CT 引导下经皮肺穿刺活检术临床应用[J].中华实用诊断与治疗杂志,2011,25(1):61-62.

［8］　蒋杨,潘江锋,董科,等.CT 引导下经皮肺穿刺活检的临床应用及其并发症影响因素[J].中国医药导报,2014,11(18):52-55.

［9］　Yu W F,An Z,Wang Z T,et al.［CT-guided percutaneous lung puncture for the diagnosis of solid pulmonary nodules:a single-center experience summary][J].Zhongguo Fei Ai Za Zhi,2020,23(6):414-418.

［10］　VanderLaan P A.Percutaneous lung biopsy:point-fine-needle aspiration first[J].Am J Roentgenol,2022,218(5):794-795.

［11］　Laurent F,Montaudon M,Latrabe V,et al.Percutaneous biopsy in lung cancer[J].Eur J Radiol,2003,45(1):60-68.

［12］　Brioulet J,David A,Sagan C,et al.Percutaneous CT-guided lung biopsy for the diagnosis of persistent pulmonary consolidation[J].Diagn Interv Imaging,2020,101(11):727-732.

［13］　Chen C K,Chang H T,Chen Y C,et al.Utilization and safety of percutaneous lung biopsy:a 10-year nationwide population-based study[J].Int J Environ Res Public Health,2019,16(8):1316.

［14］　Peng M,Xu W B,Shi J H,et al.［The diagnostic value of CT-guided percutaneous needle lung biopsy in diffuse parenchymal lung diseases][J].Zhonghua Jie He He Hu Xi Za Zhi,2012,35(3):171-175.

第二十章
CT引导下经皮肺穿刺活检术

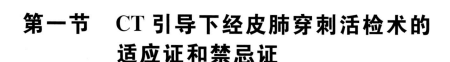

第一节　CT引导下经皮肺穿刺活检术的适应证和禁忌证

一、CT引导下经皮肺穿刺活检术的适应证

(一)适应证

(1)需要明确肺部孤立性结节或肿块、无原发性肿瘤证据的肺部多发结节、肺实变等的性质(B类证据)。

(2)支气管镜、痰细胞学检查无法明确诊断的局灶性肺部病变(B类证据)。

(3)怀疑恶性的磨玻璃结节(B类证据)。

(4)已知恶性病变,需要明确组织学类型及分子病理学类型,包括疾病进展或复发需要进行组织病理学或分子病理学再评估者(二次活检)(B类证据)。

(5)其他如支气管镜活检失败或阴性的肺门肿块,未确诊的纵隔肿块,怀疑恶性的纵隔淋巴结(B类证据)。

(6)痰培养或血培养,血清学或支气管镜检查未做出诊断的持续性渗出性病变,无论是单发还是多发(B类证据)。

(二)具体解读

1.肺部孤立性结节或肿块　CT引导下经皮肺穿刺活检术最常用于明确影像学检查发现的肺部孤立性肺结节或肿块的病变性质。通常需要通过影像学检查明确病变的具体位置及相关的肺门或纵隔淋巴结病变,或其他适合活检的部位的异常证据。同时需要影像科医生、呼吸与危重症医学科医生以及胸外科医生共同决定最适合的诊断方法及最优化的治疗方案,避免CT影像提示对不能通过纤维支气管镜(简称纤支镜)检查获得组织标本的患者进行纤支镜检查。

一般来说,肺部结节为恶性肿瘤的可能性与病灶大小,患者年龄、吸烟史、咯血史有关。而对于孤立性小结节而言,如果其为恶性肿瘤的初始可能性很高,许多外科医生认为最恰当的诊疗方式是进行诊断性手术切除。然而,10%的开胸手术患者存在严重的术后疼痛,由于肺部手术影响心血管功能且术后肺功能部分丧失,肺部手术有着2%~3%的死亡率,同时,在手术前明确恶性病变为小细胞肺癌或者非小细胞肺癌对于整体治疗过程也有重要意义。对于拒绝手术或无法耐受手术的高度可疑肺部肿瘤患者,可以采取放疗、化疗或联合治疗来提高对疾病的控制率,但这需要尽可能确定诊断,明确病理诊断。空洞性病变通常由肿瘤或感染引起,利用影像学检查一般能够进行区分,但活检有助于提供细菌学资料并指导后续的治疗。

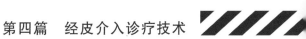

2. 无原发性肿瘤证据的肺部多发结节　许多良性病变,包括类风湿结节、肉芽肿或免疫功能低下患者的感染灶(特别是真菌感染灶),在肺部影像学检查中会显示为多发的肺部结节,这部分患者可通过穿刺活检进行诊断。如果多发性结节的大小不同,则可能是恶性病变,如果已知患者有原发性肿瘤,活检不可能改变假定的转移诊断,但是,如果初始治疗后肿瘤的缓解时间长短不一或患者有多于一种原发性恶性肿瘤的病史,则有必要再次进行活检以明确病灶的性质。

3. 肺部局灶性渗出性病变　CT 引导下经皮肺部穿刺活检术能够获取经影像学检查发现的持续时间较长的渗出性病变组织,对于那些无法通过血液、痰液或肺泡灌洗液明确诊断的患者,应进行组织培养,明确病变性质。此外,某些特殊类型的肺癌也会表现为以渗出性改变为主的病变。

4. 肺门部病变　在 CT 引导下,根据操作者的经验,可以成功地对肺门部病变进行穿刺活检。有文献显示,肺门部穿刺活检术的成功率与纤支镜检查或手术相似。

二、CT 引导下经皮肺穿刺活检术的禁忌证

(一)绝对禁忌证

1. 严重心肺功能不全(如严重肺动脉高压)　所有的患者必须在 CT 引导下经皮肺穿刺活检术前行心、肺功能检查;FEV_1 小于预计值 35% 的患者不应进行 CT 引导下经皮肺穿刺活检术;术前对患者的肺功能评估应与呼吸内科医生共同进行。

2. 不可纠正的凝血功能障碍　术前应检查 PT、APTT 及血小板计数(C 类证据),若血小板计数 $<10\times10^9/L$,PT 或 APTT 延长超过正常值 1.4 倍,在上述情况下,应与血液科医生共同评估穿刺风险。

(二)相对禁忌证

(1)解剖或者功能上的孤立肺。
(2)穿刺路径上有明显的感染性病变。
(3)患者有肺大疱、慢性阻塞性肺疾病、肺气肿、肺纤维化。
(4)患者有机械通气(呼吸机)。

(三)具体解读

通常来说,由于穿刺过程出血导致患者死亡的情况并不常见,肺局部出血的概率为 5%~16.9%,术后出现咯血的概率为 12.5%~25%,但是 95% 以上的出血可以通过内科治疗得到有效控制,极少需要进行外科手术止血。部分特定的患者的出血风险会明显增高,包括尿毒症、肺动脉高压、凝血功能障碍等患者。在缺乏具体证据的情况下,应该进行常规的凝血功能检查,以尽量减少手术的风险。

血小板计数低于 $5\times10^9/L$,已被证明与出血的风险显著相关。

如果患者口服抗凝治疗药物,在进行穿刺前应停止口服抗凝治疗药物,并根据患者接受抗凝治疗的血栓风险测量 INR,值得注意的是,在停用华法林以后,INR 通常需要 4 天的时间才能达到 1.5,因此,应在进行 CT 引导下经皮肺穿刺活检术之前至少 4 天停止口服抗凝治疗药物。目前没有足够的证据支持在穿刺前停止服用抗血小板药物。

CT 引导下经皮肺穿刺活检术最常见的并发症为气胸,特别是对于因吸烟引起肺气肿的患者,气胸发生的概率更高,因此有必要进行穿刺前的肺功能评估。多项研究已经证实 FEV_1 与气胸的发生相关。在住院期间偶尔发现肺部结节的患者,在进行 CT 引导下经皮肺穿刺活检术前,应该由呼吸内科医生评估其肺部病情是否已经稳定,特别是对于呼吸衰竭患者,不应进行活检。

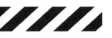

第二节　经皮肺穿刺活检术的路径规划

一、术前/术中充分的影像学评估

经皮肺穿刺活检术的影像引导方式多样,包括 X 线透视、CT、超声及 MRI 引导等。CT 具有很高的空间分辨率和密度分辨率,CT 引导为应用最广泛的引导方式,本节主要从 CT 引导的角度进行探讨。

对于即将行 CT 引导下经皮肺穿刺活检术的患者,术前常规行增强 CT 检查,且层厚不超过 5 mm,以充分了解肿块的位置、大小、与周围血管等器官之间的关系,在纵隔窗、肺窗下反复观察,规划穿刺路径的最佳层面。一般以胸壁到病灶的最短距离处为进针穿刺点,同时需结合术中实时 CT 影像,尽量避开肺气肿区、肺大疱、叶间裂、大血管,以及增强 CT 影像上异常强化增粗的血管影,选择最为合理的肋间隙进针。由于穿刺活检体位常与术前增强 CT 检查的体位不一致,因此术中仍需进行影像学评估。在穿刺过程中需反复多次对患者行 CT 检查(检查次数受术者的经验、操作技术水平影响较大),不断评估针道方向、针尖与肿块的位置关系,以调整进针方向。

二、机体因素

1.胸壁内血管　供血是导致经皮肺穿刺活检术后出血/咯血的一个常见因素,而胸壁内血管,则是导致穿刺过程中浅表部位出血,甚至是胸膜腔内出血的重要原因,主要包括肋间动脉、肋间静脉、胸廓内动脉、胸廓内静脉及锁骨下动脉。穿刺前充分的影像学评估可减少该项因素带来的出血风险。肋间血管的走行具有一定的规律,第 1~2 肋间隙的动脉来自锁骨下动脉的分支肋颈干,第 3~11 肋间隙的动脉来自肋间后动脉,肋间后动脉起自胸主动脉,有同名静脉和肋间神经伴行。肋间后动脉在肋角附近向下分出较小一支(下支),沿下一肋上缘向前走行,本干又称上支,循肋沟继续前行。因此,从背部进针活检时要求穿刺针一般从肋骨上缘进针,避免损伤肋间后动脉主干及其较大的分支(上支)。胸廓内动、静脉又称内乳动、静脉。胸廓内动脉自锁骨下动脉第一段椎动脉起始处发出,向下入胸腔,走行于第 1~7 肋软骨后方(距胸骨外侧缘 1.5 cm 处);胸廓内静脉与胸廓内动脉伴行,注入头臂静脉。约 20% 的患者在内乳区会出现三条内乳血管(一条动脉,两条静脉)。从前胸壁胸骨旁进针时,应注意对胸廓内动、静脉的识别与保护,避免损伤胸廓内动、静脉而出现血胸,危及患者生命。对于肺上叶特别是肺尖区肿块,从前胸壁进针时无法完全避开锁骨下动、静脉的走行。为了绝对避免对锁骨下动脉的损伤,常需要从背侧进针。虽然在普通 CT 图像中不难将上述血管分辨出来,但仍然值得术者关注。穿刺过程中,操作人员需反复查看 CT 影像学表现,根据 5 mm 层厚 CT 影像避开上述胸壁内血管。

2.呼吸运动　肺下叶肿物活动度受呼吸活动的影响较肺上叶病灶更为明显。既往对于肺下叶病灶的穿刺,部分采用屏息的方式,但有研究显示屏息对于横膈位置的再现性无明显影响,因此在实际操作过程中,可根据针尖与穿刺靶结节的位置关系,通过调整呼吸节律和穿刺针方向来规划穿刺针下一步进针的方向。

3.心脏的运动　左肺舌叶靠近左心室及肺动脉干,因此在对左肺舌叶病灶进行穿刺时,穿刺路线需尽量避开心肌及冠状动脉,以减少损伤。

4.胸腔内大血管　进针过程中尽量避开胸腔内大血管,并与胸腔内大血管成一定角度,缓慢进针,尽量避免伤及胸腔内大血管。

5.肺气肿区/肺大疱　既往研究显示,肺气肿区/肺大疱为穿刺导致气胸的高危因素,因此对于年龄大、肺功能不佳合并肺气肿/肺大疱的患者,穿刺路径规划过程中需尽量避开肺气肿/

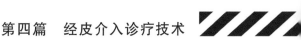

肺大疱的高危区域。

6.叶间裂　既往文献显示,尽管使用小口径的穿刺枪,穿刺时叶间裂损伤者仍有很高的气胸发生率。因此,如果穿刺路径必须经过叶间裂,需反复向患者及其家属告知气胸的发生风险,还需进一步对患者肺功能等相关机体因素进行评估,以尽量减少穿刺后气胸对患者的危害。

7.阻塞性肺不张　肿瘤导致支气管堵塞时患者常出现阻塞性肺不张,常合并局部实变,需结合术前增强 CT 及 MRI,有条件者可行 PET/CT,明确肿瘤位置与实变位置的分界。同时,规划穿刺路径时,穿刺针可从肺不张/肺实变区域中穿过,减少对正常通气的肺组织及血管的损伤,降低气胸及出血/咯血的发生率。

8.胸膜粘连、胸腔积液　规划穿刺路径时,若存在胸腔积液、胸膜粘连等情况,可从胸腔积液、胸膜粘连处进针,尽量减少对正常肺组织的损伤,降低气胸的发生率。

三、肿瘤相关因素

1.肿瘤位置　穿刺肿块的位置对于穿刺路径的规划具有决定性作用。对于周围型肺癌患者,在穿刺进针过程中,需尽量从胸膜离肿瘤较远处进针,以使穿刺针有一定正常肺组织包裹。对于中央型肺癌或纵隔淋巴结患者,在穿刺进针的过程中,需结合上述机体因素反复考虑进针时机及角度,缓慢进针,避开大血管、叶间裂、肺大疱、变异血管、空洞等可能导致严重不良反应的不利因素。对于隆突下等特殊部位肿块或淋巴结患者,在穿刺进针过程中,可采取俯卧位,从椎旁间隙进针,尽量避免肺组织损伤。

2.肿瘤大小　较大肿瘤的中心部位常会发生出血性坏死,特别是增殖快的肿瘤(如小细胞肺癌病灶),因此术前需仔细阅读增强 CT 影像,区分肿瘤活性区域与坏死区域,避开坏死区域取材,避免假阴性结果的出现。有条件者可行 PET/CT,穿刺路径规划中尽量避开中心坏死区域,于肿瘤组织周围区域行活检,使穿刺组织病理阳性检出率增高。

四、患者舒适的体位及配合能力

术前向患者沟通并取得理解后,进一步结合相关影像学表现,将患者置于合适的体位。可选取的体位包括仰卧位、侧卧位或俯卧位,根据影像学表现及患者本人的舒适度进行调整。穿刺需通过脏层胸膜者可于低流量吸氧下进行。患者舒适、稳定的体位为穿刺的初始条件。同时术前可对患者进行屏气、平静呼吸及制动能力的训练,为穿刺进行提供更为良好的条件。

五、冲击伤的影响

术中穿刺枪对患者的冲击性伤害主要位于穿刺针的远端及侧面,因此该区域为冲击伤高危区。穿刺路径规划中需避免高危区存在大血管及肺大疱等不利因素,避免大血管损伤及气胸等意外的发生。

总而言之,穿刺路径规划受多种因素的影响,需从机体、肿瘤等方面综合考虑并进行整体评估,以提高穿刺成功率,降低穿刺风险。应通过对真实病例系统性的回顾性研究,利用单因素、多因素分析系统,总结出 CT 引导下经皮肺穿刺活检术的相应并发症的危险因素,并加以优化,不断提高穿刺活检水平,同时进一步降低并发症的发生风险。

第三节　并发症相关因素分析

一、气胸的相关因素分析及防治

气胸是 CT 引导下经皮肺穿刺活检术最常见的并发症,其主要是由穿刺过程中肺及胸膜

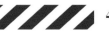

（主要是脏层胸膜）损伤所致。尽管同轴穿刺针的应用降低了组织损伤及气胸的发生风险，但气胸发生率仍有 8%～64%，且目前尚无任何技术可完全避免气胸的发生。

1. 相关危险因素　虽然国内外关于 CT 引导下经皮肺穿刺活检术后并发气胸的影响因素有不少报道，但其结论并不完全一致。主要包括以下几类。

1）年龄　多数学者认为气胸发生率随年龄增长而增高，少数学者则认为气胸的发生与年龄无关。认为气胸发生与年龄有关的理由是，老年人肺组织弹性降低，且往往合并容易导致气胸的相关疾病，如慢性阻塞性肺疾病、肺大疱等。不同学者对于性别与气胸发生关系的结论亦不一致，一般认为，性别与气胸的发生无关。也有研究认为，相同年龄组男性的气胸发生率明显高于女性，原因不明。

2）病灶大小　通常情况下病灶越小，定位越困难，气胸发生率越高，尤其是对于病灶小于 2 cm 者。Sinner 等报道，病灶直径在 2.6～3.5 cm 时，气胸发生率相对较低；病灶过小（直径＜2.6 cm）或过大（直径＞3.5 cm）时，气胸发生率均增高。若病灶过大，患者可能会因为病灶周围的继发性改变（如局限性肺气肿、肺不张等）而出现气胸。

3）病变位置　有文献报道，病灶位置越深，气胸发生率越高。Anderson 等研究发现，有气胸和无气胸患者的病灶平均深度分别为胸膜下 24 mm 和胸膜下 6 mm。其原因主要为穿刺深部病灶时需穿过多层胸膜，损伤肺组织较多。病灶紧贴胸膜、邻近胸膜肥厚粘连、病灶侵犯胸膜或胸壁的患者很少发生气胸，可能是因为病灶与胸膜的关系密切，病灶位置相对固定，穿刺过程中受呼吸因素影响较小，在剧烈咳嗽的情况下，不易发生胸膜撕裂，即使发生胸膜撕裂，较小的破口也容易被增厚的胸膜或病变组织充填，且穿刺针不穿过肺组织，穿刺定位准确，取材轻松。此类病灶的穿刺操作时间将明显缩短，也是气胸发生率降低的可能原因。另外，对肺下叶邻近膈肌处病灶进行穿刺活检时，气胸发生率更高。肺下叶病灶受呼吸运动影响明显，活动度大，尤其是小病灶，受患者配合程度等因素的影响，往往需要多次穿刺或者调整穿刺针角度；病灶所在部位呼吸运动幅度较大，胸膜破口扩大的可能性明显增加；患者咳嗽等也是气胸发生率较高的主要原因。

4）是否伴有慢性肺部病变　慢性阻塞性肺疾病与气胸发生显著相关。国内外研究报道，慢性阻塞性肺疾病患者穿刺术后气胸发生率达 44%～50%，分析认为，慢性肺部病变患者多伴有肺泡、肺泡囊扩张、融合，甚至肺大疱、肺空洞的形成，肺部的慢性纤维增生会导致部分肺组织功能丧失。终末细支气管末端的异常扩张使气道压力增加。因此，对伴有严重慢性阻塞性肺疾病的患者行胸部活检时应谨慎，患者发生气胸的概率显著增加，尤其是伴有慢性支气管炎、肺气肿、肺大疱的患者。

5）穿刺针型号与穿刺次数　通常情况下，穿刺针越粗，气胸发生率越高。Geraghty 等报道，使用 19G 或者更小的穿刺针，在排除患者年龄、性别和病灶大小因素后，气胸发生率可降低。穿刺针的选择受限于病灶大小、与周围组织关系及操作者的经验，也有学者认为穿刺针粗细与气胸发生率无明显关系。穿刺次数越多，胸膜损伤概率越大，气胸发生的概率越高，也有人认为穿刺次数与气胸发生率无关。

6）操作时间　通常认为，随着穿刺时间的延长，患者长时间保持操作体位易于劳累，不能很好地配合操作，导致气胸发生率增高。较小病灶穿刺时，气胸发生率增高与穿刺难度有关；较大病灶穿刺时，气胸发生率与患者配合程度密切相关。但 Yeow 等认为，穿刺时间的长短与气胸发生率或者胸腔置管率无相关性。

7）针胸膜夹角　针胸膜夹角指穿刺针与胸膜穿刺点部位胸膜切线间的锐角夹角。研究表明，小的针胸膜夹角与气胸发生率存在显著相关性。针胸膜夹角＜75°，特别是针胸膜夹角＜45°与气胸发生率增高相关。Tanaka 等研究结果显示，在 61 例 CT 引导下经皮肺穿刺活检术成功的胸膜下病变中，穿刺针倾斜活检的气胸发生率为 12.5%，低于穿刺针倾斜接近 90°活检时

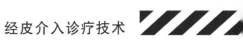

的气胸发生率(20%)。对于位于胸膜下的浅表病灶,穿刺针以足侧倾斜进针可以较好地将其固定,穿刺针随呼吸运动的移动度与胸膜相似,通常不会导致胸膜破口扩大而发生气胸;而对于位置较深的病灶,穿刺针以较小角度进针后,穿刺造成的胸膜破口呈椭圆形,皮肤穿刺点与胸膜刺入点间距较大,存在位置差,由于胸壁的限制,穿刺针随呼吸的运动幅度小于胸膜的运动幅度,造成胸膜破口扩大的可能性较浅表的病灶明显增大,从而增加了气胸发生的潜在危险性。穿刺针从胸膜拔出后进行方向调整,可造成局部胸膜多次被刺破,或者相邻胸膜破口间隔较近,从而扩大了胸膜破口或改变了破口的形状,因此穿刺针从胸膜拔出后调整方向的次数及调整的角度都有可能影响气胸的发生率。

8)是否损伤叶间裂　叶间裂损伤的实质是反复多次的脏层胸膜损伤。CT引导下经皮肺穿刺活检术形成气胸主要由脏层胸膜损伤,肺泡内气体进入胸膜腔导致。叶间裂损伤意味着毗邻两肺叶的脏层胸膜受损,这大大增加了气胸的发生率。有研究表明,叶间裂损伤是CT引导下经皮肺穿刺活检术的危险因素。

综上所述,除了患者年龄、病灶大小与位置、是否合并肺部疾病等固有因素对气胸发生率有影响外,穿刺针型号和穿刺次数、操作时间及针胸膜夹角等也与气胸的发生密切相关。因此,在操作过程中,合理选择病例,并根据患者实际情况选择合理的操作模式,规划合理的进针路径,可有效地降低气胸的发生风险。

2.气胸的防治　气胸的发生由多种因素导致,具体到每例患者,单个因素在导致并发症发生中的作用大小不一,故术前除了仔细阅片,避免穿刺路径中出现肺大疱、较粗大的血管及叶间裂外,还要综合评价病灶本身的情况,如根据病灶大小、深度选择适合的穿刺针及穿刺角度,同时还要不断总结经验,提高操作水平,注意定位准确,减少不必要的反复穿刺所造成的对胸膜的损伤。尽量减少穿刺时间,所切取的组织适可而止,以减少对病灶及周围正常组织的损伤。另外,在操作前应加强对患者的呼吸训练,术中尽量避免咳嗽或深长呼吸,以减少穿刺针对胸膜的较大损伤,争取将并发症发生率降到最低。

气胸多发生在CT引导下经皮肺穿刺活检术后1 h内,偶尔发生在CT引导下经皮肺穿刺活检术后12~24 h,术后要密切观察患者有无胸痛、胸闷、气促、呼吸困难等症状,发现异常情况要及时行透视或CT检查。如果出现少量气胸但无明显气促等症状,不必进行特殊处理,应严密观察,嘱患者卧床休息,1~2周可自行吸收。对于肺体积压缩大于30%,且症状有加重趋势者,可于锁骨中线第2肋间行胸膜穿刺排气。如为交通性气胸、张力性气胸,或大量血气胸,要进行胸腔闭式引流等处理。气胸亦可发生在穿刺活检过程中,如为少量无症状性气胸,可暂时不做特殊处理,根据术中实际情况继续完成穿刺活检。如气胸量较大,建议术中置管并立即进行抽气减压处理,如患者病情稳定,亦可在抽气减压治疗后继续完成穿刺活检。

二、出血的相关因素分析及防治

出血是CT引导下经皮肺穿刺活检术的常见并发症之一,主要表现为穿刺后病灶周围、针道或针道周围出血及咯血。有文献报道,穿刺后病灶周围出血发生率为5.0%~26%,咯血发生率为1.25%~7%,通常具有自限性。也有肺内大出血导致死亡的病例报道,发生率为0.15%。

(一)肺出血/咯血的相关因素

1.病灶距胸膜的距离　该距离指从胸膜穿刺点沿着进针方向至病灶边缘的距离,距离远则发生出血的概率高。距离越远,穿刺针经过的肺组织和血管越多,出血风险也随之升高。大多数文献认为,该距离大于40 mm是最主要的危险因素,也有文献指出该距离大于30 mm即可导致出血风险明显升高。

2.病灶大小　小病灶(特别是最大径小于20 mm的病灶)穿刺活检的出血风险更高。可能

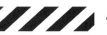

是因为在对较小的病灶进行穿刺时,不可避免地切取病灶周围的正常肺组织及血管。而全自动穿刺枪切取的范围是恒定的,病灶越小,切取的正常肺组织及血管就越多,出血的风险就越高。

3.反复穿刺/调整针道次数 在穿刺过程中,为了找到最佳的穿刺路径,避开重要的器官和血管,往往需要多次进针,在一个相对狭小的范围内反复穿刺,无疑增加了肺内血管损伤的可能性。有文献显示,穿刺针突破胸膜的次数达 2 次或 2 次以上即明显增加出血风险。反复穿刺次数越多,出血可能性越大。

4.活检方式/穿刺针类型 有文献报道,与细针抽吸式活检相比,同轴切割式针芯活检增加了出血风险(14.7% vs. 9.1%),也有研究认为两者在出血率方面无明显差异。

5.病灶位于纵隔内或心脏纵隔旁 该部位病灶穿刺时出血的主要原因为穿刺经过的胸膜次数较多,且进针深度较长,损伤正常胸膜、肺组织及血管的风险增加。

6.富血供病变 如转移性肾癌等。

7.空洞性病变 在实性病变、部分实性病变及空洞性病变中,空洞性病变是引起出血的独立高危因素。空洞性病变穿刺导致严重出血的概率高达 3.3%,而部分实性病变的仅为 0.7%。

8.凝血功能障碍 抗血小板药物及抗凝药物的联合使用可增加出血风险。研究显示,单独使用阿司匹林并不会导致出血,然而联合使用 2 种抗血小板/抗凝药物则会使出血风险显著升高。另有研究显示穿刺前血小板计数,PT 延长和 INR 变化与出血风险无关,仅 APTT 延长(>40 s)是独立的高危因素。然而凝血功能障碍的患者通常在穿刺前进行了相关治疗,因此该评估的准确性有待进一步证实。年龄、性别、活检次数、穿刺针的粗细、有无肺气肿,以及病灶距皮肤的最小距离与出血风险无明显相关性。

综上所述,降低肺内出血与咯血发生率的核心是对肺内较粗大血管的保护,特别是直径大于 2 mm 的肺内血管,穿刺活检过程中,应尽量避免对其造成损伤,以免出现不易控制的肺出血/咯血而危及患者生命。

(二)肺出血/咯血的预防及处理原则

进针路径的规划在减少肺内出血及咯血的发生中起着非常重要的作用。应尽可能地缩短同轴套管针在肺内的走行距离,同时应尽量避免损伤肺内血管,特别是直径大于 2 mm 的肺内血管。在穿刺进针过程中,应力求避免同轴套管针在肺内进行调整,进针方向的调整应在肺外完成,以减少对正常肺组织及肺内血管的损伤。对于空洞性病变的活检,应避免垂直于洞壁穿刺取材,以免击穿洞壁而引起出血。对于近期仍在使用抗凝药物、抗血小板药物的患者,应仔细询问患者病史,掌握其用药的具体类型,术前常规复查血常规及凝血功能。对于服用华法林的患者,建议术前 1 周将华法林改为低分子量肝素,术前 24 h 停用低分子量肝素;对于使用阿司匹林和氯吡格雷的患者,应术前停用至少 1 周;同时,复查血小板计数,若血小板计数>5×10⁹/L,INR<1.5,方可进行 CT 引导下经皮肺穿刺活检术。

少量的咯血、肺实质内出血、针道出血以及少量血胸等不需特殊处理,采取制动休息后大多可自行吸收,咯血量较大时,建议患者取患侧卧位(穿刺侧朝下),防止血液被吸入健侧支气管,注意保持气道通畅,必要时行气管插管,可用垂体后叶素、凝血酶等止血药物。血胸大量出血时则推荐胸腔置管引流并考虑进行输血。持续咯血甚至可能危及生命时,及时采用介入止血或外科手术止血。

止血药物分为局部用药和静脉用药两大类。局部用药包括肾上腺素(2 mg 肾上腺素溶于 20 mL 生理盐水,配成 1∶10000 的肾上腺素生理盐水溶液)、去甲肾上腺素(2 mg 去甲肾上腺素溶于 20 mL 生理盐水,配成 1∶10000 的去甲肾上腺素生理盐水溶液)、凝血酶(200 μg 凝血酶溶于 20 mL 生理盐水)、冰生理盐水溶液(4 ℃)。静脉用药包括垂体后叶素(6～12 U 垂体后叶素溶于 10～20 mL 5%葡萄糖溶液缓慢静脉注射或 10～20 U 垂体后叶素溶于 250 mL 5%葡萄糖溶液静脉滴注)、巴曲酶(1000～2000 U 稀释后缓慢静脉注射或局部注射)、氨甲环酸(500～

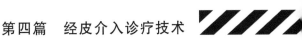

1000 mg 静脉注射或局部注射),酚妥拉明(10～20 mg 溶于 500 mL 5％葡萄糖溶液中缓慢静脉滴注)。

三、罕见并发症

CT 引导下经皮肺穿刺活检术是一种微创的病理学检查方式,常见的并发症有气胸、肺内针道出血、咯血等。其他如空气栓塞、针道肿瘤细胞种植转移、感染、胸膜反应、心脏压塞均少见。罕见并发症因发生概率极低,因此,在临床上并未引起足够重视,常引发极为严重的后果。本节将对 CT 引导下经皮肺穿刺活检术的一些罕见并发症的危险因素和预防措施进行探讨。

(一)空气栓塞

CT 引导下经皮肺穿刺活检术后发生空气栓塞的概率较低,据报道其发生率为 0.02％～0.07％。一旦发生冠状动脉、脑血管栓塞,会引起严重后果甚至导致患者死亡。发生空气栓塞的途径有 2 条:①空气从周围静脉进入右心及肺动脉;②空气由肺静脉经左心进入体循环。空气栓塞分为静脉系统性空气栓塞和动脉系统性空气栓塞。静脉系统性空气栓塞患者多无明显症状。动脉系统性空气栓塞是 CT 引导下经皮肺穿刺活检术较严重的并发症之一,可引起休克、心搏骤停、偏瘫等严重后果,甚至导致患者死亡,应引起术者的足够重视。在胸腔穿刺、人工气胸、胸膜腔冲洗、肺或心脏手术、肺穿刺活检等临床操作过程中,空气均有可能进入肺静脉,进而造成动脉系统性空气栓塞。其主要发生机制如下:穿刺针针尖刺入肺静脉,针芯拔出后,患者吸气,肺泡扩张,大气压大于肺静脉压,空气进入肺静脉。少数空气栓塞是由于穿刺针横贯肺内含气空腔及肺静脉腔,形成瘘管,当肺泡内压力大于肺静脉压,如咳嗽、深吸气时,空气就会进入肺静脉。

1. 发生机制　在临床操作过程中,空气进入肺静脉有 3 条途径。

(1)在穿刺过程中大气从穿刺针进入被刺伤的肺静脉:当患者深吸气时,气体即可从外界进入肺静脉。

(2)肺内空气进入肺静脉:当穿刺针穿过一个空洞、囊腔、支气管甚至正常的肺泡组织,并同时刺伤肺静脉时,若当时肺内压高于肺静脉压,空气即可进入肺静脉造成冠状动脉或脑动脉的空气栓塞。

(3)胸膜腔内的空气进入肺静脉:当有高于肺静脉压的气胸存在时,若肺静脉被刺伤,胸膜腔内的空气即可进入肺静脉造成空气栓塞。

2. 常见危险因素

(1)体位与针尖:有文献报道,空气栓塞常发生于站立或坐位者及使用鳞齿针者,这种穿刺针在邻近针尖处有切割侧口。针尖穿入肺组织内血管或气道时,侧口可能落在气道或血管内,形成交通,由于呼吸过程中的压力变化,气体进入血管,并由于体位关系,气体迅速上升至颅内血管。故操作时应取卧位,退针芯连接注射器时,动作要快且嘱患者屏气,同时封堵针座,进针后至退针过程中嘱患者避免咳嗽等引起胸腔内压力变化的动作。

(2)穿刺处组织病变情况:正常肺组织被刺伤后可弹性回缩而使伤口闭合。但如穿刺进针处有胸膜粘连、增厚,或肺组织有实变、纤维化,则穿刺处组织在被刺伤后失去弹性回缩的能力,同时肺静脉因被固定而易被刺伤,故在有病变的胸膜、肺组织处进行穿刺,则发生空气栓塞的可能性较大。

(3)特殊类型的肺部病变:当患者的肺部病变类型为空洞性或血管炎性病变(如肺部磨玻璃样病变)时,如操作不当可能会增加空气栓塞的发生率。

3. 预防　严格掌握 CT 引导下经皮肺穿刺活检术的适应证和禁忌证是预防体循环空气栓塞并发症的根本。

(1)避免穿刺过程中进行深大呼吸、剧烈咳嗽及说话等。

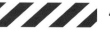

（2）正压通气患者必须在生命体征稳定且能够自主呼吸后再行穿刺。

（3）切割组织及拔出穿刺针时嘱患者屏气，但要杜绝患者做 Valsalva 动作。

（4）同轴套管针拔出针芯更换穿刺枪时，应尽量缩短同轴外套管管腔暴露于空气的时间。

（5）避免反复穿刺活检，并注意保护较粗大的肺血管。

（6）尽量避免穿刺针通过空腔、空洞性病变或大疱性肺气肿区域。此外，术前应准备好相应的急救药物和设备，术中保持高度的警惕性。

4.处理原则　迅速识别空气栓塞并判断空气栓塞的部位，尽快实施治疗，部分患者可获得较好的预后。CT 引导下经皮肺穿刺活检过程中一旦怀疑发生空气栓塞应立即停止操作并拔针，将患者置于头低足高位，如左心腔内气体量较多，应将患者置于右侧卧位，右侧卧位可使左心房位置高于左心室，防止大量气体经左心室底部的流出道进入体循环而引发上述严重并发症。同时，严密监测生命体征，给予面罩吸氧及其他相应的积极抢救措施。对于发生颅内动脉空气栓塞的患者，在条件允许时，可行高压氧治疗。

（二）针道肿瘤细胞种植转移

针道肿瘤细胞种植转移的发生率较低，有文献报道其发生率为 $0.012\%\sim0.061\%$。一般认为，当有 10 万～100 万个肿瘤细胞进入血流时，只有一个转移灶形成。

1.发生机制　从理论上讲，穿刺损伤了肿瘤包膜、假包膜，开放了肿瘤细胞转移的通路。研究发现，在伤口的早期愈合阶段更有助于肿瘤细胞的种植和生长。组织损伤后，出血和血浆漏出，形成凝血块，其中含有纤维蛋白、纤维连接蛋白和血小板，肿瘤细胞在损伤后可与纤维蛋白结合或被凝血块包裹，并由于机体的局部免疫抑制作用和再生组织中释放的生长因子有利于肿瘤细胞生长，针道肿瘤细胞种植转移的发生率增加。此外，动物实验证明，针道中确实有肿瘤细胞存在。

2.常见危险因素

（1）穿刺针选择：既往使用粗针（直径≥1.0 mm）穿刺活检时并发症较多，包括针道肿瘤细胞种植转移。改用细针穿刺后针道肿瘤细胞种植转移的报道大幅减少。

（2）反复多次穿刺：针道肿瘤细胞种植转移多是由于反复穿刺取材，肿瘤细胞脱落的可能性增加。同轴套管针的使用可显著降低针道肿瘤细胞种植转移的发生率。

（3）肿瘤的生物学行为：一些恶性程度高、迁徙能力强的肺癌，发生针道肿瘤细胞种植转移的概率更大。

3.预防

（1）采用细针或负压抽吸式活检，减少对肿瘤组织的损伤，可在一定程度上避免针道肿瘤细胞种植转移。

（2）提高穿刺的准确性，避免反复穿刺。

（3）使用同轴套管针进行穿刺活检，避免穿刺枪接触正常肺及胸壁软组织。

（三）感染

穿刺后发生感染甚至脓胸的概率较低。方卫英等的研究显示，对 625 例患者行经皮肺穿刺活检术后，发生肺部感染者 21 例，感染率为 3.36%。

1.常见危险因素

（1）经验欠缺的操作者进行操作时增加进针次数，对胸壁、肺组织多次穿刺，引起一定损伤，进而导致术后患者感染。

（2）合并慢性阻塞性肺疾病的患者肺组织功能受损，收缩力不够，无法自行在穿刺后封闭针道，出现气胸，可增高术后胸腔感染的发生率。

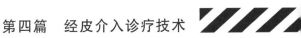

（3）合并糖尿病的老年患者抵抗力下降，术后感染风险增加。

2. 预防

（1）严格进行穿刺过程中的无菌操作。

（2）对于合并慢性阻塞性肺疾病和病灶直径较大、病灶位置较深的患者，要严格监测术后感染情况。

（3）严格掌握适应证及禁忌证，术前患者要进行血常规检查，化验结果若白细胞计数增高，怀疑合并肺部感染，应先行抗感染治疗。

（4）做好术后的随访工作，对患者术后感染征象做到早发现、早治疗，避免感染进一步加重。

（5）强化相关工作人员的预防感染的意识，充分认识到 CT 引导下经皮肺穿刺活检术后预防感染的重要性。

（四）胸膜反应

胸膜反应指因诊断或治疗胸膜、肺内疾病行胸膜腔穿刺的过程中，患者出现连续咳嗽、头晕、胸闷、面色苍白、出汗、心悸、脉细、四肢湿冷、血压下降、胸部压迫感甚至出现意识障碍、昏厥等一系列反应。胸膜反应是胸膜腔穿刺过程中较严重的并发症，通过对患者进行干预，胸膜反应可明显减少。

1. 发生机制　可能与经皮肺穿刺活检术所致的反射性迷走神经功能亢进相关，大多数患者症状轻微，可自行缓解，无须特殊处理；严重者可出现大汗、血压下降甚至休克，应给予足够的重视。

2. 常见危险因素

（1）生理因素：统计数据表明，年轻、体形偏瘦的患者对刺激的反应敏感，胸膜反应的发生率明显升高。在空腹状态下行胸膜腔穿刺，胸膜反应的发生率更高，这可能与饥饿状态下血糖偏低，机体不易耐受各种刺激有关。另外，当患者体质虚弱时，对很小的刺激会发生与刺激强度不成比例的较为强烈的反应。

（2）心理因素：由于患者对胸膜腔穿刺过程、目的不了解，存在紧张和恐惧心理，首次接受经皮肺穿刺活检术的患者发生胸膜反应的概率明显高于再次穿刺者。

（3）医源性因素：患者因为疼痛或是对医生信任度不够而出现胸膜反应，主要是由医生操作不熟练，术前定位不准确，反复穿刺而导致。

（4）疾病因素：体质虚弱或有其他并发症的患者，比一般状况良好的患者发病率高。

3. 预防及处理

（1）在经皮肺穿刺活检术前详细询问患者既往史，如是否曾接受手术及对疼痛的耐受性，看到血液是否有头晕、出冷汗、晕倒在地等表现，进行详细的病史询问，对于术前评估有危险因素者可术前给予阿托品 0.5 mg 肌内注射，预防胸膜反应。

（2）耐心细致讲解经皮肺穿刺活检术的目的及流程，解除患者的思想顾虑，消除紧张情绪，增加医患间的信任。并交代经皮肺穿刺活检过程中的注意事项，如穿刺中避免咳嗽、讲话和转动身体，对精神极度紧张的患者可适当使用镇静药。

（3）术前给予支持治疗，鼓励患者进食，防止发生低血糖反应，以便与胸膜反应相鉴别。如病情允许，应先治疗并发症，好转后再行经皮肺穿刺活检术。

（4）术前、术中准确定位，保证局部麻醉成功后再进针穿刺，进针时不宜过深、过快。

（5）一旦出现胸膜反应，应立即停止经皮肺穿刺活检操作，患者取平卧位，注意保暖，观察脉搏、血压、神志等生命体征的变化。症状轻者，经休息或心理疏导即可自行缓解。对于出汗明显、血压偏低的患者，给予吸氧及补充 10% 葡萄糖溶液 500 mL。必要时皮下注射 1∶1000 肾上腺素 0.3～0.5 mL 防止休克。

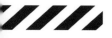
参考文献

[1] 李刚,李雷.CT 引导下经皮肺穿刺活检术临床应用分析[J].中国 CT 和 MRI 杂志,2020,18(6):46-48.

[2] 胡煜,信涛.CT 引导下经皮肺穿刺活检术对肺部占位性病变的临床诊断意义和安全性分析[J].现代肿瘤医学,2018,26(19):3070-3072.

[3] 赵玉达,张楠,杨连君,等.CT 引导下经皮肺穿刺活检术在肺部占位性病变中的应用研究[J].国际呼吸杂志,2021,41(5):367-371.

[4] 胡兰,郭庆,文丹,等.CT 引导下经皮肺穿刺活检术诊断肺癌准确性的回顾性分析[J].介入放射学杂志,2018,27(3):274-277.

[5] 赵罡,史晓宝,卢再鸣.CT 引导下肺内直径小于等于 30 mm 以下结节穿刺活检:探讨穿刺活检准确率的影响因素及其安全性[J].中国临床医学影像杂志,2015,26(6):391-394,399.

[6] Ng Y L,Patsios D,Roberts H,et al. CT-guided percutaneous fine-needle aspiration biopsy of pulmonary nodules measuring 10 mm or less[J]. Clin Radiol,2008,63(3):272-277.

第二十一章
经皮穿刺引流

第一节　肺囊肿穿刺引流

一、肺囊肿概述

肺囊肿分为先天性肺囊肿和创伤性假性肺囊肿。

先天性肺囊肿是胚胎发育障碍引起的先天性疾病,包括支气管源性囊肿等。可单发或多发,一般囊壁菲薄,与支气管相通,可形成液气囊肿或含气囊肿,囊肿破裂可形成气胸。

创伤性假性肺囊肿指人体胸部遭受创伤后,发生的空洞性肺损伤,也可将其称为创伤性肺空洞、气瘤、创伤后肺假性囊肿、创伤性囊肿、假性囊肿性血肿等。

二、流行病学

先天性肺囊肿暂无发病率相关报道。

创伤性假性肺囊肿发病率较低,在胸部损伤合并肺实质性损伤疾病中发病率低于 3%。

三、病因

先天性肺囊肿与支气管的胚胎发育障碍有关,在胚胎发育期,由于气管和支气管异常萌发或发出分支,病变的肺组织可出现单个或多个囊肿,可累及 1 个或多个肺叶。创伤性假性肺囊肿由胸部闭合性创伤引起肺组织撕裂而形成。

四、发病机制

先天性多发性肺囊肿的形成与肺芽发育障碍有关。肺芽来自胚胎的原始前肠,从胚胎第 6 周起两肺芽开始分叶,右侧三叶、左侧二叶,形成肺叶的原基。支气管在肺内一再发出分支,形成支气管树,其末端膨大形成肺泡。支气管是从索状组织发育成为中空的管状组织的。当胚胎发育停滞时,索状结构不能演变为贯通的管状结构,远端肺芽被隔离,支气管内的分泌物不能排出,而逐渐积聚膨胀形成囊肿。

1940 年 Schmitt 首先报道了创伤性肺内血肿的存在。其主要形成机制如下。①当暴力作用于肺时,肺泡压力急剧变化,导致肺泡壁破裂;②冲击波产生剪切力导致肺实质损伤,即肺撕裂伤。肺组织被撕裂时,支气管破裂,漏出的气体聚集在肺实质内,肺弹性回缩形成肺气囊腔,囊壁主要由肺间质和萎陷出血的肺泡组成,因在显微镜下无真性囊肿壁的结构,故又称创伤性假性肺囊肿。如果囊腔内同时有血液进入则形成血气囊肿,囊腔内完全充满血液则形成血肿。

五、临床表现

本病的临床表现无特异性,主要表现在肺部感染及肺、气管受压两方面。支气管源性囊肿

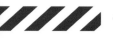

患者以肺部感染症状为主,发热、脓痰带血或咯血、胸痛、气促等反复发作是其特点,易被误诊为肺炎、肺结核、肺脓肿或脓气胸。支气管源性囊肿患者有肺、气管压迫症状。与囊肿相通的支气管不全梗阻而导致的活瓣作用,致使气体只进不出,囊肿很快膨胀形成张力性肺囊肿,引起气急、发绀、呼吸窘迫等症状。

六、体征

本病患者的体征无特异性,主要表现为合并肺部感染后肺部可闻及湿啰音及痰鸣音。

七、并发症

患者可并发脓胸和气胸。

八、实验室检查

1.胸部 X 线检查 单一肺囊肿患者的 X 线片可见肺野有一线条轮廓细而清晰的圆形透亮影;多发性肺囊肿患者的 X 线片可见轮廓清晰的蜂窝状纹理网;若囊内为液体充填则形似肿瘤;若合并感染可有浸润现象。

2.CT 检查 胸部 CT 影像上可见肺囊肿存在,形态上呈圆形、卵圆形或不规则形的气性、液性或气-液囊肿。①含气囊肿:单发或多发,两肺均可发生。多数呈圆形、椭圆形,腔内充满气体,无液体,壁厚1~3 mm。②含液囊肿:囊肿多呈圆形、椭圆形,边界光整锐利。因囊肿内囊液为血液,故 CT 值较高。③气-液囊肿:囊肿腔内可见气-液平面,囊肿内壁光整。在病变进展过程中,上述三种类型的囊肿可以相互转化,并非始终保持一种类型。

九、鉴别诊断

肺囊肿须与肺炎、脓胸、肺癌、肺栓塞、肺结核、Wegener 肉芽肿、肺大疱、肺血肿、裂孔疝、肺寄生虫病、肺放线菌病、空洞性肺结节病等鉴别。

十、治疗

1.一般治疗 创伤性假性肺囊肿通常情况下不用进行特殊治疗,囊肿经过一段时间会完全吸收或仅残留少许纤维病灶。如果出血不停止,囊肿呈进行性增大或囊肿并发感染,此时可选择手术治疗或使用抗生素治疗。

先天性肺囊肿一经确诊,如无手术禁忌均应行外科治疗。

2.外科治疗

(1)先天性肺囊肿:手术时机应视病情轻重及是否有继发感染而定。合并感染者术前应进行抗炎及对症支持治疗,待体温及白细胞计数正常方可进行手术。有心肺功能障碍者术前应积极纠正,待心肺功能恢复后再进行手术。凡出现呼吸窘迫者应立即行气管插管、机械辅助呼吸,床边摄片如发现液气胸应行胸腔闭式引流减压,争取急诊手术。手术方式依据病变组织性质、范围、部位及周围肺组织的情况而定,基本原则是既要切除病变组织,又要尽量保留正常肺组织,故纵隔型肺囊肿可行囊肿摘除术;肺内型肺囊肿均需行肺叶切除术,对于病灶较小、位于肺周边者可行楔形切除术;少数多发性肺囊肿需行全肺切除术。手术治疗时应注意:①对于张力性肺囊肿患者,术前需穿刺抽气减压,待症状缓解后再进行手术;②对于巨大含液囊肿或气-液囊肿患者,术前应抽吸囊液以减轻胸腔内压力,使麻醉顺利进行;③行单纯囊肿切除术者,术中需观察余肺收缩功能,对合并肺叶不张或功能不良者应行肺段或肺叶切除,以免残留较小囊肿。

(2)创伤性假性肺囊肿:尽管国内外文献均认为,大部分创伤性假性肺囊肿经非手术治疗可以治愈,但对于何时、何种情况采取何种治疗及预后如何并不明确。以下情况可能需要采取相

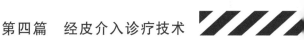

应的外科干预措施:①大咯血,一次咯血量在 300 mL 以上或 24 h 超过 600 mL 者;②以胸腔内失血为主的低血压休克者;③胸闷、气促明显并伴有伤侧肺呼吸音明显减低,经吸氧后低氧血症难以纠正者;④内带型、中带型或混合型肺实质内血气囊肿直径≥5 cm 者;⑤外带型肺实质内血气囊肿直径≥6 cm 者;⑥胸腔闭式引流量明显少于患者总失血量者;⑦患者在非手术治疗过程中出现胸闷、气促明显、咯血量增多,每天胸腔闭式引流量大于 1000 mL,低血压、伤侧肺呼吸音明显减低、低氧血症、胸部 X 线检查或胸部 CT 检查提示伤侧肺实质内血气囊肿增大、经输血后血细胞比容继续降低等,宜行亚急诊手术;⑧呼吸循环功能稳定,肺内血肿较小,伴有咯血的患者,行选择性支气管动脉介入栓塞治疗可能会取得理想的效果;⑨囊肿直径>6 cm 的单纯肺含气囊肿与胸腔相通且重度漏气,呼吸不能维持者;⑩双侧肺囊肿可能是需要紧急手术处理的指征之一;⑪呼吸稳定,体积大、多个肺囊肿相聚且囊肿之间有交通,并发感染者,可考虑在 CT 引导下经皮肺囊肿穿刺抽出气、液体并同时注入药物以及行囊肿引流等处理,必要时考虑手术治疗;⑫肺囊肿并发感染、囊肿直径>6 cm,张力性肺囊肿,并发血胸经胸腔闭式引流治疗仍持续漏气,大咯血经纤支镜治疗无效者考虑行病灶切除术。

3. CT 引导下支气管源性肺囊肿穿刺硬化治疗 目前,对于支气管源性肺囊肿的治疗尚无统一标准。Zylak 等认为,对于无症状或者症状较轻的患者可进行随访观察。另一些研究认为,手术切除囊肿可以降低肺囊肿合并感染的风险,同时可以最大限度地降低囊肿癌变的风险。但对于肺功能较差或者囊壁周围有致密的粘连带且囊肿体积较大的患者,手术的难度及风险将大大增加,可能导致严重的并发症,并且部分支气管源性肺囊肿经手术难以完全切除。有研究曾报道,数例肺囊肿患者行切除术后仍复发。

CT 引导下支气管源性肺囊肿穿刺硬化治疗是一种有效的治疗支气管源性肺囊肿的方法,尤其是对于肺功能较差、年龄较大、合并有慢性阻塞性肺疾病或者哮喘的患者,但此方法不能破坏整个囊内壁,单纯的囊液抽吸可能会导致肺囊肿复发。

无水乙醇无黏度,易从穿刺针注入囊腔,且少量无水乙醇进入人体后无致畸、致癌作用,即使少量进入血液也能很快被稀释,安全性较高。同时,无水乙醇可使囊壁蛋白凝固变性,失去分泌功能,但其对周围肺组织无影响,可最大限度地降低对肺功能的损伤。因此采用囊腔内注入无水乙醇冲洗并腔内保留无水乙醇的方法,可有效防止肺囊肿复发。

具体操作方法如下:患者经 CT 定位,选择距离囊肿最近的体表位置,经局部麻醉后,将细穿刺针沿穿刺点垂直进针,抽出褐黄色混浊液体约 30 mL,并向囊腔反复注入无水乙醇冲洗,并嘱患者缓慢进行多体位(如仰卧位、俯卧位、左侧卧位、右侧卧位)变换,让无水乙醇与囊壁充分接触,待冲洗液清亮后,保留无水乙醇 5 mL,拔出穿刺针,无菌纱布按压固定,再行 CT 检查,确定无出血、气胸等并发症出现。术后给予抗感染、解痉等对症处理。

▶▶ 参考文献

[1] 蒋毅. 创伤性假性肺囊肿 10 例临床分析[J]. 中国实用医刊,2015,42(3):100-101.
[2] 卢慧颖,丁长青,毕伟,等. 个性化护理干预在创伤性肺假性囊肿中的应用[J]. 中国社区医师,2016,32(16):131-132.
[3] Sorsdahl O A,Powell J W. Cavitary pulmonary lesions following nonpenetrating chest trauma in children[J]. Am J Roentgenol Radium Ther Nucl Med,1965,95:118-124.
[4] 左自军,刘秀民,曹永伟. 先天性支气管肺囊肿的 CT 表现[J]. 中国医学工程,2010,18(1):152-153.
[5] 迟海涛. 胆总管囊肿 CT 诊断分析[J]. 医学理论与实践,2013,26(11):1487-1488.
[6] Fagan C J. Traumatic lung cyst[J]. Am J Roentgenol Radium Ther Nucl Med,1966,97(1):186-194.

[7]　Tsitouridis I，Tsinoglou K，Tsandiridis C，et al. Traumatic pulmonary pseudocysts：CT findings[J]. J Thorac Imaging，2007，22(3)：247-251.

[8]　陈颖，曹振远，张凌. 创伤性肺囊肿的影像诊断[J]. 中国急救医学，2001，21(6)：331.

[9]　Melloni G，Cremona G，Ciriaco P，et al. Diagnosis and treatment of traumatic pulmonary pseudocysts[J]. J Trauma，2003，54(4)：737-743.

[10]　楼伟华，詹晓洪，孙道华，等. 胸部钝性伤致肺深部裂伤的救治体会[J]. 中华胸心血管外科杂志，2006，22(4)：270.

[11]　谭远康，孔令文，都定元，等. 创伤性肺内血肿与血气囊肿的处理规范[J]. 中华创伤杂志，2012，28(7)：613-616.

[12]　李昌华，黄光斌，高劲谋，等. 外伤性肺囊肿的诊断和治疗[J]. 创伤外科杂志，2007，9(2)：139-141.

[13]　Versteylen R J，Van Leeuwen P A. A rare acute pulmonary lesion after blunt chest trauma：a case report[J]. Eur J Radiol，1990，11(2)：156-158.

[14]　Moore F A，Moore E E，Haenel J B，et al. Post-traumatic pulmonary pseudocyst in the adult：pathophysiology，recognition，and selective management[J]. J Trauma，1989，29(10)：1380-1385.

[15]　Gincherman Y，Luketich J D，Kaiser L R. Successful nonoperative management of secondarily infected pulmonary pseudocyst：case report[J]. J Trauma，1995，38(6)：960-963.

[16]　Zylak C J，Eyler W R，Spizarny D L，et al. Developmental lung anomalies in the adult：radiologic-pathologic correlation[J]. Radiographics，2002，22：S25-S43.

[17]　McAdams H P，Kirejczyk W M，Rosado-de-Christenson M L，et al. Bronchogenic cyst：imaging features with clinical and histopathologic correlation[J]. Radiology，2000，217(2)：441-446.

[18]　Takeda S，Miyoshi S，Minami M，et al. Clinical spectrum of mediastinal cysts[J]. Chest，2003，124(1)：125-132.

[19]　刘建中，王海增，陈红娜. CT 导引下肝囊肿硬化治疗的体会[J]. 中国医药导报，2007，4(29)：136-136.

第二节　肺脓肿穿刺引流

一、肺脓肿概述

由于化脓性细菌感染，肺组织发生炎性坏死，继而形成肺脓肿，如与支气管相通，则出现脓腔。临床上以高热、咳嗽、咳大量臭脓痰为特征。根据发病原因，肺脓肿可分为经气管感染型、血源性感染型、肿瘤组织等堵塞所致的感染型 3 种。肺脓肿也可以根据相关的病原体进行分类，如葡萄球菌性肺脓肿、厌氧菌性肺脓肿或曲霉菌性肺脓肿等。

二、流行病学

目前尚无资料。

三、发病机制

肺脓肿的发病机制主要包括以下几个方面。

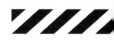

1. 支气管堵塞　这可能是由吸入性损伤、感染导致支气管黏膜充血、分泌物增加,以及支气管痉挛等引起的。

2. 细菌感染　肺脓肿的另一个重要发病机制是细菌感染。当人体免疫力低下,呼吸道防御功能下降时,外界的病原体和口腔内的定植菌可能经呼吸道向下蔓延至肺部,引发肺部感染。

3. 继发性肺脓肿　通常是由于患者的肺部已经发生病变(如肺炎等),病原体在肺部造成侵袭性损害,引起肺组织坏死,从而形成脓腔。

4. 其他因素　如支气管扩张、免疫抑制状态等也可能参与肺脓肿的发病过程。

在肺脓肿的发病过程中,以上因素可能相互作用,最终导致肺脓肿的发生。

四、临床表现

肺脓肿的临床表现主要包括以下几个方面。

1. 高热　肺脓肿患者常出现高热,体温可达 39~40 ℃,且服用退热药效果不佳。

2. 咳嗽　肺脓肿患者常出现咳嗽症状,初期为干咳,随着病情的发展,逐渐出现咳黏液痰或黏液脓痰,且咳嗽症状在肺脓肿病程中会持续存在。

3. 咳脓痰　咳脓痰也是肺脓肿患者常见的症状,痰液呈脓性,带有臭味,部分患者的痰液中还可能带有血液。

4. 胸痛　部分肺脓肿患者会出现胸痛症状,疼痛部位常与病变部位有关,可能是钝痛、刺痛、持续性疼痛等。

5. 呼吸困难　随着肺脓肿病情的发展,患者可能会出现呼吸困难症状,可能是由病变范围扩大或感染加重等导致。

6. 乏力　肺脓肿患者常出现乏力的症状,可能是由疾病进展而导致的全身性症状。

7. 食欲不振　部分肺脓肿患者会出现食欲不振,可能是由疾病进展而导致的。

除了上述症状外,肺脓肿患者还可能因病变波及局部胸膜而出现胸膜炎,病变范围扩大出现气急等症状。此外,肺脓肿患者的临床表现还与其起病缓急有关。急性起病的患者可能以高热、咳嗽、咳大量脓痰为主要表现,而慢性起病的患者可能以轻度咳嗽、咳痰、乏力、食欲不振等为主要表现。

五、体征

在早期,患者肺部体征较轻,脓肿形成后可出现空瓮音或气液平面。下面将详细介绍肺脓肿患者的肺部体征及其原因。

1. 空瓮音或气液平面　脓肿形成后,肺部可出现空瓮音或气液平面,这是由于肺组织坏死后形成脓腔,脓腔内充满了气体和液体。

2. 胸膜摩擦音　部分肺脓肿患者可出现胸膜摩擦音,这是由脓腔周围胸膜炎症引起的纤维素渗出物,与胸膜表面相互摩擦所致。

3. 肋骨骨折　当肺脓肿发生在肋骨骨折部位时,可能出现肋骨骨折的体征,如骨擦音、骨折部位肿胀、淤血等。

4. 病变扩大　随着肺脓肿病情的发展,病变范围可能会扩大,导致气急、喘鸣等。这是由病变范围扩大,影响肺部通气和换气功能所致。

需要注意的是,肺脓肿患者的肺部体征不仅与病变部位有关,还与其起病缓急有关。急性起病的患者肺部体征可能更加明显,而慢性起病的患者可能出现较少的肺部体征。此外,肺脓肿患者可能同时存在多种肺部体征,这也是该病的重要表现之一。

六、并发症

1. 脓胸和脓气胸　当脓肿破裂时,可导致脓胸或脓气胸。

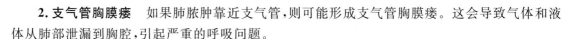

2. 支气管胸膜瘘 如果肺脓肿靠近支气管,则可能形成支气管胸膜瘘。这会导致气体和液体从肺部泄漏到胸腔,引起严重的呼吸问题。

3. 脓毒血症 肺脓肿可导致脓毒血症,这是一种严重的全身感染,可导致器官衰竭和死亡。

4. 多发性肺脓肿 如果肺脓肿未得到及时治疗,则可能导致肺组织多处感染,形成多发性肺脓肿。

5. 食管胸膜瘘 肺脓肿靠近食管时,可导致食管胸膜瘘,虽较罕见,但非常危险,可能导致严重的呼吸和消化问题。

七、实验室检查

(一)痰液检查

痰液检查是肺脓肿实验室检查的重要方法之一。通过痰液检查,可以确定是否存在细菌感染,并确定病原体的类型。痰液检查主要包括以下几个方面。

1. 痰液性状 肺脓肿患者的痰液通常为黄色或黄绿色,且痰液量较多。

2. 痰液细菌培养 通过痰液细菌培养可以确定病原体的类型,并指导用药。

3. 痰液涂片 通过痰液涂片可以初步判断是否存在细菌。

(二)血液检查

血液检查可以反映肺脓肿的严重程度。肺脓肿患者的血液检查通常表现为白细胞计数增高,其中中性粒细胞比例增加。此外,还可能存在贫血、血小板增多等表现。

八、影像学检查

通过影像学检查,可以观察肺部病变的情况,并判断肺脓肿的严重程度。影像学检查主要包括以下几个方面。

1. X 线检查 肺脓肿患者的 X 线检查通常表现为肺部大片状阴影,且阴影内可见气液平面。

2. CT 检查 肺脓肿患者的 CT 检查通常表现为肺部大片状阴影,且阴影内可见气液平面。此外,通过 CT 检查,检查者还可以观察病变的形态、大小、位置等信息。

3. 超声检查 对于不适合进行 X 线或 CT 检查的患者,如孕妇或存在放射性物质接触史的患者,可以考虑进行超声检查。通过超声检查,检查者可以观察肺部病变的情况,并判断肺脓肿的严重程度。

肺脓肿的其他检查,包括支气管镜检查、胸腔镜检查等。

九、鉴别诊断

1. 细菌性肺炎 早期肺脓肿与细菌性肺炎在症状及 X 线表现上相似。常见的肺炎链球菌肺炎多伴有口唇疱疹、铁锈色痰而无大量黄脓痰。胸部 X 线片示肺叶或肺段实变,或呈片状淡薄炎性病变,边缘模糊不清,但无脓腔形成。痰、血培养有助于病原学诊断及鉴别。

2. 空洞型肺结核 慢性纤维空洞型肺结核常表现为慢性咳嗽,间断咯血,肺部有空洞及继发肺脓肿时类似于慢性肺脓肿,易被误诊为慢性肺脓肿,但前者多有结核病病史,胸部 X 线片示空洞壁厚,周围有炎性浸润,且常伴有肺叶间组织增厚,肺脓肿表现不典型。痰结核分枝杆菌涂片及培养可进行鉴别。

3. 支气管肺癌 支气管肺癌继发阻塞性肺炎及肺不张时与肺脓肿相似,但支气管肺癌多见于 40 岁以上男性,患者常有多年吸烟史,咳嗽、咳痰与体位改变有关,局限性哮鸣音及局限性湿啰音较少见。胸部 X 线片上常可见块状阴影或结节状浸润,肺不张的体积均较大,且

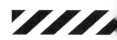

常呈偏心性。癌灶可出现液平面,且液平面的形状不规则,与肺脓肿不同。纤支镜检查可明确诊断。

4.肺囊肿继发感染　肺囊肿常表现为单个囊性病变,合并感染时囊内可见液平面,与肺脓肿相似,但肺囊肿继发感染时全身症状往往不明显,胸部 X 线片示病灶多位于肺野中外带,可与肺脓肿鉴别。

十、治疗

(一)内科治疗

1.抗生素治疗　抗生素是治疗肺脓肿的主要药物。根据细菌培养和药物敏感试验结果,选择有效的抗生素。常用抗生素有青霉素、头孢菌素、氟喹诺酮类等。早期使用抗生素可以减轻全身中毒症状,缓解疼痛,促进排痰和脓液排出。

2.痰液引流　鼓励患者多饮水,以利于稀释痰液便于咳出。患者入院后定时给予翻身拍背,协助排痰,对于体弱或咳嗽反射减弱的患者,医护人员应该采取主动措施排痰,确保痰液及时、充分地排出。

3.支持疗法　对于身体虚弱或病情严重者,可给予输血等支持疗法,以增强机体抵抗力。

4.并发症治疗　肺脓肿常并发脓胸、脓气胸等并发症,应根据病情进行相应治疗。

5.中医治疗　中医认为肺脓肿是由肺部感染湿毒之邪,化热郁结而成。中医治疗肺脓肿以清热解毒、排脓消肿为主,可采用中药汤剂、中成药等进行治疗。

(二)外科治疗

对于较大的肺脓肿,或者经药物治疗后脓肿仍较大、脓液引流不畅的患者,可考虑手术治疗。手术方式包括脓肿切开引流、肺叶切除等。脓肿切开引流是治疗肺脓肿的主要手术方式,可以迅速排出脓液、控制感染、缓解症状。肺叶切除术一般用于治疗复发性肺脓肿或慢性肺脓肿,手术范围较大,术后对呼吸功能有一定影响,需要慎重考虑。

(三)CT 引导下肺脓肿脓腔置管引流

近年来,随着影像学技术的不断发展,CT 引导下肺脓肿脓腔置管引流在肺脓肿治疗中也得到了广泛应用,该疗法可以借助 CT 进行准确定位、精准操作,可更加彻底地去除病灶。

具体方法如下:①根据患者的胸部 X 线正侧位片、CT 片的检查结果确定脓肿的具体情况、有无包裹等。②根据脓肿的具体情况,决定患者的体位(主要有侧卧位、俯卧位和卧位等),首先通过 CT 平扫,根据常规的解剖层面和病灶的最大截面确定进针方式,然后依据 CT 图像,尽可能将造成最小损伤以及避开解剖区域的最短路径作为进针路线,然后在穿刺部位做好标记,之后根据进针路线模拟出进针的角度、深度和方向,最后以测量的最大深度确定进针的角度和位置,在穿刺部位做好标记。③于穿刺部位以乙醇、碘伏进行消毒,选择 5 mL、5% 的利多卡因进行局部麻醉,在标记的穿刺部位做一长度约为 0.5 cm 的切口。④穿刺成功后将针芯拔出,然后将脓液抽出做药物敏感试验,沿着穿刺的方向置入导丝,然后将穿刺针拔出,经由导丝置入 Flexima 引流管,对引流管予以固定,包扎切口,抽吸脓液,至无法抽出脓液时,以 10～20 mL 的替硝唑(0.4%)缓慢低压反复冲洗,直至液体变清时停止抽吸,最后将敏感抗生素注入脓腔内,完成后将负压引流袋和连接管进行连接,持续引流,术后立即进行 CT 检查,确定脓腔状态和是否有气胸等情况出现。⑤开放引流管期间,采用 20 mL、0.4% 的替硝唑、生理盐水以及抗生素反复冲洗脓腔,每日留置 3 次且对引流量进行记录,随时对引流管的位置以及脓液的颜色与黏稠度进行观察。⑥每周行 CT 检查观察脓腔变化。如脓腔明显缩小,且无脓液流出,夹管观察 3 天后,患者全身症状消失,体温、血常规均正常,则可拔管。在抽取脓液时如伴有气体,

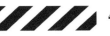

或出现脓液自导管溢出现象,可以改用负压引流法。⑦拔管后继续给予抗生素治疗,两组疗程均为 3 周。

肺脓肿在内科治疗中,以往用传统的强有力的抗生素治疗,但疗程较长,脓肿吸收需 3～20 周,部分病例易引起细菌耐药和引流不畅,尤其是较大的脓肿吸收更缓慢,且有转化为慢性肺脓肿的可能,使病程更长,常迁延不愈。外科最常用的治疗方法是肺叶切除,创伤大,特别是体弱患者难以承受开胸手术,而且会不可避免地丢失部分正常肺组织,同时常引起支气管胸膜瘘、脓胸、出血等并发症。

而 CT 引导下肺脓肿脓腔置管引流具有疗程短、痛苦小、并发症少的特点。具体优点有以下几点:①在 CT 引导下进行治疗,可以避免盲目穿刺,能够绕开重要组织和部位,使治疗更安全。②在引流术中,使用冲洗液对脓腔进行反复冲洗,可促进坏死组织软化与脱落,使脓腔病灶愈合更加快速。③对引流术的引出液进行病原学检测,还可为抗生素的选择与使用提供指导性意见。④传统开胸行病损肺叶切除或脓腔切开引流术,对身体损伤大,切除病损肺组织的同时还需切除部分正常肺组织,对患者肺功能必然会产生不同程度的影响,且费用也较高。脓腔置管引流对机体损伤小,无须限制患者活动,治愈后对患者的肺功能无明显影响。⑤仅需一次置管即可达到反复冲洗、引流、注药的目的,操作简单易行,痛苦小,患者易于接受。⑥脓腔置入引流管,可不断冲洗、引流,使脓液稀释便于引流出,同时脓腔内注入敏感抗生素,也增加了感染部位的药物浓度,可快速杀灭和抑制细菌的生长繁殖,可迅速减轻脓肿周围的炎症反应,防止脓腔壁不断增厚致肺复张受限。

脓腔置管冲洗治疗肺脓肿时应注意以下几点:①如脓液黏稠,可用抗生素、生理盐水反复冲洗,但注入的压力不宜过大,注入的量应小于抽出的量,以防止感染扩散。冲洗次数以 2～3 次/日为宜。②用于冲洗脓腔和脓腔内留置的抗生素,均应为敏感抗生素,而脓腔内加用替硝唑冲洗效果更佳,因肺脓肿多为混合感染,包括需氧菌和厌氧菌感染,而 90% 患者合并厌氧菌感染,替硝唑对厌氧菌有强大的杀菌作用,其渗透性强,作用时间长。③拔管前必须进行胸部 X 线检查或胸部 CT 检查,直至脓腔消失,肺复张良好,方可拔管。④对较大脓肿,随着脓肿的缩小,应分次拔管,以确保引流管的侧孔位于脓腔内,防止感染扩散。

(四)数字减影血管造影引导下经皮穿刺肺脓肿引流

近年来采用 C 形臂数字减影血管造影(DSA)引导下行经皮穿刺肺脓肿引流的探索逐渐增多,并取得了良好效果。

具体方法如下:①术前准备:常规检查凝血时间、心电图,进行胸部 CT 检查,拍摄胸部 X 线正侧位片。术前禁食 4～6 h,准备吸痰器、供氧设备、抢救设备和药品。②设备及介入器材:设备包括大 C 形臂血管造影机等。介入器材包括 18 G 穿刺针、5～6F 扩张管、5～6F 多侧孔猪尾型引流管、手术刀片、缝合线及负压吸引袋等。③操作步骤:术前详细阅读 CT 片和胸部 X 线片,仔细分析病灶的大小、部位,脓液的多少,有无分隔及脓肿与周围血管的关系,初步拟定穿刺进针点、角度、深度。根据病变部位,患者俯卧或仰卧于导管床,透视下再次确定穿刺点,并做好标记。常规消毒、铺无菌巾,用 2% 利多卡因 5～8 mL 局部麻醉,在穿刺点切开约 0.5 cm 的皮肤。嘱患者屏住呼吸,边透视边进针同时转动 C 形臂多角度观察针尖位置、方向,当针尖进入脓腔并抽出脓液后送入导丝,用 5F 或 6F 的扩张管扩张穿刺通道后,置入 5F 或 6F 的多侧孔猪尾型引流管,退出导丝后,先抽出部分脓液,调整好引流管位置,引流顺畅时将引流管缝于皮肤上,固定好引流管,连接负压吸引袋,包扎切口。④术后处理:每天用抗生素、生理盐水冲洗脓腔 2～3 次,并记录引流量,观察脓液黏稠度、颜色等。每 2～3 天行胸部 X 线检查以了解引流管的位置及观察脓腔变化。

DSA 引导具有操作快捷、方便的特点,气胸并发症的发生率较 CT 引导低。CT 引导具有定位准确、显示病变不受位置影响的特点,但由于操作烦琐、操作时间相对较长,增加了并发症

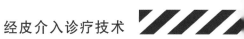

发生的概率。DSA 较普通 X 线机的优势是可以转动 C 形臂,可从多个角度、位置观察进针情况而不影响操作,避免了盲目穿刺,提高了手术成功率。

(五)超声引导下经皮穿刺肺脓肿置管引流

肺组织是一个含气器官,临床上多采用 CT 引导下肺脓肿置管引流,治疗效果较好。但 CT 引导治疗费用高,医患双方有可能受到放射性损害。由于周围型肺脓肿与胸壁相连,超声检查能够显示其病灶大小、位置和内部回声情况,为超声引导穿刺肺脓肿奠定了基础。

具体方法如下:①利用超声诊断仪查找肺脓肿,并明确肺脓肿病灶的深度、形态、大小、毗邻组织结构和器官,综合评估后选择穿刺体位和穿刺部位。②局部常规消毒、铺无菌洞巾。③局部麻醉:18G×200 mm PTC 介入穿刺针穿刺脓腔,根据脓腔大小和脓液流出的难易程度选择 10 mL、20 mL 或 50 mL 注射器抽吸,并将先抽出的 5 mL 脓液送检行细菌培养和药物敏感试验。④抽吸完毕后再用无菌生理盐水反复冲洗,直到冲洗液近于清亮;将中心静脉导管(导管单腔带 2 个侧孔,长 20~25 cm)留置于脓腔,并测试引流管是否通畅,固定。⑤住院期间,根据穿刺脓液的细菌培养和药物敏感试验结果选用有效抗生素全身治疗,同时每天 2 次冲洗脓腔,冲洗液用生理盐水或含敏感抗生素的生理盐水。⑥待患者体温和白细胞计数降至正常,症状明显消失,超声观察脓腔明显缩小或消失,引流液和冲洗液近于清亮,可拔除中心静脉导管引流管。

周围型肺脓肿患者的病灶大多位置表浅,超声检查易于显示,超声引导下实时显示进针过程,一般一次穿刺即可完成置管,通过引流管引尽脓液,反复冲洗脓腔,选择敏感抗生素注入脓腔,达到治疗目的。超声引导下经皮穿刺肺脓肿置管引流操作简单易行、创伤轻微、疗效确切,患者痛苦小,易被患者接受。对于深部肺脓肿,由于浅部的含气肺组织的掩盖和干扰,不能完整显示脓腔的大小和形态,不能应用超声引导穿刺,可以考虑使用 CT 引导穿刺。超声引导穿刺置管治疗肺脓肿过程中应该注意如下几点:①冲洗过程中应该坚持注入量小于抽出量的原则。②注入生理盐水或抗生素时压力不宜过大,否则容易造成脓腔破裂而引起感染扩散。③冲洗以每天 1 次为宜,冲洗过频容易影响脓腔愈合。④肺脓肿多为混合感染,使用抗生素时要考虑联合应用抗生素,强调在细菌培养和药物敏感试验的基础上选择敏感抗生素。约 90% 肺脓肿合并厌氧菌感染,替硝唑对厌氧菌有强大的杀菌作用,其渗透性强、作用时间长,建议冲洗脓腔时用生理盐水和替硝唑交替冲洗。冲洗后脓腔保留适量替硝唑,同时注入敏感抗生素。⑤在炎症得到有效控制后,脓腔不断缩小甚至消失,肺组织逐渐复张,超声显示病灶较困难,拔管前不能依靠超声检查确定,必须进行胸部 X 线检查或胸部 CT 检查,直至脓腔直径≤15 mm 方可拔管。

参考文献

[1] 裴学敏.中西医结合治疗肺脓肿 36 例临床分析[J].医学信息,2015(21):263-264.

[2] 张卫红,刘志彬,田素红,等.肺脓肿切除术后并发放线菌肺部感染 1 例[J].中国感染与化疗杂志,2015,15(6):594-595.

[3] 胡文霞,金辉,金普乐.经胸壁、气道介入治疗肺大疱性肺脓肿的临床观察(附 29 例报告)[J].中国内镜杂志,2016,22(6):97-100.

[4] 汤敏.CT 导引下抽吸引流治疗肺脓肿的临床研究[J].医药前沿,2015,5(31):14-15.

[5] 陈国欢,林群英,郭丽景.经皮穿刺留置中心静脉导管引流并甲硝唑冲洗治疗肺脓肿的效果分析[J].福建医药杂志,2015,37(2):52-54.

[6] 刘颖,刘鲁,何小荣,等.CT 引导下脓肿引流术对肺脓肿的疗效及细菌清除率的影响[J].医学综述,2016,22(7):1442-1445.

［7］ 姜涛.CT 引导经皮肺穿刺治疗巨大肺脓肿 17 例体会［J］.现代保健·医学创新研究，2007,4(11):58-59.

［8］ 张仪.CT 引导经皮穿刺引流治疗巨大肺脓肿 14 例疗效观察［J］.中国实用内科杂志，2003,23(3):169.

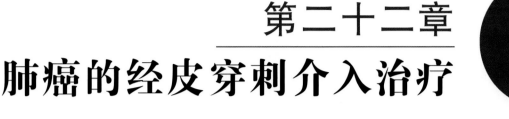

第二十二章
肺癌的经皮穿刺介入治疗

第一节　肺癌的消融治疗

一、射频消融

(一)概述

射频消融(RFA)最早应用于无法手术切除的原发性肝癌和转移性肝癌的治疗,并取得了意想不到的效果。2000年,Dupuy等首先报道经皮RFA治疗肺肿瘤。

RFA治疗肿瘤的原理是采用频率为200～750 kHz的电磁波,使射频针电极周围形成高频的交变电磁场,因电磁场快速变化,肿瘤细胞内的离子快速运动、摩擦,使病变部位升温,温度可达到80～100 ℃,致使肿瘤细胞内、外水分蒸发,肿瘤细胞干燥、固缩而发生无菌性坏死,还可促进肿瘤细胞凋亡,提高机体免疫力,改善细胞免疫功能及抑制肿瘤血管生成等,从而达到治疗肿瘤的目的。

RFA电极针目前主要分为两类。

1.单极针　只有一个活性电极,需要建立体表回路电极板,两者之间形成回路,主要包括直的杆状电极和带有子针的伞状或锚状电极,目前的技术可在消融过程中向针尖末端灌注生理盐水,从而减轻组织炭化,增大消融体积。

2.双极针　在单极针针尖通过绝缘材料隔离出两段导体作为两个电极点,形成射频的正负两极,而不采用体表负极板。这种电极针可产生更大的损伤区,原因可能是射频电流仅在同一根电极的两极间流动,电流密度更大,通过多根针的平行组合插入肿瘤瘤体内可获得更大范围的消融。双极针由于不需要在体表建立回路电极板,因此更适用于体内置入金属物或心脏起搏器的患者。

历经10余年的发展,RFA可用于治疗不能手术切除的原发性和转移性肺肿瘤,且安全、有效、微创,得到越来越多医生和患者的青睐。

(二)适应证

无法手术或拒绝手术,数量有限的转移性肺癌患者为RFA的适应证。国外亦有将早期非小细胞肺癌列入RFA适应证的报道,取得了较好的疗效。以肿瘤直径3 cm以下者疗效最好,5 cm以上者局部复发率最高。适用于距离心脏、主支气管、食管、胸部大血管大于1 cm的病灶。RFA还可以应用于侵犯胸壁引起疼痛肿瘤,因肿瘤巨大压迫重要器官的减瘤术。

(三)禁忌证

RFA的禁忌证如下:严重肺功能障碍、恶病质、两肺有弥漫性病变、严重凝血功能障碍等患者。

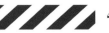

(四)术前准备

1. 术前检查 进行血常规、尿常规、肝肾功能、凝血功能、心电图及胸部增强 CT 等检查,对于原发性肺癌或影像学表现不典型的转移性肺癌,应进行穿刺活检,取得病理诊断。

2. 术前宣教 向患者解释手术基本原理,术中需要的配合,告知患者术后可能出现的并发症并签署知情同意书,必要时训练患者吸气、屏气。

3. 术前准备 术前使用镇静药物,开通一条静脉通路,对于靠近胸膜的病灶,术前预防性应用镇痛药。准备 2% 利多卡因、皮肤消毒液、无菌铺巾等。

4. 术中准备 抢救车备抢救性药物、止血药、镇痛药,手术室备简易呼吸器、心电监护仪、吸引器、胸腔引流包等。

(五)介入手术操作程序

(1)根据患者术前 CT 影像所显示的病灶的位置,确定患者体位,应兼顾进针方便与患者舒适度。

(2)CT 定位,确定最佳进针层面、进针点和进针方向,根据肿瘤大小、位置等情况选择 RFA 电极针的型号和使用数目,做好体表标记。

(3)以 2% 利多卡因进行穿刺点的局部麻醉,留麻醉针头,再次扫描,根据针头位置确定进针的位置、方向、深度。

(4)按拟定方向和进针深度经皮穿刺 RFA 电极针,再次扫描,确定位置合适、正确。

(5)连接 RFA 仪,做好必要的防护及术中心电监测。

(6)当病灶周围出现"晕"征,且"晕"的边缘超出病灶边缘 5 mm 时,RFA 治疗结束,拔针,伤口包扎完毕后重新进行全肺 CT 检查,了解气胸、出血发生的情况。根据动物实验研究,RFA 治疗后的肿瘤存在 3 个同心圆结构区;靠近中心的 2 个同心圆结构区无活性细胞,为实际消融范围,在实际消融范围的边缘(2.6~4.1 mm)包含坏死细胞和有活性的细胞,因此建议 RFA 治疗范围最好超过肿瘤边缘 0.5 cm,以杀死肿瘤生长活跃的周边部分,使正常肺组织与肿瘤间形成一凝固带,防止肿瘤复发、转移。因此,建议 RFA 治疗肺肿瘤时,根据 CT 影像上"晕"的范围决定治疗终止时间。

(六)介入手术操作注意事项

(1)多数患者可在局部麻醉下完成手术,如患者不能配合手术,可以在静脉麻醉辅助下完成。

(2)当拟定的进针通路上皮肤肌肉层比较薄时,局部麻醉时要注意进针不要过深,防止损伤胸膜而引起气胸。

(3)对于位置比较深的病灶,可以边进针边扫描以确定进针方向是否准确,随时调整穿刺角度。

(4)肺底病灶受呼吸的影响,活动范围比较大、穿刺难度高,术前可嘱患者进行呼吸训练,尽量每次呼吸幅度一样。

(5)对靠近胸膜的病灶进行 RFA 治疗时,患者疼痛感明显,除预防性应用镇痛药外,可在 RFA 电极针到达病灶后,制造人工气胸,使脏层胸膜与壁层胸膜分离,减少 RFA 引起的疼痛、胸腔积液等反应。

(6)当进针通路上有肋骨、肩胛骨遮挡时,可考虑改变患者双臂的位置,观察能否避开骨骼。

(7)尽量避免经过叶间裂,降低气胸发生率。

(8)避免两侧肺同时进行 RFA 治疗,防止两侧同时出现气胸而引起严重的呼吸窘迫。

(9)对于有些位置深在、靠近肺门、毗邻大血管的病灶,评估 RFA 风险较大时,可考虑放疗等其他治疗手段。

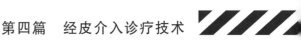

(七)介入手术后常规处理

(1)术后返回病房卧床休息至次日,如无明显不适,可正常进食。

(2)术后2天内避免做憋气、咳嗽等动作,避免剧烈活动,如有逐渐加重的胸闷、胸痛等不适,应及时行胸部 X 线或胸部 CT 检查,排除气胸、胸腔出血等并发症。

(3)对靠近胸壁的病灶进行 RFA 治疗,当局部麻醉药药效消失后,患者可能会出现相应部位的疼痛,可酌情给予镇痛药对症处理。

(4)术后第 2 天常规进行胸部 X 线检查,以及时发现无症状气胸,并根据情况酌情处理。

(八)介入手术相关并发症及处理

RFA 治疗相对安全,对肺功能影响小,有文献报道,RFA 的围手术期并发症发生率为 15.5%~55.6%,平均为 35.7%,其中严重并发症发生率为 8%~12%。

RFA 治疗肺癌的术中并发症主要包括气胸、胸腔积液、发热、胸痛、咳嗽、咯血等,绝大多数较轻,仅个别需特殊处理。一项系统性回顾研究表明,与操作有关的并发症发生率为 15.2%~55.6%,死亡率为 0~5.6%。气胸是最常见的并发症,发生率为 4.5%~61.1%,大部分患者可以自愈,3.3%~38.9%的患者需要进行胸腔闭式引流。

1. 气胸　可发生在术中或术后,应嘱患者术后避免反复用力咳嗽、用力憋气等,RFA 治疗结束拔针后立刻让患者反方向改变体位并保持 10 min,使进针侧朝下,可显著减少气胸的发生。根据肺压缩程度和患者症状,给予吸氧、卧床休息,当患者有胸闷、气促症状或肺胸膜回缩大于 4 cm 时可以进行细针抽吸、Arrow 管负压引流甚至胸腔闭式引流等处理。气胸的相关危险因素:年龄>60 岁,有肺气肿病史,病灶直径<1.5 cm,病灶位于肺中叶和下叶,病灶与胸膜距离不少于 2.6 cm,穿刺经过叶间裂,多个病灶同时消融或多次穿刺等。

2. 出血(包括肺内出血、胸腔出血及咯血)　肺实质出血发生率为 8%~10%,多发生在术中或术后即刻,15%的 RFA 治疗患者可发生少量自限性咯血,偶有大咯血致死(0.4%)。也有损伤肺动脉引起假性动脉瘤的报道,患者表现为迟发型咯血,可用弹簧圈栓塞止血。拟定穿刺路径时尽量避开血管较多的区域,给予止血药,吸氧,注意避免出血引起患者窒息。RFA 引起咯血的危险因素如下:病灶直径<1.5 cm,病灶位于肺下叶和中叶,穿刺针经过肺实质的针道长度>2.5 cm,穿刺消融路径上有肺血管,使用伸展型的伞状电极针等。

3. 发热　肿瘤组织坏死可引起吸收热,多数患者的白细胞计数及中性粒细胞比例轻度升高,38 ℃以下者可采用物理降温或药物退热,38 ℃以上者可预防性应用抗生素 3~5 天,肺功能差的老年患者出现发热后及时应用抗生素,避免发生感染。较大肿瘤坏死后可形成肺脓肿,需及时明确诊断并应用抗生素。

4. 胸腔积液　见于病灶靠近胸膜时或 RFA 范围包括胸膜时,为反应性胸腔积液,大多无须特殊治疗,可根据患者情况酌情予以胸腔置管引流。

5. 疼痛　多为轻中度疼痛,多见于消融范围邻近胸膜时,热损伤、胸膜渗出粘连等可引起疼痛,部分会影响患者呼吸,给予口服镇痛药处理,多数患者疼痛可得到控制,如果病灶靠近胸膜,在电极针到达病灶后,可制造人工气胸,以减轻疼痛及胸膜反应。

6. 皮下气肿　多与气胸伴发,出现皮下气肿时应嘱患者避免剧烈咳嗽,行胸腔抽气,必要时对瘘口进行压迫、加压,防止皮下气肿扩大。

7. 支气管胸膜瘘　发生率为 0.2%~0.6%。较大支气管与胸膜腔沟通,表现为顽固性气胸或液气胸,通过胸腔负压引流多数可恢复,可采用硅树脂封闭瘘口。

8. 针道肿瘤细胞种植转移　非常罕见,建议拔针时进行针道消融,避免发生针道肿瘤细胞种植转移。

(九)疗效评价

肺癌患者 RFA 治疗后,建议随访时采用增强 CT 检查,肺功能良好、能进行屏气配合的患者也可采用增强 MRI 检查,增强 MRI 检查能多角度了解病灶情况。采用 mRECIST 标准进行评估。由于消融范围大于病灶,通常在术后 1 个月时复查胸部 CT,CT 所示病变范围会大于病灶范围,此时进行评估,应观察病灶有无强化,而不能单纯以病灶大小评估治疗效果。放射科医生如不了解患者手术史及 RFA 原理,往往会做出病灶较前增大的诊断,此种情况术前需与患者及其家属沟通。术后 2～3 个月,炎症逐渐消退,复查可见病灶范围逐渐缩小。影像学复查时除关注肿瘤大小等变化外,还应关注病灶周边有无肿瘤生长和强化表现。

有文献报道,Ⅰ期非小细胞肺癌患者接受 RFA 治疗,总生存期为 19～29 个月,1 年生存率为 70%～95%。Dupuy 等报道,24 例Ⅰ期非小细胞肺癌患者先接受 RFA 治疗,再接受放疗,2 年生存率为 50%,5 年生存率为 39%。Grieco 等报道了一个类似的研究,41 例Ⅰ期或Ⅱ期肺癌患者先接受 RFA 治疗,然后接受放疗,患者的平均生存期为 19.5 个月,1 年、2 年和 3 年的生存率分别为 87%、70% 和 57%。Simon 等报道,75 例不适合手术治疗的Ⅰ期肺癌患者接受 RFA 治疗,1 年生存率为 78%,3 年生存率为 36%,5 年生存率为 27%,平均生存期为 29 个月。

有研究显示,结直肠癌肺转移患者病灶直径 < 3 cm,RFA 治疗后局部复发率为 11%;直径 ≥ 3 cm 的病灶,复发率为 50%,3 年生存率为 47%,说明肿瘤大小和肺外转移病灶控制是 RFA 治疗效果的重要的影响因素。Simon 等报道,接受 RFA 治疗的转移性肺癌患者,1 年、2 年、3 年的整体生存率分别为 70%、54% 和 44%。结直肠癌肺转移患者的 1 年、2 年、5 年的总体生存率分别为 87%、78% 和 57%。在另外一项关于结直肠癌肺转移患者行 RFA 治疗的回顾性研究中,肿瘤直径为 2 cm 及以下组的中位生存期为 51 个月,3 年生存率为 64%,肿瘤直径为 2.1～4 cm 组的中位生存期为 31 个月,3 年生存率为 44%,两组整体的 3 年生存率为 57%。Yan 报道了接受 RFA 治疗的 55 例肺转移癌患者,中位生存期为 33 个月,1 年、2 年和 3 年的总体生存率分别为 85%、64% 和 46%。

(十)随访及必要的后续(重复)治疗

术后 2 个月复查胸部增强 CT 或 MRI,观察病灶有无强化,边缘是否有残留病灶,如有可再次行 RFA,如无强化,可 2 个月后随访(图 22-1 和图 22-2)。利用 PET-CT,虽然可以更直观地了解病灶有无活性,但需要注意的是,在术后 3 个月内,受消融术后炎症反应的影响,容易出现假阳性结果。另外,PET-CT 费用高昂和辐射剂量大也是需要考虑的因素。

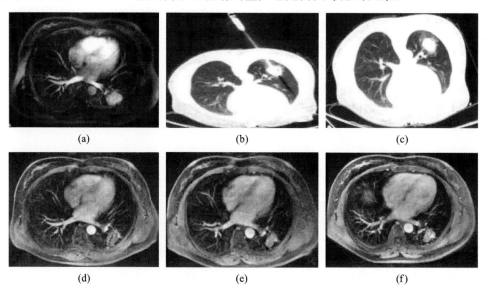

(a)   (b)   (c)

(d)   (e)   (f)

图 22-1　左肺下叶神经内分泌癌行 RFA

(a)术前 MRI 影像,增强后有明显强化;(b)RFA 术中;(c)RFA 术后病灶周围可见"晕"形成;

(d)术后 3 个月复查 MRI,示病灶缩小,强化不明显;(e)术后半年,病灶进一步缩小、稳定;(f)术后 1 年,病灶稳定

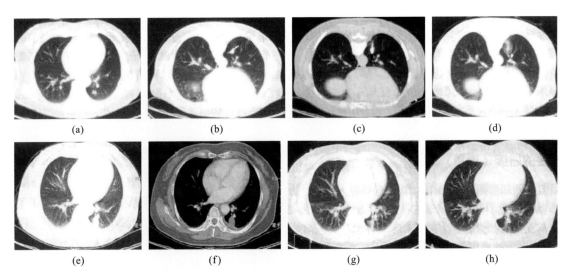

图 22-2　直肠腺癌术后 2 年,左肺下叶孤立性结节行 RFA

(a)术前 CT 影像;(b)术前行穿刺活检,病理证实为转移性腺癌;(c)行 RFA;(d)RFA 后,病灶周围可见"晕"征;

(e)(f)术后 2 个月复查胸部 CT,病灶大小未见变化,增强后无强化,呈坏死表现;

(g)术后 1 年,病灶进一步缩小稳定;(h)术后 2 年,病灶形态已不明显

二、微波消融

(一)概述

高温治疗肿瘤的历史悠久,目前热消融的主要方法包括微波消融、射频消融、激光治疗等。微波消融治疗是将微波能转变成热能,造成肿瘤局部高温,使肿瘤组织凝固性坏死的方法。经皮微波消融治疗(PMCT)是指在影像设备(CT 或超声设备)引导下将微波天线插入肿瘤内,肿瘤组织内极性分子在微波场的作用下,高速运动摩擦,在短时间内产生达 65～100 ℃的高温,使肿瘤组织凝固、变性、坏死,达到原位灭活或局部根治肿瘤的目的。国内外应用经皮微波消融治疗肝癌的研究较多,取得较好的临床疗效,但由于肺脏特殊的解剖位置和组织结构,经皮微波消融治疗肺部肿瘤的试验及临床研究还较少。正常肺组织含大量气体,肿瘤周围肺组织的气体可产生隔热效应,有利于肿瘤组织的热能集聚;同时治疗过程中微波天线发出的微波有时需通过正常肺组织传导至肿瘤组织,会在一定程度上影响微波传导,这种情况下可能需要增加治疗时间。另外,肺部的解剖特点也决定了经皮微波消融治疗一般在 CT 引导下进行。

(二)适应证

经皮微波消融治疗的适应证如下。

(1)非小细胞肺癌的根治性治疗:Ⅰ期周围型肺癌不愿或不宜接受手术或放疗的患者。

(2)非小细胞肺癌的姑息性治疗:中晚期肺癌的局部姑息性治疗。

(3)小细胞肺癌:病灶局限不适合手术或对放疗、化疗不敏感的患者。

(4)肺转移瘤:①单侧病灶数目不多于 5 个;②双侧病灶,每侧病灶数目不多于 3 个。

(5)预期生存期大于 6 个月。

(三)禁忌证

经皮微波消融治疗的禁忌证如下。

(1)恶病质或 KPS 评分小于 60 分者。

(2)有出血倾向者。

(3)全身广泛转移或有症状的脑转移且未控制者。

(4)严重心肺功能不全者。

(四)术前准备

(1)患者准备:术前检查血常规、凝血功能、心电图、心肺功能,进行肺部增强 CT 检查等,有其他慢性疾病者需提前控制相关病情。

(2)器械准备:准备胸腔穿刺引流包、心电监护设备、微波治疗仪、微波天线(一般选择穿刺针型微波天线)等。

(3)药物准备:准备地塞米松、止血敏、镇静药、镇痛药等。

(五)操作过程

1.制订治疗计划 制订治疗计划前对肿瘤局部行 5 mm 层厚 CT 检查,根据肿瘤部位、形状、大小及与周围组织关系,规划出治疗区域的大小及形状,规划经皮微波消融治疗的进针路线及治疗针数。一般情况下,单针治疗范围直径可达 3~4 cm,治疗范围应超出肿瘤边缘 0.5 cm,对于直径小于 3 cm 的病灶,一次单针治疗即可将其完全灭活,对肿瘤直径大于 3 cm 的病灶,需进行单针多点治疗或多针治疗。

2.操作步骤与方法

(1)根据术前制订的进针路线、针数、点数选择进针部位、角度、深度。一般采用单针单点或单针多点治疗,如病灶较大可选择双针或分次单针治疗。术中需持续给予心电监护、血氧饱和度监测。

(2)根据病灶的位置和术前治疗计划,嘱患者选取适当体位,如仰卧位、俯卧位、侧卧位、斜卧位等。在进行 CT 检查前将定位栅格贴于病灶位置,定位后标记相应的体表位置。常规消毒铺巾,用 2% 利多卡因局部麻醉。

(3)CT 引导下将微波天线穿刺至肿瘤预定位置,最好沿肿瘤长轴插入,尖端至肿瘤远端以外 0.5~1 cm。

(4)连接微波天线与微波治疗仪,一般先予 40 W 功率治疗 1 min,60~80 W 功率治疗 12~18 min,在此期间行 CT 检查观察病灶变化,经皮微波消融治疗后病灶会发生密度下降及出现小气泡。在经皮微波消融治疗过程中,当瘤体边缘温度达到设定的温度时,微波功率输出自动停止。

(5)经皮微波消融治疗后行 CT 检查,观察病灶内密度改变及气泡分布区域是否完全覆盖治疗区域,如有未治疗区域需补充治疗。确认治疗结束后拔除微波天线。术后再次行 CT 检查,观察有无气胸、血胸、肺内出血等。

3.注意事项

(1)选择穿刺点时常受到肋骨的影响,最佳穿刺点位于肋骨处时,进针路径的上下或前后角度需要做相应的调整。同时,穿刺时需考虑到呼吸运动对病灶位置的影响,术前对患者进行呼吸训练,有助于提高穿刺成功率。

(2)治疗功率、时间的选择与肿瘤部位关系密切。当病灶距离胸壁较近时,经皮微波消融治疗容易引起疼痛,病灶近肺门时容易引起刺激性咳嗽,宜采用小功率(60 W 以下)经皮微波消融治疗并适当延长治疗时间。

(3)为确保病灶彻底消融,微波天线尖端应达肿瘤远端以外 0.5~1 cm。经皮微波消融范围与肿瘤局部血供关系密切。对于大血管周围的病灶,经皮微波消融治疗往往需要较大功率和较长时间。

(4)气道不能耐受经皮微波消融治疗时的高温,对于气管及段以上支气管周围的病灶,治疗时应采用低功率,延长治疗时间,局部温度不超过 60 ℃。

(5)微波天线距离胸壁不到 4 cm 时,容易引起疼痛。处理方法:治疗前适当给予哌替啶等

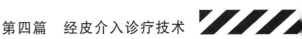

镇痛镇静药,对穿刺点局部壁层胸膜进行充分麻醉,采用低功率,延长治疗时间。

(6)为预防针道出血及针道肿瘤细胞种植转移,在治疗后拔除微波天线时,采用 30～40 W 低功率凝固穿刺道。

4.术后处理　术后常规给予吸氧、生命体征监测,给予止血药物及解热镇痛药,预防性应用抗生素 3～5 天。

5.术后疗效评价　术后 CT 检查可见肿瘤局部密度减低及汽化,周围肺组织可见高密度反应区。有时在手术过程中因密度不均,不能清楚判断疗效。在经皮微波消融治疗后病灶大小差异较大,少数病灶可见明显缩小,甚至消失,但多数病灶大小不会有明显改变,有些病灶甚至会因为肿瘤周围肺组织炎性渗出实变而在短期内增大。因此,行增强 CT 检查观察病灶血供变化,可更准确地判断疗效。

(六)常见并发症及防治

术中、术后并发症包括穿刺损伤,如气胸、血胸、肺出血等;与微波治疗相关并发症,如术中刺激性咳嗽、胸痛、术后发热、胸腔积液、物理性肺炎、咯血等;其他并发症如心律失常、低氧血症。

1.气胸　多为穿刺针穿破胸膜所致,当肺压缩不超过 10% 时一般可继续操作,超过 10% 时需暂停操作,按气胸处理原则进行治疗。预防措施包括术前给予止咳及镇静药物,避免术中剧烈咳嗽;减少穿刺针经过胸膜的次数;尽量不穿过叶间裂;穿刺针禁止在胸膜表面刮擦;避免穿刺针经过肺大疱;拔除天线时凝固穿刺道。

2.经皮微波消融治疗后发热　多为低中度热,多发生于术后 1 周内。原因包括坏死肿瘤组织吸收热及损伤部位无菌性炎症等;处理包括使用糖皮质激素或解热镇痛药,预防性使用抗生素等。

3.肺出血或胸腔出血　多为穿刺针损伤肺组织或胸壁血管所致。当穿刺损伤出血量较少时使用止血药物即可;出血量较大时应立即退出穿刺针,给予补液、输血、升压等处理。穿刺路径设计时应尽量减小经过正常肺组织的长度,尽量避免沿肋骨下缘进针,可减少出血的发生。

4.胸腔积液　当周围型肺癌病灶靠近胸膜时,因治疗刺激,患者多出现胸腔积液。可给予糖皮质激素促进积液吸收、预防性使用抗生素等。

(七)疗效评价

经皮微波消融治疗既能直接杀伤肿瘤,又能尽可能多地保存正常肺组织,为不适合或不能耐受开胸手术的肺部肿瘤患者提供了一种新的治疗方法。对于 I 期周围型肺癌,经皮微波消融治疗可达到根治性效果。对于其他局限性肺癌或肺转移瘤,能达到减轻肿瘤负荷的姑息性治疗目的。但当肿瘤不规则或体积较大,肿瘤存在消融不完全的可能时,存活的肿瘤细胞将引起肿瘤复发或转移,有必要将经皮微波消融治疗与常规的放化疗联用。

经皮微波消融治疗作为一种热消融方法,存在治疗时容易损伤气道及胸膜、对大血管周围病灶疗效差、治疗胸壁及其附近病灶时疼痛剧烈等缺点,故对于侵及胸壁、纵隔或肺门区的肺部肿瘤,单用经皮微波消融治疗很难彻底消除病灶。对于段以上支气管相通的肿瘤,经皮微波消融治疗后,肿瘤坏死组织从支气管排出后形成较大空洞,可能合并感染或出现大咯血,需引起警惕。因此对于侵及胸壁、纵隔或肺门区的肿瘤,有必要探索微波消融联合其他微创手段的治疗方法。

三、冷冻消融

(一)概述

20 世纪 80 年代有文献首先报道了开胸手术中采用直接冷冻法治疗肺癌。随着相关器械、操作技术的进步,经皮穿刺物理消融治疗逐渐成为治疗实体性肿瘤的重要手段,经皮穿刺物理消融治疗包括冷冻消融、射频消融、微波消融、电化学治疗等,其中冷冻消融(又称冷冻治疗)是利用局部超低温(-40 ℃以下)杀伤肿瘤的方法。因冷冻范围在 CT 监视下呈边界清晰的低密度影,更利于动态监控,在临床应用较多。冷冻消融在临床上可分为根治性治疗、姑息性治疗。

(二)适应证

冷冻消融的适应证范围如下。

(1)不能手术切除的非小细胞肺癌患者,或因年老、心肺功能较差或其他内科因素不能耐受手术的患者。

(2)放疗、化疗或术后复发的肺癌患者。

(3)中晚期肺癌患者的姑息性治疗,旨在降低肿瘤负荷,缓解症状。

(4)支气管镜下冷冻消融用于不能手术的梗阻性中央型气管-支气管内肿瘤患者。

(5)预期生存期大于 6 个月的患者。

(三)禁忌证

冷冻消融的禁忌证范围如下。

(1)恶病质或 KPS 评分小于 60 分者。

(2)有出血倾向者。

(3)全身广泛转移或有症状的脑转移且未控制者。

(4)有严重心肺功能不全,两肺弥漫性肺气肿者。

(5)胸膜广泛转移伴大量胸腔积液,原发灶显示不清者。

(四)术前准备

(1)患者准备:术前检查血常规、凝血功能、心电图、心肺功能,进行肺部增强 CT 检查等,对肺癌进行明确分期。有其他慢性疾病者需提前控制病情,重点询问心脑血管病史及了解已接受的治疗的情况。

(2)器械准备:准备胸腔穿刺引流包、心电监护设备、冷冻探针等。

(3)药物准备:准备地塞米松、止血敏、镇静药、镇痛药等。

(五)操作过程

1.制订治疗计划　制订治疗计划前对肿瘤局部行 5 mm 层厚 CT 检查,根据肿瘤部位、形状、大小及与周围组织关系,规划治疗时患者体位、治疗区域的大小及形状,规划冷冻探针的进针路线及治疗针数。一般情况下,对于直径大于 2 cm 的病灶,需要两个冷冻探针组合完成治疗,治疗范围应超出肿瘤边缘 0.5 cm。

2.操作步骤与方法

(1)根据病灶的位置和术前治疗计划,嘱患者选取适当体位,如仰卧位、俯卧位、侧卧位、斜卧位等。在进行 CT 检查前将定位栅格贴于病灶位置。定位后标记相应的体表位置。常规消毒铺巾,用 2% 利多卡因局部麻醉。

(2)根据术前制订的进针路线、针数、点数选择进针部位、角度、深度。一般采用多针联合治疗。术中需持续给予心电监护、血氧饱和度监测。CT 引导下将冷冻探针穿刺至肿瘤预定位置,最好沿肿瘤长轴插入,针尖在肿瘤远端以外 0.5~1 cm。

(3)开启冷冻消融,进行冷冻(15 min)—复温(10 min)两个循环,其间行 CT 检查观察病灶变化,冷冻范围在 CT 下呈现低密度影。当冷冻范围超过肿瘤边缘 1 cm 时,可适当降低冷冻功率。

(4)冷冻消融后行 CT 检查,确认治疗结束后,嘱患者屏住呼吸,拔除冷冻探针。术后再次行 CT 检查,观察有无气胸、血胸、肺内出血等(图 22-3)。

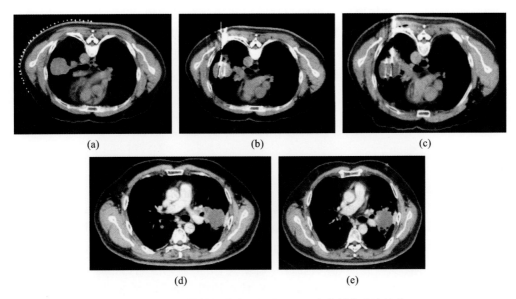

图 22-3　左肺鳞状细胞癌 CT 引导下经皮穿刺冷冻消融术

(a)胸部 CT 检查确定肿瘤穿刺部位及穿刺路径;(b)两支直径 1.8 mm 冷冻探针按 CT 计划穿刺角度、深度穿刺左肺肿瘤;
(c)冰球在 CT 影像上呈现边界清晰的低密度影;(d)治疗结束后拔除冷冻探针;(e)1 个月后复查,左肺肿瘤完全缓解

3. 注意事项

(1)术前根据病灶位置选择患者体位很重要,对于病灶邻近肺门血管或合并肺不张的中央型肺癌患者,术前需结合胸部增强 CT 检查,准确评估肿瘤范围。当最佳穿刺路径受肋骨影响时,进针路径的上下或前后角度需要做相应的调整。术前对患者进行呼吸动作的配合训练有助于提高穿刺成功率。

(2)肿瘤位置贴近胸壁的患者,在进行冷冻消融过程中无明显疼痛感,冷冻消融较微波消融或射频消融治疗更易被患者接受,但需注意保护局部皮肤,防止冷冻范围较大而累及胸壁皮下脂肪甚至皮肤表面,可给予局部热盐水保护或适当控制冷冻功率。

(3)为确保病灶彻底消融,冷冻探针尖端应超出肿瘤远端 0.5 cm。冷冻范围与肿瘤局部血供关系密切,对于大血管周围的病灶,往往需要较大冷冻功率和较长治疗时间。

(4)穿刺前嘱患者含服可待因,预防患者咳嗽。穿刺过程中发生气胸者,避免再次调整穿刺针,如位置不理想可给予补充冷冻探针,减少反复穿刺次数,以有效减少气胸、血胸、肺出血等并发症的发生。

4. 术后处理　术后常规给予吸氧、生命体征监测,嘱患者平卧 4~6 h,给予止血药物及解热镇痛药,预防性应用抗生素 3~5 天。

(六)常见并发症及防治

常见并发症包括咯血、气胸、血胸、胸腔积液、感染等,一般给予患者对症支持治疗。冷冻消融的罕见并发症包括血小板减少、肌红蛋白尿、冷休克等。冷冻消融后血小板减少的机制尚不完全清楚,与冷冻范围有关,一般会自动恢复,必要时可输注血小板。肌红蛋白尿发生率极低,治疗前、后给予适当水化可预防肌红蛋白尿引起的肾功能损伤。采用大范围冷冻消融的病例,偶可并发多脏器功能衰竭(如急性呼吸窘迫综合征、肝衰竭、肾衰竭、休克等)、严重凝血功能异常、弥散性血管内凝血等,与肿瘤溶解、炎症因子的释放有关。

(七)疗效评价

冷冻消融后进行 CT 检查,可见肿瘤局部密度减低,周围肺组织有高密度渗出反应区。冷冻消融后病灶大小差异较大,少数病灶可见明显缩小,甚至消失,但多数病灶大小不会有明显改

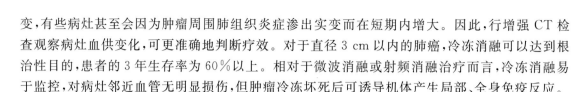

变,有些病灶甚至会因为肿瘤周围肺组织炎症渗出实变而在短期内增大。因此,行增强 CT 检查观察病灶血供变化,可更准确地判断疗效。对于直径 3 cm 以内的肺癌,冷冻消融可以达到根治性目的,患者的 3 年生存率为 60% 以上。相对于微波消融或射频消融治疗而言,冷冻消融易于监控,对病灶邻近血管无明显损伤,但肿瘤冷冻坏死后可诱导机体产生局部、全身免疫反应。

第二节 放射性粒子置入治疗

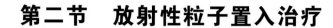

一、概述

放射性粒子置入治疗肿瘤有 100 多年的历史。1914 年法国 Pasteau 和 Degrais 首次报道使用镭管经尿道插入治疗前列腺癌,开创了组织间近距离治疗的先河。二十世纪七八十年代,放射性粒子置入治疗在颅内肿瘤、鼻咽癌放疗后复发、早期前列腺癌的治疗中取得明确效果。21 世纪初,用于肿瘤患者的放射性粒子置入治疗技术被引入我国。标准化的放射性粒子置入治疗前列腺癌技术迅速开展,但放射性粒子置入治疗肺癌无论是在基础研究、剂量学研究,还是在置入方法学方面都无经验可循。国内学者对其适应证、操作方法、剂量、疗效等进行了探讨,为标准化、规范化治疗肺癌起到推动作用。对于不能手术切除的早期非小细胞肺癌或晚期不能手术的非小细胞肺癌,采用 CT 引导经皮穿刺放射性粒子置入治疗取得令人振奋的结果。

二、适应证

放射性粒子置入治疗的适应证范围如下。
(1)非小细胞肺癌患者。
(2)对放化疗不敏感的小细胞肺癌患者可试用。
(3)肺转移瘤:①单侧病灶数目不大于 5 个;②双侧病灶,每侧病灶数目不多于 3 个,应分侧治疗。
(4)肿瘤 TNM 分期为Ⅲ期者。
(5)肿瘤直径小于 7 cm 者。
(6)KPS 评分不小于 60 分者。
(7)预期生存期大于 6 个月的患者。

三、禁忌证

放射性粒子置入治疗的禁忌证范围如下。
(1)恶病质或 KPS 评分小于 60 分者。
(2)有出血倾向者。
(3)全身广泛转移或有症状的脑转移且未控制者。
(4)严重心肺功能不全者。

四、术前准备

(1)患者准备:术前检查血常规、凝血功能、心电图、心肺功能,进行肺部增强 CT 检查等。有其他慢性疾病者需提前控制病情,重点询问心脑血管病史及了解已接受的治疗的情况。有炎症者先控制感染。
(2)器械准备:准备胸腔穿刺引流包、心电监护设备、粒子置入器械等。
(3)药物准备:准备地塞米松、止血敏、镇静药、镇痛药等。

五、操作过程

(一)治疗流程

(1)选择^{125}I粒子活度:通常选择国产粒子,半衰期60天,活度为$2.22\times10^7\sim3.0\times10^7$Bq($0.6\sim0.8$ mCi)。γ射线能量$27\sim35$ keV。

(2)选择处方剂量(PD):120Gy。

(3)制订治疗计划:将粒子活度、PD、CT采集到的肿瘤靶区图像输入放疗计划系统(TPS),模拟粒子进针方向及通道,计算出所需粒子数量,计算肿瘤靶区最大放射剂量、平均放射剂量等。

(4)按计划置入粒子。

(5)术后质量验证。

(二)操作步骤与方法

(1)根据治疗需要摆放患者体位。

(2)根据CT检查结果确定肿瘤部位和置入粒子的层数(每层相距1 cm)。

(3)进针平面以肿瘤最大截面积、最宽肋间隙、最近穿刺通道为首选平面,然后标出其上下层面。

(4)在首选层面上CT模拟进针及进针路径。

(5)根据CT结果在体表确定穿刺范围。

(6)常规消毒、铺手术单,按计划完成穿刺。针尖距肿瘤边缘0.5 cm,每针间隔1 cm、每排间隔1 cm。

(7)退针置入粒子,间隔1 cm,手术结束后需核对粒子数目。

(8)利用CT检查观察粒子排布,如有冷区需补充。

(9)拔针后行CT检查,观察有无气胸或肺内出血。根据气胸量决定是否给予胸腔闭式引流(图22-4)。

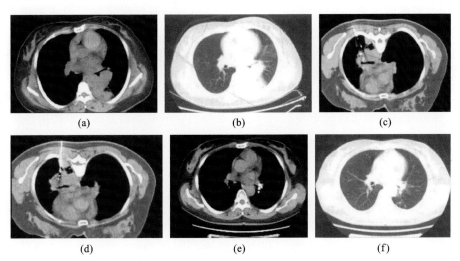

(a)　　　　　　　　(b)　　　　　　　　(c)

(d)　　　　　　　　(e)　　　　　　　　(f)

图22-4　左肺腺癌CT引导下经皮穿刺放射性粒子置入术

(a)(b)胸部CT检查确定肿瘤穿刺部位及穿刺路径;(c)(d)以18G穿刺针穿刺左肺肿瘤,
置入^{125}I粒子;(e)(f)3个月后复查CT,左肺肿瘤完全缓解

(10)术后患者平卧,给予吸氧、心电监护,同时给予化痰、止血等对症支持治疗。

(11)根据术后验证的剂量体积直方图(DVH)计算出的数据,判断放射性粒子置入治疗质量。

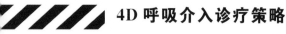

（三）常见几种特殊情况的处理

1. 中央型肺癌　病灶位于肺门部，与纵隔重要脏器关系密切，放射性粒子置入前需行增强CT 检查，仔细辨认肿瘤、肺不张及周边大血管结构，选择安全穿刺路径及体位。中央型肺癌穿刺路径长，需小心谨慎，由浅入深，逐步进针，不可一步到位，以免穿入心脏、大血管而造成灾难性后果。所有穿刺针到达预定位置后逐个拔除针芯，观察有无出血，如有出血应调整穿刺针位置或在其周边 5 mm 处穿刺置入另一穿刺针。当所有穿刺针都置入肿瘤近侧边缘 1 cm 处时，行 CT 检查观察各穿刺针置入疏密程度及针尖位置，确定每枚穿刺针需补充粒子数，完成粒子置入。

2. 紧贴肋骨的周围型肺癌　对于紧贴肋骨、直径 1 cm 左右的小肿瘤，要分别做呼气相、吸气相 CT 扫描，观察肿瘤随呼吸位置移动情况，是否在某一时相内居于肋间隙内，穿刺时利用这一时相嘱患者进行呼吸配合。

3. 肿瘤移位　多因穿刺引起气胸而导致，尤其是老年人，合并肺气肿或肺大疱者。解决的方法是及时使用负压引流，连续抽吸将气体快速抽出，肺部复张后，按计划完成手术。如气胸量较大，肺组织不能短时间内复张，需停止手术。

六、常见并发症及防治

1. 气胸　在布针过程中，多针穿刺可造成肺组织损伤，气胸发生率为 10%～30%。置入过程中，当肺压缩 10% 及以下时一般可继续操作，超过 10% 时需暂停操作，经穿刺针负压抽吸，使血氧饱和度恢复正常，肿瘤归位后继续置入放射性粒子。置入完成后，肺压缩 10% 及以下者多不需处理，1～2 周可自行吸收，也可经穿刺针负压抽吸。15%～30% 的患者建议在 CT 下负压抽吸后返回病房；超过 30% 者给予胸腔闭式引流。预防措施包括：术前给予止咳及镇静药物，避免术中剧烈咳嗽。减少穿刺针经过胸膜的次数等。

2. 咯血　常表现为术中、术后少量血痰，术后 1～3 天停止，常规应用止血药即可。但也有术后大咯血的报道，可能与术中损伤肺部大血管、术后过早活动有关。

3. 肺出血或胸腔出血　发生率为 10%～20%，多为穿刺针损伤肺组织或胸壁血管所致。穿刺损伤出血量较少时，使用止血药即可；出血量较大时应立即退出穿刺针，给予补液、输血、升压等处理。设计穿刺路径时尽量减少经过正常肺组织的长度，尽量避免沿肋骨下缘进针，可减少出血的发生。

4. 粒子移位　粒子置入部位靠近小气道、血管、胸膜腔时，随着粒子逐渐发挥作用，肿瘤会逐渐缩小，可能导致肿瘤边缘粒子游走、移位，甚至咳出。一般不会造成放射性损伤并发症。

5. 术后发热　一般在 38 ℃ 左右，3～5 天恢复正常。

七、疗效评价

从目前国内外发表的文献来看，疗效差别很大，肿瘤完全缓解率为 25%～70%，总有效率为 71.8%～94.4%。主要原因为粒子活度、粒子间隔、所采用的置入方法不同。①粒子活度：各单位使用粒子活度为 0.4～0.9 mCi。②粒子间隔：为 1.0～2.5 cm。③置入方法：有等距离置入、单针锥形置入、多针楔形置入等。另外，由于每个人的解剖生理特点不同，如呼吸运动、肋骨遮挡、气胸移位等不同，各单位处理方法不同，会对疗效产生一定影响。

▶▶ 参考文献

[1]　步军,全显跃,梁文,等.CT 引导下氩氦刀冷冻治疗肺癌后疗效的影像学评价[J].实用医学杂志,2010,26(9):1601-1603.

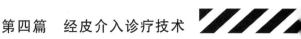

[2] 邓灵波,李晓光,明韦迪.射频消融治疗晚期非小细胞肺癌疗效的荟萃分析[J].介入放射学杂志,2013,22(12):1000-1006.

[3] 郭晨阳,胡鸿涛,黎海亮,等.CT引导经皮穿刺微波治疗周围型肺癌[J].当代医学,2009,15(35):674-676.

[4] 何文,邬冬芳,胡向东,等.超声引导经皮穿刺微波治疗恶性肿瘤的临床研究[J].中国医学影像技术,2006,22(12):1860-1865.

[5] 李海波,穆峰,唐葵,等.癌胚抗原(CEA)在Ⅳ期非小细胞肺癌经皮冷冻治疗中的疗效评估及预后作用[J].现代医院,2014,14(4):7-10,14.

[6] 李宇鸣,刘阳勇,杨涛,等.CT导向下^{125}I粒子植入治疗肺癌的临床疗效[J].实用癌症杂志,2014(1):84-85.

[7] 牛立志,王静,周亮,等.经皮冷冻治疗644例肺癌的常见并发症分析及处理[J].中国肺癌杂志,2010,13(8):832-834.

[8] 蒲德利,廖江荣.射频消融联合化疗治疗周围型中晚期非小细胞肺癌疗效观察[J].介入放射学杂志,2013,22(2):129-132.

[9] 宋谦,李露嘉,夏放,等.CT引导经皮氩氦刀靶向治疗肺癌的临床应用[J].中国肿瘤临床与康复,2005,12(1):62-64.

[10] 宋谦,詹瑛,李露嘉.CT引导经皮氩氦刀靶向治疗老年人肺癌60例临床观察[J].中国老年学杂志,2010,30(7):1002-1003.

[11] 张丽云,王忠敏,贡桔,等.肺癌射频消融治疗进展[J].介入放射学杂志,2009,18(1):67-71.

[12] Acksteiner C,Steinke K. Percutaneous microwave ablation for early-stage non-small cell lung cancer(NSCLC) in the elderly:a promising outlook[J]. J Med Imaging Radiat Oncol,2015,59(1):82-90.

[13] Ambrogi M C,Dini P,Melfi F,et al. Radiofrequency ablation of inoperable non-small cell lung cancer[J]. J Thorac Oncol,2007,2(5 Suppl):S2-S3.

[14] Belfiore G,Ronza F,Belfiore M P,et al. Patients' survival in lung malignancies treated by microwave ablation:our experience on 56 patients[J]. Eur J Radiol,2013,82(1):177-181.

[15] Clasen S,Rempp H,Hoffmann R,et al. Image-guided radiofrequency ablation of hepatocellular carcinoma(HCC):is MR guidance more effective than CT guidance? [J]. Eur J Radiol,2014,83(1):111-116.

[16] Bonichon F,Palussière J,Godbert Y,et al. Diagnostic accuracy of 18F-FDG PET/CT for assessing response to radiofrequency ablation treatment in lung metastases:a multicentre prospective study[J]. Eur J Nucl Med Mol Imaging,2013,40(12):1817-1827.

[17] Cackler S,Abbas G. RFA is an effective alternative to lobectomy for lung cancer[J]. JAAPA,2009,22(1):25-28.

[18] Chaudhry A,Grechushkin V,Hoshmand M,et al. Characteristic CT findings after percutaneous cryoablation treatment of malignant lung nodules[J]. Medicine (Baltimore),2015,94(42):e1672.

[19] Colak E,Tatlı S,Shyn P B,et al. CT-guided percutaneous cryoablation of central lung tumors[J]. Diagn Interv Radiol,2014,20(4):316-322.

[20] Dupuy D E,DiPetrillo T,Gandhi S,et al. Radiofrequency ablation followed by

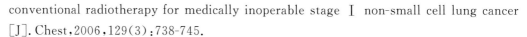

conventional radiotherapy for medically inoperable stage Ⅰ non-small cell lung cancer [J]. Chest,2006,129(3):738-745.

[21] Dupuy D E,Zagoria R J,Akerley W,et al. Percutaneous radiofrequency ablation of malignancies in the lung[J]. Am J Roentgenol,2000,174(1):57-59.

[22] Gao L,Li Q,Jiang M,et al. Combined therapy of percutaneous cryoablation and traditional Chinese medicine can be a promising strategy for elderly or advanced lung cancer patients based on a retrospective clinical study[J]. Cryobiology,2014,69(1): 174-177.

[23] Gillams A,Khan Z,Osborn P,et al. Survival after radiofrequency ablation in 122 patients with inoperable colorectal lung metastases[J]. Cardiovasc Intervent Radiol, 2013,36(3):724-730.

[24] Grieco C A,Simon C J,Mayo-Smith W W,et al. Image-guided percutaneous thermal ablation for the palliative treatment of chest wall masses[J]. Am J Clin Oncol,2007,30 (4):361-367.

[25] Hinshaw J L,Lubner M G,Ziemlewicz T J,et al. Percutaneous tumor ablation tools: microwave, radiofrequency, or cryoablation—what should you use and why? [J]. Radiographics,2014,34(5):1344-1362.

[26] Kodama H,Yamakado K,Murashima S,et al. Intractable bronchopleural fistula caused by radiofrequency ablation: endoscopic bronchial occlusion with silicone embolic material[J]. Br J Radiol,2009,82(983):e225-e227.

[27] LoGiurato B,Matthews R,Safaie E,et al. 18F-FDG PET-CT:predicting recurrence in patients following percutaneous cryoablation treatment for stage Ⅰ primary non-small-cell lung cancer[J]. Nucl Med Commun,2015,36(9):908-913.

[28] Nour-Eldin N E,Naguib N N,Mack M,et al. Pulmonary hemorrhage complicating radiofrequency ablation,from mild hemoptysis to life-threatening pattern[J]. Eur Radiol, 2011,21(1):197-204.

[29] Nour-Eldin N E,Naguib N N,Saeed A S,et al. Risk factors involved in the development of pneumothorax during radiofrequency ablation of lung neoplasms[J]. Am J Roentgenol, 2009,193(1):W43-W48.

[30] Palussiere J,Lagarde P,Aupérin A,et al. Percutaneous lung thermal ablation of non-surgical clinical N0 non-small cell lung cancer:results of eight years' experience in 87 patients from two centers[J]. Cardiovasc Intervent Radiol,2015,38(1):160-166.

[31] Sakurai J,Hiraki T,Mukai T,et al. Intractable pneumothorax due to bronchopleural fistula after radiofrequency ablation of lung tumors[J]. J Vasc Interv Radiol,2007,18(1 Pt 1):141-145.

[32] Schoellnast H,Deodhar A,Hsu M,et al. Recurrent non-small cell lung cancer:evaluation of CT-guided radiofrequency ablation as salvage therapy[J]. Acta Radiol,2012,53(8): 893-899.

[33] Simon C J,Dupuy D E,DiPetrillo T A,et al. Pulmonary radiofrequency ablation:long-term safety and efficacy in 153 patients[J]. Radiology,2007,243(1):268-275.

[34] Wei Z,Zhang K,Ye X,et al. Computed tomography-guided percutaneous microwave ablation combined with osteoplasty for palliative treatment of painful extraspinal bone metastases from lung cancer[J]. Skeletal Radiol,2015,44(10):1485-1490.

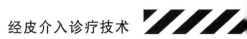

[35] Hiraki T，Yamakado K，Ikeda O，et al. Percutaneous radiofrequency ablation for pulmonary metastases from hepatocellular carcinoma：results of a multicenter study in Japan[J]. J Vasc Interv Radiol，2011，22(6)：741-748.

[36] Fanucchi O，Ambrogi M C，Aprile V，et al. Long-term results of percutaneous radiofrequency ablation of pulmonary metastases：a single institution experience[J]. Interact Cardiovasc Thorac Surg，2016，23(1)：57-64.

[37] Zuo T，Lin W，Liu F，et al. Artificial pneumothorax improves radiofrequency ablation of pulmonary metastases of hepatocellular carcinoma close to mediastinum [J]. BMC Cancer，2021，21(1)：505.

[38] Healey T T，March B T，Baird G，et al. Microwave ablation for lung neoplasms：a retrospective analysis of long-term results[J]. J Vasc Interv Radiol，2017，28(2)：206-211.

[39] Yuan Z，Wang Y，Zhang J，et al. A meta-analysis of clinical outcomes after radiofrequency ablation and microwave ablation for lung cancer and pulmonary metastases[J]. J Am Coll Radiol，2019，16(3)：302-314.

第二十三章
经皮胸膜活检术

第一节　经胸腔镜胸膜活检

利用胸腔镜,临床医生可直视胸膜腔内病变,并能对病变进行诊断和治疗。目前临床上诊断性检查多使用顶端可弯曲的内科胸腔镜。内科胸腔镜由可弯曲的前端与硬质的操作杆部组成,比传统的硬质胸腔镜更易于操作。胸腔镜相关操作由肺科医生或呼吸内镜医生在支气管镜室内完成,多采用局部麻醉(或加用静脉镇静)、胸壁单一切口来完成对胸膜腔的观察和病灶活检,患者容易耐受,主要用于诊断、粘连松解和胸膜固定。

胸腔镜检查在诊断方面的适应证如下:经常规方法不能明确诊断的胸腔积液;胸膜占位性病变;肺弥漫性或局限性靠近胸膜的病变;胸膜间皮瘤和肺癌分期的明确。相较于经皮胸膜活检,经胸腔镜胸膜活检不仅可以直视较大范围的胸膜,还能在胸膜病变处或可疑病变处取组织,如果标本太小,可以多次活检,以显著提高胸膜疾病的诊断率。

经胸腔镜胸膜活检的禁忌证如下:①绝对禁忌证:广泛的胸膜粘连,胸膜闭锁,肺包虫病、肺吸虫病。②相对禁忌证:凝血功能障碍,严重心肺功能不全,严重肺动脉高压,全身衰竭不能耐受手术。

1. 术前准备

(1)仪器准备:Olympus LTF-240 型内科电子胸腔镜、胸腔穿刺套管、活检钳、胸腔闭式引流设备等。如胸腔积液量少,术前 24 h 内可通过 B 超检查定位,或者术前行人工气胸。

(2)患者准备:完善血常规、凝血功能、肝肾功能、电解质、心肺功能、血型检查等,并进行手术可行性评估。术前应与患者充分沟通,说明检查目的、操作过程、步骤以及操作中的风险和并发症,患者签署知情同意书,检查前 4～6 h 禁食。

2. 操作步骤　术前 30 min 可给予患者肌内注射哌替啶,或静脉给予咪达唑仑和芬太尼镇静。对患者进行心电监护及血压、血氧饱和度监测,给予鼻导管吸氧。患者取健侧卧位,以 B 超定点处为手术切口,一般选择腋中线或腋后线第 5～7 肋间为进镜部位,常规消毒、铺巾,用 2％利多卡因 5～10 mL 逐层浸润麻醉达胸膜,切开皮肤 1.0～1.5 cm,用止血钳钝性分离至胸膜,将 Trocar 穿刺导管沿肋骨上缘垂直刺入,有突破感时表示穿刺导管进入胸腔,拔出内芯,沿套管插入胸腔镜。然后拔出针芯,将胸腔镜经套管送入胸膜腔,按照内、前、上、后、侧、下的顺序观察脏层胸膜、壁层胸膜、膈胸膜和切口周围胸膜。仔细观察病灶的形态和分布,判定病灶的部位、分布、大小、质地、颜色、表面情况、有无血管扩张或搏动,以及病灶有无融合、基底部的大小、活动度和与周围组织的关系,对可疑病变可在直视下进行活检。

在进行胸膜活检前,若肋骨和肋间隙在胸腔镜下不能辨认,可应用钝头探子识别。活检应在肋骨面取材。一般对可疑病变取 4～6 块活检标本,以获取足量的组织。当怀疑恶性肿瘤而胸腔镜下无特异性发现时,应适当增加活检标本的数目。纤维素样结节可掩盖恶性病变,应使用活检钳将纤维素样物质去除,在病变基底部或在病变周边部接近正常胸膜处取活检标本。

术后常规放置胸腔引流管,观察胸腔引流管是否有水柱波动、气泡逸出等,确认胸腔引流管

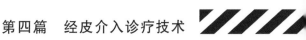

通畅后用缝合线将其固定在皮肤上。若 24 h 内胸腔引流液体量少于 100 mL,则夹闭引流管 24 h,胸部 X 线片证实肺复张,即可拔除胸腔引流管。

3. 并发症及处理

(1)局部疼痛:置入胸腔镜或活检时可发生一过性局部疼痛,可用镇痛药、局部麻醉药缓解。

(2)迷走神经反射亢进:套管针刺激迷走神经时可产生迷走反射(心率减慢、血压下降、出冷汗、面色苍白等)。充分局部麻醉、操作轻柔可有效避免。

(3)复张性肺水肿:多由胸腔积液引流速度过快导致。患者可出现咳嗽、咳血性泡沫样痰、呼吸困难等症状。引流胸腔积液时,速度宜慢,如发生肺水肿,立即向胸腔内注入气体 300～500 mL 使患者症状缓解,或停止检查,给予吸氧,严重时给予正压通气。

(4)支气管痉挛:在检查过程中患者可能出现支气管痉挛,通过服用平喘解痉药物可以得到缓解。

(5)出血:进针或活检后的出血多数可以自行止血。对于少量出血,可以采用电凝止血。若大量出血,则需要进行紧急血管栓塞止血或开胸手术止血。

(6)支气管胸膜瘘:比较少见,表现为肺不能复张,多发生于肺活检后患者。选择安全的穿刺点,并小心谨慎地操作可以避免这一并发症。

(7)皮下或纵隔气肿:多与胸膜腔引流管不通畅及手术切口皮下层缝合不良有关。建立有效的引流,适当缝合可避免。

(8)感染:可由器械或术前皮肤消毒不当、病灶播散有关,应及时予以引流和抗生素治疗。如果出现脓胸,胸腔引流时间则应明显延长,甚至需要外科治疗。

4. 病例分享

病例 1:患者,男,67 岁,因"间断性呼吸困难 2 个月余"入院。患者 2 个多月前无明显诱因出现喘气不适,以活动后喘气为主,伴乏力。CT 提示右肺实变伴大量胸腔积液。常规胸腔积液检测提示为渗出液。行胸腔镜检查及胸膜活检术。胸腔镜下见大量粘连带,胸膜增厚、质韧。胸膜活检组织病理学结果显示,主要为增生的纤维组织,其内可见增生的小血管,有大量炎症细胞浸润,其中一小片组织内可见小圆形细胞,部分呈列兵样排列,考虑为淋巴细胞(图 23-1)。免疫组化结果显示,PCK(散+),WT-1(散+),SMA(−),STAT-6(+),LCA(+),P53(+),Ki-67 阳性率为 3%(图 23-2)。

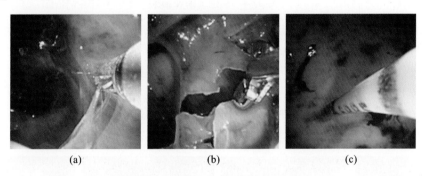

(a)　　　　　　　(b)　　　　　　　(c)

图 23-1　病例 1 经胸腔镜胸膜活检

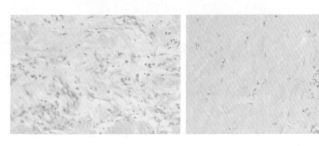

图 23-2　病例 1 病理结果

病例 2:患者,女,75 岁,因"胸痛、胸闷 1 个月余"入院。B 超检查提示右侧大量胸腔积液,遂行胸腔穿刺术,引流出血性胸腔积液。胸腔镜下见血性胸腔积液,伴粘连带形成,壁层胸膜有多发结节,大小不一(图 23-3)。胸膜活检组织病理学结果显示,病变组织具有高分化乳头状间皮瘤的特点,并伴有明显的炎症反应。免疫组化结果显示,细胞同时表达间皮及腺上皮的标志,请结合临床明确诊断(图 23-4)。

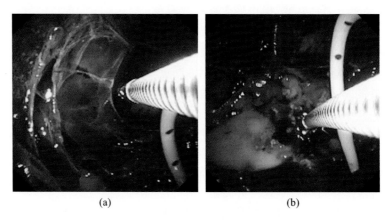

(a)　　　　　　　　　　　　(b)

图 23-3　病例 2 经胸腔镜胸膜活检

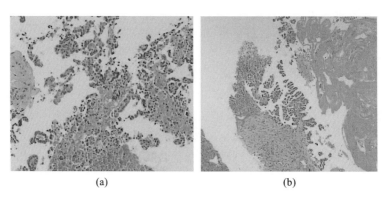

(a)　　　　　　　　　　　　(b)

图 23-4　病例 2 病理结果

病例 3:患者,女,55 岁,因"呼吸困难 5 个月余"入院。患者于 30 年前行腹腔肿物切除术,病理示"腹膜后血管外皮瘤",术后未行放化疗;复查发现肺部有多发性占位病变,口服舒尼替尼治疗 3 个月,因不能耐受不良反应停药。CT 检查提示双肺多发结节,左侧胸腔积液。胸腔镜下见深黄色胸腔积液,脏层胸膜及壁层胸膜见大量乳头状新生物(图 23-5)。胸膜活检病理和形态及免疫组化结果,符合孤立性纤维肿瘤的诊断。免疫组化:STAT-6(+),CD34(+),Bcl(+),CD99(+),SMA(−),Desmin(−),S-10(−),Ki-67 阳性率约 30%(图 23-6)。

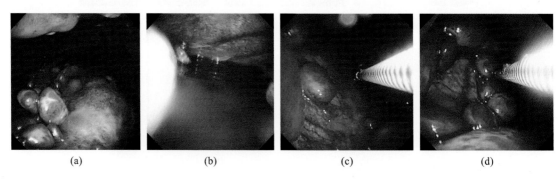

(a)　　　　　　(b)　　　　　　(c)　　　　　　(d)

图 23-5　病例 3 经胸腔镜胸膜活检

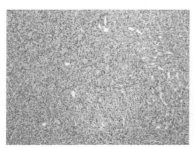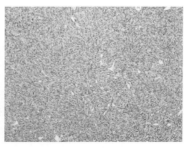

图 23-6　病例 3 病理结果

参考文献

[1] 谢强,陈群,李育宏,等.可弯曲电子内科胸腔镜在恶性胸腔积液诊断中的应用[J].中国肺癌杂志,2009,12(5):422-425.

[2] 中国医师协会整合医学分会呼吸专业委员会.内科胸腔镜诊疗规范[J].中华肺部疾病杂志(电子版),2018,11(1):6-13.

[3] 童朝辉,王臻,王辰.内科胸腔镜技术及其临床应用[J].中华结核和呼吸杂志,2007,30(3):220-222.

[4] 中国恶性胸腔积液诊断与治疗专家共识组.恶性胸腔积液诊断与治疗专家共识[J].中华内科杂志,2014,53(3):252-256.

[5] Metintas M,Ak G,Cadirci O,et al. Outcome of patients diagnosed with fibrinous pleuritis after medical thoracoscopy[J]. Respir Med,2012,106(8):1177-1183.

第二节　经皮胸膜活检

胸膜活检在胸膜病变的病因诊断中起着重要的作用。70%～80%的胸膜疾病可以由胸膜活检术确诊。经胸腔镜胸膜活检的阳性率高达98%,但电视胸腔镜技术要求相对高,而经皮胸膜活检术具有操作简单易行、安全可靠、痛苦小的特点,比较容易在基层医院推广应用。

经皮胸膜活检可借助 X 线检查、超声检查及 CT 等确定穿刺点,大多数病例可经 1～2 次穿刺确定诊断,相关文献报道经皮胸膜活检的阳性率为 50%～70%。所采用的穿刺针多为 Cope 胸膜活检针(图 23-7)或改良的 Cope 胸膜活检针。

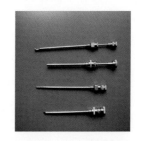

图 23-7　Cope 胸膜活检针

1. 适应证

(1)原因不明的胸腔积液,反复抽胸腔积液进行检查不能确诊者。

(2)病因不明的胸膜增厚或结节。

2. 禁忌证

(1)凝血功能障碍者。

(2)血小板计数<50×10^9/L 者,应在操作之前输血小板进行纠正。

(3)严重心肺功能不全、体质衰弱、病情危重,难以接受操作者。

(4)脓胸患者。

(5)局部皮肤感染者。

3.操作步骤

(1)术前准备:评估患者有无禁忌证,进行术前谈话,患者签署活检知情同意书。准备无菌胸腔穿刺包、胸膜活检针、消毒用品、麻醉药品、标本送检用试管、无菌手套、无菌帽、口罩等物品。

(2)操作方法:患者体位同诊断性胸膜腔穿刺。常规消毒,铺无菌孔巾,逐层浸润麻醉,尤其在壁层胸膜表面应注射较多的麻醉剂。使用麻醉针进行试穿刺。如果使用麻醉针不能抽到胸腔积液,则不要贸然进行胸膜活检。如果必须进行活检,则应考虑在B超或CT引导下进行(图23-8、图23-9)。将胸膜活检针刺入胸腔,当有明显落空感时,退出针芯,此时从套管中穿刺可抽得胸腔积液,引入切割针。使用切割针时,按外套管针活检钩切口的方向将整个针体倾斜至与胸壁成30°~50°角,向外拔套管针使其切口钩住壁层胸膜,推入活检针针芯切割取得胸膜组织,按时钟3时、6时、9时三个方向钩取胸膜组织3~5块,最后将外套管针及切割针芯一并拔出,将钩出的胸膜组织固定、送检。一般在同一穿刺点的不同方向反复穿刺,至少取3块组织。取材组织一般呈红、白两色,近针尖的为白色胸膜组织,近针尾的为红色肌肉组织,提示穿刺成功。

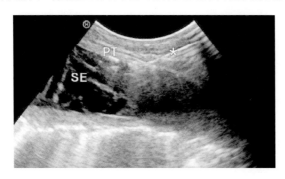

图 23-8 B超引导下胸膜活检

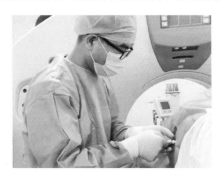

图 23-9 CT引导下胸膜活检

活检完毕后,拔除套管针,迅速用无菌纱布压迫穿刺部位,用弹力胶布固定。嘱患者卧床休息并密切观察。

4.并发症及处理

(1)气胸:对于少量气胸患者,予以吸氧对症处理,如果气胸量较大,患者症状较明显,则可能是由穿刺针刺破脏层胸膜所致,应予以胸腔闭式引流。

(2)血胸:常由穿刺针刺破肋间血管所致,因此穿刺时应注意沿肋骨上缘进针,若出现较大量的不凝血液,应立即拔除穿刺针,密切观察患者情况,必要时予以胸腔闭式引流或手术处理。因肋间血管动静脉瘘导致胸膜活检后血胸者,可行血管栓塞或手术处理。

(3)邻近脏器损伤:个别情况下,穿刺针位置较低等可能会误穿肝脏、脾脏、肾脏等邻近脏器。这种情况下,往往穿刺时未能抽得胸腔积液,患者可能无明显症状,而病理学检查发现送检的为肝、脾或肾组织,如果刺伤脏器较明显,尤其是较脆弱且易出血的脾脏,可能会导致大出血而需要手术处理。

(4)胸膜反应:多在操作过程中出现,如出现胸膜反应需立即停止操作,让患者平卧、吸氧、补液;如出现休克,可根据情况给予肾上腺素 1 mg 皮下注射,并给予补液、升压药,以维持血压稳定。

▶▶ **参考文献**

[1] 张常然,林建聪,周华,等.胸腔镜和经皮针吸胸膜活检对结核性胸膜炎诊断价值的分析[J].中国内镜杂志,2008,14(8):837-839.

[2] 徐峰,夏靖燕,沈华浩,等.经皮穿刺细针胸膜活检在结核性胸膜炎中的诊断价值[J].复旦

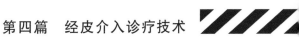

学报(医学版),2004,31(3):319,325.

[3]　孙忠民,杨岚,陈小燕,等.Trucat型活检针经皮针刺胸膜活检1207例报告[J].中国现代医学杂志,2004,14(3):105-106.

[4]　雷翔.经皮胸膜活检术在渗出性胸腔积液病因诊断中的应用[J].临床肺科杂志,2012,17(6):1156.

[5]　张素娟,潘顺全,刘皓.胸膜活检在胸膜疾病诊断中的地位和安全性评估[J].中华全科医师杂志,2003,2(6):358-360.

[6]　朱丽华,徐锋,张越,等.超声引导胸膜活检术在胸膜病变诊断中的应用价值[J].中国医药,2011,6(5):559-560.

第五篇

经食管介入诊疗技术

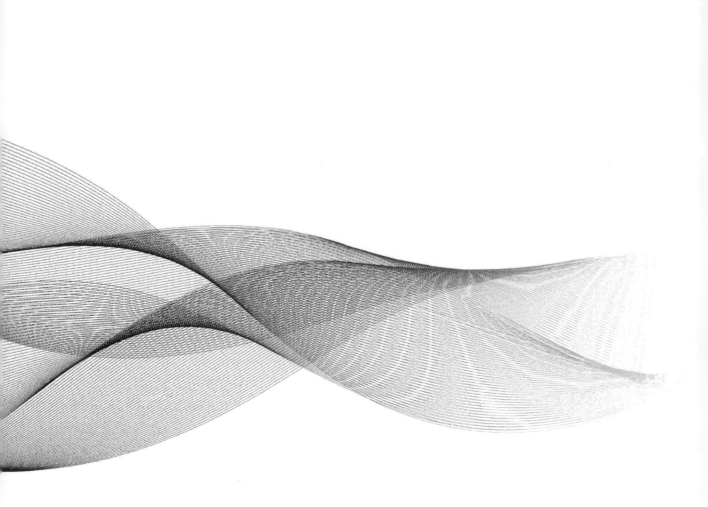

第二十四章
经食管纵隔病变的诊断

临床上纵隔占位性病变并不少见,多见于恶性肿瘤、良性结节、纵隔淋巴结结核等患者。目前定位诊断主要依靠 CT、MRI 等无创检查。利用 CT、MRI 等进行影像学诊断、定位容易,但对病灶进行定性较困难,临床上为获得组织病理学诊断通常采用超声或 CT 引导下纵隔病变穿刺活检,经纵隔镜、胸腔镜、纤支镜针吸活检及开胸手术等。这些检查及手术对技术要求较高、创伤较大、费用高、并发症较多,超声或 CT 引导下经体表穿刺的难易程度、并发症与病灶距体表的距离、病灶大小、病灶与周围脏器的关系相关,较小病灶通常难以实施。当经纤支镜针吸活检所涉及的病灶位于支气管旁、隆嵴下、肺门淋巴结时,穿刺点必须选择准确,才能得到组织或细胞学标本。临床上,很大一部分肺癌患者在得到诊断的同时被发现有纵隔转移,准确的诊断与分期对患者治疗方案的确立和预后的判断都十分重要。有研究表明,非小细胞肺癌(NSCLC)患者伴有纵隔肿瘤浸润或纵隔淋巴结转移时,最好选择放化疗,而没有纵隔局部进展的患者则首选手术切除肿瘤。

经食管超声内镜(EUS)对纵隔病变的定位、定性诊断有特殊意义。EUS 的超声探头通过胃镜进入食管腔,实时扫描获取管壁各层次及周围相邻组织图像。由于采用了可调节频率的高频超声探头,EUS 既能显示食管周围 6~8 cm 深的组织,具有较高的分辨率,对于微小病灶,甚至直径小于 5 mm 的病灶也能进行检查。行 EUS 引导下细针吸取细胞学检查(FNAC),借助专用穿刺针取得活检标本时,彩色多普勒超声能够明确显示微小病灶及其周围血管,能够有效避免误穿血管,保证穿刺安全性,从而降低并发症发生率。据报道,EUS 对淋巴瘤诊断的敏感性为 93%,特异性为 98%,在评价淋巴结转移方面总的准确率为 67%,敏感性为 50%,特异性为 80%。多项研究证实,EUS 纵隔淋巴结穿刺活检分期优于外科分期。因此,2021 年的指南建议 EUS 可作为纵隔淋巴结穿刺活检分期的可供选择的方法。

一、肺癌

进展期肺癌,可侵犯纵隔进而压迫食管,患者表现出声嘶或吞咽困难,但胃镜检查示食管相应病灶处黏膜表面是光滑的,EUS 检查常显示气管或双侧肺门的巨大肿块压迫食管,这些肿块大多较大,直径往往大于 5 cm,常表现为低回声,内部回声不均匀,边缘多有毛刺征,质地硬(图 24-1),行 EUS 引导下细针吸取细胞学检查(EUS-FNAC),一般可以得到病理结果而确诊。

EUS 可以显示位于食管周围的肺内肿瘤,一旦 EUS 检查到原发灶,就可以对肺内肿瘤进行实时 EUS 引导下穿刺活检。由于受气管及主支气管内气体的影响,EUS 难以显示肺动脉干窗及下、后纵隔病变。EUS-FNAC 可以用于评估已确诊或可疑肺癌患者的纵隔结节或纵隔肿瘤。进行 NSCLC 分期时需要使用线阵 EUS,而不是环扫超声探头。超声穿刺有几种不同类型的穿刺针(19 G、22 G 及 25 G),而 22 G 穿刺针被认为是标准类型。推荐每个病灶穿刺 3~5次,穿刺病灶的部位(中心或边缘)是否使用负压吸引与穿刺结果没有相关性。除了常规细胞学检查外,EUS-FNAC 还可以获取组织条,然后进行免疫组化检查。肺部及纵隔 EUS-FNAC是安全的,并发症如纵隔炎的发生率很低(图 24-2)。

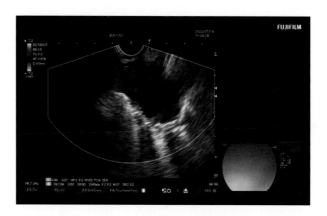

图 24-1　经食管 EUS 扫描纵隔

右肺门巨大肿块压迫食管,边缘可见毛刺征

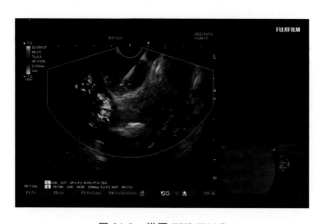

图 24-2　纵隔 EUS-FNAC

纵隔内直径大于 1 cm 的淋巴结呈低回声,内含混杂回声

二、转移淋巴结

在纵隔中,真正的原发性肿瘤并不常见,而肿瘤转移性淋巴结较常见。从组织形态学来看,良性淋巴结呈三角形或新月形,中央可见回声。恶性肿瘤的转移性淋巴结的直径一般大于 1 cm,呈类圆形或类方形,内部回声大多数极低,质地硬。肺癌、食管癌等发生进展时,患者通常会出现纵隔局部淋巴结肿大,能否准确评估纵隔淋巴结的形态会影响肺癌的分期、治疗方案的选择和预后判断。无创的检查方法包括 CT、MRI、EUS 及 PET-CT 等。CT 是初筛手段,直径大于 1 cm 的淋巴结往往被认为是转移性淋巴结,PET-CT 检查结果是目前非小细胞肺癌(NSCLC)分期的标准,但是无创的检查方法不能得到组织学诊断。有创的检查方法包括 EUS-FNAC、EUS 引导下的经支气管针吸活检(EUS-TBNA)、纵隔镜、胸腔镜手术等。EUS-FNAC、EUS-TBNA 经不同的途径进入纵隔,EUS-TBNA 可以通过微创的方法评估前上纵隔淋巴结,EUS-FNAC 可以通过微创的方法评估中、后纵隔淋巴结,两者相结合可以对纵隔大多数淋巴结进行评估,使肺癌的分期更加简便。

临床上常见的是肺癌和食管癌的纵隔淋巴结转移,有时原发灶微小,通过内镜和 CT 等检查不易被发现。纵隔淋巴结特异性的超声图像特点有短径大于 1 cm,圆形,均匀的低回声,边界清晰(与肿瘤浸润有关)等。这些特征预测恶性淋巴结的敏感性、特异性、阳性预测值、阴性预测值分别为 78%、71%、75%、79%。弹性成像是一种新技术,在进行 EUS 检查时,可以用来预测组织机械特性。有文献报道,弹性成像区分纵隔淋巴结良恶性的准确性为 85%。弹性成像的临床价值仍在进一步研究,它能够帮助人们选择合适的淋巴结进行穿刺(图 24-3)。EUS-

FNAC 的准确性较单独 EUS 检查高,对纵隔淋巴结进行 EUS-FNAC 是重要选择,如果能获取组织学结果就有可能知道肿瘤细胞的组织来源和性质,帮助寻找原发灶,对制订治疗方案有指导作用。

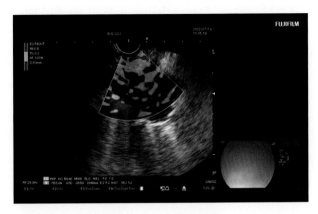

图 24-3　EUS 弹性成像

组织硬度不同,射频信号后处理得到的弹性系数不同,以彩色编码表达

对于已经明确诊断的肺癌和上消化道恶性肿瘤,利用 EUS 和 EUS-FNAC 判断纵隔淋巴结的性质,对肺癌、胃癌、食管癌的 TNM 分期判断有重要意义。若胃癌患者纵隔内有较多、较大的淋巴结,这类淋巴结是良性淋巴结还是恶性肿瘤的转移性淋巴结,直接影响患者的预后判断。

三、纵隔肿瘤

纵隔肿瘤包括前纵隔肿瘤、中纵隔肿瘤及后纵隔肿瘤。前纵隔原发性肿瘤主要包括胸腺肿瘤、淋巴瘤以及精原细胞瘤。中纵隔肿瘤以支气管源性、肠源性和心包源性囊肿较为多见,还包括淋巴瘤以及间质肿瘤。后纵隔肿瘤以神经源性肿瘤、食管肿瘤多见,还包括内分泌组织源性肿瘤。

原发于纵隔的神经内分泌肿瘤(NET)主要来源于胸腺,起源于具有神经内分泌功能的 Kulchitsky 细胞,占纵隔肿瘤的 2%～5%。约 25% 和 20% 的 NET 患者分别与库欣综合征和多发性内分泌肿瘤Ⅰ型(MEN-Ⅰ)相关。鉴于纵隔 NET 不同亚型的预后和治疗方案截然不同,影像学评估 NET 的可能性以及通过穿刺活检确认病理学检查结果是十分必要的。NET 在超声下形态不规则,均紧贴或包绕纵隔大血管,表现出浸润性生长的特征。由于前纵隔 NET 体积往往较大,被纵隔器官和大血管不同程度地包绕和压迫,其在彩色多普勒超声下常表现为点状和短线状彩色血流,并容易受到心脏搏动的干扰。畸胎瘤具有 3 个胚层要素(脂肪、液体、钙化),借此可与 NET 进行鉴别。胸腺瘤大多边界清晰,形态规则,被纤维囊包裹,部分可侵犯纵隔胸膜,却极少沿间隙生长侵犯血管。胸腺癌体积较大,与胸腺 NET 表现类似,呈侵袭性生长,常见坏死,两者需通过穿刺活检相鉴别。

淋巴瘤以纵隔淋巴结肿大为特征,多融合为团块状,回声一般是均匀的,而且回声较低,有的病灶中央可有无回声坏死区。淋巴瘤的预后较好,因为其对放疗和化疗相对敏感,很多病例无须手术。EUS-FNAC 联合流式细胞仪技术可提高淋巴瘤的诊断率,并且可以在分子学基础上进行细胞学采样以区分淋巴瘤的亚型,对纵隔淋巴瘤的诊断敏感性达 90% 以上,且并发症发生率较低。

四、纵隔淋巴结结核

纵隔淋巴结结核多见于青少年,成年人少见。结核分枝杆菌感染可导致纵隔淋巴结肿大,EUS 检查可显示纵隔内多发淋巴结,淋巴结回声明显不均,中央多有强回声光团并有声影(淋巴结钙化)。EUS-FNAC 发现干酪样坏死伴肉芽肿的患者,可以进行活检组织的结核分枝杆菌培养。有报道显示,对疑似肺结核患者的 EUS-FNAC 样本进行聚合酶链反应(PCR)检测,与进行结核分枝杆菌的细胞学检查和微生物培养相比,可以提高诊断率。

纵隔淋巴结结核侵犯食管壁后,干酪样物质积聚于黏膜下,然后向黏膜面破溃形成溃疡或窦道,造成食管结核。食管结核在胃镜下的典型表现为在隆起基础上形成的不规则溃疡,形似食管癌,溃疡表面可见黄色或黄白色附着物。EUS 下可见食管壁内低回声结构,常延伸至纵隔,与纵隔病变界限不清,细针穿刺可发现干酪样物质。

五、结节病

结节病是一种原因不明的多系统肉芽肿性疾病,通常累及纵隔淋巴结。目前还没有针对这类疾病的特异性实验室和病理学诊断标准。血清血管紧张素转化酶水平的升高可以作为诊断结节病的指标之一,而纵隔淋巴结穿刺活检发现非干酪样肉芽肿病变可以作为结节病的诊断依据。后纵隔结节病的 EUS 检查常可见众多肿大的淋巴结。通过 EUS-FNAC 取得肉芽肿组织作为结节病诊断依据的准确率较高。

六、纵隔脓肿

纵隔脓肿指牙源性、口底咽后壁、颌面颈部感染及医源性或外伤性(或异物)食管穿孔、气管/支气管穿孔等因素所致的纵隔结缔组织化脓感染性疾病。由于脓液黏稠,脓肿呈低回声,但较囊肿的回声稍高。除积极治疗原发病外,对纵隔脓肿患者可考虑行超声引导下穿刺引流。

▶▶ 参考文献

[1] Batsis C. Mediastinal lymphadenopathy:assessing clinical utility of EUS-FNA[J]. Surg Endosc,2011,25(8):2756-2757.

[2] Rana A,Rana S S. Endoscopic ultrasound-guided tissue acquisition:techniques and challenges[J]. J Cytol,2019,36(1):1-7.

[3] 中国医师协会超声内镜专家委员会.中国内镜超声引导下细针穿刺抽吸/活检术应用指南(2021,上海)[J].中华消化内镜杂志,2021,38(5):337-360.

[4] 丁震,金震东.内镜超声引导下细针穿刺抽吸术的方法和价值[J].中华消化内镜杂志,2019,36(9):645-648.

[5] 丁祥武,韩芳,周子琴,等.不用针芯的超声内镜引导下细针穿刺活检的临床研究[J].临床消化病杂志,2011,23(1):27-30.

[6] 王建东,孙玉鹗,王志强,等.超声内镜引导下针吸活检诊断肺癌及纵隔淋巴结转移[J].中华外科杂志,2002,40(10):743-745.

[7] Hu L X,Chen R X,Huang H,et al. Endobronchial ultrasound-guided transbronchial needle aspiration versus standard bronchoscopic modalities for diagnosis of sarcoidosis:a meta-analysis[J]. Chin Med J(Engl),2016,129(13):1607-1615.

[8] Vazquez-Sequeiros E,Norton I D,Clain J E,et al. Impact of EUS-guided fine-needle aspiration on lymph node staging in patients with esophageal carcinoma[J]. Gastrointest Endosc,2001,53(7):751-757.

[9] 丁祥武,骆忠华,吕飞,等.内镜超声引导下细针抽吸术对食管旁占位的诊断价值[J].中华消化内镜杂志,2016,33(10):667-671.

[10] Li H,Wang D L,Liu X W,et al. Computed tomography characterization of neuroendocrine tumors of the thymus can aid identification and treatment[J]. Acta Radiol,2013,54(2):

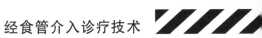

175-180.

[11]　宋志毅,王育璠.神经内分泌肿瘤异质性及诊疗进展[J].肿瘤影像学,2018,28(3):129-133.

[12]　Bohnenberger H,Ströbel P. Recent advances and conceptual changes in the classification of neuroendocrine tumors of the thymus[J]. Virchows Arch,2021,478(1):129-135.

[13]　Jarmakani M,Duguay S,Rust K,et al. Ultrasound versus computed tomographic guidance for percutaneous biopsy of chest lesions[J]. J Ultrasound Med,2016,35(9): 1865-1872.

[14]　Puri R,Mangla R,Eloubeidi M,et al. Diagnostic yield of EUS-guided FNA and cytology in suspected tubercular intra-abdominal lymphadenopathy[J]. Gastrointest Endosc, 2012,75(5):1005-1010.

[15]　Navani N,Booth H L,Kocjan G,et al. Combination of endobronchial ultrasound-guided transbronchial needle aspiration with standard bronchoscopic techniques for the diagnosis of stage Ⅰ and stage Ⅱ pulmonary sarcoidosis[J]. Respirology,2011,16(3): 467-472.

第二十五章
食管气管瘘经食管
支架置入术

　　食管、纵隔及肺部肿瘤进展，压迫或侵犯食管而使食管狭窄，进而造成患者进食困难，加之肿瘤消耗，患者往往会出现严重的营养障碍，除此之外，食管狭窄还见于食管癌切除术后吻合口瘢痕性狭窄、肿瘤复发、腐蚀性食管炎、食管癌放疗后瘢痕性狭窄等。放疗是治疗中晚期肺癌、食管癌的主要手段之一，可有效杀灭肿瘤细胞，控制肿瘤生长，延长患者生存期。但少数患者对放疗不敏感，肿瘤继续浸润发展。部分患者对放疗特别敏感，肿瘤迅速坏死而正常组织不能及时修复形成食管瘘。

　　一旦食管癌、肺癌患者合并食管气管瘘或食管纵隔瘘说明患者已处于肿瘤进展期，往往失去手术机会，几乎都伴有严重肺部感染、恶病质，仅靠静脉营养维持生命，生活质量低下，即使禁食，唾液和食管分泌物仍然会经食管瘘口进入肺内，肺内感染源不能消除，肺部感染难以控制，患者最终死于严重肺部感染和营养障碍。经内镜或 X 线透视下置入食管支架隔绝瘘口，同时解除食管狭窄，可迅速控制呛咳症状，确保患者正常经口进食，彻底消除肺部感染源，能够积极控制感染，明显改善患者生活质量，延长患者生存期。

　　食管支架置入治疗食管癌性狭窄合并食管气管瘘时，首先应明确食管狭窄段长度、狭窄程度和瘘口大小、位置，与气道相通的部位等。食管造影时应避免使用钡剂，避免钡剂经瘘口进入肺内而引起顽固性感染，应常规使用碘对比剂造影。CT 检查是对食管癌性狭窄合并食管气管瘘食管造影的补充，通过薄层 CT 检查，检查者可评估食管狭窄段长度、狭窄段与口咽距离、毗邻纵隔及气管变形和狭窄情况、是否存在纵隔脓肿及肺部感染情况等。

　　食管支架置入治疗食管癌性狭窄合并食管气管瘘时，若食管狭窄不严重，内镜或支架递送系统可顺利通过狭窄段，可在内镜直视协助下置入食管支架。若食管狭窄较严重，造影时无对比剂通过狭窄食管而全部溢入气道内，则需在 X 线透视下协助放置食管支架。在内镜直视协助下，经内镜钳道，将造影导管＋导丝经食管狭窄段置入胃腔，并在 X 线透视下（或造影）证实导丝（导管）确实位于胃腔内，才可进行食管支架释放和置入，以免食管支架误置瘘管或纵隔内而导致严重后果。肿瘤造成的食管狭窄往往存在不同程度的管壁肌肉、结缔组织纤维化及肿瘤组织增生，特别是放疗后，食管管壁僵硬，所选择的食管支架直径应偏小。只要支架递送系统能够通过狭窄段就无须进行预扩张，这能减轻食管支架置入后的异物感，减少食管支架移位、食管穿孔、大出血等并发症的发生，同时也能降低气管受推压后狭窄的发生率。当食管狭窄段狭窄严重时，可经导丝使用直径小于 1 cm 的扩张球囊导管进行预扩张，只要食管扩张至等于或略大于支架递送系统直径即可。

　　食管支架长度依据肿瘤长度及瘘口位置确定，一般以食管支架超过肿瘤及瘘口上下缘各 2 cm 为宜。食管支架过长、靠近口咽部或贲门，均会增加并发症发生的概率。一般食管支架置入后 48 h 左右能完全膨胀，不必在置入食管支架前充分扩张狭窄段，过度扩张不仅会增加食管穿孔、出血的风险，而且不利于食管支架的固定，食管支架易下滑移位而造成治疗失败（图 25-1 至图 25-3）。

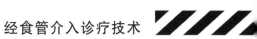

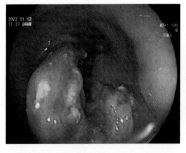 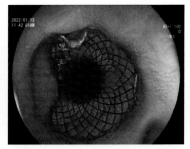 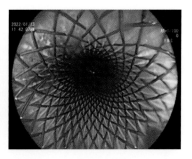

图 25-1　食管癌合并食管气管瘘　　　图 25-2　食管覆膜支架置入　　　图 25-3　食管腔通畅，瘘口封闭

　　口服或注射镇痛药物，可减轻或消除食管支架置入早期引起的不适感。食管支架置入成功后积极使用敏感抗生素控制肺部和纵隔感染，给予雾化吸入、体位引流、气管/支气管内纤支镜冲洗及纵隔引流等，促进痰液和纵隔脓液排出。纠正水、电解质紊乱，鼓励患者从少量流质食物向高热量固体食物过渡。积极进行综合治疗，配合后续的放疗或化疗，能够延长患者生存期，提高患者生活质量。

　　长期、大剂量的放疗可导致气管软骨变性坏死，软骨环塌陷而失去支撑作用，气管随呼吸运动而蠕动，气管发生狭窄，气体不能有效进入肺内。另外，食管支架置入后推压肿瘤瘤体、软化的气管壁或纵隔肿大淋巴结，可加剧气管狭窄，从而加重呼吸困难，这种情况下要慎重施行食管支架置入术。因此，但凡准备进行食管支架置入者，均应详细检查有无气道狭窄和环状软骨软化现象。若食管癌性狭窄或食管瘘合并气管狭窄，必须先置入气管支架，再置入食管支架，这样才是安全可靠的；若食管支架置入前未发现气管狭窄，或食管支架膨胀后推压气管造成气管狭窄，一旦出现呼吸困难，应紧急放置气管支架，解除呼吸道梗阻，方可避免窒息的发生。

　　食管支架置入治疗食管狭窄合并气管瘘创伤小、操作简便安全、成功率高，一旦瘘口封堵成功，控制呛咳的效果立竿见影。通过食管严重狭窄段置入支架递送系统是食管支架置入成功的关键，为确保安全，需在内镜及 X 线透视下协助操作。内镜医生具备熟练的操作技术以及术前、术后采取积极有效的治疗措施，是治疗成功、减少并发症的有力保证。

▶▶ 参考文献

[1] Forootan M，Tabatabaeefar M，Mosaffa N，et al. Investigating esophageal stent-placement outcomes in patients with inoperable non-cervical esophageal cancer[J]. J Cancer，2018，9(1)：213-218.

[2] 高雪梅，韩新巍，吴刚，等. 食管癌性重度狭窄并食管-气道瘘的内支架置入治疗[J]. 介入放射学杂志，2005，14(2)：153-155.

[3] Han Y M，Song H Y，Lee J M，et al. Esophagorespiratory fistulae due to esophageal carcinoma：palliation with a covered Gianturco stent[J]. Radiology，1996，199(1)：65-70.

[4] Mozafari H，Dong P，Zhao S，et al. Migration resistance of esophageal stents：the role of stent design[J]. Comput Biol Med，2018，100：43-49.

[5] 胡轶，肖阳，尹雯，等. 经硬质支气管镜金属支架植入治疗气管-食管瘘的临床应用[J]. 华中科技大学学报(医学版)，2021，50(3)：362-365，377.

第六篇

联合模式诊疗技术

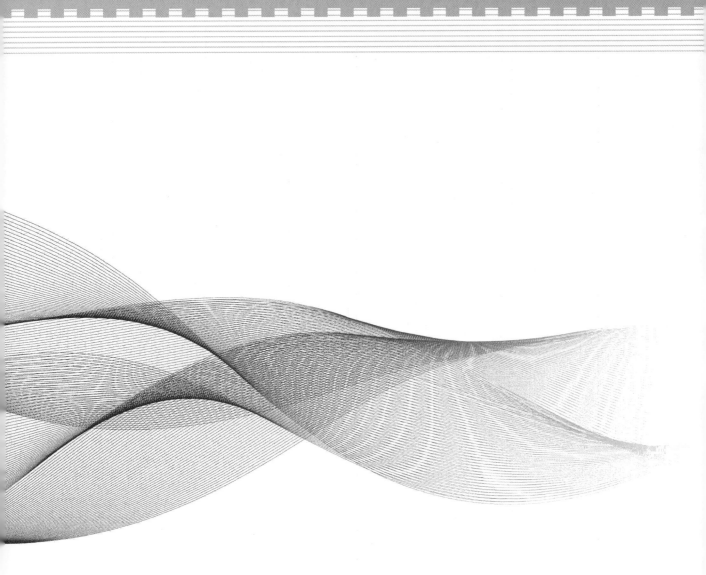

第二十六章
呼吸介入技术的联合应用

一、气道-血管介入联合在呼吸系统疾病中的应用

慢性呼吸道疾病,常因反复感染而导致急性加重,急性感染的传统治疗措施是应用抗生素,在此基础上联合支气管镜灌洗及局部治疗,可提高疗效、缩短病程。但合并咯血时,行支气管镜操作有风险,此时联合血管介入治疗有很大优势。先行支气管动脉增强 CT 了解患者支气管动脉情况,再行支气管动脉栓塞术栓塞异常血管,以达到止血的目的。由于扩张的支气管内存在潜在病原菌的定植,临床上不仅需要明确感染的病原菌,还需要进行病原菌定植状况的评估,这时在支气管动脉栓塞术后即刻进行支气管镜检查和支气管肺泡灌洗,可在直视下有效清除支气管内脓性分泌物,有效防止感染扩散,解除气道阻塞,减少细菌对支气管的炎性损伤,可快速减轻患者咳痰症状,同时利用灌洗液进行细菌培养、细菌二代测序(NGS)检查,可指导临床用药,减少耐药菌的产生。支气管动脉栓塞术与支气管镜操作联用可减少咯血的风险,缩短住院时间,降低感染复发率,临床疗效优势明显。气道内发现有新生物时需行支气管镜下活检,以明确病理性质,当肿块压迫气道时还需在支气管镜下切除肿瘤缓解症状,但在气道内活检或切除时有出血风险,可导致休克,甚至窒息,增加死亡风险。此时可以先行支气管动脉增强 CT 检查,观察新生物血供是否丰富,再行血管介入治疗,以栓塞责任血管,减少大咯血的发生风险,再安全取得病理组织,在此基础上,还可以切除肿瘤组织。当某些巨大肿块压迫气道、上腔静脉时,还可同时行支气管镜下气道内支架置入术、上腔静脉支架置入术。

对于大咯血的治疗,首先要保持气道通畅,确保氧合。若发生急性窒息性大咯血,则需要支气管镜联合血管介入治疗。首先应快速行经口气管插管,建立有效人工气道,避免窒息,即刻使用支气管镜快速抽吸血液、畅通气道,尽可能明确出血部位并局部止血,必要时放置球囊压迫止血,为血管介入治疗争取时间。支气管动脉栓塞术栓塞主要责任血管后,术中再同时行支气管镜检查,有助于定位靶血管,特别是当某些病变较复杂(如毁损肺、异位起源支气管动脉、血管非常纤细)时。术后再次行支气管镜检查,了解是否仍有出血,可协助判断是否存在漏栓的血管,避免短期内再次行血管介入治疗,并再次清理气道,防止肺不张,同时快速留取肺泡灌洗液标本,找准病原菌,有助于快速控制原发病,避免咯血。

二、经皮-血管介入联合在呼吸系统疾病中的应用

经皮肺穿刺活检有出血风险,此时可与血管介入治疗相结合,术前行支气管动脉 CTA 检查,了解有无体动脉参与供血,评估出血风险,如存在较大出血风险,先行支气管动脉栓塞术,再行经皮肺穿刺。为避免支气管动脉栓塞术后肿块出现坏死,建议术后立即行经皮肺穿刺活检,以提高疾病诊断的阳性率。对于肺部结节行经皮肺穿刺活检时出现的严重并发症(如血胸),可即刻行支气管动脉栓塞术栓塞出血血管。

病例:患者,女,49 岁。因"咳嗽、咳痰 2 个月余"入院。外院胸部 CT 提示左肺门增大,行支气管镜刷检无阳性结果。行支气管动脉 CTA 检查后发现病灶血供丰富,先行支气管动脉栓塞术,再行经皮肺穿刺活检,术后未发生咯血,病理提示结核性肉芽肿。血管介入治疗在呼吸系

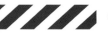

疾病的诊治中具有微创、不良反应小、疗效确切、可重复治疗等优势。随着 DSA 和支气管镜等设备的更新及相关技术的不断改进,血管介入治疗相关的循证医学证据不断涌现,呼吸介入技术的适应证范围将不断拓展,应用前景广阔。

三、联合治疗病例

病例1:全身麻醉下经支气管镜电刀联合冷冻术治疗气道肿瘤。

患者,男,30 岁。咳嗽、咳痰、喘息 1 周。以"呼吸困难查因"于 2016 年 10 月 10 日入院。既往有肺不张病史。门诊胸部 X 线片示,胸部未见明显异常。入院时体格检查示,体温 37.3 ℃,呼吸 20 次/分,脉搏 94 次/分,血压 105/80 mmHg。神志清楚,步入病房,浅表淋巴结未触及肿大,颈软,气管居中,胸廓对称,双肺呼吸音粗,深呼吸时可闻及少许哮鸣音,心率 94 次/分,律齐,各瓣膜听诊区未闻及病理性杂音。2016 年 10 月 13 日增强 CT 示,左主支气管占位性病变,左上叶舌段感染性病变。支气管镜示左主支气管球形新生物堵塞管腔。于 2016 年 10 月 13 日在手术室行全身麻醉,喉罩接 Y 形导管,呼吸机辅助呼吸,经喉罩插入电子支气管镜。在不停用呼吸机的情况下通过电子支气管镜操作孔行电圈套器套扎左主支气管新生物切除术,用异物钳取出离断瘤体,然后冷冻处理创面。经以上处理后支气管镜下可见创面基本光滑平整,瘤体完全被清除,管腔通畅。病理学检查结果显示支气管平滑肌瘤。术后胸部 CT 检查提示,左主支气管通畅,左上叶舌段感染性病变完全吸收。

病例2:血管介入治疗联合电刀及氩气刀术治疗气管肿瘤。

患者,男,14 岁,学生。因"咳嗽、咯血 2 个月,发现气道内肿瘤 1 个月"收入院。入院前 2 个月无明显诱因出现咳嗽,以干咳为主,伴有咯血,每天 3~5 次。院外行抗感染治疗及止血对症处理,1 个月前胸部 CT 及支气管镜检查发现气道内近右主支气管开口处有新生物。

入院后胸部 CT 示:①气管下段(近分叉处)右侧壁占位性病变,CT 值 126 Hu,考虑为肿瘤性病变。②右下肺感染,建议治疗后复查。予以经皮血管介入治疗,再在内镜下切除肿瘤。支气管镜术中可见,气管远端靠近右主支气管开口处有菜花样新生物。应用高频电圈套器切除肿瘤组织(功率 35 W),再用氩气刀清理基底部残余肿瘤组织(功率 35 W,流量 1.5 L/min)。病理学检查结果提示(右主支气管开口)中分化黏液表皮样癌(肿块直径 1 cm),切缘处可见肿瘤细胞。免疫组化结果显示,CK7(+),CEA(+),CK18(+),CK5/6(+),P63 局部(+),Ki-67 阳性率<10%。术后未行放化疗,随访至今,未见肿瘤复发。

病例3:经支气管镜电刀术联合球囊扩张术治疗气管狭窄。

患者,男,57 岁。因"发现胸腺瘤 7 个月,呼吸困难 1 个月余"入院。患者入院前 7 个月发现胸腺瘤,行胸腺瘤及上腔静脉置换手术,术后患者反复发生肺部感染,行气管切开及持续呼吸机辅助通气治疗,予以抗感染治疗,好转后拔管。1 个月前开始出现呼吸困难,饮水呛咳。在当地医院行支气管镜检查发现"声门下气管狭窄"。入院后支气管镜检查提示,气管距声门 3 cm处可见明显狭窄,局部肉芽组织增生,超细支气管镜可以通过,中下段管腔通畅。胸部 CT 提示气管高位局限性缩窄。遂在全身麻醉喉罩通气下行支气管镜下治疗。术中可见气管上段距离声门约 3 cm 处狭窄,应用高频电刀清理狭窄段肉芽组织(功率 35 W)。再应用球囊扩张气道(压力 3~7 atm,每次 60 s,间隔 120 s,共 4 次)。术后可见气管狭窄较前明显改善。前后共治疗 3 次,患者恢复良好。

病例4:经支气管镜电刀术联合球囊扩张术治疗气管狭窄。

患者,男,60 岁。因"发现心肌梗死 4 个月,间断喘息 2 个月余"入院。患者于入院前 4 个月突发心肌梗死,在外院抢救处理(气管插管)后缓解,2 个多月前因"喘息"到多家医院就诊,怀疑"心力衰竭、哮喘",行支气管镜检查发现气管上段明显狭窄,肉芽组织增生。入院后行支气管镜检查,提示气管上段距离声门 2 cm 处环形狭窄,狭窄段直径约 4 mm,周围肉芽组织增生明

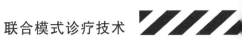

显;颈部-胸部 CT 提示气管上段声门下 2～3 cm 狭窄,狭窄长度累计 1.5 cm,管腔横径为 1.1 cm。遂在全身麻醉喉罩通气下治疗,术中先应用高频电刀在狭窄处 12 时、3 时、9 时处切割,共 3 次。术后可见气道较前明显扩张。前后共治疗 6 次,患者恢复良好。

病例 5:采用双介入(血管介入＋呼吸内镜介入)治疗大咯血。

患者,男,64 岁。间断咯血 1 周。

既往:因患"左上肺鳞状细胞癌"于 2010 年 8 月行手术治疗,术后化疗 4 次,放疗 5 个疗程,至 2011 年初结束。2014 年 3 月诊断为肺结核,予以抗结核治疗 1 年。

体格检查:体温 37 ℃,脉搏 115 次/分,呼吸 20 次/分,血压 110/75 mmHg,神志清楚,全身皮肤及巩膜无黄染及出血点,颈软,左肺呼吸音低,左肺可闻及少许湿啰音,右肺呼吸音粗,心率 115 次/分,律齐,未闻及病理性杂音,腹平软,无压痛及反跳痛,肝脾肋下未触及,双下肢无水肿。

2017 年 6 月 13 日行支气管动脉 CTA 检查。2017 年 6 月 14 日,患者突发大咯血,立即行气管插管,支气管镜下可见气管内有较多血凝块,左主支气管被血凝块部分堵塞,有血液涌出;右主支气管内有少量血凝块。清理气管及右侧支气管,维持气管、右侧支气管通畅。患者病情稍稳定后,将患者送至导管介入室,血管介入治疗止血和支气管镜清理气道同时进行。术中根据 CTA 图像,首先行支气管动脉造影＋栓塞术。穿刺右侧股动脉行改良 Seldinger 术,置入 5F 血管鞘。用直径 0.035 in、长 150 cm 的导丝引入 C2、MIK、RLG、VERT 导管等行双侧支气管动脉、双侧锁骨下动脉、右侧肋间动脉造影。行 DSA 检查,可见 1 支右侧支气管动脉、1 支左侧支气管动脉、2 支左侧肋间动脉异常,主干增粗、扭曲,末梢紊乱,并可见对比剂外渗,肋间动脉造影可见肺动脉假性动脉瘤。应用 500 μm GS 颗粒＋300 μm PVA 颗粒栓塞病理血管,复造影,末梢消失,主干保留。然后行肺动脉造影＋栓塞术。穿刺右侧股静脉行改良 Seldinger 术,置入 5F 血管鞘。用直径 0.035 in、长 150 cm 的导丝引入导管行双肺动脉造影。行 DSA 检查,可见左肺动脉大部分缺如,体动脉造影提示左肺假性动脉瘤,遂使用微导管超选择性插管至瘤体附近,应用 1 个 14 mm×6 mm、3 个 14 mm×4 mm 的微弹簧圈进行栓塞,复造影,瘤体消失。栓塞责任血管及肺动脉假性动脉瘤后,迅速止血,再次经支气管镜清理气道,镜下无活动性出血。

参考文献

[1] Galluccio G,Tramaglino L M,Marchese R,et al. Competence in operative bronchoscopy [J]. Panminerva Med,2019,61(3):298-325.

[2] 周正华.经纤维支气管镜气道内球囊压迫术治疗支气管扩张大咯血的疗效观察[J].中国实用医药,2020,15(2):50-52.

[3] Prey B,Francis A,Williams J,et al. Evaluation and treatment of massive hemoptysis[J]. Surg Clin North Am,2022,102(3):465-481.

[4] Weiser R,Rye P D,Mahenthiralingam E. Implementation of microbiota analysis in clinical trials for cystic fibrosis lung infection:experience from the OligoG phase 2b clinical trials[J]. J Microbiol Methods,2021,181:106133.

[5] Rofeal M G,Elzoghby A O,Helmy M W,et al. Dual therapeutic targeting of lung infection and carcinoma using lactoferrin-based green nanomedicine[J]. ACS Biomater Sci Eng,2020,6(10):5685-5699.

[6] Li B,Li Z,Cheng W,et al. Application of sputum suction by fiberoptic bronchoscope in patients with severe pneumonia and its effect on inflammatory factors[J]. Am J Transl Res,2021,13(7):8409-8414.

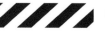

［7］ Bi Y,Wu G,Yu Z,et al. Fluoroscopic removal of self-expandable metallic airway stent in patients with airway stenosis［J］. Medicine(Baltimore),2020,99(1):e18627.

［8］ Kathuria H,Hollingsworth H M,Vilvendhan R,et al. Management of life-threatening hemoptysis［J］. J Intensive Care,2020,8:23.

［9］ Mahla H,Kunal S,Sharma S K,et al. Bronchial artery embolization:a gratifying life-saving procedure［J］. Indian J Tuberc,2021,68(1):40-50.

［10］ Bhatty D,Srivali N. Pulmonary artery pseudoaneurysm:a rare cause of hemoptysis［J］. QJM,2020,113(5):351-352.

［11］ Keshmiri M S,Shafaghi S,Sharif-Kashani B,et al. Preemptive non-selective bronchial artery angioembolization to reduce recurrence rate of hemoptysis［J］. Multidiscip Respir Med,2020,15(1):723.

［12］ Mondoni M,Carlucci P,Cipolla G,et al. Long-term prognostic outcomes in patients with haemoptysis［J］. Respir Res,2021,22(1):219.

［13］ Dorji K,Hongsakul K,Jutidamrongphan W,et al. Bronchial artery embolization in life-threatening hemoptysis:outcome and predictive factors［J］. J Belg Soc Radiol,2021,105(1):5.

［14］ Klein-Weigel P F,Elitok S,Ruttloff A,et al. Superior vena cava syndrome［J］. Vasa,2020,49(6):437-448.

［15］ Kalra M,Sen I,Gloviczki P. Endovenous and operative treatment of superior vena cava syndrome［J］. Surg Clin North Am,2018,98(2):321-335.

［16］ Davidson K,Shojaee S. Managing massive hemoptysis［J］. Chest,2020,157(1):77-88.

［17］ Jin F,Li Q,Bai C,et al. Chinese expert recommendation for diagnosis and treatment of massive hemoptysis［J］. Respiration,2020,99(1):83-92.

［18］ 朱紫阳,覃伟,余伟,等. 支气管扩张症伴咯血的血管介入治疗疗效及其复发相关危险因素分析［J］. 中国介入心脏病学杂志,2021,29(5):266-270.

第二十七章
呼吸介入的护理联合应用

　　近年来,由各种原因引起的肺动脉疾病的发生率和死亡率越来越高,且病情越来越复杂,但随着技术的发展,利用肺动脉介入手术进行治疗,可以有效缓解症状,改善生活质量,并且对正常组织的损伤较小,费用低,可延长患者的生存期。肺动脉介入手术主要包括肺动脉源性咯血的介入诊治、急慢性肺栓塞的介入诊治、慢性血栓栓塞性肺动脉高压的介入诊治、肺动脉狭窄的介入诊治、肺动脉肿瘤的介入诊治等。手术护理配合是肺动脉介入手术的重要组成部分,规范手术护理配合的每一个环节是保证肺动脉介入手术顺利完成的重要因素,可提高手术的安全性。为推动我国肺动脉介入手术护理事业的发展,同时为患者提供全面、安全、科学、规范的手术护理,笔者结合笔者所在中心肺动脉介入手术护理配合的经验,并向护理专家广泛征求意见,按照循证医学原则,制订以下肺动脉介入手术的术前、术中、术后的护理配合,以期为肺动脉介入手术护理工作者提供科学、标准的手术护理配合方案。

一、术前护理

(一)患者准备

　　(1)生命体征监测。术前应全面评估患者的生命体征,保持呼吸道通畅。

　　(2)既往史。术前应了解患者既往有无心脏病、糖尿病、高血压、血液系统疾病、脑血管疾病等。如为心脏病患者,应请心血管内科医生评估是否可行血管介入治疗;如为糖尿病患者,需控制血糖,必要时请内分泌科医生协助处理;如为血液系统疾病患者,应严格掌握适应证及禁忌证,全面评估手术风险。

　　(3)过敏史。术前了解患者有无碘对比剂过敏史,对碘对比剂过敏者为肺动脉介入手术的相对禁忌证。

　　(4)实验室检查。完成血常规、肝肾功能、凝血功能、肿瘤标志物、输血四项及血型等检查。对于肺栓塞患者,应积极筛查血栓形成的原因;对于病因不明确的患者,应积极筛查易栓症的相关指标,如蛋白 C、蛋白 S、抗核抗体、狼疮抗凝物等,必要时进行基因筛查。若怀疑为肺血管畸形所致大咯血,需完善遗传性出血性毛细血管扩张(HHT)的相关基因筛查;若患者有乙肝、梅毒、艾滋病(AIDS)等传染性疾病,医务人员应做好相应的防护措施,术后所有器械应按相应标准进行消毒。

　　(5)影像学检查。完成 X 线检查、超声检查、磁共振检查、CT 肺动脉造影(CTPA)、PET、肺通气/灌注显像、肺动脉造影等。

　　(6)心理状态。术前护理人员要热情主动地与患者及其家属沟通,了解患者是否知晓自己的病情,以及将要做的治疗的相关知识及风险,是否能正确认识和处理手术风险。为患者提供肺动脉介入手术相关信息,帮助患者做好术前心理准备,如介绍病房环境以消除陌生感;介绍医务人员的业务水平和以往手术成功的经验以增加患者信心;介绍肺动脉介入手术的必要性、相关费用,以及手术的大致过程,以消除患者疑虑、获得患者配合。除此之外,还应做好术中及术后的心理护理,及时处理术后疼痛不适,帮助患者克服恐惧、焦虑等负性情绪,积极提供情感支持,指导家属给予患者家庭支持。

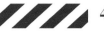

(7)根据手术申请单,正确识别患者身份信息、手术式式,术前进行备皮,检查手术穿刺部位是否有伤口、瘢痕等。对于女性患者,术前要留置导尿管(月经期除外);对于男性患者,术前嘱其先排空膀胱。

(8)术前协助患者更换手术服,取下身上带金属的衣物、饰品、眼镜、义齿,脱下内衣内裤,并交于家属妥善保管。

(9)术前患者一般不需禁食、禁水,饮食以易消化、高蛋白、高维生素的食物为主,如需全身麻醉,术前需空腹 8 h。

(10)建立静脉通道,常规在患者的左侧上肢建立静脉通道,如为大咯血随时需要抢救的患者,需建立两个以上的静脉通道。

(11)术前训练患者在床上使用便器,以免术后不习惯平卧排尿。加之术后局部创口疼痛,若长时间憋尿,患者膀胱过度充盈而无力排尿,易出现尿潴留,则需要插导尿管引流尿液。协助患者有效咳嗽咳痰。咯血的患者取患侧卧位,将血液轻轻咯出,避免窒息。

(12)术前对患者进行吸气、憋气指导,以便术中配合,让异常血管显影更清晰,术者则可以更加快速、准确地进行介入操作,缩短患者手术时间。

(二)药物准备

(1)配制适当浓度肝素注射液备用,用于术中器械的肝素化,以免形成血栓;准备 1% 利多卡因注射液,用于穿刺点局部浸润麻醉。

(2)镇静镇痛药物:咪达唑仑、瑞芬太尼、舒芬太尼、右美托咪定、丙泊酚注射液等。根据患者的病情,选择合适的镇静药物。

(3)非离子型对比剂:如碘海醇、碘帕醇、碘克沙醇等。

(4)溶栓药物:如阿替普酶、尿激酶等。

(5)抗过敏药物:如地塞米松注射液、盐酸异丙嗪注射液等;术前可给予患者 10 mg 地塞米松注射液,用于预防性抗过敏。

(6)止血药:如垂体后叶素、酚妥拉明、凝血酶、维生素 K_1、抗纤溶类药物等。

(7)抢救药物:如肾上腺素、阿托品、纳洛酮、胺碘酮、多巴胺、去甲肾上腺素、尼可刹米等。

(三)耗材与器械准备

(1)常规用物。准备无菌盆、无菌碗、剪刀、刀片、弯盘、小量杯、血管钳、持针器、弯钳、布巾钳、组织钳、卵圆钳、无菌洞巾、无菌中单、手术铺巾、无菌纱布、1 mL 注射器、5 mL 注射器、10 mL 注射器、20 mL 注射器等。也可使用介入专用一次性无菌器械包。

(2)抢救用物:如简易呼吸器、可视喉镜、气管插管、麻醉机、除颤仪、心肺复苏机等,有条件者可配备 ECMO。

(3)联合内镜介入(即"双介入")。准备支气管镜、球囊导管、引导导丝、球囊扩张导管用球囊充压装置等。

(4)介入诊疗前,根据患者年龄、手术种类准备相应型号的穿刺鞘、导丝、导管、微导管、微导丝、支架及各类栓塞材料等,严格按照无菌操作原则依次摆放在操作台上。

(5)肺动脉栓塞术。准备血管鞘组(5F 或 8F)、长鞘、导丝(150 cm)或导丝 RF * PA35263M (260 cm),各种型号的血管造影导管(H1、VERT 导管等);根据异常血管的直径选择合适的栓塞弹簧圈,常用的有普通栓塞弹簧圈(如 MWCE-18-14-10-NESTER、MWCE-18-14-4-NESTER、MWCE-18-14-6-NESTER、MWCE-18-14-8-NESTER、MWCE-18S-2.0-2-HILAL、MWCE-18S-3.0-3-HILAL、MWCE-18S-4/2-TORNADO、MWCE-18S-5/2-TORNADO、MWCE-18S-6/2-TORNADO 等),可解脱带纤维毛弹簧圈栓塞系统(如 M001361600、M001361620、M001361640 等),各型微导管(如 WMST45A-18PWSFA(1.98F,125 cm)),以及微导丝(如

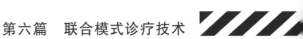

STM180-18S(180 cm))等。

(6)肺动脉取栓术。准备血管鞘组(8F 或 10F)、长鞘(如 8F,MP70 cm 等)、导丝 RF *
GA35153M(150 cm)及导丝 RF * PA35263M(260 cm)、一次性使用输注导管套件、一次性使用
血压传感器 DPT-248、漂浮导管、导引导管、血管鞘(6F,40 cm)KCFW-6.0-38-40-RB-BLKN、腔
静脉滤器 IGTCFS-65-2-UNI-FT-CELECT-PT。机械碎栓术,准备导丝、球囊、猪尾导管等;血
栓去除术,准备 AcoStream 外周血栓抽吸系统、Indigo 抽吸系统、AngioJet 机械抽吸装置、一次
性使用吸引连接管等。

(7)肺动脉球囊扩张成形术。准备血管鞘组、导丝 RF * GA35153M(150 cm)、导丝 RF *
PA35263M(260 cm)、PTCA 导丝、血管造影导管、一次性使用血压传感器 DPT-248、漂浮导管、
一次性冠状动脉注射器、充盈压力泵系统 IN4130、Y 接头组件 DMK-Y、血管鞘(8F,70 cm)
KCFW-8.0-38-70-RB-RAABE。根据肺动脉狭窄部位选择合适的球囊扩张导管、压力导丝等。

(8)肺动脉支架置入术。准备血管鞘组(8F 或 10F)、长鞘(如 8F,MP70 cm 等)、导丝 RF *
GA35153M(150 cm)及导丝 RF * PA35263M(260 cm)、血管造影导管、一次性使用血压传感器
DPT-248、漂浮导管、一次性冠状动脉注射器、充盈压力泵系统 IN4130、Y 接头组件 DMK-Y、血
管鞘(8F,70 cm)KCFW-8.0-38-70-RB-RAABE。根据肺动脉狭窄部位选择合适支架。

(9)其他物品准备。连接好氧气设备、吸引器、心电监护仪并设置好报警参数,检查麻醉机、
微量泵、除颤仪、心肺复苏机等仪器是否处于备用状态。

(10)环境准备。肺动脉介入手术是一项严格无菌操作技术,术前介入室必须进行环境消毒
4 h;如为传染性疾病患者,术后也需进行环境消毒 2 h 以上。

(11)操作者准备。操作者的着装应符合术者及手术要求。

二、术中配合

护理人员应熟练掌握所有介入手术的原理、器械使用方法、术前应急预案准备、术中观察的
重点等,以便更好地配合医生完成肺动脉介入手术,减少术中并发症的发生。

(一)肺动脉栓塞术的护理配合

(1)患者进入手术室,护理人员热情接待患者,消除患者恐惧感,帮助患者稳定情绪。

(2)引领患者进入手术室,让患者舒适平躺在手术床上,给予患者氧气吸入,连接心电监护
仪,注意患者保暖,严格遵循无菌操作原则备好器械治疗台。

(3)协助手术医生穿手术衣,戴无菌手套。

(4)协助手术医生完成手术部位的消毒及铺无菌手术单。

(5)术中密切观察患者生命体征,着重观察患者的呼吸、血氧饱和度等的变化,特别是在造
影导管经过心脏时,注意观察患者心电监护波形,一旦发现房颤、室颤等恶性心律失常波形时,
应立即告知手术医生,暂停操作并及时处理,待患者心律恢复正常,再继续操作。

(6)患者在手术过程中出现咯血时,协助患者头偏向一侧,予以专用血液收集袋收集患者血
液等体液,避免环境污染,同时避免患者看到血腥场景,加重其内心恐惧。嘱患者将血液或血凝
块轻轻咯出,避免剧烈咳嗽。同时对患者进行心理安抚,减轻患者紧张、恐惧情绪,并分散患者
注意力。尤其是对存在意识障碍的患者,需加强监视,避免误吸。

(7)术中突发大咯血时,要保持呼吸道通畅,患者在行肺动脉栓塞术时同台运用支气管镜腔
内治疗,定义为"双介入",即血管介入+支气管镜介入,可在栓塞前、栓塞中及栓塞后进行。支
气管镜介入的主要方法:①运用支气管镜负压吸引清理积血,较大的血凝块需通过鳄鱼钳钳夹
或冷冻技术处理;②支气管镜球囊压迫止血,保证通气;③支气管镜肺泡灌洗,留取灌洗液标本,
进行病原学检测;气道活检,进行病理学检查,明确气道占位性病变性质。双介入的主要指征如
下:①咯血量大,气道阻塞严重,需要支气管镜清理气道或暂时性球囊压迫止血,保留健侧的通

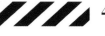
气功能,为手术赢得时间;②需要支气管镜定位出血部位;③严重感染,需要及早明确病原微生物;④肺占位性病变所致咯血,行 TBNA、TBLB,以及早明确病灶性质;⑤咯血合并气道占位性病变,需行病灶切除或气道内支架置入者。

(8)护理人员需要辅助手术医生进行手术操作,合理控制手术室温度及湿度,给予患者相应保暖措施,协助患者将头偏向一侧,防止其在手术过程中出现咯血、窒息等情况,将患者异常举动或生命体征及时告知手术医生。

(9)术中护理人员主动关心患者,加强与患者沟通,分散其注意力,消除其紧张、焦虑情绪,取得患者配合,确保手术顺利进行。

(二)肺动脉溶栓、碎栓、取栓术的护理配合

(1)急性肺栓塞患者转运:转运前应充分评估患者生命体征以及转运途中血栓脱落、病情再次加重的风险,并做好相关救治预案。对于出血风险较低的患者,应在转运前启动抗凝治疗。对于充分药物治疗后仍无法维持循环的患者,考虑到转运风险,可优先考虑将 ECMO 团队转运至患者所在医院或科室,就地启动循环支持。对于拟转运行高级别治疗的患者,应在转运前协调介入科、心外科、麻醉科等相关科室。重症患者的转运应优先选择具备高级生命支持设备(如ECMO、呼吸机等)的院前急救系统。

(2)平车推患者进入手术室,让患者舒适平躺在手术床上,给予患者氧气吸入,连接心电监护仪,注意患者保暖,严格遵循无菌操作原则备好器械治疗台。若患者为急性高危肺栓塞,生命体征不稳定,需在患者生命体征平稳后进行介入取栓手术。

(3)协助手术医生完成手术部位的消毒及铺无菌手术单,穿手术衣,戴无菌手套。

(4)协助手术医生连接压力传感器,配合手术医生做好血流动力学监测,判断患者预后,准确记录手术期间所有数据并及时打印留存。

(5)密切关注患者生命体征,监测患者的血压、血氧饱和度,如有恶化,提示急性肺栓塞可能突然加重,随时有猝死风险,应立即告知手术医生,尽快解决血栓梗阻,逆转病情。

(6)肺栓塞患者在手术过程中出现病情加重时,需要对患者进行心理安慰,减轻患者紧张、恐惧的情绪,分散患者注意力,并及时报告手术医生。

(7)术中突发大咯血时,要保持呼吸道通畅,要及时运用支气管镜介入对血液、血凝块进行清理,必要时立即进行气管插管,此时也需要立即配合支气管镜介入医生操作支气管镜,在支气管镜的辅助下将球囊导管送入患侧主支气管中,立即充盈球囊,封堵患侧的主支气管,保留健侧的通气功能,为手术赢得时间。

(8)护理人员需要辅助手术医生进行手术操作,合理控制手术室温度及湿度,给予患者相应保暖措施,配合手术医生及时准确递送耗材及器械,将患者异常举动或生命体征及时告知手术医生。

(9)术中在抽吸血栓时,观察患者面色、意识、表情、体温的变化,随时倾听患者的主诉。观察患者生命体征,给予患者氧气吸入及连续心电监护,监测血氧饱和度、血压,观察有无心动过速、心律失常,谨防心脑血管意外的发生。监测动脉血气,判断机体有无酸碱失衡和缺氧。观察患者尿液颜色、性质、量和尿比重的变化。观察失血量(血栓抽吸的失血量一般为 200~400 mL)并检测血红蛋白浓度,如有异常提醒并配合手术医生处理。

(10)对于大面积急性肺栓塞的患者,需要溶栓时,需配合手术医生选择合适的溶栓药物,如阿替普酶、尿激酶、链激酶等,并密切关注患者生命体征,观察是否出现皮肤、尿道或呼吸道等部位的出血征象,及时向手术医生反馈;如需留置导管溶栓,手术结束后护理人员需要协助手术医生固定好造影导管及穿刺鞘,为回病房继续溶栓做好准备。

(三)肺动脉球囊扩张成形术的护理配合

(1)进行术前常规准备。肺动脉球囊扩张成形术耗时可能会较长,因此对于女性患者或者

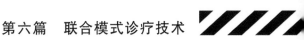

年龄较大的男性患者,建议术前导尿。

(2)密切关注患者生命体征,监测患者的呼吸频率、血氧饱和度;患者平卧时可能有呼吸困难,因此要注意患者的体位,谨防术中摔落手术台。

(3)协助手术医生连接压力传感器,配合手术医生做好肺动脉压的测量,及时了解血流动力学情况,判断患者预后,准确记录手术期间所有数据并及时打印留存。

(4)在手术过程中护理人员需要准备好急救器材以及急救药物,并密切观察患者心理状态,积极与患者进行交流,辅助其保持相应体位。同时,护理人员需要辅助手术医生进行手术操作,合理控制手术室温度及湿度,注意帮助患者保暖,协助患者将头偏向一侧,防止其在手术过程中因咯血而出现窒息等情况。

(5)术中可能出现肺动脉损伤破裂出血,一旦发生,要保持患者呼吸道通畅,可以在医生处理的同时,配合医生并鼓励患者将血液咯出,若咯血量大,要及时运用支气管镜介入对血液、血凝块进行清理,必要时进行气管插管、有创机械通气,此时也需要立即配合支气管镜介入医生操作支气管镜。

(6)术中要密切观察心电监护波形,手术操作过程中容易出现心律失常,其中房性期前收缩、室性期前收缩、传导阻滞以及心动过缓较常发生,一般为一过性,不需要特殊处理。右心室流出道痉挛,血氧饱和度和心率下降,甚至心搏骤停,多发生在操作过程中,应避免长时间操作,减少对比剂或其他液体的输注。

(7)在手术过程中配合手术医生及时准确递送耗材及器械,将患者异常举动或生命体征及时告知手术医生。

(四)肺动脉支架置入术的护理配合

(1)进行术前常规准备。由于肺动脉支架置入术操作难度大且复杂,术前要做好充分的准备,术中配合要求比较高。

(2)术中配合手术医生行常规性右心导管检查,协助完成压力测量,准确记录手术期间所有数据并及时打印留存,及时完成血气分析检测。

(3)在手术过程中护理人员需要准备好急救器材以及急救药物,并密切观察患者心理状态,积极与患者进行交流和沟通,辅助其保持相应体位。同时,护理人员需要辅助手术医生进行手术操作,合理控制手术室温度及湿度,注意帮助患者保暖。

(4)术中要密切观察生命体征的变化,着重观察心电监护波形,手术操作过程中容易出现心律失常,其中房性期前收缩、室性期前收缩、传导阻滞以及心动过缓较常发生,一般为一过性,不需要特殊处理。右心室流出道痉挛,血氧饱和度和心率下降,甚至心搏骤停,多发生在操作过程中,应避免长时间操作,发现异常立即提醒手术医生。支架释放时往往需要一步到位,即在进行球囊扩张时,需迅速将球囊充盈,避免支架滑脱,因此在这个过程中容易出现肺动脉撕裂而导致咯血,需严密监测患者症状及体征。

(5)在手术过程中,配合手术医生及时准确递送耗材及器械,将患者异常举动或生命体征及时告知手术医生。

三、术后护理

介入治疗后,术后护理很关键,护理人员应严密观察患者生命体征,及时发现并处理并发症,做好术后健康宣教工作。

(一)一般护理

(1)术后患者取平卧位,穿刺部位予以弹力绷带包扎,压迫8 h,患者用力咳嗽时应按压伤口,预防腹股沟血肿的发生,在此期间患者需在床上使用便器,禁止下床活动及如厕。嘱患者术

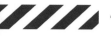

侧下肢制动,指导患者做踝泵运动,或予以气压泵治疗,同时家属帮助患者按摩穿刺侧下肢,促进下肢静脉血液回流,避免下肢深静脉血栓形成。观察穿刺部位有无渗血、出血、皮下血肿,观察术侧肢体远端血液循环情况、皮肤颜色及足背动脉搏动情况等。一旦发现穿刺点处敷料有新鲜血液渗出,立即予以人工压迫,并及时告知医生;弹力绷带拆除后,患者可适当在床边活动,保持大便通畅,避免穿刺点再次破裂出血,注意保暖。

(2)术后给予患者心电监护,监测患者血压、血氧饱和度,必要时给予患者氧气吸入,妥善固定管道,准确记录液体出入量。

(二)药物治疗

(1)预防感染。术后予以抗生素等对症支持治疗,注意观察药物的作用及不良反应。

(2)止血治疗。术后部分患者会有少量的痰中带血,常规应用全身止血药物。止血药物的选择应根据病情和药物特点合理选择。

①血凝酶(巴曲酶):如白眉蛇毒血凝酶、尖吻蝮蛇血凝酶、矛头蝮蛇血凝酶等,通过促进凝血因子活性而发挥止血作用。其可肌内注射、皮下注射、静脉注射,也可在支气管镜下局部使用。静脉注射时一般 5~10 min 起效,20~30 min 达到止血峰值。以上药物在治疗大咯血时可同时联合使用,加强止血效果。

②其他止血药物:作用于血管壁的止血药物,如卡络磺钠、肾上腺色腙片;作用于血小板的止血药物,如酚磺乙胺、血小板悬液;促进凝血因子活性的药物,如醋酸去氨加压素;直接补充凝血因子的药物,如新鲜或库存血、冻干血浆、凝血酶原复合物;促进凝血因子合成的药物,如维生素 K;抗纤维蛋白溶解的止血药物,如氨基己酸、氨甲苯酸、氨甲环酸等。以上药物或血液制品在大咯血急救时作用较弱,但可用于后续止血的处理。

③其他用于止血的药物。如利多卡因、普鲁卡因、酚妥拉明等扩血管药物可根据病情酌情使用。

(3)抗凝治疗。急性肺栓塞患者介入术后还需进行规范抗凝治疗 3 个月以上。慢性血栓栓塞性肺动脉高压(CTEPH)患者介入术后需要终身进行规范抗凝治疗,常用抗凝治疗有胃肠外抗凝治疗,建议选择低分子量肝素或磺达肝癸钠;口服抗凝治疗药物可选择非维生素 K 拮抗剂(如利伐沙班、艾多沙班、达比加群酯)。对于易栓症患者,建议选用维生素 K 拮抗剂。

(4)利尿及靶向治疗。利尿剂可改善失代偿性右心衰竭导致的体液潴留、中心静脉压升高、肝淤血、多浆膜腔积液等。常用利尿剂包括袢利尿剂(如呋塞米、托拉塞米)、醛固酮受体抑制剂(如螺内酯)、排水型利尿剂血管紧张素Ⅱ受体拮抗剂(如托伐普坦)。应用利尿剂治疗时需要监测患者体重、肾功能、电解质等血生化指标,避免低血容量和电解质紊乱。肺动脉高压靶向治疗药物包括鸟苷酸环化酶激动剂、磷酸二酯酶-5 抑制剂、内皮素受体拮抗剂、前列环素类似物等。目前只有鸟苷酸环化酶激动剂利奥西呱被批准用于 CTEPH 治疗,其他类型药物在 CTEPH 领域已有相应的研究,但需要更多的研究以证明其有效性及安全性。应用靶向药物时,需观察患者皮肤、胃肠道症状,监测血压等。

(三)饮食护理

(1)局部麻醉患者术后 4~6 h,鼓励患者多饮水,一般术后补水 2000 mL,以促进对比剂排出和防止便秘(但对于肺动脉高压或心功能不全患者,应做适当调整)。嘱患者少量多餐,宜摄入清淡、高纤维、高蛋白食物;少食豆制品,减少腹部胀气,必要时应用促进胃动力药物及抑酸药物,护理人员应做好口腔护理,以增进患者的食欲。

(2)全身麻醉双介入手术后 2 h,若患者喝水不呛咳,方可进食。

(3)对有营养风险的患者进行筛查,为其提供合理的营养支持,降低并发症发生率。

(4)保持口腔清洁,嘱患者饭后漱口,预防真菌感染,促进患者早日康复。

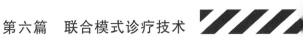

(四)术后并发症观察及护理

(1)异位栓塞。多由栓塞物质反流或通过动静脉瘘到达其他部位引起,因此栓塞时导管固定要牢固,充分评估是否存在动静脉瘘或动静脉瘘的大小。栓塞时要仔细、谨慎操作,避免压力突然升高引起导管反弹而退出血管。一旦出现异位栓塞,轻度的症状可自行缓解,严重的可能出现偏瘫、偏盲、瘫痪,甚至死亡。

(2)发热。术后发热是介入治疗常见并发症之一,与造影反应、组织坏死后吸收有关,一般为 37.5~38.8 ℃,应予以物理降温,鼓励患者多饮水。如体温在 38.5 ℃以上,持续不退热,遵医嘱可适当应用退热药并给予高热护理。如怀疑为导管相关感染引起,应遵医嘱行血培养及静脉应用抗生素。

(3)出血。肺动脉溶栓术后最常见的并发症是出血,以颅内出血最为危险,发生率为 0.3%~1.6%,尤易发生于老年人和有潜在出血风险的患者。一旦怀疑颅内出血,要立即停止溶栓治疗并请神经科医生会诊,术后 6 h 复查血常规、肝肾功能、凝血功能,判断术后血红蛋白浓度最低值是否低于正常或较术前明显下降,溶栓术后应动态观察患者临床表现及相关辅助检查结果,以评估溶栓治疗的效果及并发症。术中导管、导丝损伤血管亦可引起出血,此时应遵医嘱予以肺动脉栓塞术等应急处理。

(4)急性肺水肿。肺动脉球囊扩张成形术后可出现肺水肿等严重并发症,主要由再灌注损伤导致,因此术后应常规监测患者生命体征、尿量、咳嗽咳痰情况等,术后常规复查胸部 X 线片,尤其是肺动脉压升高的患者。一旦患者出现肺水肿,需要立即配合医生对患者进行救治,如给予患者强心、利尿治疗等。

(5)对比剂肾病(CIN)。对比剂肾病是指在血管内注射碘对比剂后 3 天内,在排除其他病因的前提下,肾功能发生损害,血肌酐水平升高超过 0.5 mg/dL(44.2 μmol/L)或比基线值升高超过 25%。对比剂肾病是严重并发症,尤其是对于伴有糖尿病的严重慢性肾病(CKD)患者。临床上,对比剂肾病表现各异,可以无症状,也可呈现出短暂非少尿型甚至少尿型急性重症肾衰竭。血清肌酐水平在注射对比剂后 3~4 天达到高峰。大多数对比剂肾病是自限性的,在 1~2 周恢复正常,永久性肾损害少见。

①避免肾毒性药物:手术前后慎用影响肾功能的药物,如氨基糖苷类、免疫抑制剂、双胍类降糖药、血管紧张素转化酶抑制剂等。

②水化治疗是目前被广泛应用的预防对比剂肾病的有效方法。目前多在造影前后以 1.0~1.5 mL/(kg·h)滴速持续静脉滴注 12 h 生理盐水,保持尿量为 75~125 mL/h。对于心肾功能不全的患者,更需注意补液量和尿量,以免加重心肾功能恶化。

③对介入术后急性肾损伤的处理,包括严密监测血清电解质,预防高钾血症;注意保持体液平衡,防止血容量过多或过少;每日监测血肌酐水平,嘱患者摄入足够营养物质。注意连续复查肾功能,监测尿量,肾功能一旦发生恶化,及时采取血液滤过或透析等替代治疗。

(五)出院指导

(1)嘱患者摄入清淡、富含纤维素及蛋白的食物,少量多餐,避免高胆固醇饮食,以降低血液黏度,保持大便通畅。

(2)定期就诊,按时服药,特别是抗凝剂,一定要按医嘱服用,如有滤器置入,需在医生指导下在 1 个月内回医院取出滤器。

(3)嘱患者自我观察出血现象及注意早期出血症状,观察咯血量及性状。注意饮食。抗凝药物达比加群酯、阿哌沙班的吸收不受食物影响,但因前者含有的酒石酸颗粒在胃内崩解后瞬间释放大量酸性物质,刺激胃黏膜,故建议患者餐时服用。避免将胶囊压碎或打开服用。艾多沙班和 10 mg 规格的利伐沙班可与食物同服,也可单独服用,15 mg 或 20 mg 规格的利伐沙班

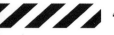

需与食物同服。常用的维生素 K 拮抗剂为华法林,其抗凝效果受食物等因素影响较大,患者在服药期间,应避免食用菠菜、紫菜和动物内脏等富含维生素 K 的食物,以免降低药效。另外,不可同服一些药物,如非甾体抗炎药、激素、强心剂等。

(4)按照医嘱定期检测凝血功能,出院后 1~2 周回医院复查。

(5)平时生活中注意下肢的活动,避免久坐或长时间站立,不要长时间保持一个体位,长途旅行中每隔 1~2 h 活动片刻,坐位时不可跷二郎腿,有下肢静脉曲张者可穿弹力袜等,避免下肢深静脉血液淤滞而引起血栓复发。

(6)病情有变化时及时就医。

(7)合理安排休息与活动,避免过度疲劳,改变不良生活方式,如戒烟、禁酒,保持乐观情绪,加强肺功能的锻炼等。

(8)术后对患者进行各种形式的随访,如出院 1 周后主治医生会进行电话随访,护理人员会通过微信等与患者(或家属)进行沟通,指导患者用药、饮食等,提醒患者定期复诊。

▶▶ 参考文献

[1] 肖书萍,李玲,周国锋.介入治疗与护理[M].2 版.北京:中国协和医科大学出版社,2010.

[2] Kahn S R,de Wit K. Pulmonary embolism[J]. N Engl J Med,2022,387(1):45-57.

[3] Humbert M,Kovacs G,Hoeper M M,et al. 2022 ESC/ERS Guidelines for the diagnosis and treatment of pulmonary hypertension[J]. Eur Respir J,2023,61(1):2200879.

[4] 朱紫阳,覃伟,余伟,等.支气管扩张症伴咯血的血管介入治疗疗效及其复发相关危险因素分析[J].中国介入心脏病学杂志,2021,29(5):266-270.

[5] 中国医师协会整合医学分会呼吸专业委员会.大咯血诊疗规范[J].中华肺部疾病杂志(电子版),2019,12(1):1-8.

[6] 中华医学会心血管病学分会,中国医师协会心血管内科医师分会肺血管疾病学组,中国肺栓塞救治团队(PERT)联盟.急性肺栓塞多学科团队救治中国专家共识[J].中华心血管病杂志,2022,50(1):25-35.

[7] 吕朝阳,龚娟妮,高堃,等.经皮球囊肺动脉成形术在慢性血栓栓塞性肺动脉高压中的应用[J].中国呼吸与危重监护杂志,2019,18(6):599-602.

[8] 刘润,阿纳尔古丽·麦麦提,张侯,等.慢性血栓栓塞性肺动脉高压治疗新进展[J].临床肺科杂志,2022,27(5):773-776.

[9] 张云霞,翟振国.《中国肺动脉高压诊断与治疗指南(2021 版)》解读:慢性血栓栓塞性肺动脉高压[J].国际呼吸杂志,2022,42(5):350-354.

[10] 谢万木,甄凯元,张萌,等.呼吸科医生对慢性血栓栓塞性肺动脉高压的认知与诊疗现状调查[J].中华结核和呼吸杂志,2020,43(8):677-680.

[11] 黎金玲,孙春燕,毛燕君,等.慢性血栓栓塞性肺动脉高压患者球囊肺血管成形术的护理[J].护理学杂志,2019,34(7):28-30.

[12] 罗晓苗,公强,于凌,等.介入治疗急性中央型肺血栓栓塞疗效分析[J].中国介入影像与治疗学,2019,16(7):400-404.

[13] 冯琦琛,李选,董国祥,等.急性高危肺栓塞介入取栓、溶栓中应用 r-tPA 与尿激酶溶栓时间及疗效比较[J].北京大学学报(医学版),2014(3):460-463.